"十四五"职业教育国家规划教材

"十三五"卫生高等职业教育校院合作"双元"规划教材

供临床医学类及相关专业用

预防医学

第 5 版

主　　审　袁聚祥

主　　编　乌建平　杨柳清　周恒忠

副 主 编　郭树榜　赵　宏　李　芳　赵玉霞

编　　委　（按姓名汉语拼音排序）

陈春蓉（重庆三峡医药高等专科学校）　唐　娟（邵阳学院）

陈冯梅（苏州卫生职业技术学院）　　乌建平（江西医学高等专科学校第一

高淑红（山西医科大学汾阳学院）　　　　　　附属医院）

郭树榜（菏泽医学专科学校）　　　　杨柳清（重庆三峡医药高等专科学校）

李　芳（黔东南民族职业技术学院）　赵　宏（江西医学高等专科学校第一

李灵轲（洛阳职业技术学院）　　　　　　　　附属医院）

李艳芳（菏泽医学专科学校）　　　　赵玉霞（信阳职业技术学院）

刘翅琼（湖南环境生物职业技术学院）　周恒忠（淄博职业学院）

U0233497

北京大学医学出版社

YUFANG YIXUE

图书在版编目（CIP）数据

预防医学 / 乌建平，杨柳清，周恒忠主编. —5版.
—北京：北京大学医学出版社，2020.7（2024.6重印）
　　ISBN 978-7-5659-2078-3

　　Ⅰ. ①预… Ⅱ. ①乌… ②杨… ③周… Ⅲ. ①预防医
学-高等职业教育-教材　Ⅳ. ①R1

中国版本图书馆CIP数据核字（2019）第238872号

预防医学（第5版）

主　　编：乌建平　杨柳清　周恒忠
出版发行：北京大学医学出版社
地　　址：（100191）北京市海淀区学院路38号　北京大学医学部院内
电　　话：发行部 010-82802230；图书邮购 010-82802495
网　　址：http://www.pumpress.com.cn
E-mail：booksale@bjmu.edu.cn
印　　刷：北京溢漾印刷有限公司
经　　销：新华书店
责任编辑：张彩虹　娄新琳　　责任校对：靳新强　　责任印制：李　啸
开　　本：850 mm×1168 mm　1/16　　印张：22.5　　字数：645千字
版　　次：2020年7月第5版　2024年6月第3次印刷
书　　号：ISBN 978-7-5659-2078-3
定　　价：50.00元

修订说明

《国务院办公厅关于深化医教协同进一步推进医学教育改革与发展的意见》要求加快构建标准化、规范化医学人才培养体系，全面提升人才培养质量。《国家职业教育改革实施方案》指出要促进产教融合育人，建设一大批校企"双元"合作开发的国家规划教材。新时期的卫生职业教育面临前所未有的发展机遇和挑战。

本套教材历经 4 轮建设，不断更新完善、与时俱进，为全国高职临床医学类人才培养做出了贡献。第 3 轮教材入选教育部普通高等教育"十一五"国家级规划教材 15 种，第 4 轮教材入选"十二五"职业教育国家规划教材 29 种。

高质量的教材是实施教育改革、提升人才培养质量的重要支撑。为深入贯彻《国家职业教育改革实施方案》，服务于新时期高职临床医学类人才培养改革发展需求，北京大学医学出版社经过前期广泛调研、系统规划，启动了第 5 轮"双元"数字融合高职临床医学教材建设。指导思想是：坚持"三基、五性"，符合最新的国家高职临床医学类专业教学标准，结合高职教学诊改和专业评估精神，突出职业教育特色和专业特色，重视人文关怀，与执业助理医师资格考试大纲要求、岗位需求对接。强化技能训练，既满足多数院校教学实际，又适度引领教学。实践产教融合、校院合作，打造深度数字融合的精品教材。

教材的主要特点如下：

1. 全国专家荟萃

遴选各地高职院校具有丰富教学经验的骨干教师参与建设，力求使教材的内容和深浅度具有全国普适性。

2. 产教融合共建

吸纳附属医院或教学医院的临床双师型教师参与教材编写、审稿，学校教师与行业专家"双元"共建，使教材内容符合行业发展、符合多数医院实际和人才培养需求。

3. 知名专家审定

聘请知名临床专家审定教材内容，保证教材的科学性、先进性。

4. 教材体系优化

针对各地院校课程设置的差异，部分教材实行"双轨制"。如既有《人体解剖学与组织胚胎学》，又有《人体解剖学》《组织学与胚胎学》，便于各地院校灵活选用。按照专业教学标准调整规范教材名称，如《医护心理学》更名为《医学心理学》，《诊断学基础》更名为《诊断学》。

5. 职教特色鲜明

结合最新的执业助理医师资格考试大纲，教材内容体现"必需、够用，针对性、适用性"。以职业技能和岗位胜任力培养为根本，以学生为中心，贴近高职学生认知，夯实基础知识，培养实践技能。

6. 纸质数字融合

利用信息技术、网络技术和平台技术支撑融合教材立体化建设。利用二维码技术打造融媒体教材，提供3D解剖模型、拓展阅读资料、音视频学习资料等，给予学生自主学习和探索的空间及资源。

本套教材的组织、编写得到了多方面大力支持。很多院校教学管理部门提出了很好的建议，职教专家对编写过程精心指导、把关，行业医院的临床专家热心审稿，为锤炼精品教材、服务教学改革、提高人才培养质量而无私奉献。在此一并致以衷心的感谢！

希望广大师生多提宝贵意见，反馈使用信息，以臻完善教材内容，为新时期我国高职临床医学教育发展和人才培养做出贡献！

前　言

随着医学科学的不断进步和对医护工作在卫生保健、疾病治疗、疾病康复中重要性认识的不断提升，社会对医学专业人才的科学素质、综合能力以及创新意识的要求也在不断提高。医学专业学生了解预防医学的理念，掌握必要的预防保健知识、预防医学基本方法和基本技能，已经成为今后在临床和社区开展医学实践、管理和科研的必备业务素质。

本教材是全国高等职业教育教材，供临床医学类及相关专业使用。教学时数为56学时（其中理论教学48学时，实训教学8学时）。学习本教材的总任务是使学生树立正确的健康观，具有预防为主的卫生观念，学会基本的疾病与健康统计方法以及人群健康研究方法。课程的教学目的是通过课堂讲授、讨论、实习、自学等方式，使学生了解随着社会经济发展影响人类健康的环境因素，树立预防为主的观念，掌握预防医学的基本方法和社区卫生服务方法，为今后在医疗卫生工作中开展预防保健工作奠定理论和方法学基础。

本教材秉承《"健康中国2030"规划纲要》，按照《国务院关于加快发展现代职业教育的决定》《国家教育事业发展"十三五"规划》《国务院办公厅关于深化医教协同进一步推进医学教育改革与发展的意见》《教育信息化"十三五"规划》《教育部关于深化职业教育教学改革全面提高人才培养质量的若干意见》《关于加强和改进新形势下大中小学教材建设的意见》等文件精神，严格遵照修订编写指导思想，遵循"三基"（基本知识、基本理论和基本技能）、"五性"（思想性、科学性、先进性、启发性和适用性）的原则编写，体现了当前高等职业教育最新精神和健康医药卫生事业最新精神。教材为融合教材，突出体现在将数字内容和案例教学法融入教材编写之中，力求做到能力培养与素质提高为一体，使学生对预防医学建立整体概念，毕业后能将所学的预防医学知识应用于本专业工作。

本教材共十九章，涵盖绪论、环境与健康、食品与健康、职业环境与健康、调查研究的基本方法、传染病的预防与控制、慢性疾病预防与控制和突发公共卫生事件应对等内容。教材以学习目标和案例为始，以增加学习的趣味性和实践性，加强学生的理解，激发学生的热情，启发学习思维；正文中的知识链接和以数字内容形式加入的知识拓展，有利于学生拓宽视野、拓展思路，调动学生学习的主动性；章末设有自测题，可用于复习，帮助自查基本理论、基本知识、基本技能掌握的程度，加强对学科内容的理解与掌握；二维码资源中附有实训指导，便于学生加强理论与实践相结合，提高综合应用能力和培养创新探索精神。

由于编委水平有限，本书难免有不完善之处，诚恳希望读者提出宝贵意见，对在使用过程中发现的问题不吝赐教。编写一本好教材是我们的共同愿望。

乌建平

目　录

第二篇 医学统计方法

第三篇　人群健康研究的流行病学方法

第四篇　预防保健策略与措施

绪论数字资源

绪 论

学习目标

1. 掌握预防医学的概念、现代健康观及医学模式的转变、三级预防原则。
2. 熟悉预防医学性质、内容和特点。
3. 了解预防医学发展简史、我国卫生工作方针。
4. 略述医学生学习预防医学应当注意的问题。

一、预防医学定义、主要任务

案例

2019 年刚果民主共和国暴发埃博拉出血热疫情，截至 2019 年 8 月 21 日，刚果（金）已累计报告埃博拉确诊和疑似病例 2934 例，其中死亡病例 1965 例。埃博拉出血热是由埃博拉病毒引起的，通过接触患者的血液或其他体液，经皮肤、呼吸道或结膜感染的急性出血性传染病。潜伏期 2～21 天，病死率可达 50%～90%。病程第 3、4 天后会出现持续高热、感染中毒症状及消化道症状加重，并伴不同程度的出血；严重者可出现意识障碍、休克及多脏器受累。

思考题：

1. 根据该案例特点判断这是一类什么疾病。
2. 该类事件的基本特征和主要危害是什么？
3. 如何应对该类事件？

（一）预防医学的定义

预防医学（preventive medicine）是针对人群中疾病发生、发展和转归的规律，研究社会和自然环境中影响健康和引起疾病的因素，探讨各因素之间的相互作用，以便采取有效的防治措施，达到预防和控制疾病、保护和促进健康的目的的学科。

预防医学以增进人群健康、预防疾病及防止伤残和夭折、提高生命质量为目的。除了应用医学基础知识、临床知识及基本技能以外，预防医学还包含了统计学、流行病学、卫生事业管理学、环境医学、社会医学、行为医学、健康教育、健康促进、营养学及三级预防在临床实践中的应用。

随着人类社会进步和科学技术的发展，现代医学逐步形成了基础医学、临床医学、预防医

1

学和康复医学四大部分。预防医学是人类在与疾病及各种危害健康因素的长期斗争中，逐渐发展起来的一门综合性学科。

（二）预防医学的研究任务

（1）利用流行病学和卫生统计学的方法，研究环境因素对健康的影响以及疾病的"三间"分布特征，提出控制疾病的策略与措施。

（2）开展健康教育，做好群体的预防保健工作。

（3）采取个人与社会预防相结合的措施，预防传染病及慢性非传染性疾病。

（4）通过对生活环境及职业环境的卫生学调查，提出防治环境污染的措施，为人类创造一个良好的生活及生产环境，促进人类的健康。

➤ 考点：

预防医学：研究人体健康与环境的关系；对象：人群（个体＋群体）；工作模式：环境 - 人群 - 健康。

二、预防医学发展简史

自古以来人们都非常注重疾病的预防，防病于未然一直是各个历史时期的重要医学思想，这是人类在长期的疾病防治过程中思考和总结的结晶。唐代医学家孙思邈在传世之作《千金要方》中就提出"上医医未病之病，中医医欲病之病，下医医已病之病"的观点，充分体现了当时对疾病预防的认识。西方医圣希波克拉底（Hippocrates）在《空气、水和居地》（*On Airs, Waters and Places*）一书中也提出预防疾病的思想，并阐述了疾病的发生、发展和预后与环境的关系。现代医学的飞速发展为预防医学学科赋予了新的内涵。预防医学学科的发展史在人类与急性传染性疾病的斗争中体现得最为辉煌。历史上烈性传染病的几次大流行夺去了数千万人的生命，人类为之付出了巨大的代价。因此寻找预防疾病的有效方法和手段已成为历代医学家苦苦追求的目标。1798 年 Edward Jenner 用牛痘接种预防天花获得成功，开辟了人工主动免疫预防传染病的先河。19 世纪末—20 世纪初，微生物学的崛起促进了传染病学的发展，并且在传染病防治工作中发挥了巨大作用。

课程思政

11 世纪（宋代）中国预防天花的人痘接种技术已趋成熟，17 世纪已传入欧洲（俄罗斯、土耳其、英国）。Edward Jenner 在英国的人痘接种门诊接种过人痘，并受此启发，于 1798 年发明了牛痘实用新型接种技术，取得显著的预防效果，被誉为免疫学之父。

新中国的预防医学在过去的几十年，取得了史无前例的成就。天花已被消灭，性传播疾病一度被基本消灭，结核、麻疹、脊髓灰质炎和百日咳、白喉等传染性疾病的发病率大幅度下降，对人类健康和生命威胁大的大多数非传染性疾病得到有效控制。

预防医学是从医学中分化出来的一个独立学科，其形成和发展经历了漫长的历史过程，概括起来经历了以下三个时期。

（一）早期阶段

早期阶段亦称经验预防阶段。古代的中外医学家早就有了预防为主的思想，但由于受到社会经济、科学水平的限制，预防医学未能得到充分发展，但为以后的发展奠定了基础。

早在公元前 8 世纪—公元前 7 世纪，《易经》中就有"君子以思患而豫（预）防之"的记载，这是人类预防思想的最早体现。公元前 4 世纪—公元前 3 世纪，我国最早的医书《黄帝内经》提出"人与天地相参也，与日月相应也""圣人不治已病治未病""夫病已成而后药之，乱已成而后治之，譬犹渴而穿井，斗而铸锥，不亦晚乎"的预防思想；公元前 4 世纪，希腊人希波克拉底在《空气、水和居地》一书中，指出"知道患病的人是什么样的人，比知道这个人患的是什么病更重要"。

（二）近代阶段

近代阶段亦称实验预防阶段。18 世纪中叶，欧洲工业革命促进了生产的大发展，但同时也带来了环境质量的下降和社会卫生状况的恶化，生产环境中出现毒气弥漫、粉尘飞扬等严重卫生问题。当时德国卫生学家弗兰克就提出建立国家医学监督制度，保护公众健康，这对公共卫生学和社会医学的发展都产生了极为深远的影响。在这种背景下，许多医学家采用实验手段研究传染病、职业病的流行规律，提出一系列防治疾病的措施，促使预防医学走上与实验科学相结合的道路。

（三）现代阶段

现代阶段亦称社会预防阶段。19 世纪以前，人们着重于研究疾病的个体预防和维护及促进个体健康的措施；19 世纪以后，人们才逐渐认识到群体预防的重要性。19 世纪至 20 世纪以来，预防医学经历了三次卫生革命。

1. 第一次预防医学革命　是指从个体预防向群体预防的转变。19 世纪以前，人们着重于研究传染病的个体预防和维护及促进个体健康的措施。直到 19 世纪末，人类积累了战胜天花、霍乱、鼠疫、白喉等烈性传染病的经验，才由此逐渐认识到人群预防的重要性，并建立了一套科学系统的人群预防措施。20 世纪 40—50 年代，"公共卫生""预防医学"等术语在北美、欧洲等地区广泛使用，预防医学从此开始强调对群体健康的关心和政府为人群提供预防卫生服务的重要性，预防医学的内容也从个人养生防病扩大到社会性群体预防，这一转变就是医学史上的第一次预防医学革命。

> ➤ 考点：医学史上第一次预防医学革命的标志（个体预防→群体预防）。

2. 第二次预防医学革命　预防医学是随着社会发展和整个医学科学的进步而不断变化完善的。20 世纪末开始，疾病谱和死因谱发生改变，慢性病患病率明显上升，成为影响人类健康的主要卫生问题。慢性病的病因和发病机制非常复杂，个体差异较大，并且其发病和转归与心理、行为生活方式、社会等因素密切相关。预防医学的主要任务也逐渐从以群体预防为主转向个体与群体相结合预防，从生物性预防扩大到心理、行为和社会预防，从单一的预防服务转向防、治、保健、康复一体化的综合性服务，从以公共卫生人员为主体的预防转向以全科医生、专科医生、公共卫生人员为团队的预防；预防疾病的责任也从以政府、社会为主转向以个人为主；预防的方式也从被动预防转向主动预防。预防医学这一重大转折在医学史上称为第二次预防医学革命。

3. 第三次预防医学革命　随着人类社会的不断进步、经济水平和生活水平的不断提高，人们的健康意识也越来越强，保健需求越来越高，尤其是第二次预防医学革命的成功，大大增强了人们的自我保健意识。1998 年 5 月，在日内瓦召开的第 51 届世界卫生大会上，审议通过了世界卫生组织提出的"21 世纪人人享有卫生保健"的全球卫生战略。医学目标开始从以疾病为中心向以健康为中心转变，医学目的也从对抗疾病和死亡逐渐转变为对抗早死、维护和促进健康、提高生命质量。推行自我保健、家庭保健和发展社区卫生服务，是第三次预防医学革命的具体目标。

三、预防医学研究方法和研究内容

（一）研究方法

预防医学的研究方法有其独到之处，表现在宏观研究与微观研究的优势互补。宏观研究运用流行病学方法探讨疾病影响因素，是在人群中进行的现场调查，其得到的结论能反映各种因素间错综复杂的关系及其综合效应，结果是客观存在和可信的，但这种方法不能阐明机制；运用微观的研究方法，如运用毒理学方法在严格控制的实验条件下进行研究，便弥补了这一缺陷。

宏观研究，如流行病学研究是探讨致病因素对人体健康影响的主要研究方法，根据研究目的的不同，通过观察流行病学或实验流行病学的方法，比较研究组与对照人群致病因素和疾病分布上的差异，分析造成差异的原因，再用实验的方法加以验证，从这些规律中发现致病因素与疾病之间的联系。由于这些研究是在人群中进行的，得出的结论或研究线索最有价值也最真实，是其他任何方法都不能代替的。

微观的实验研究方法，则是通过控制实验条件，使用精密的仪器设备和科学方法来进行致病因素与疾病关系的定量研究。尤其是可以阐明剂量-反应关系，并进一步揭示致病机制。

预防医学多采用宏观研究与微观研究相结合的方法，以弥补二者的不足，提高研究的效率，使结果更可信。

（二）研究内容

预防医学的研究内容包括卫生学、环境和职业医学、卫生毒理学、营养与食品卫生学、少儿卫生学与妇幼保健学、流行病与卫生统计学各学科。除此之外，研究预防医学还需要工程学、社会学、心理学、教育学、经济学和法学方面的知识和技能。

预防医学的研究内容十分广泛，从宏观到微观，从个人、家庭到人群都涉及预防医学问题。综合起来，预防医学的研究内容有以下几方面：

（1）研究环境与健康的关系，研究环境因素对健康的影响及其作用规律；探索改善和消除环境中的有害因素、利用有益因素的措施和原则等。

（2）研究各种疾病、健康状况或生理特征在不同时间、人群、地区的分布特点及其变化规律，探讨病因，了解疾病的消长及人群健康状况的变化情况，以便提出当前及今后医疗卫生工作中应解决的主要问题。

（3）研究制定防治疾病、增进健康的策略和措施，并对措施实施效果进行评价，以使预防医学工作质量不断提高，达到预防疾病、增进健康、提高生命质量的目的。

（4）研究突发公共卫生事件的应急处理，探讨突发公共卫生事件的分级和应急处理、预防控制措施。预防医学最终的目的是预防疾病的发生和维护人群的健康，提高生活质量。个体在从出生到死亡的整个生命过程中无时无刻不经受各种危险因素（包括环境因素、社会因素、心理因素等）的侵害，疾病和健康始终处在动态平衡状态。预防医学就是研究如何减少危险因素对健康的危害，使疾病少发生或不发生，使每个个体都能够健康、高质量地度过一生。

> ➤ 考点：预防医学的研究内容。

四、医学模式、健康和三级预防策略

（一）医学模式

医学模式（medical model）指一定时期内人们对疾病和健康的总体认识，是当时医学发展的指导思想，也是一种哲学观在医学上的反映。在医学的发展进程中大体经历了四种医学模式。

1．神灵主义的医学模式　起源于原始社会。由于当时的生产力水平极为低下，人们相信"万物有灵"，将疾病看作是神灵的惩罚或恶魔作祟所致。人们治疗疾病的手段或者采取祈祷神灵的保佑或宽恕，或者采取驱鬼、避邪等方式。今天在一些偏远地区或某些文化中还可见到这种模式的遗迹。

2．自然哲学的医学模式　大约在公元前 3000 年出现。随着生产力的发展，人们开始认识到人体的物质基础和疾病的客观属性，以中国古代中医提出的"天人合一"思想及古希腊希波克拉底等人提出的"体液学说"等为代表。这一模式的哲学观以朴素的唯物论、整体观和身心一元论为基础。

3．生物医学模式　是指从生物学角度认识健康和疾病，反映病因、宿主和自然环境三者内在联系的医学观和方法论。18 世纪下半叶到 19 世纪初，资产阶级工业革命浪潮一方面造就了城市化，另一方面带来了传染病的蔓延。19 世纪 40 年代，霍乱、伤寒大流行，促使法国化学家巴斯德和德国生物学家科赫等人开始了细菌学的开拓性研究，奠定了疾病的细菌学病因理论。人们对生命、健康和疾病有了新的认识：健康就是要维持宿主、环境、病原体三者之间的动态平衡，平衡破坏就会生病。

4．生物 - 心理 - 社会医学模式　1977 年美国医生恩格尔提出了"生物 - 心理 - 社会医学模式"的概念。这一模式并不排斥生物医学的研究，而是要求生物医学以系统论为概念框架、以身心一元论为基本的指导思想，既要考虑患者发病的生物学因素，还要充分考虑有关的心理因素及环境和社会因素的影响，将所有这些因素看作是相互联系和相互影响的。生物 - 心理 - 社会医学模式为医学的发展提供了新的指导思想，也是医学心理学发展的重要依据。随着现代疾病谱的变化，医学社会化发展趋势增强，自然科学和社会科学与医学交叉、融合，现代医学的目标由治好病到不得病到健康长寿，而且要求重新面向健康，要求不断提高环境质量和卫生保健服务质量，要求群体保健。在这一系列发展、变化的背景下，生物 - 心理 - 社会医学模式取代生物医学模式，是医学发展的必然结果。

医学模式的转变，一方面加深了人们对疾病和健康概念的认识，另一方面又扩大了预防的范畴，如促进健康、保护健康和恢复健康的"三级预防"观念的提出、城乡三级医疗预防保健网的创建。

➢ 考点：生物 - 心理 - 社会医学模式。

（二）健康及影响健康的因素

1．现代健康观　1948 年世界卫生组织（WHO）在其宪章中明确指出，"健康不仅仅是没有疾病或虚弱，而且包括在身体上、精神上和社会适应方面的完好状态"。这种积极的健康观，既考虑了人的自然属性，也考虑了人的社会属性。1990 年世界卫生组织又将健康的内涵进一步扩大为"躯体健康、心理健康、社会适应良好和道德健康"四个方面。

2．影响健康的主要因素　从环境与健康的关系和生物 - 心理 - 社会医学模式的角度来考虑影响健康的因素，可将影响健康的众多因素归纳为四大类。

（1）环境因素：包括了人类生活、学习、职业活动中接触的各种物理、化学、生物性状的物质因素，以及在社会活动中形成的各种社会关系、传统、风俗、价值观和受教育的程度、社会经济状态等社会因素。

（2）行为生活方式：包括个人的行为习惯与嗜好、生活技能、消费特点等。

（3）卫生服务：主要是卫生服务的可及性、全面性及卫生服务的质量。

（4）个人生物学因素：主要是指个人的遗传素质，可直接影响疾病发生或对疾病的易感性。

（三）三级预防

根据疾病发生发展过程以及健康决定因素的特点，把预防策略按等级分类，称为三级预防策略（prevention strategies at three levels）。

1．第一级预防（primary prevention）　是针对病因所采取的预防措施。它既包括针对健康个体的措施，也包括针对整个公众的社会措施。在第一级预防中，如果在疾病的致病因素还没有进入环境之前就采取预防性措施，则称为根本性预防。

2．第二级预防（secondary prevention）　在疾病的临床前期做好早期发现、早期诊断、早期治疗的"三早"预防工作，以控制疾病的发展和恶化。对于传染病，除了"三早"，尚需做到疫情早报告及患者早隔离，即"五早"预防。

3．第三级预防（tertiary prevention）　对已患病者，采取及时、有效的治疗和康复措施，使患者尽量恢复生活和劳动能力、参加社会活动并延长寿命。

> ➢ 考点：三级预防策略（第一级预防、第二级预防、第三级预防）。

五、我国公共卫生建设与挑战

（一）我国卫生工作方针

我国的卫生工作指导方针，是以党和国家的路线、方针、政策为依据，针对社会主义发展的不同历史阶段制定出来的，是马克思列宁主义原理与中国卫生工作实践相结合的产物。

1．新中国成立初期卫生工作"四大方针"　新中国成立初期，党和政府确立了适合我国国情的卫生工作方针，"面向工农兵，预防为主，团结中西医，卫生工作与群众运动相结合"，被称为新中国卫生工作的"四大方针"。

新中国卫生工作"四大方针"代表了人民群众的根本利益，为新中国卫生事业的发展指明了前进方向。这一方针的提出与确立，充分体现了党和政府对卫生工作的关怀。之后的40多年里，我国卫生事业在"四大方针"的指引下，逐步走向兴旺昌盛，并取得了一系列举世瞩目的成就，全国各族人民的健康水平得到显著提高。

2．1997年制定卫生工作方针　1997年1月15日，中共中央、国务院下发《中共中央、国务院关于卫生改革与发展的决定》并明确指出，"卫生工作方针是：以农村为重点，预防为主，中西医并重，依靠科技与教育，动员全社会参与，为人民健康服务，为社会主义现代化建设服务"。

3．新时期的卫生工作方针　中共中央、国务院于2016年10月25日印发《"健康中国2030"规划纲要》，正式将习近平总书记在全国卫生健康大会讲话中的38个字确立为新时期我国卫生与健康工作方针。这一方针被称为"38字卫生方针"：以基层为重点，以改革创新为动力，预防为主，中西医并重，把健康融入所有政策，人民共建共享。

> ➢ 考点：新时期的卫生工作方针。

（二）我国公共卫生工作的成就与面临的挑战

1．我国卫生工作的主要成就　新中国成立以来，在以"预防为主"的卫生工作方针指导下，我国的公共卫生工作取得了一系列重大成就。建立起遍布城乡的县、乡、村的三级医疗、预防卫生保健网，培养壮大了一支专业齐全的医药卫生技术队伍；继承和发扬了祖国医学遗产；消灭和基本消灭了严重危害人民健康的传染病（1963年消灭了天花；1994年基本消灭了丝虫病；1995年至今，未再发现国内存在脊髓灰质炎野病毒株；消灭麻风病的斗争现处于最后攻关阶段）；人均预期寿命从 1949 年前的 35 岁提高到 2018 年的 77 岁，新生儿死亡率、婴儿死亡率和 5 岁以下儿童死亡率分别从 1991 年的 33.1‰、50.2‰和 61.0‰，下降至 2018 年的 3.9‰、6.1‰和 8.4‰，分别下降了 88.2%、87.8% 和 86.2%，1990 年全国孕产妇死亡率为 88.8/10 万，2018 年下降至 18.3/10 万，较 1990 年下降了 79.4%。人民健康水平明显提高。

党中央、国务院 2009 年启动的新一轮深化医药卫生体制改革取得成效，坚持"把基本医疗卫生制度作为公共产品向全民提供"的基本理念，坚持"保基本、强基层、建机制"的基本原则，加强顶层设计，强化问题导向，不断把改革推向纵深，在关键领域和重点环节取得突破性进展；医疗服务体系和服务能力建设方面进一步健全完善，医疗卫生资源总量继续增加；医药卫生信息化加快发展，科技创新取得重大成果；预防化解医疗纠纷的长效机制初步建立。

2．我国卫生工作面临的挑战　传染病和寄生虫病依然严重威胁着我国人民的健康，目前某些传染病和寄生虫病的发病率仍较高，除计划免疫范围内的传染病被较好控制以外，其他一些传染病均未得到有效控制，疫情不稳定，传染病发生和流行的基本条件并没有彻底根除。例如肺结核发病率从 2012 年的 70.6/10 万下降到 2018 年的 59.3/10 万；而 2017 年病毒性肝炎的发病率为 93.02/10 万，细菌性痢疾和阿米巴痢疾发病率为 34.92/10 万。目前艾滋病在我国的流行情况也很严重，2016 年发病率高达 3.97/10 万。2017 年，全球约有 100 万人死于艾滋病相关病症，到目前为止，艾滋病已造成全球 3500 多万人死亡。另外我们还面临着诸如牛海绵状脑病（疯牛病）、严重急性呼吸综合征（severe acute respiratory syndrome，SARS）、禽流感、甲型 H1N1 流感等新发传染病的潜在威胁。因此，传染病和寄生虫病仍是 21 世纪我国面临的重大卫生问题，传染病和寄生虫病的防治仍然是公共卫生的重要工作内容之一，不容忽视。

非传染性疾病对我国居民健康的危害正在增加，自 20 世纪 70 年代以来，非传染性疾病尤其是一些慢性病发病率或患病率在我国城乡人群中逐渐增高。其中，卒中、缺血性心脏病、肝癌、肺癌和慢性阻塞性肺疾病（chronic obstructive pulmonary diseases，COPD）是中国人过早死亡的五大因素。另外，地方病病种较多、分布较广、危害较大，职业病的危害也十分严峻，不良生活方式对我国居民身体健康的影响日趋严重，人口老龄化带来的一系列问题也日益突出，这些都是我国预防医学界在 21 世纪需要面对的一系列问题和挑战。

六、预防医学的特点

随着以信息为核心的知识经济时代的到来，生命科学在诸多重大研究领域都取得了突破性进展。人类基因组计划的顺利实施及分子生物学技术和大数据理论在预防医学领域的广泛应用，使预防医学遇到了前所未有的发展机遇，并得以迅速发展。学科发展表现为分化与综合相结合，以各学科（包括非医学学科）的交叉融合为主导方向；研究方法随着分子生物学的发展而表现为微观与宏观的有机结合，传统的现场研究与实验室研究相结合。预防医学在注重器质性疾病预防的同时，注重心理和行为因素对健康的影响；预防与保健相结合，达到增强体质、提高生命质量和人口素质的目标；医学预防和社会预防相结合，并逐渐实现以社会预防为主，以适应医学模式的改变。

预防医学是应用科学，与临床医学有着密切联系，但又有区别于临床医学的突出特点。

1．研究对象有特殊性　与临床医学相同，预防医学的研究也要从个体着手，但预防医学侧重分析人群中健康和疾病的普遍表现，即人群健康状况和人群中疾病发生发展的规律，并由此进一步探索疾病和健康的影响因素。预防医学在探索预防疾病的策略与措施时，要考虑人人受益，因而预防医学的研究和工作对象侧重的是人群，即预防医学重视促进全体人群的健康，而不仅仅关注那些已患病者或高危个体。但对于临床工作中的预防服务，临床医生需运用预防医学的知识，为服务对象提供个体化的健康咨询、健康教育及健康管理。

2．预防医学在社会实践中常常要采取公共卫生措施　预防医学研究对象、服务对象的广泛性，决定了预防医学的社会实践需要动员社会各方面的力量，要政府参与，行政干预，通过有组织的社会努力达成预防疾病、促进健康的目的。在临床工作中，这个特点主要表现在社区卫生服务中的社区健康促进。

3．预防医学的研究方法在医学领域中突出地表现为重视宏观研究　即对健康和疾病的认识是重点从人群中的表现展开研究，明确疾病和健康在人群中的分布情况，由此为进一步探索病因、健康影响因素以及采取疾病防控对策提供线索和依据。同样在临床工作中，这个特点在以卫生综合服务为主的社区卫生保健中心（站）表现突出，如社区诊断与社区干预。

七、医学生学习预防医学应当注意的问题

预防医学是现代医学的支柱之一，随着社会及医学科学技术的发展，医学服务方式已由"以疾病为中心"转变为"以人为中心"，而预防医学则是"以人为中心"最好的诠释。随着医学模式转变为生物 - 心理 - 社会模式，预防医学作为医学的重要组成部分与其他医学学科得到了进一步的融合。掌握必要的预防医学知识、基本方法和基本技能，已经成为医学生今后在临床和社区开展卫生服务必备的业务素质。

在当今社会，环境污染加重，慢性病高发，职业病的危害日趋严重，食品安全事件层出不穷，SARS 等突发事件频发，自然灾害后需进行防疫，等等，这就要求医学生通过本课程的学习，树立以预防为主、群体健康的理念，具备预防医学的基本理论和技能，应用"三级预防"的原则，未来在营养与健康、环境与健康、职业病管理、疾病的预防与控制、突发公共卫生事件应急策略以及促进社区人群健康的工作中，与公共卫生人员一起提高个体和人群的健康水平。学习预防医学应当注意的问题包括：

（1）在学习预防医学的过程中应注意增加人文和社会学方面的思考，避免就医而医的思想。随着社会的进步和医学各个领域的快速发展，尤其是医学向生物 - 心理 - 社会医学模式的转变，人们注意到人类的疾病病因中社会和心理因素的影响举足轻重。医学的重点已经从以疾病为中心向以患者为中心转变，不再把人体仅仅视为一个生物体，也不仅仅医治由生物学改变引起的疾病。人们逐渐认识到人类生活和工作环境中社会和心理因素对人类健康的重要性。这也是医学预防向社会预防转变的原因所在。

（2）预防医学是群体医学，应当始终树立群体医学的观点。预防医学制定预防策略和措施的根据是群体中疾病发生、发展和转归的规律。预防医学从群体中的必然性入手解决疾病和健康问题，而不是个体疾病和健康的偶然性。

（3）学习预防医学要深刻理解"健康"（health）的概念。健康这个概念是动态概念，不同历史时期人们给它赋予的内涵不同。生物医学模式中的"健康"是指机体没有生物学改变的疾病，它的根据是可测量的生物体变量。而生物 - 心理 - 社会医学模式理论中，在躯体健康、心理健康、社会适应良好和道德健康几方面都具备，才是完全健康。评价预防医学措施，尤其是健康维护和健康促进项目的效果时，应当基于这个标准。

（4）学习预防医学还应当树立大预防医学观。1988 年，WHO、联合国儿童基金会（UNICEF）和联合国开发计划署联合召开了世界医学教育会议，发布了《爱丁堡宣言》，其第一句话就是"医学教育的目的是培养促进全体人民健康的医生"。因此，学习预防医学知识，尤其是预防医学的观点是医生将来所从事工作之必需，没有预防医学知识和理论的临床医生是不完美的医生，不是现时需要的合格医生。要注意预防疾病和治疗疾病这两个观念之间的分离现象。美国著名教授 John G. Freyman 指出，"当今仍然保留两个分离的学科主要是因为传统习惯和管理落后"。两个分离的教育系统使得跨越鸿沟更加困难，多年的教育使得预防疾病的人和治疗疾病的人之间形成了人为的、逻辑上的障碍。

（5）20 世纪 90 年代初兴起的循证医学（evidence-based medicine，EBM）正在强劲地推动

着全球临床医学从经验医学模式向循证医学模式转变。当今合格的医生必须是循证医学的模范实践者，为达此目的，必须学习预防医学的知识和观点。

自测题

一、A 型选择题

1．"圣人不治已病治未病"这一著名观点载于
  A．《内经》
  B．《易经》
  C．《千金要方》
  D．《丹溪心法》
  E．《空气、水和居地》

2．新的医学模式比传统医学模式扩展的影响因素是
  A．生物因素
  B．化学因素
  C．物理因素
  D．社会心理因素
  E．环境因素

3．预防医学的研究对象是
  A．个体
  B．患者
  C．健康人
  D．确定的群体
  E．个体和确定的群体

4．预防医学是
  A．独立于医学以外的学科
  B．医学的基础学科
  C．医学的一门应用学科
  D．又综合又独立的学科
  E．预防系列为主的学科

5．生态健康模式是
  A．环境 - 健康
  B．环境 - 人群
  C．环境 - 生物
  D．环境 - 人群 - 健康
  E．环境 - 生物 - 健康

6．预防医学经历了
  A．个体医学—群体—预防医学的阶段
  B．个体—群体—生态大众健康的阶段
  C．个体—群体—社区医学阶段
  D．群体—大卫生—社会医学阶段
  E．个体—群体—社会医学阶段

7．在疾病三级预防中，健康促进的重点在
  A．第一级预防甚至更早阶段
  B．第二级预防
  C．第二级预防
  D．第二级预防和第三级预防
  E．第一级预防和第二级预防

8．第二次预防医学革命的主要任务是预防
  A．急性病
  B．慢性病
  C．传染病
  D．常见病
  E．地方病

9．第一次预防医学革命的主要任务是预防
  A．传染病
  B．急性病
  C．常见病
  D．慢性病
  E．血吸虫病

10．公共卫生体系的支柱是
  A．各级医院
  B．各级政府的公共卫生机构
  C．全科医疗服务机构
  D．教育、体育促进机构和组织
  E．妇幼保健机构

二、名词解释

1．第一次预防医学革命　2．第二次预防医学革命　3．第一级预防　4．第二级预防
5．第三级预防

三、问答题

1. 试述预防医学的定义和特点。

2. 试述三级预防的应用原则。

3. 试述我国新时期的卫生方针。

（乌建平）

第一篇

环境与健康

第一章

人类与环境的关系

　　环境是相对于某中心事物而言的周围情况。环境和人类既相互对立，又相互制约；既相互依存，又相互转化，彼此之间存在着对立统一的关系。人类不能脱离环境而生存，在漫长和曲折的进化过程中，人类不仅为生存而适应环境，还要开发利用和改造环境。由于多种外界因素的影响使环境质量降低，导致环境污染，对人类的健康构成了严重的威胁。因此，保护人类健康，必须保护与人类息息相关的环境。

第一节　环境与人

 案例1-1

澳大利亚兔灾

　　兔子并不是澳大利亚土生的，在1859年以前，那里还没有兔子。但在这一年，一个农民从英格兰带来了一群野兔，共有24只。他完全没有料到，他的这一举动会在将来引起澳大利亚的农业灾难。

　　在澳大利亚，兔子几乎没有天敌，所以经过几十年的繁衍，它们已成为一个大问题。它们毁坏新播下的种子，啃食庄稼、嫩树皮和嫩芽，并且打地洞损坏田地和河堤。筑篱笆也不能阻止它们侵入农民的田地。在几十年时间里，澳大利亚的农业遭受了惨重的损失。直到1950年，人们尝试了一种控制野兔的新方法。一种能杀死兔子的病，即黏液瘤病被引入澳大利亚。科学家通过蚊子将该病传染给兔子。黏液瘤病一经引进，便在整个野兔群中快速传播。在澳大利亚东南地区，几乎80%的野兔群被消灭了。

　　思考题：
　　1. 澳大利亚农业灾难的原因是什么？
　　2. 什么是生态平衡？

一、概述

（一）环境的概念

环境（environment）是指与人类生存和繁衍密切相关的各种自然和社会的外部条件。人类的环境，中心就是人类。人类本身就是地球物质发展的产物，不能脱离客观环境而生存，而是在环境中不断地进化和发展，与环境不断地进行着物质与能量的交换。环境是影响人类生存和发展的各种天然的和经过人工改造的自然因素的总体，包括大气、水、土壤、矿藏、工厂、森林、草原、野生生物、自然遗迹、人文遗迹、自然保护区、风景名胜区、城市和乡村等。预防医学所研究的环境是指人类生存的环境，是与人类健康密切相关的重要条件。

（二）环境的分类

与人类健康关系密切的环境包括自然环境与社会环境。

1．自然环境（natural environment）　人类的自然环境由空气、水、土壤、阳光和各种无机盐、植物、动物等环境因素组成。自然环境包括原生环境（primary environment）和次生环境（secondary environment）两部分。原生环境和次生环境的定义及两者对健康的影响，见表1-1。

表 1-1　原生环境与次生环境的比较

项目	原生环境	次生环境
定义	天然形成，未受或少受人为因素影响的环境	受人类活动影响后形成的环境
对健康的有益影响	清洁的空气、水、土壤以及适宜的小气候和阳光照射，利于身体健康	改造环境的过程重视生态平衡，使其更适合人类生存，优于原生环境
对健康的不良影响	某些地区水和土壤中某种微量元素过多或过少，引起生物地球化学性疾病，即地方病	改造环境破坏了生态平衡，产生环境污染

2．社会环境（social environment）　是指人类在长期的生活和生产活动中所形成的生产关系、阶级关系和社会关系等。人类生活在社会中，社会经济、政治、文化教育、人口、就业、家庭、行为习惯、道德观念等，都与人类生活和健康有直接关系。社会经济、政治及文化传统直接影响人们的心理、价值观念、文化教育水平、行为习惯和卫生服务质量，也决定了对上述自然环境的保护、利用、改造的政策和措施。随着生物-心理-社会医学模式的出现，人们认识到社会因素对人类健康有重要影响，尤其是通过影响人的情绪作用于机体的神经、内分泌和免疫系统，对健康产生影响。

（三）环境的基本构成

人类生存的自然环境主要可划分为四部分。

1．大气圈　是指围绕地球周围的大气层，共分为对流层、平流层、中间层、热层和逸散层。

2．水圈　以气态、液态、固态三种形式存在于空气、地表以及地下的水，分别称为大气水、地表水和地下水，这三者一起构成了水圈。

3．土壤岩石圈　土壤是岩石经过生物和风化共同作用形成的地表疏松层，为动植物生存提供了必要的空间和物质，称为土壤岩石圈。

4．生物圈　是地球上所有生命体及其生存环境的整体，包括了一部分大气圈、水圈及土壤岩石圈，主要包括海平面以下深约 12 km 至海平面以上高约 10 km 的范围。

二、生态系统和生态平衡

生态系统是生物圈的基本功能单元，总是时刻不断地进行物质循环和能量交换，因此，系统内的各个因素都处于动态。在长期的进化过程中，各因素或各成分之间建立起了相互协调、相互制约与相互补偿的关系，使整个自然界保持一定限度的稳定状态。

生态系统中，生物与环境之间以及生物与生物之间的能量交换与物质循环，在一定条件下和一定时间内处于平衡状态时，称为生态平衡（ecological balance）。衡量一个生态系统是否处于生态平衡，要考虑三个方面，即结构上的协调、功能上的和谐以及输出、输入物质和能量数量上的平衡。平衡是相对动态的，是生物生存、活动、繁衍得以正常进行的基础。生态系统任何一个环节的异常改变，都会导致与之关联最密切的某些环节发生变化，进而又引起其他环节甚至整个系统的障碍。例如，大气中的 CO_2 主要为绿色植物的光合作用所利用并转化成 O_2。如果大量地砍伐林木而使地表森林面积与植被大幅度减少，加之人类又大量消耗石油、煤炭等能源，会导致地表大气中 CO_2 浓度逐年增高。CO_2 吸收太阳辐射热，地球大气温度将升高，这将会造成地球生物圈内众多生物和非生物发生重大改变。目前温室效应越来越严重，就是这个原因。又如一条河流的严重污染，可直接导致河水及灌溉土壤的组成变化，也使与河流有关的畜牧、农耕、渔产养殖以及生活卫生条件受到破坏，其后果将直接或间接地影响人类健康。

（一）生态系统

生态系统（ecosystem）是指生物群落（包括微生物、动物、植物及人类等）与非生物环境（空气、水、无机盐等）所组成的自然系统（图 1-1）。生态系统是一个广泛的概念，其范围可大可小，在不同的范围内，通常按照自然环境的特征来划分。比如，海洋、森林、湖泊、大陆等都可以看成是一个生态系统，所有这些无数小的生态系统构成了最大的生态系统即生物圈（biosphere）。

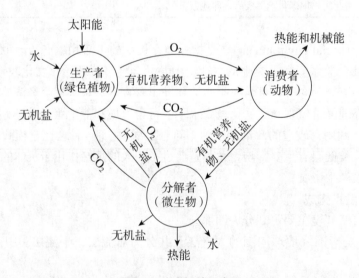

图 1-1 生态系统示意图

通常来说，生态系统由四部分构成，包括生产者、消费者、分解者和非生物物质。

1. 生产者 是指一部分能进行光合作用的细菌和绿色植物，利用太阳能把某些无机物转化成有机物满足本身需要，同时作为消费者的能量来源。由绿色植物、自养菌等组成。

2. 消费者 是指依赖于生产者而生存的生物，主要指动物。分为一级、二级、三级消费者，其中一级消费者为食草动物，二级消费者为食肉动物，三级消费者为大型食肉动物。

3. 分解者 是指所有具有分解能力的细菌、真菌等微生物。

4．非生物物质　指阳光、空气、水、土壤、无机盐等。

上述各部分通过自身功能保持着生态系统内物质、能量、信息的交流与循环，从而形成一个不可分割的统一体。由于地理位置和空间分布上的差异，在不同的范围内，可有独立存在的大大小小不同的生态系统，例如池塘、森林、湖泊、河流等自然生态系统和城市、工厂、矿区等人工生态系统。

（二）食物链和食物网

在生态系统中维系生物种群间物质和能量流动的纽带和渠道是食物链和食物网，即在生态环境中不同营养级的生物为满足生存需要而建立起来的锁链关系。一种生物被另一种生物吞食，后者再被第三种生物吞食，彼此以食物连接起来的锁链关系称为食物链（food chain）。而各种食物链在生态系统中又彼此交错构成食物网（food web）。

一切生物为了维持生命都必须从外界摄取能量与营养，以这种能量和营养的联系形成各种生物之间的联系。食物链有4种类型。

1．捕食性食物链　生物间以捕食关系而构成的食物联系，由较小生物开始逐渐到较大生物，后者捕食前者。如牧草→蚱蜢→田鼠→鹰。

2．寄生性食物链　生物间以寄生物与宿主关系而构成的食物联系，由较大生物开始逐渐到较小生物，后者寄生在前者的机体上。如鸟类→跳蚤→原生动物→细菌→滤过性病毒。

3．腐生性食物链　腐烂的动物尸体或植物体被微生物利用而构成的食物链。

4．碎食性食物链　经微生物分解的野草或树叶的碎片，以及微小藻类组成的碎屑性食物，被小动物、大动物相继利用而构成的食物链。

在自然界，多种动物的食物不是单一的，故食物链之间往往是相互交错关联的，构成食物网络。人们可以在原有食物链中增加新的环节，以扩大其生产效益和经济效益。如引进捕食性动物，可以控制害虫对农业生产的危害。此外，生物有机体内的污染物浓度可以随食物链的延长而增大，许多有机氯杀虫剂和多氯联苯等都有明显的生物放大现象，在实践中必须注意防止因生物放大作用造成的污染。如池塘中的水藻是浮游生物的食物，浮游生物又是鱼虾的食物，鱼虾又是人和水鸟的食物，这样水藻、浮游生物、鱼虾、人和水鸟就形成一条食物链。食物链对环境中物质的转移和蓄积有重要的影响。在自然界中某些不能降解的有害物质，在环境中最初的浓度并不一定很高，但是可通过食物链使浓度逐渐增加，最终显著高于环境介质中的浓度。

食物链具有重要作用，生态系统中的物质迁移、转化以及能量代谢与流动等几乎都是通过食物链实现的。更为重要的是食物链并非简单机械地转运物质和能量，而是在转运传递过程中发生一系列重要变化。

（三）物质转移

1．生物放大作用（biological amplification）　重金属毒物和某些难降解的毒物，随着食物链的延长，在高位级生物体内的浓度比低位级生物体内的浓度逐级增多加大，这种现象称为生物放大作用。环境中的污染物通过食物链的生物放大作用从而损害人类的健康。

2．生物蓄积作用（biological accumulation）　一种生物对某种物质的摄入量大于其排出量，随着生物生命过程的延长，该物质在生物体内的含量逐渐增加，称为生物蓄积作用。

3．生物浓缩作用（biological concentration）　某种生物摄取环境中的某些物质或化学元素后，在生物体内的某个部位或器官逐步浓缩起来，使其浓度大大超过环境中原有的浓度，称为生物浓缩作用。

生物放大、蓄积和浓缩作用是环境污染物引起慢性危害的基础和条件。在一般情况下，环境污染物是低浓度，甚至是微量的，如果没有生物放大、蓄积和浓缩作用，一般是不会发生危害的。然而，上述各种作用增加或扩大了污染物危害人体的机会。因此，研究环境质量和物质循环，首先要重视食物链对物质的转化和迁移作用。

三、人与环境的关系

人与环境之间的关系是辩证统一的，主要表现在以下两方面。

（一）人体物质与环境物质的统一性

在人类生态环境中，人和环境之间不断地进行着物质、能量、信息交换，保持着动态平衡，而成为不可分割的对立统一体。这种统一性是通过新陈代谢实现的。人类和各类生物都是地壳发展到一定阶段的产物，人体通过新陈代谢和周围环境进行物质交换。物质的基本单元是化学元素，人体各种化学元素的含量与地壳中的化学元素含量相适应。例如，英国生化学家汉密尔顿测试了220名英国人血液和地壳的化学组分及含量，发现除去两者各自的基本元素外，人体血液中的其他60种化学元素含量和岩石中的这些元素含量的分布丰度明显相关（图1-2）。该实验有力地说明了人和周围环境在物质上的高度统一性。

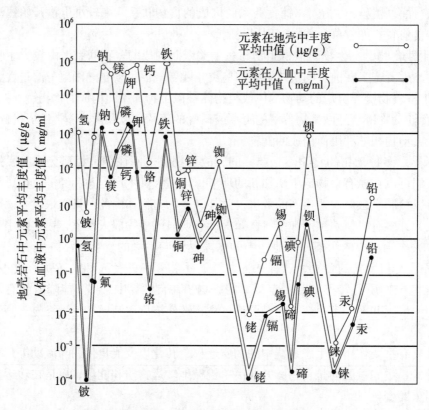

图1-2　地壳和人体血液中化学元素丰度的一致性

（二）人体功能与环境的适应性

人体的各种结构和功能是在长期与环境相互作用和制约下形成和发展起来的，其适应能力经过了由低级到高级的发展，从各器官、系统及其生理功能到神经体液调节功能，紧密联系成为一个完整的整体。因此当环境发生异常变化时，人体能通过机体的调节功能适应变化的环境，以保持人体与环境的动态平衡，保障生命的延续和发展。但人体对环境的适应能力是有一定限度的，一旦环境异常变化的程度超出了人体的适应能力，就会使人体某些结构和功能发生异常改变，甚至造成疾病或死亡。

长期生活在不同地区的人群对各种异常的外环境变化有着不同的反应性和适应性，任何外环境因素的变化，只有通过机体内环境的改变才能发生相应的效应。

人体对环境组成状态和成分的任何异常改变都会产生不同程度的反应。其反应起始点可以

是人体负荷的增加，而反应的终点即死亡，期间由健康向
疾病的发展一般历经正常调节、代偿状态、失代偿状态三
个连续过程（图1-3）。对于少量环境因素的作用，如果环
境的异常改变不超过一定范围，人体可通过生理调节来适
应。例如，人体体温调节适应环境气象条件的变化，红细
胞数和血红蛋白含量的增加适应慢性缺氧环境等。如果环
境的异常变化超出了人类正常生理调节范围，则可引起某
些功能和结构的变化，但尚未出现明显的特殊病理损伤、
临床症状和体征，这一过程称代偿状态。如果环境因素进
一步继续作用，则人体的反应除代偿性变化外，还会开始
出现损伤变化。代偿和损伤二者可同时存在，此时如环境
因素停止作用，机体可向恢复健康的方向发展；否则代偿

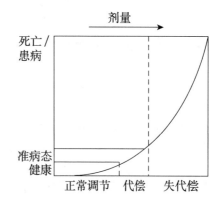

**图1-3　环境因素对机体影响的剂量-
效应关系**

功能障碍，机体出现病理反应，从而表现出疾病特有的临床症状和体征，此为失代偿状态。从
预防医学角度来看，处于代偿状态的阶段，不能认为是健康，而应视为疾病早期。探索和识别
这种疾病前期的亚临床改变，是疾病预防的关键环节。

　　从人群的角度来观察，由于个体对环境因素的敏感程度不一致，因此，并非人群中所有人
都同时出现同样的病理反应、发病或死亡，而是呈金字塔式的分布。这一反应模式中，仅有少
数人呈现代偿失调而患病，死亡更少，而大多数人仅表现为生理性负荷增加或正常调节状态。
人群对环境因素不同反应的分布模式构成人群健康效应谱（图1-4）。从健康效应谱上可以看
到人群对环境异常改变的反应是存在差异的。即使环境暴露剂量和时间完全相同，但由于个人
条件（年龄、性别、健康状况、遗传基因等）不同，健康效应存在很大差别。人群中部分敏感
的个体易受环境因素损害而被称为高危人群（high risk group），主要包括老、幼、病、弱、孕
妇等群体，还有高暴露人群如职业人群等。保护敏感人群是预防环境因素损害的工作重点。及
早发现高危人群并采取相应措施，可显著降低整个人群的发病率和死亡率。

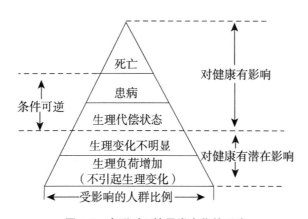

图1-4　人群对环境异常变化的反应

　　➤ 考点：人与环境之间的关系。

第二节 环境污染及其对健康的影响

环境污染（environmental pollution）是指人类活动产生大量的污染物排入环境中，引起环境质量下降而影响人类及其他生物的正常生存和发展的现象。当进入环境的废物浓度或物质总量超过环境自净的能力，就会造成环境污染。环境污染不仅能引起急性中毒和慢性危害，而且能对机体的免疫功能产生影响，引起生物体遗传物质的变化。长期接触环境中的致癌因素还可引起恶性肿瘤，称为环境性癌。

环境污染按环境要素可分为大气污染、水体污染和土壤污染等；按污染物的性质可分为生物污染、化学污染和物理污染；按污染物的形态可分为废气污染、废液污染、固体废物污染、噪声污染、辐射污染等；按污染产生的原因可分为生产污染和生活污染，前者又可分为工业污染、农业污染、交通污染等；按污染物的分布范围又可分为全球性污染、区域性污染和局部性污染等。

进入环境并能引起环境污染的物质称环境污染物（pollutant）。根据污染物进入环境后其理化性质是否改变，可将污染物分为一次污染物（primary pollutant，亦称原生污染物）和二次污染物（secondary pollutant，亦称为次生污染物）。前者是指由污染源直接排入环境后，理化性状未发生改变的污染物，如 SO_2、CO 等；后者是指有些一次污染物进入环境后，由于物理、化学或生物学作用而形成的与原来污染物的理化性状完全不同的新的污染物。光化学烟雾就是典型的二次污染物：汽车废气中的氮氧化物（NO_x）和挥发性有机化合物（VOCs）在强烈的日光紫外线照射下形成的蓝色烟雾，称光化学烟雾，其主要成分为臭氧、过氧酰基硝酸酯（PANs）和醛类等具有强氧化性的物质。光化学烟雾对眼睛有强烈的刺激作用，对鼻、咽、喉、气管和肺也有明显的刺激作用。

➤ 考点：二次污染物的概念。

一、环境污染来源

（一）生产性污染

生产性污染包括工业生产和农业生产两个方面。

工业生产所形成的"三废"，即通常所说的废气、废水、废渣，如未经处理或处理方法不当就大量排放到环境中去，即可造成空气、水、土壤、食物等环境的污染。工业"三废"数量大，种类繁多，成分复杂，危害也严重。大部分著名的公害事件都是由工业生产引起的。

农业生产中农药（杀虫剂、杀菌剂、除草剂、植物生长调节剂等）的广泛长期应用，造成农作物、畜产品及野生生物中农药残留，空气、水、土壤也可能受到不同程度的污染。

生产性污染是当前主要的污染源。据统计，2010 年全国废气中 SO_2 排放总量 2185.1 万吨，其中 1864.4 万吨来源于工业生产（占 85.32%），烟尘排放总量 829.1 万吨，来源于工业排放的有 603.2 万吨（占 72.75%）。

（二）生活性污染

生活"三废"主要包括垃圾、污水和粪尿，其成分复杂，不仅含有大量有机物如糖类、脂肪、蛋白质等物质，还含有大量病原菌、病毒、寄生虫，若卫生处理不当或未经处理，会污染空气、水和土壤等环境。随着人口的增长和消费水平的提高，生活性污染物大幅度增加，其性质和成分也发生了巨大变化。如生活垃圾中塑料等高分子化合物的污染，会导致"白色污染"问题。生活污水中含有大量的氮、磷物质，造成河泊、水库、海洋发生富营养化

（eutrophication），而使水质恶化，生态遭到破坏。粪、尿可作为农作物的肥料，但无害化处理不好时，可产生恶臭并孳生蚊蝇，导致传染病的流行。来自医疗单位的污水，包括患者的生活污水和医疗废水，含有大量病原体及各种医疗、诊断用废弃物，是一类特殊的生活污水，主要存在引起肠道传染病等危害。另外，居民生活炉灶燃煤或生物燃料（包括木材、木炭、农作物秸秆、动物粪便），可造成室内空气污染，还会加重城市的大气污染。

（三）其他污染

交通运输工具产生的噪声、振动和各种废气，电磁波通讯设备产生的微波和其他电磁辐射波，医用和军用的原子能和放射性同位素机构所排放的放射性废弃物和飘尘，自然灾害如火山爆发、森林大火、地震等所释放的大量烟尘、废气等，都可使环境受到不同程度的污染，造成不良后果。

二、污染物在环境中的变迁

污染物进入环境后，随着环境的变化及生态系统中的物质循环，其本身的性质、数量、空间位移和形态不断发生变化。污染物在环境中的变化主要有以下几种。

（一）环境自净作用

污染物进入环境后，通过物理、化学和生物学的作用，污染成分不断稀释、扩散、分解破坏，经过一定时间，环境中的污染物浓度和总量降低，该过程被称为污染物的自净（self-purification）。按其机制可分为物理净化、化学净化和生物净化三类。

1. 物理净化 通过稀释、扩散、淋洗、挥发、沉降等作用将污染物净化。如含有烟尘的大气，通过气流扩散、降水淋洗和重力沉降达到净化；污水进入江河湖海后，通过吸附、沉淀和水流的稀释、扩散等作用，达到水体净化；土壤中的挥发性污染物如酚、氰、汞等，因挥发作用，其含量逐渐降低。物理净化能力的强弱受自然条件影响，如温度、风速、降水量和地形、水文条件等。

2. 化学净化 进入环境中的污染物，可以通过氧化、还原、中和和水解作用，使其化学结构和理化性状发生改变，大部分有机物可分解为简单化合物达到自净，水体中含氮有机物可以经过氧化生成亚硝酸盐、硝酸盐达到无机化。也可将酸性废水和碱性废水互相中和达到净化等。

环境自净的化学反应有氧化和还原、化合和分解、吸附、凝聚、交换、络合等。如有些有机污染物经氧化、还原作用最终生成水和二氧化碳；水中的铜、铅、锌、镉、汞等重金属离子与硫离子化合，生成难溶的硫化物沉淀；铁、锰、铝的水合物、黏土矿物、腐殖酸等对重金属离子的化学吸附和凝聚作用，土壤和沉积物中的代换作用等，均属环境的化学净化。影响化学净化的因素有污染物的化学性质、形态、组分以及环境的酸碱度、氧化还原电势和温度等。

3. 生物净化 进入环境中的污染物，尤其是有机污染物，在微生物的作用下，可以分解成简单化合物使其净化，特别是在有氧环境中，需氧菌可彻底分解有机物最终形成 CO_2、硫酸盐、硝酸盐和水等产物。某些致病微生物也可在微生物的拮抗作用下死亡。其他生物对污染物也有一定的净化作用。生物的吸收、降解作用使污染物浓度和毒性降低或消失。如植物吸收土壤中的酚、氰并在体内转化为酚糖苷和氰糖苷，球衣菌可将酚、氰分解为 CO_2 和水；绿色植物在光合作用下吸收 CO_2，释放出氧。影响生物净化的因素主要是生物的科属以及环境的水、热条件和供氧状况等。

环境的自净是运用环境因素自身的力量消除环境污染物，是净化环境的重要途径。但是，环境的自净是有限的，超过环境自净能力或环境条件的改变都会停止自净。如镉、汞、铅、砷，以及一些性质稳定的有机氯农药和多氯联苯等，在环境中分解很慢，残留时间较长，往往很难通过环境自净作用达到完全自净。这也提示尽量减少对环境污染物的排放才是解决环境污染的根本措施。

（二）污染物的转化

污染物的转化主要指污染物进入环境后，通过物理、化学、光化学和生物学作用，改变了原有的形态和分子结构，以致改变了污染物的固有化学性质、毒性及生态学效应。其转化方式主要是生物转化。大部分污染物经生物转化后毒性降低称为解毒作用，但少数化学物质经过生物转化后毒性增强称为增毒作用。

（三）污染物的迁移

污染物的迁移是指污染物进入环境后从某一地点转移到另一地点，从一种介质转移到另一种介质的过程。如空气污染物从上风向转移到下风向，氟利昂从对流层转移到平流层，水体中的污染物从河流上游转移到下游或从水体转移到水底和水生生物体内，土壤中的有害物质转移到植物体内等。

三、环境污染对健康的影响特点

（一）作用广泛性

环境污染物可以通过空气、水源、土壤和各类食物等多种途径进入人体，对人体产生各种影响和危害。其危害对象是广泛的，不论男女老幼、病弱妇孺、胎儿或新生儿均可受害，影响的地区范围也是广泛的。

（二）低浓度长期性

生活环境的污染与生产环境的污染不同，在绝大多数情况下，生活环境污染是低浓度的，但危害是长期的。人的一生大部分时间是在家庭及其周围环境度过的，工作和生产时间仅占人生整个时间的五分之一左右。所以环境一旦污染，则会长期对人体产生危害，甚至危害终生。

（三）危害复杂性

众多的环境污染物对机体的危害表现出多样性和复杂性，既有单一环境因素的作用，又有多因素对机体的联合作用；既有局部刺激作用，又有全身毒害作用；既有特异性危害，又有非特异性危害；既可产生急性危害，又可发生慢性影响；既有早期危害，又有远期危害；既有显性危害，又有难以察觉的潜在性危害。因此研究环境污染的危害，要从多方面考虑。

（四）影响多样性

环境污染物在生物体内和在不同环境中可以发生迁移、转化、浓缩、降解等多种复杂的变化，在物理、化学和生物因素的作用下，可以改变性状、浓度和毒性。多种污染物同时污染环境时，既可显示出某种污染物的主导作用，又可充分表现出多种污染物的综合作用。

四、环境污染对人体健康的危害

环境污染物（因素）种类极为繁杂，按其属性通常分为三大类，即化学性污染物（因素）、物理性污染物（因素）和生物性污染物（因素）。环境污染对人群健康的影响是一个十分复杂的问题。它表现为：①环境污染物（因素）可通过多种环境介质（水、空气、食物等）、多种渠道进入人体；②受环境污染影响人群的反应个体差异大，包括老、幼、病、弱甚至胎儿及具有遗传易感性的敏感人群；③人群常处于低浓度、长时间暴露状况，探索敏感而特异的反应指标较难；④环境污染物在环境中可通过物理、化学、生物作用而发生转化、降解或形成新的污染物。因此环境污染对人体健康具有多种不同的危害。

当环境污染物突破机体的防御系统，并且在体内达到一定浓度时，就会对机体造成病理性损害，进而表现为疾病状态。这种损害主要有以下几种表现形式。

（一）急性作用

当环境污染物在短期内大量作用于人体时，可导致机体的急性或者亚急性中毒。通常其损害表现快速、剧烈，呈明显中毒症状。这种损害多发生于大气污染事件、生产事故性排放、食物中毒等。典型的例子见于世界各国大气污染中毒的公害事件。

1. 光化学烟雾事件 从 20 世纪 40 年代起，已拥有大量汽车的美国洛杉矶市上空开始出现由光化学烟雾造成的淡蓝色烟幕。它刺激人的眼睛、灼伤喉咙和肺部、引起胸闷，还使植物大面积受害，松林枯死，柑橘减产。1955 年，因洛杉矶光化学烟雾引起呼吸系统衰竭而死亡的人数达到 400 多人。这是最早出现的由汽车尾气造成的大气污染事件。

2. 切尔诺贝利核泄漏事件 1986 年 4 月 26 日，苏联基辅市以北 130 公里的切尔诺贝利核电站 4 号反应堆，因管理不善，发生爆炸，引起大火，反应堆内放射性物质外泄，当场死亡 2 人，300 多人受严重辐射，其中 31 人抢救无效死亡。周围还有更多人受到不同程度的辐射，许多人被迫撤离原居住地。放射性尘埃飘落到邻国，瑞士、挪威、芬兰、丹麦等邻国亦在较长时间内受到损害。直到 2000 年，这个反应堆才彻底废弃。

（二）慢性作用

环境污染物长期、低剂量反复作用于人体时，污染物会在体内蓄积，可导致机体的慢性损害。这种损害方式更为常见，且影响较广。

1. 水俣病 1956 年，在日本熊本县水俣湾附近，出现了一种奇怪的病。这种病症最初出现在猫身上，被称为"猫舞蹈症"，病猫步态不稳，抽搐、麻痹，甚至跳海死亡，被称为"自杀猫"。随后不久，当地也发现了患这种病的人。患者由于脑中枢神经和末梢神经被侵害，轻者呈现出口齿不清、步履蹒跚、面部痴呆、手足麻痹、感觉障碍、视觉丧失、震颤、手足变形等症状，重者则出现精神失常，或酣睡，或兴奋，身体弯弓高叫，直至死亡。当时这种病由于病因不明而被叫做"怪病"。此后，人们不断发现不知火海的鱼、鸟、猫等生物变异，有的地方甚至连猫都绝迹了。"怪病"危害了当地人的健康和家庭幸福，很多人身心受到摧残，经济上受到沉重的打击，甚至家破人亡。这种"怪病"就是日后轰动世界的水俣病，是因为工厂把含有大量汞的污水，没有经过任何处理排放到水俣湾中，无机汞在水中微生物的作用下转化成甲基汞而引起中毒。

2. 痛痛病 富山县位于日本中部地区，1931 年出现了一种怪病，患者大多是妇女，病症表现为腰、手、脚等关节疼痛。病症持续几年后，患者全身各部位会发生神经痛、骨痛，行动困难，走起路来像鸭子一样摇摇摆摆，甚至呼吸都会带来难以忍受的痛苦；到了患病后期，患者骨骼软化、萎缩，四肢弯曲，脊柱变形，骨质松脆，就连咳嗽都能引起骨折。患者不能进食，疼痛无比，常常大叫"痛死了"，有的人因无法忍受痛苦而自杀，这种病由此得名为"骨痛病"或"痛痛病"。后经调查发现是由矿山的含镉（Cd）废水污染河水，稻田用受污染的河水灌溉，造成稻米含镉量增高，当地居民食用"镉米"引起镉中毒所致。

环境中的污染物在多数情况下常以微克级存在，所以环境污染对机体的主要影响就是慢性危害，其特征如下：

（1）可影响机体的生长发育和生理生化功能，可使机体防御功能受到破坏，抵抗力降低，对感染的敏感性增加以及一般健康状况下降，表现为人群中患病率增高，儿童生长发育受到影响。

（2）可直接造成机体某些慢性疾病。如慢性阻塞性肺疾病（COPD），它是由于大气受到污染，人们经常不断吸入有害气体，长期作用使呼吸道黏膜受损，纤毛运动受限，甚至使纤毛部分消失，逐渐形成 COPD。COPD 包括慢性支气管炎和肺气肿等。这是大气污染物对机体微小损害逐渐累积的典型表现。

（3）有些难降解的污染物可通过食物链，以环境浓度的千倍或万倍在生物体内蓄积，继而转移到人体，对人体健康产生危害。

（三）远期作用

1．致癌作用（carcinogenesis）　肿瘤已是目前严重危害人体健康和生命的一种常见病，全世界每年因癌症死亡人数达 400 万～500 万人，我国每年约 70 万人死于癌症。我国在 1957—1995 年对部分城市人口死因进行的统计表明，肿瘤的死因构成顺位已从 1957 年的第七位上升到 1995 年的第二位。尽管肿瘤的病因未完全明确，但已肯定，环境中存在着一些致癌因素，癌症的发病和死亡与环境污染有密切关系，包括物理、化学、生物因素。其中主要是化学因素。

（1）物理性因素：如放射性的外照射或吸入放射性物质可引起白血病、肺癌，紫外线高度照射可引起皮肤癌等。

（2）化学性因素：目前已知的化学致癌物有 1000 多种。化学致癌物进入体内，不需要经过代谢活化即可直接产生致癌效应者称为直接致癌物（direct-acting carcinogen），这种致癌物种类不多，但危害甚大。化学致癌物进入体内后必须经过代谢活化才能致癌，称为间接致癌物，化学致癌物多数属于这一类。

（3）生物性因素：如乙型肝炎病毒导致肝癌，EB 病毒可诱发鼻咽癌，血吸虫所传播的病毒可引起热带性恶性淋巴瘤等。

据统计，人类癌症 80%～90% 与环境因素有关，物理因素约占 5%，生物因素约占 5%，而化学性因素则占 90%。常见环境致癌物见表 1-2。

表 1-2　常见环境致癌物

名称		在环境中存在的形态	作用器官	致癌性的根据
物理性因素	放射性物质	粉尘污染空气，废水、废渣污染水源，放射线可造成内照射	白血病、肺癌、皮肤癌	接触放射性物质的工人发病率高
	X 射线及紫外线	可照射到人体	皮肤癌	接触 X 射线及受紫外线经常照射的工作人员发病率高
生物性因素	黄曲霉毒素	黄曲霉污染食物，产生黄曲霉毒素	肝癌及其他内脏肿瘤	动物实验证明可引起肝、肾、胃、肠、乳腺、卵巢等部位的肿瘤，以肝癌多见
	某些病毒	主要污染食物、饮水，随飞沫及粉尘也可污染空气	血液、肝及鼻咽部肿瘤	在有关肿瘤组织中分离出该种病毒
化学性因素	石棉	主要以粉尘状态污染空气	肺癌、间皮瘤	接触石棉尘工人中发病率高，动物实验引起间皮瘤
	羰基镍	粉尘状态污染空气	肺癌、上呼吸道癌	接触镍粉尘的工人中发病率高，不溶性镍对多种动物可致癌
	苯并（α）芘	以烟尘污染空气、食物及饮水，液体还可污染皮肤	皮肤癌、肺癌	动物实验证明可致皮肤癌，接触苯并（α）芘工人的肺癌发病率较高
	氯乙烯	主要以蒸气污染空气	常引起肝血管肉瘤	动物实验可引起肾癌、肺癌、肝血管肉瘤，接触氯乙烯的工人肝血管肉瘤发病率高
	亚硝胺	亚硝基化合物在肠道内可与仲胺结合生成亚硝胺。亚硝基化合物可污染食品、饮水，经消化道进入人体	作用于各器官	动物实验中证明有致癌作用，对人的致癌性尚需进一步研究
	砷	污染饮水、食物，粉尘污染空气	皮肤癌	动物实验中未能证实。德国、阿根廷、我国台湾地区局部区域饮水中含砷高，居民皮肤癌发病率高
	萘胺	粉尘污染空气	膀胱癌	动物实验证实。接触 α- 萘胺及 β- 萘胺的工人发病率高

2．致突变作用（mutagenecity）　生物细胞内的遗传物质和遗传信息发生变化，称为突变（mutation）。环境化学物质引起生物体细胞的遗传物质发生可遗传改变的作用，称为环境化学物的致突变作用（environmental chemical mutagenecity）。凡能引起生物体发生突变的物质，称为诱变剂（mutagen）或致突变物。突变的类型有：①基因突变，包括碱基对置换、移码等。②染色体畸变，主要是染色体数目异常（三体型 2n+1，四体型 2n+2，单体型 2n-1，缺体型 2n-2）和结构异常（裂隙、断裂、缺失、倒位、易位等）。突变可由环境中的化学毒物、物理因素和生物因素引起，其中化学诱变剂占重要地位。现已证明大部分致癌物都是诱变剂，而许多诱变剂也是致癌物，二者有密切的关系。因此，对环境污染物进行致突变性检测，是对该污染物致癌作用初步定性的重要步骤。

3．致畸作用（teratogenesis）　环境因素作用于胚胎引起胚胎致死效应，如重吸收、流产、死胎和整个胚胎或器官生长迟缓称为胚胎毒性或胚胎毒作用。在妊娠期接触外界环境有害因素而引起胚胎发生功能和结构异常称为致畸作用，具有致畸作用的物质称致畸剂。放射线照射、某些药物（如"反应停"）以及风疹病毒能干扰胚胎的正常发育，造成胎儿畸形。日本水俣病流行区，某些妊娠妇女本身并无明显中毒症状，但甲基汞可通过胎盘，使胎儿中枢神经系统畸变，出现小头畸形、先天性麻痹性痴呆等。工农业生产环境中某些毒物、农药等，在动物实验中也发现有致畸作用。美国国家职业安全卫生研究所（NIOSH）有毒物质登记处登记的 37 860 种工业化合物中 585 种有致畸性。1996 年 Shepard 编纂的致畸剂分类目录中，动物致畸阳性的化学物质在 900 种以上，而能确证对人类有致畸作用的各类致畸因子包括放射线、病毒、弓形虫、乙醇、碘化物等；一些疾病如呆小病、糖尿病、苯丙酮尿症、干燥综合征和甲状腺肿等也可致畸。

（四）对免疫功能的影响

环境污染对免疫功能的影响主要表现在两方面。

1．致敏作用　环境污染物可以作为致敏原引起变态反应性疾病。即这些化学物进入体内可与组织蛋白结合，形成具有免疫原性的物质——抗原，刺激机体产生相应的致敏淋巴细胞或抗体，在致敏原第二次接触时，则发生变态反应。如大气中的 SO_2 是哮喘的变应原之一，日本四日市哮喘病就是由大气污染所致；一些洗涤剂可引起过敏性哮喘；铬、镍、甲醛等可引起过敏性皮炎；一些花粉、尘螨等为生物性致敏原；一些化妆品也有致敏作用。

2．免疫抑制作用　某些环境污染物还可能对机体的免疫功能起抑制作用，使机体免疫反应过程的某一个或多个环节发生障碍。如空气污染可使呼吸道黏膜纤毛的清除能力和巨噬细胞的吞噬能力下降，同时还可以使体液中的补体、溶菌酶含量下降，引起呼吸系统患病率增高。流行病学调查证实，大气污染区的儿童一些非特异免疫指标如吞噬指数、唾液溶菌酶的活力、血清中补体的含量较对照区明显降低，而呼吸道疾病比对照区明显增多。

（五）公害病

公害（public nuisance）通常是指由于人类活动而引起的环境污染和破坏，以致对公众的生活舒适度、安全、健康、生命和财产等造成的危害。公害病（public nuisance disease）是严重的环境污染引起的地区性疾病。公害病不仅是一个医学概念，而且具有法律意义，须经严格鉴定和国家法律正式认可，是环境污染的严重后果。

公害病的特征如下：

（1）它是由人类生产和生活活动不断发展而造成的环境污染的产物。

（2）危及健康的环境污染因素复杂，有一次污染物和二次污染物，有单因素的作用和多因素的联合影响，多种污染物往往同时存在；污染物与危害之间一般具有相关关系，确凿的因果关系却往往不易证实。

（3）公害病的流行一般具有长期（十数年或数十年）陆续发展的特征，还可能累及胎儿，危及后代，也可能出现急性暴发型疾病，使大量人群在短时间内发病。

（4）公害病在疾病谱中是新病种，有些病的发病机制至今不清楚，一般缺乏特效疗法。

（5）公害病需经医学和法律两方面的确认。

> 考点：环境污染对人体健康的危害。

第三节　影响污染物对健康损害的因素

环境污染物对机体健康能否造成损害以及损害的程度，受到许多条件的影响，其中最主要的影响因素为污染物的理化性质、剂量或强度、作用时间、环境条件、健康状况与易感性特征。

一、理化性质

1. 化学结构　毒物的化学结构不仅决定化学物的理化性质，而且也决定参与体内生理、生化过程的可能性。一般来讲，同一类有机化合物中，不饱和化合物的毒性大于饱和化合物，如乙炔毒性大于乙烯，乙烯毒性大于乙烷；在氯代饱和烃化合物中，氯取代氢愈多，其肝毒性则愈大（毒性：$CCl_4 > CHCl_3 > CH_2Cl_2 > CH_3Cl > CH_4$）；芳香烃苯环上的氢原子被硝基或氨基取代时，则具有明显的形成高铁血红蛋白的能力。

2. 理化特性　污染物的理化特性（水溶性、脂溶性、挥发度、分散度等）可以影响其吸收、分布、蓄积、代谢、排泄过程，同时可影响靶部位浓度，以致影响污染物毒作用性质和毒效应大小。

毒物的水溶性和脂溶性对其进入人体的途径、作用部位、吸收速度及体内分布均有影响。如氯气、二氧化硫较易溶于水，能迅速引起富含水分的眼结膜和上呼吸道黏膜的损害；而氮氧化物、光气的水溶性较差，可吸入并引起深部呼吸道的损伤；四乙基铅、甲基汞、苯、二硫化碳等脂溶性毒物，易渗透至富含脂质的中枢神经组织而引起损害。毒物的挥发度可影响毒物在空气环境中的浓度，毒物的熔点、沸点越低，则越易挥发，在空气中形成蒸气的浓度就越高，也越容易通过呼吸道和皮肤吸收而引起中毒，如汽油、氨水、二硫化碳等。环境污染物固体微粒的大小（分散度）、溶解度和挥发度对其毒性有较大影响。分散度大即粒子小的固态毒物，不仅其化学活性大，而且能随空气进入呼吸道深部，因此毒性作用大。

二、剂量或强度

剂量是指进入机体的化学物的数量，常以单位体重暴露化学物的量表示 [如 mg/kg（体重）]；强度是指物理性有害因素作用于机体的数量，各种物理因素都有其特殊的强度单位。一定的剂量能引起一定的生物效应，这一规律可以从两方面表述：①剂量 - 效应关系（dose-effect relationship），它表示进入机体的剂量与机体呈现出的生物效应强度之间的关系；②剂量 - 反应关系（dose-response relationship），它是指随着剂量增加，产生某种特定生物效应的个体数相应变化，通常以出现特定生物效应的个体占总测试个体数的比例来表示，如发生率、反应率等。不同化学物有不同类型的剂量 - 反应关系，主要有以下两种类型。

（1）有害元素和非必需元素：这些元素因环境污染而进入人体的剂量超过一定程度时可引起异常反应，甚至进一步发展成疾病，对于这类元素主要是研究制定其最高容许限量的问题，如最高容许浓度、人体最高容许负荷量等。

（2）必需元素：这类元素的剂量 - 反应关系较为复杂，一方面当环境中这类必需元素的含量过少，不能满足人体的生理需要时，会使人体的某些功能发生障碍，形成一系列病理变化；另一方面，如果环境中这类元素的含量过多，也会引起不同程度的中毒性病变。因此，对于这类元素不仅要研究和制定环境中最高容许浓度，而且要研究和制定最低供给限制的问题，其剂量 - 反应关系曲线呈 U 型曲线（图 1-5）。

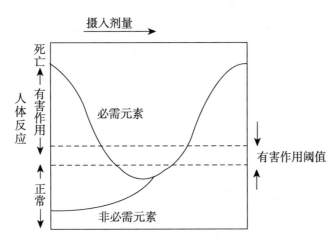

图 1-5　必需元素与非必需元素的剂量 - 反应关系

三、作用时间

在研究环境有害因素对人群作用规律时，还须考虑时间这一重要因素，特别是很多具有蓄积性的环境污染物，在体内的浓度随时间而变化，只有在体内蓄积达到中毒阈值才会产生危害。毒物在体内的蓄积量受摄入量、生物半减期和作用时间 3 个因素的影响。其中摄入量多少主要取决于污染物在环境中的浓度；生物半减期是污染物在生物体内浓度减低一半所需要的时间，某一化学物对某种生物的生物半减期是一个相对稳定的常数。体内最大可能蓄积量可由下式估算：

$$L = A \times t_{1/2} \times 1.44 \qquad \text{（公式 1-1）}$$

其中：L 为最大可能蓄积量，A 为摄入量，$t_{1/2}$ 为生物半减期。

在每日摄入量一定的条件下，经过 1 个生物半减期时，体内蓄积量可以达到最大蓄积量的 50%；以后增加的速度逐渐变慢，在第 2 个生物半减期时，蓄积量达 75%；第 3 个半减期时为 87.5%。依此类推，体内毒物蓄积达到最大蓄积量的时间，至少需要 6 个生物半减期。因此，一些环境污染物对健康的危害不是立即就显露出来，往往需要几年甚至十几年的时间才会出现健康损害的后果。

四、环境因素的联合作用

人们在生产或生活中所接触到的环境因素不是单一的，而是经常与其他化学、物理因素同时作用于人体而产生联合毒性作用，如化学物质与化学物质的共同作用，化学因素与物理因素(气温、气湿、气流、热辐射、噪声、振动等)或生物因素与物理因素的共同作用。其中比较普遍存在、危害较大的是化学物质的联合作用。同时或短期内先后接触到两种或两种以上化学物质，对机体的交互作用称为联合作用，其类型主要有四种。

1．相加作用　是指多种化学物质产生联合作用时的毒性为单个化学物质毒性的总和。能够产生相加作用的化学物质，其理化性质往往比较相似或属同系物，同时它们在体内的作用受体、作用时间以及吸收、排泄时间基本一致。如 CO 和氟利昂都能导致缺氧，丙烯腈和乙腈都能导致窒息，因此它们的联合作用特征表现为相加作用。

2．独立作用 多种不同的化学物质作用于机体，由于不同的作用方式、途径、靶器官，所引发的生物效应也不相互影响，其交互作用表现为化学物质各自的毒性效应，对此称作独立作用。独立作用主要由两种毒物的作用部位和机制不同所致，机体由于某单一毒物的作用引起中毒（或死亡），而不是由于两种毒物累加的影响。

3．协同作用 两种化学物质同时进入机体产生联合效应的强度远远超过各单个化学物质毒效应的总和，称为协同作用。化学物质发生协同作用的机制复杂而多样，可能与一种化学物质影响其他化学物质的吸收速率、干扰体内降解过程或代谢动力学过程等有关。如马拉硫磷与苯硫磷的联合作用就是协同作用，其机制是苯硫磷抑制肝内降解马拉硫磷的酯酶。

4．拮抗作用 一种化学物质能使另一种化学物质的毒性作用减弱，即混合物的毒性作用低于两种化学物质中任何一种单独的毒性作用。拮抗作用的机制被认为是在体内对共同受体产生竞争作用所致。如二巯基苯醇与金属络合就可以减轻金属毒性。

五、健康状况与易感性

接触同一剂量的毒物，不同个体表现出来的反应可迥然不同。引起这种差异的个体因素很多，如年龄、性别、生理变动期、健康状况、营养、内分泌功能、免疫状态、个人遗传特征等。

➢ 考点：影响污染物对健康损害的因素。

第四节 环境污染的防治

环境保护是我国的一项基本国策，关系到广大人民健康和造福子孙后代。环境污染程度受地区的能源结构、工业结构和布局、人口密度、地形气象等自然因素和社会因素影响。因此其防治具有区域性、整体性和综合性的特点。为了有效地防止环境污染必须采取多方面的综合措施，因地制宜，采取规划措施，充分利用环境的自净作用和植被净化能力，降低环境中污染物的浓度。环境保护是一项系统工程，必须把环境作为一个有机整体来看待，既要合理开发和利用资源以发展生产，又要尽可能消除或减少污染，全方位综合治理，保护环境，保障人民健康。

我国对环境保护一向高度重视，各级政府都建立了相应的环境保护行政管理和科研机构，先后制定了一系列环境保护法规并取得了一定成就。根据我国国情，主要采取以下综合防治措施。

一、环境保护的基本方针

中国环境保护工作方针是："全面规划，合理布局，综合利用，化害为利，依靠群众，大家动手，保护环境，造福人民"。这条方针是 1972 年中国在联合国人类环境会议上提出的，在1973 年举行的中国第一次环境保护会议上得到了确认，并写入 1979 年颁布的《中华人民共和国环境保护法（试行）》。这条方针指明了环境保护是国民经济发展规划的重要组成部分，必须纳入国家、地方和部门的社会经济发展规划，做到经济与环境的协调发展；在安排工业、农业、城市、交通、水利等各项建设事业时，必须充分注意对环境的影响，既要考虑近期影响，又要考虑长期影响；既要考虑经济效益和社会效益，又要考虑环境效益；全面调查，综合分析，做到合理布局；对工业、农业、人民生活排放的污染物，不是消极的处理，而是要开展综合利用，做到化害为利，变废为宝；依靠人民群众保护环境，发动各部门、各企业治理污染，使环境的专业管理与群众监督相结合，使实行法制与人民群众自觉维护相结合，把环境保护事业作为全国人民的事业；保护环境是为国民经济健全持久的发展和为广大人民群众创造清洁优美的劳动和生活环境服务，为当代人和子孙后代造福。

二、环境保护的基本措施

（一）减少工业"三废"的污染

1．全面规划，合理布局　这是保护环境、防止污染危害的一项战略性措施。在厂址选择时，积极开展预防性卫生监督，对排放有毒废气、废水的企业，应设在城镇社区最小频率风向的上风侧或河流的下游。一切新建、扩建和改建的企业要将防止"三废"污染的项目和主体工程同时设计、同时施工、同时投产（即"三同时"原则）。

2．改革工艺、综合利用　这是治理"三废"的根本性措施。厂矿企业要改革生产工艺，加强生产管理，积极开展综合利用、除害兴利等综合措施，将生产过程中排放的"三废"回收利用、化害为利。

3．净化处理　对于暂时还没有适当方法可以综合利用的工业"三废"，我们应采取行之有效的方法加以净化处理。常用的净化处理方法有：物理方法（如筛滤、沉淀、浮选等）、化学方法（如添加混凝剂、氧化剂、还原剂或与某些化合物反应形成其他化合物等）以及生物方法（主要是利用微生物分解废水中的有机污染物）。

（二）控制生活性污染

改善能源结构与节约能耗，发展气态能源，开发清洁能源，实行集中供热。对垃圾、粪便、生活污水进行无害化处理和综合利用。医院污水和医疗垃圾中含有大量细菌、病毒、寄生虫以及放射性废弃物，应经过专门的氯化消毒等特殊处理，达到《医疗机构水污染物排放标准》才能排放。采用汽车尾气的净化技术和噪声的控制技术，减少交通污染。

（三）预防农业污染

推广高效、低毒、低残留的农药；严格按照国家规定，控制农药使用范围和用量，执行一定间隔期，以减少农药残留；综合防制病虫害。使用工业废水或生活污水灌溉农田前，必须对污水进行预处理，其达到灌溉标准后才能使用。

三、环境立法与管理

卫生法规是环境保护的行政管理和立法依据。我国先后颁布了《环境空气质量标准》《中华人民共和国大气污染防治法》《大气污染物综合排放标准》《污水综合排放标准》等，明确了经济建设、城乡建设和环境建设同步规划、同步实施、同步发展，实施经济效益、社会效益和环境效益统一的环境保护战略方针。卫生部门应根据卫生法规和卫生标准，开展预防性卫生监督，以防止产生新的环境污染，保证各项工程建设符合国家卫生法规并达到卫生学要求。为落实可持续发展战略，应当采取一系列较大规模的、实质性的环境保护行动，加大环境保护的卫生监督工作，加强环境保护的监测、监督和管理，尽快控制和改善环境污染。

> ➤ 考点：环境污染的防治对策。

· 自测题 ·

一、选择题

A 型题

1. 一般可按环境要素的属性及特征，将人类的环境分为
   A. 自然环境、人为环境、生存环境
   B. 自然环境、社区环境、社会环境
   C. 自然环境、人为环境、社会环境
   D. 自然环境、生存环境、社区环境
   E. 生存环境、人为环境、社会环境

2. 根据环境污染物的性质可以将环境污染分为
   A. 物理污染、化学污染、放射污染
   B. 生物污染、放射污染、化学污染
   C. 有机物污染、无机物污染、致癌性污染
   D. 化学污染、物理污染、生物污染
   E. 致癌性污染、致畸性污染、致突变性污染

3. 可以形成二次污染物的一次污染物是
   A. 一氧化碳
   B. 二氧化碳
   C. 二氧化硫
   D. 硫化氢
   E. 过氧酰基硝酸酯

4. 污染物进入生物体内，逐渐蓄积和（或）通过食物链的方式逐渐转移的现象被称为
   A. 自净作用
   B. 生物转化
   C. 富营养化
   D. 生物浓缩
   E. 分布或迁移

5. 二次污染物是指
   A. 污染物进入环境后，与其他污染物共同危害环境
   B. 污染物进入环境后，导致其他污染物危害加重
   C. 污染物进入环境后，产生新的危害
   D. 污染物发生理化性质的改变，成为新的污染物造成危害

   E. 由污染源直接排入环境中的污染物，其理化性质保持不变

6. 以下环境污染对健康影响的特点中错误的是
   A. 影响人群的范围大
   B. 作用时间长
   C. 污染物浓度低
   D. 污染物种类多
   E. 治理容易

7. 环境污染引起人群不同程度的健康变化称为
   A. 人群健康谱
   B. 人群健康反应谱
   C. 人群健康效应谱
   D. 人群健康作用谱
   E. 人群疾病谱

B 型题

问题 8 ～ 10
   A. 自然环境
   B. 生存环境
   C. 人为环境
   D. 社区环境
   E. 社会环境

8. 人类在生活、生产和社会交往活动中形成的关系与条件所构成的环境是

9. 经过人类加工改造，改变了其原有面貌、结构特征的物质环境是

10. 在人类周围的客观物质世界是

问题 11 ～ 13
   A. 分布
   B. 生物转化
   C. 生物浓缩
   D. 自净作用
   E. 迁移

11. 环境污染物进入生物体内，在其酶系统作用下进行代谢转化的过程是

12．少量污染物一时性进入环境后，污染物的浓度降低或危害消失是

13．某些污染物进入生物体内，逐渐蓄积和（或）通过食物链的方式逐渐转移是

二、名词解释

1．环境　2．环境污染　3．一次污染物　4．二次污染物　5．环境污染物　6．食物链　7．环境自净　8．生物浓缩

三、问答题

1．简述环境污染引起的人群健康效应谱。

2．简述环境污染的控制。

四、案例分析

1．2009 年 2 月 20 日上午，由于自来水水源受到污染，江苏省盐城市区发生大范围断水，至少 20 万居民的生活受到影响。盐城市区的供水由盐城汇津水务公司提供，该公司下辖城西、越河和城东三个水厂。2 月 20 日清晨 6 点 40 分，城西水厂的工作人员发现流入管网的自来水有刺鼻的异味；7 点 20 分，盐城市紧急采取停水措施，将同在新洋港河取水的城西、越河两个水厂关闭。经检验，出现异味的原因是水厂水源受酚类化合物污染，所产自来水不能饮用。请回答下列问题：

（1）试分析此次水污染事件的发生原因。

（2）如何杜绝此类事件的发生？

2．1999 年，北方某城市的刘先生准备结婚，在装修新房时，购买了"环保"装修装饰材料。搬入新居后，室内有刺鼻的气味，没有在意。一年后儿子诞生了。2003 年孩子 3 岁时查出白血病。经人提醒，请环保部门检测，发现室内部分化学物质超标，刘先生找装饰装修材料公司讨说法，但遭到拒绝。请回答下列问题：

（1）此事件说明了什么？

（2）针对居室内空气卫生质量问题，应采取哪些预防措施？

（赵玉霞）

第二章

生活环境与健康

学习目标

1. 掌握可吸入颗粒物、光化学烟雾的概念，大气污染、室内空气污染、饮用水污染对人体健康的危害，碘缺乏病、地方性氟中毒、地方性砷中毒的临床表现及防制措施，氯化消毒的原理及影响因素。
2. 熟悉大气、饮用水、土壤的特征，大气污染、饮用水污染、土壤污染的卫生防护。
3. 了解大气污染来源和转归、土壤污染对健康的影响，碘缺乏病、地方性氟中毒、地方性砷中毒的流行病学特征、发病原因和机制。
4. 实施生活环境污染及常见化学性地方性疾病的预防与控制，能进行相关知识的健康教育。

第一节 大气与健康

 案例 2-1

2001 年 10 月南京市民粟某请南京某装饰公司对自己购买的一套 60 m² 的住宅进行装修，2002 年 1 月粟某搬进了新房，结果入住新房才 3 个月，粟某及其母亲同患再生障碍性贫血。2002 年 8 月经南京市环境检测中心对住房进行室内环境检测，结果发现室内环境中甲醛超标 12.6 倍，挥发性有机物超标 3.3 倍。于是，粟某将装饰公司告上法庭，经过长达 9 个月时间的审理，2003 年 7 月法院裁定原告粟某胜诉并获得赔偿。

思考题：

1. 室内空气污染的来源包括哪些？分别有什么健康危害？
2. 室内空气污染的预防措施有哪些？

大气是人类赖以生存的外界环境因素之一，它的物理、化学和生物学特性与人类健康有着极为密切的关系。自然状态下的大气是无色、无臭、无味的混合气体，在一般情况下，大气的各组成成分几乎是恒定的。氮、氧、氩三种组分占大气总量的 99.96%，分别为 78.10%、20.93%、0.93%；另外，大气中还存在着 0.03% 的二氧化碳和 4% 以下的水蒸气。

通常一个成年人每昼夜约呼吸 2 万次，吸入空气量 10 ~ 15 m³，每小时呼出 CO_2 约 22.6 L。当空气中氧含量降至 12% 时，人体可发生呼吸困难；降至 10% 时，可发生智力活动减退；降至 8% 以下时，则可危及生命。

一、大气的特征及其卫生学意义

（一）大气圈和大气垂直结构

地球因引力作用，外围包着一层有一定厚度的连续不断的气态物质，成为地球最外侧的圈层，即大气圈（atmosphere），也称为大气层。大气圈没有明显的上界，外逸层一直到2000～3000 km高空向星际空间过度。大气是人类和生物赖以生存、必不可少的物质条件，也是保持地表恒温和水分的保护层，同时也是促进地表形态变化的重要动力和媒介。

随着大气层高度不同，大气的物理化学性状有很大的变化，按气温的垂直变化将大气层分为对流层、平流层、中间层、热层和逸散层。

1. 对流层 是大气圈中最靠近地面的一层，平均厚度约为12 km，且夏季较厚、冬季较薄。对流层是天气变化最复杂的层次，集中了占大气总质量75%的空气和几乎全部的水蒸气。对流层的温度随高度的增加而递减。

2. 平流层 位于对流层之上，其上界伸展至约55 km处，空气以水平运动为主，没有垂直对流。空气稀薄，水汽很少。在平流层30～35 km以上，温度随高度升高而升高；而在30～35 km以下，温度随高度的增加变化不大，恒定在-60～-50℃，故该层又称为同温层。

在平流层中高15～35 km处，有一厚度约为20 km的臭氧层，能吸收太阳的短波紫外线和宇宙射线，保护地球上的各种生物免受这些有害射线的危害，得以生存繁衍。

3. 中间层 位于平流层之上，上界可达85 km，空气更加稀薄。该层的气温随高度的增加而迅速降低，存在比较明显的空气对流运动。

4. 热层 位于中间层之上，又称电离层，上界至500 km。该层的气体在宇宙射线的作用下处于电离状态，电离后的氧能吸收太阳的短波辐射，使空气迅速升温，所以其气温特点是随高度的增加而增加，昼夜变化也很大。热气层能反射无线电波，对于无线电通讯有着非常重要的意义。

5. 逸散层 又称外大气层，在800 km以上的区域，没有明显的上界，是大气圈的最外层。该层气温高，分子运动速度快，地球对气体分子的吸引力小，因此气体和微粒可飞出地球引力场而进入太空。

（二）大气的物理性状及其卫生学意义

大气的物理性状包括与人类健康关系密切的太阳辐射、气象因素、空气离子等。

1. 太阳辐射（solar radiation） 是产生各种天气气象的根本原因，也是地球上光和热的源泉。当太阳辐射透过大气层时，仅有43%的能量到达地面。太阳辐射中波长小于290 nm的射线都已被平流层的臭氧层吸收，避免了宇宙射线、短波紫外线等有害射线对地球表面生物的杀伤作用。太阳光谱（solar spectrum）通常由紫外线、可见光和红外线组成。

（1）紫外线（ultraviolet ray，UV）：波长为200～400 nm，按不同波长的紫外线生物学作用，紫外线可分为三段：

紫外线A段（ultraviolet A，UVA）：波长320～400 nm，也称为长波紫外线，其生理学意义较小，主要是产生色素沉着作用，这是人体对光线刺激的一种防御反应。

紫外线B段（ultraviolet B，UVB）：波长290～320 nm，也称为中波紫外线。UVB具有抗佝偻病的作用，由于皮肤和皮下组织中的麦角固醇和7-脱氢胆固醇在UVB的作用下可形成维生素D_2（麦角钙化醇）和维生素D_3（胆钙化醇），以维持正常钙磷代谢和骨骼的正常生长发育，所以这段紫外线具有抗佝偻病作用。此外，UVB还具有较强的红斑作用，这是人体对UVB的特异反应。

紫外线C段（ultraviolet C，UVC）：波长200～290 nm，也称为短波紫外线，具有明显的杀菌作用。

不同细菌对不同波长紫外线的敏感性不同，但紫外线波长愈短，杀菌效果愈好。适量的紫外线照射可以增强机体的免疫力，加速伤口的愈合。但长期大量的紫外线照射对机体可造成危害，如长波紫外线可穿透角膜引起紫外线白内障、电弧光发出的紫外线照射可致电光性眼炎；长期暴露在紫外线中还会加速皮肤的老化，使皮肤弹性减弱，严重者可出现白内障和皮肤癌。

（2）可见光（visible light）：波长为 400 ~ 760 nm，为七色光谱，是视觉器官可以感受到的光线，根据波长由短到长分别呈紫、蓝、绿、黄、橙、红等不同颜色。适宜的照度可以预防眼睛疲劳和近视，提高工作效率；但光线微弱可使视觉器官过度紧张而易引起疲劳。

（3）红外线（infrared ray）：波长为 760 ~ 1000 nm，又称热射线，其主要的生物学作用是使机体产生热效应。红外线经皮肤吸收后，可使照射部位或全身血管扩张充血、血流速度加快、引起温度升高，促进细胞新陈代谢和细胞增生，并有消毒和镇痛作用。医学上可以利用红外线治疗冻伤、某些慢性皮肤疾患和神经痛等疾病。过量的红外线照射能引起皮肤组织损伤，体温升高，当皮肤温度到达 44 ~ 45 ℃时，则引起烧伤。过强的红外线照射机体还可引起日射病和红外线白内障等疾病。

2．气象因素（meteorological factor）　包括气温、气流、气湿和气压等，对机体的冷热感觉、体温调节、心脑血管功能、神经系统功能、免疫功能等多种生理活动都起着综合调节作用。合适的气象条件，可使机体处于良好的、舒适的状态。当气象条件的变化超过机体调节能力的范围，例如酷暑、严寒、高温、低气压、暴风雨等，均能引起机体代偿能力下降，从而引起疾病，如心脑血管疾病、流行性感冒、呼吸系统疾病、关节疾病等。此外，气象因素对大气污染物的扩散，也具有极为重要的作用。

3．空气离子　空气中的气体分子在一般状态下呈中性。当受到某些外界因素的强烈作用时，如在宇宙射线、雷电、瀑布的冲击作用下，气体分子或原子失去外层电子，成为带有正电荷的正离子（阳离子）；游离的电子与另一个中性分子相结合，成为带负电荷的负离子（阴离子），这个使空气形成正、负离子的过程，称为空气离子化。质量较轻的离子称为轻离子，轻离子可以进一步吸附空气中的灰尘、烟雾等，形成重离子。空气中轻、重离子数目的变化，与空气的其他污染指标的变化有密切关系。空气污染越严重，轻离子数目越少，重离子数目越多。自然环境中，重、轻离子数的比值不应大于 50；若比值大于 50，则说明空气污浊。

当空气离子浓度为 2×10^4 ~ 3×10^5 个 / 立方厘米时，空气阴离子对人体的健康有良好作用，其生物学作用概括起来有：①调节中枢神经的兴奋和抑制功能，缩短感觉和运动时值；②刺激骨髓造血功能，使异常血液成分趋于正常；③降低血压，临床上应用空气阴离子吸入治疗高血压等疾病；④改善肺的换气功能，促进气管纤毛运动，临床上应用空气阴离子吸入治疗支气管炎、支气管哮喘等疾病；⑤促进组织细胞的生物氧化、还原过程。吸入空气阴离子，可改善睡眠、振奋精神，提高工作效率，同时还有一定的镇静、镇痛作用。而空气阳离子则相反，可引起失眠、头痛、烦躁和血压升高等。当空气离子浓度超过 10^6 个 / 立方厘米时，则无论阳离子或阴离子，均对机体产生不良影响。

夏季雷雨之后空气特别清新令人舒爽；在海滨、瀑布、森林公园处，人们感到空气新鲜，有舒适感。产生这些现象的原因之一，可能与空气中阴离子增多有关。而在城市的闹市区或拥挤的公共场所，人们易感到胸闷、头昏、头痛等，则可能与空气中的阳离子及重离子增多有关。

➤ 考点：太阳光的组成及卫生学意义，空气阴离子的生物学作用。

二、大气污染来源和转归

大气污染（air pollution）是指由于人为或自然原因，使一种或多种污染物混入大气中，并达到一定浓度，超过大气的自净能力，使大气的正常组成或性状发生改变，对人体健康和生活环境造成危害，对动植物产生不良影响的空气状况。

（一）大气污染来源

大气污染来源可分为自然来源和人为来源两大类，前者是由于自然界的自身原因所引起的，例如森林火灾、火山爆发引起的大气污染；后者是由于人们从事生产和生活活动而产生的污染。两者相比，人为污染的来源更多，范围更广，主要包括以下四个方面。

1. 工农业生产　工业企业是大气污染的主要来源，也是大气卫生防护工作的重点。其排放的污染物主要来自燃料的燃烧和工业生产过程。农业生产中化肥的施用、农药的喷洒以及大量秸秆的燃烧也会造成大气污染。

2. 交通运输　摩托车、汽车、拖拉机、火车、飞机、轮船等机动交通运输工具，大部分使用汽油、柴油等液体燃料，均为石油制品。燃烧后产生的气态物质包括大量 NO_2、CO、SO_2、碳氢化合物等，颗粒物包括炭黑、焦油、多环芳烃、四乙基铅等污染物。随着我国汽车数量日益增多，汽车尾气已经成为城市大气污染的主要来源。

3. 生活炉灶和采暖锅炉　生活炉灶主要使用煤制品，其次是液化石油气、煤制气和天然气。采暖锅炉一般用煤作为燃料，其污染大气的程度与季节相关。我国城市生活炉灶和采暖锅炉多集中在居民区内，由于煤含硫量较高、燃点分散、燃烧设备效率低、燃烧不完全、烟囱高度低或无烟囱，大量污染物低空排放。尤其在采暖季节，用煤量成倍高于非采暖季节，污染物排放量更多，造成居住区大气的严重污染。

4. 其他　地面尘土飞扬、垃圾被风刮起等可能将生物性污染物（如结核分枝杆菌、粪肠球菌等）和化学性污染物（如铅、农药）转入大气层；沥青路面也可由于车辆频繁摩擦而扬起多环芳烃、石棉等有害物质；某些意外事故如工厂爆炸、火灾、油田失火、化学战争、核战争等都能严重污染大气。

（二）大气污染转归

1. 自净　污染物可以通过大气的自净能力，使浓度降低到无害的程度。大气的自净作用主要是物理作用（扩散、沉降），其次是化学作用（氧化、中和等）和生物学作用（植物吸收等）。

（1）扩散：当气象因素处在有利于污染物扩散的状态下，而且污染物的排出量不大时，扩散作用一方面能将污染物稀释，另一方面可将一部分污染物转移出去。

（2）沉降：依靠污染物本身的重力，由空气中逐渐降落到其他环境介质中（水、土壤）。直径大的颗粒，可以自行降落；直径小的颗粒或气态污染物可以吸附在大颗粒上共同降落，也可由若干小颗粒聚集成大颗粒而降落，使大气中的浓度降低。此外尘土也可被雨雪冲洗降到地面，使大气清洁。

（3）氧化：大气中的氧化合物或某些自由基可以将某些还原性污染物氧化成毒性低或无毒的化合物，例如 CO 可被氧化成 CO_2。

（4）中和：指大气中的化学物质间发生中和反应，使空气得到净化。例如大气中的 SO_2 可以与氨或碱性灰尘发生中和作用。

（5）植物吸收：有些植物能吸收某些污染物，从而净化空气。

2. 转移　当大气污染物不能充分自净时，污染物可以转移到其他的环境领域，扩大了污染的范围。污染物的转移去向主要有以下几方面：

（1）向下风侧方向转移：由于大气稀释作用不彻底，污染源周围的局部大气可将污染物转移到下风侧更远处。

（2）向地面水体或土壤转移：例如酸雨，降落到土壤可使土壤酸化。

（3）向平流层转移：很多气体可以垂直性扩散上升，直到平流层。例如氯氟烃、甲烷、CO_2 等都可以进入平流层，或者被超音速飞机带入平流层甚至直接将废气排入平流层，引起平流层的污染。

3．转化成二次污染物　各种从污染源直接排出的一次污染物，在大气中发生化学作用或光化学作用，本身发生了化学变化，转变成毒性更大的化学物质，即为二次污染物。例如 SO_2 转变成硫酸雾，NO_2 转变成硝酸雾，以及烃类和 NO_2 转化成光化学烟雾等。二次污染物的毒性大于一次污染物。

三、大气污染对人体健康的影响

（一）可吸入颗粒物

颗粒物是大气中的主要污染物之一，与人体健康关系密切的颗粒物有两类：①总悬浮颗粒物（total suspended particles，TSP），是指粒径为 0.1 ～ 100 μm，包括液体、固体或液体和固体结合存在并悬浮于空气介质中的颗粒物，它是评价大气质量的常用指标。②可吸入颗粒物（inhalable particles，IP）是指粒径 ≤ 10 μm 的颗粒物，又称 PM_{10}。它易被人体吸入呼吸道细支气管，乃至肺泡，与人体健康的关系更为密切。当颗粒物的粒径 ≤ 2.5 μm 时（即 $PM_{2.5}$），在空气中悬浮的时间更长，易于滞留在终末细支气管和肺泡中，而且其表面积大，更易吸附各种有毒的有机物和重金属元素，对健康危害更大。

雾霾天气是一种大气污染状态，雾霾是对大气中各种悬浮颗粒物含量超标的笼统表述，尤其是 $PM_{2.5}$ 被认为是造成雾霾天气的"元凶"。雾霾的源头多种多样，比如汽车尾气、工业排放、建筑扬尘、垃圾焚烧，甚至火山喷发等。

IP 对健康的影响包括以下几方面。

1．引起呼吸系统疾病　大量 IP 进入肺对局部组织有堵塞作用，使局部支气管的通气功能下降，或使细支气管和肺泡的换气功能丧失。尤其是黏稠性较大的 IP，例如石油及其制品的燃烧颗粒，粒径小、黏稠度大，容易聚集在局部组织，不易扩散。加上吸附了有毒气体（如 NO_2、SO_2、Cl_2 等）的 IP 可以刺激和腐蚀呼吸道黏膜和肺泡壁，在长期作用下，可使呼吸道防御功能受到破坏，引起慢性鼻咽炎、慢性支气管炎、肺气肿、支气管哮喘等疾病。

2．具有免疫毒性　长期暴露在 IP 污染的大气中，可以引起机体免疫功能下降，如持续暴露在 IP 浓度为 0.47 mg/m^3 的环境中，小学生的免疫功能受到明显的抑制。动物实验也证实，IP 一方面可以影响局部淋巴结和巨噬细胞的吞噬功能，导致免疫功能下降；另一方面又增加动物对细菌等感染的敏感性，导致肺对感染的抵抗力下降。

3．引起化学中毒　颗粒物中含有毒的化学成分，例如含铅的颗粒物可引起铅中毒、含砷的颗粒物可引起砷中毒、含氟化物的颗粒物可引起氟中毒等。

4．引起儿童佝偻病发病率增加　IP 能吸收太阳的直射光和散射光，影响日光射到地面的强度，特别能减小富有生物学作用的紫外线的强度和波长范围，使儿童佝偻病发病率增加。

5．具有致突变性和致癌性　大气中的颗粒物粒径愈小，致突变性和致癌性就越强。流行病学调查表明大气中的颗粒物污染与肺癌的发病率有关。监测结果也显示，颗粒物越小，其所吸附的致癌物苯并（α）芘含量也越高。

（二）二氧化硫

SO_2 又称亚硫酸酐，为无色气体，有刺激臭味。比重 1.4337，易溶于水，亦可溶于乙醇和乙醚。SO_2 在大气中可被自由基氧化成 SO_3，再溶于水汽中形成硫酸雾；也可溶于水汽生成亚硫酸雾，再氧化成硫酸雾。

SO_2 对健康的影响包括：

（1）对呼吸系统的影响：①对黏膜的刺激作用。SO_2 对眼结膜和鼻咽部黏膜具有很强的刺激作用。当浓度为 $0.9 \sim 1.0$ mg/m^3 时，尚难明显感觉到气味；当浓度达 9 mg/m^3 时，有明显的硫样臭。②引起呼吸道炎症。SO_2 易溶于水，易被湿润的上呼吸道和支气管黏膜吸收，造成该部位的平滑肌内末梢神经感受器产生反射性收缩，使气管和支气管的管腔变窄，气道阻力增加，分泌物增多，严重时可造成局部炎症或腐蚀性组织坏死，是 COPD 的主要病因之一。③ SO_2 与烟尘的联合作用比 SO_2 单独危害作用大得多。吸附在 IP 的 SO_2 进入肺深部，其毒性可增加 $3 \sim 4$ 倍。沉积在肺泡内或黏附在肺泡壁上的 SO_2 和 IP，长期作用会促使肺泡壁纤维增生，形成肺纤维性病变以致发生肺气肿。

（2）致敏作用：吸附 SO_2 的 IP 被认为是一种变态反应原，能引起支气管哮喘，例如日本的四日市哮喘。

（3）促癌作用：SO_2 和苯并（α）芘联合作用时，实验动物的肺癌发病率高于苯并（α）芘单独作用时的发病率。SO_2 可能有促癌作用，动物实验证明 10 mg/m^3 的 SO_2 可以加强苯并（α）芘的致癌作用。

（4）其他作用：SO_2 被肺泡吸收后，分布到全身器官，其危害是多方面的，例如 SO_2 与血液中的维生素 B_1 结合，破坏正常情况下体内维生素 B_1 与维生素 C 的结合，使体内维生素 C 的平衡失调，从而影响新陈代谢和生长发育。

除上述对人体健康的影响外，SO_2 对树木、谷物及蔬菜等均可造成损害，对牛、马、猪、羊、狗等动物均可引起疾病和死亡。此外，SO_2 对于建筑物、桥梁等物体具有腐蚀作用，SO_2 形成酸雨，对水生生物和土壤中生物的生存也会产生严重影响。

（三）氮氧化物

1. 理化特点

（1）氮氧化物（nitrogen oxides，NO_X）的种类：NO_X 是 NO、N_2O、NO_2、NO_3、N_2O_3、N_2O_4、N_2O_5 等含氮气体化合物的总称。其中，造成大气严重污染的是 NO_2 和 NO。

（2）感官性状：NO_2 是红褐色气体，有刺激性，比重 1.448（20 ℃）。低于 0 ℃时，NO_2 几乎都转化为 N_2O_4 的形式，为无色的晶体。NO 为无色气体，遇氧则变为 NO_2。NO_X 难溶于水。

2. 污染来源

（1）自然因素：大气中的氮受到雷电或高温被激活，易合成 NO_X；火山爆发、森林火灾等都会产生 NO_X；土壤中的微生物分解含氮化合物可产生 NO_X。通过自然界氮的循环过程，每年约有 430×10^6 t 的 NO 被释放到大气中，约占总排放量的 90%；人为活动排出的 NO 仅占 10%。

（2）工业企业：NO_X 的排放和污染特点比 SO_2 复杂得多。NO_X 的生成可分为燃烧型和热力型。温度越高，NO_X 的生成量越大。其中以火力发电、石油化工、燃煤工业等排放 NO_X 最多，硝酸、氮肥、炸药、染料等生产过程中排出的废气中也含有大量的 NO_X。

（3）交通运输：汽车燃烧大量的汽油、柴油，火车、轮船燃烧柴油和煤，生成和排出大量的 NO_X。随着汽车数量的剧增，我国城市大气污染正从煤烟型转向氮氧化物型（即汽车尾气型）污染。

3. 对健康的影响　近年来的研究证明，人体内存在的微量 NO 是人体生理活动所必需的，在细胞信息传递中起到第三信使的作用。但大量的 NO_X 是有害的，NO_2 的毒性比 NO 高 $4 \sim 5$ 倍。

（1）对呼吸道的影响：氮氧化物难溶于水，故对眼睛和上呼吸道的刺激作用较小，而易于侵入呼吸道深部的支气管及肺泡。长期吸入低浓度 NO_X 可引起肺泡表面活性物质的过氧化，损害细支气管的纤毛上皮细胞和肺泡细胞，破坏肺泡组织的胶原纤维，并可发生肺气肿样症状。NO_X尚能缓慢地溶于肺泡表面的水分中，形成亚硝酸、硝酸，对肺组织产生强烈的刺激及腐蚀作用，引起肺水肿。

（2）对血液及其他系统的影响：NO_X在肺中形成的亚硝酸盐进入血液后，能与血红蛋白结合生成高铁血红蛋白（即变性血红蛋白），降低血红蛋白的携氧能力，引起组织缺氧。当污染物以NO_2为主时，肺的损害比较明显，当污染物以NO为主时，高铁血红蛋白血症及中枢神经损害比较明显，对心、肝、肾以及造血组织等均有影响。慢性毒作用主要表现为神经衰弱综合征。

（四）光化学烟雾

1. 理化特点　光化学烟雾（photochemical smog）是一种混合物的总称，是由大气中的NO_X、挥发性有机物受太阳紫外线照射发生光化学反应产生的烟雾。主要成分有臭氧、醛类和各种过氧酰基硝酸酯（PANs），这些物质统称为光化学氧化物。其中，臭氧（O_3）占85%以上，过氧酰基硝酸酯（PANs）约占10%。而PANs中主要是过氧乙酰硝酸酯（PAN），其次是过氧苯酰硝酸酯（PBN）和过氧丙酰硝酸酯（PPN）等。醛类化合物主要是甲醛、乙醛、丙烯醛等。

2. 污染来源　光化学烟雾属于二次污染物，主要来源于汽车尾气和碳氢化合物的光化学反应，其原污染物为NO_X、挥发性有机物。

3. 对健康的影响

（1）对眼睛的刺激：光化学烟雾对眼睛有强烈的刺激作用。主要作用物是PAN、甲醛、丙烯醛、各种自由基及过氧化物等。其中PAN是极强的催泪剂，其催泪作用相当于甲醛的200倍。而PBN的催泪作用更强，比PAN大约强100倍。

（2）对呼吸系统的影响：光化学烟雾对鼻、咽、喉、气管和肺等呼吸器官有明显的刺激作用。当大气中的O_3浓度为$1.07\ mg/m^3$时即可对鼻和喉头黏膜产生刺激；在$0.21\sim1.07\ mg/m^3$时可引起哮喘发作，导致上呼吸道疾病恶化，同时也刺激眼睛，使视觉敏感度和视力降低；在$2.14\ mg/m^3$以上时则可引起头痛、肺气肿和肺水肿等。

（3）对全身的影响：O_3能阻碍血液输氧功能，造成组织缺氧，并使甲状腺功能受损，骨骼早期钙化。还可引起潜在的全身影响，如诱发淋巴细胞染色体畸变、损害某些酶的活性和产生溶血作用，长期吸收氧化剂会影响细胞新陈代谢，加速人体衰老。

（4）致敏作用：甲醛是致敏物质，能引起流泪、喷嚏、咳嗽、呼吸困难、哮喘等。

（5）致突变作用：臭氧是强氧化剂，可与DNA、RNA等生物大分子发生反应，并使其结构受损。对微生物、植物、昆虫及哺乳动物细胞有致突变作用。

➤ 考点：大气污染对人体健康的影响。

四、室内空气污染与健康

现代人75%以上的时间是在室内活动，特别是老、幼、病、弱者在室内的活动时间更多。近年来的一些调查研究表明，室内空气污染与健康的关系更为密切。近30年来，室内空气污染成为国内外学者极为关注的环境卫生问题之一，其原因有三方面：①室内环境是人类接触最密切的环境之一，室内空气质量的优劣直接关系到每个人的健康；②室内污染物的来源和种类越来越多，随着经济、生活和生产水平的不断提高，室内用的化学品和新型建筑装潢材料的种类和数量大大增加；③建筑物封闭程度增加，使室内污染不易排出，增加了室内人群与污染物的接触机会。因此应加强室内空气污染的防治。

（一）室内空气污染的来源

1．室内人体活动　人体代谢产生的废物主要通过呼气、汗液和大小便排出体外；人的一系列活动对室内空气常可产生重大影响，如人们在谈话、打喷嚏、咳嗽时会随飞沫排出呼吸道黏膜表面的病原微生物，吸烟产生的烟雾等也是造成室内空气污染的重要来源；人走路及其他动作会使地面、墙壁上的灰尘、微生物等散播到空气中；人的皮肤、衣物可散发出各种不良气体和碎屑等。

2．燃料燃烧和加热　主要指各种燃料的燃烧，以及烹调时食用油和食物加热后的产物。目前，常用的燃料品种有煤（散煤、型煤等）、煤气、石油液化气、天然气、木柴、庄稼秸秆、杂草、畜粪等。这些燃料燃烧时，会产生二氧化硫、氮氧化物、一氧化碳、二氧化碳、烃类[包括苯并（α）芘等致癌性多环芳烃等]以及悬浮颗粒物等污染物。烹调油烟成分有200余种，动物实验表明具有致突变性，其致突变物来源于油脂中的不饱和脂肪酸的高温氧化聚合反应。

3．建筑材料和装饰材料　由于现代化的建筑材料和装饰材料的应用，室内空气中污染物的性质和成分发生了根本性变化，其中特别值得注意的是甲醛和氡。甲醛主要用来生产脲醛树脂等黏合剂和泡沫塑料、壁纸，广泛用于房屋的防热、御寒、隔音与装饰，这些材料中存在的甲醛，可逐渐释放出来，污染居室空气并达到相当高的浓度。同时甲醛的释放与室内温度有一定相关性，温度高释放量多。氡主要来自砖、混凝土、石块、土壤及粉煤灰的预制构件中。

4．家用化学品　随着人们生活需求的提高，家用化学品不断进入千家万户，如喷洒的洗涤剂、清洁剂、各种黏合剂和除害药物等。由于这些化学品中都含有有毒物质，当居民贮存、使用、管理不当或温度变化时，都会造成室内的空气污染，如苯类、酚类、醛类等。

5．家用电器　室内电视机、电脑、微波炉、空调等多种家用电器产生的空气污染、噪声污染、电磁波及静电干扰给人们的身体健康带来不可忽视的影响，受到国内外学者的关注。

6．室外污染物　一是来自工业企业、交通运输排出的污染物可通过门窗、孔隙或其他各种管道缝隙进入室内，如二氧化硫、氮氧化物、一氧化碳、铅、颗粒物等；二是来自植物花粉、孢子、动物毛屑、昆虫鳞片等变应原物质。

（二）室内空气污染对健康的危害

1．致癌、致突变作用　燃料不完全燃烧排放的苯并（α）芘，进入机体，在体内代谢转化后可诱发肿瘤，动物实验已证明苯并（α）芘能诱发皮肤癌、肺癌和胃癌。食用油在加热烹调时产生的油烟是肺鳞癌和肺腺癌的危险因素。烟焦油是香烟烟雾中微粒部分的浓缩物，含有苯并（α）芘等10多种极强的致癌物和致突变物。建筑材料释放的氡及其短寿命子体（^{218}Po至^{214}Po）对人体健康的危害主要是引起肺癌。

2．刺激作用　甲醛及其他挥发性有机化合物（volatile organic compounds，VOCs）具有刺激作用。甲醛是一种挥发性有机化合物，它不仅大量存在于多种装饰物品中，也可来自建筑材料、化妆品、清洁剂、杀虫剂、消毒剂、防腐剂、印刷油墨、纸张、纺织纤维等。甲醛具有刺激性，人的甲醛嗅觉阈为0.06 mg/m³，达到0.15 mg/m³时可引起眼红、眼痒、流泪、咽喉干燥、发痒、喷嚏、咳嗽、气喘、声音嘶哑、胸闷、皮肤干燥发痒、皮炎等。甲醛还可引起变态反应。挥发性有机化合物是一类重要的室内空气污染物，目前已鉴定出500多种。常见的有苯、甲苯、三氯乙烯、三氯甲烷、二异氰酸酯类等。VOCs共同存在于室内时，其联合作用是不可忽视的。目前认为VOCs有臭味，有一定刺激作用，能引起机体免疫功能失调，并影响中枢神经系统功能，出现头晕、头痛、嗜睡、无力、胸闷、食欲缺乏、恶心等，甚至可损伤肝和造血系统，出现变态反应等。

3．病原微生物污染引发呼吸道传染病　室内病原微生物的污染对呼吸道传染病的传播有重要意义，如流行性感冒、麻疹、流行性腮腺炎、百日咳、白喉、猩红热、结核及军团病等，均可经空气传播导致传染病流行。

4．对心血管系统的影响　室内空气 CO 污染与动脉粥样硬化、心肌梗死、心绞痛有密切关系。调查资料显示，室内 CO 污染水平与居民血液中碳氧血红蛋白（COHb）含量呈正相关，COHb 增加可促进心肌缺氧的发展。

5．生物性变应原引起过敏　变应原又称过敏原，是一种能激发变态反应，即过敏反应的抗原性物质。此种过敏原可通过空气传播引起致敏人群的变态反应性疾病。

（1）花粉症：也称枯草热，是具有易感体质的人吸入空气中的致敏花粉所引起的一种呼吸道变态反应性疾病，主要症状是鼻炎、哮喘等。易产生花粉的植物春季以木本植物为主（如柏科、杨柳科、悬铃木科、松科、胡桃科、桑科等），秋季以草本类为主（如菊科的豚草属、蒿属，大麻科，藜科，车前科及禾本科等）。

（2）尘螨过敏：是易感者由于长期吸入尘螨致敏成分引起的哮喘、过敏性鼻炎及皮肤过敏等。世界各地家居灰尘样品中都可检出此种尘螨，称为屋尘螨。住宅由于使用空调或封闭式窗户，以致室内尘螨孳生，尤其在床褥和纯毛地毯下面尘螨最多。

6．军团菌和军团病　军团病是由军团菌属细菌引起的临床综合征，在 1976 年美国费城召开退伍军人大会时暴发流行而得名。病原菌主要来自土壤和污水，由空气传播，自呼吸道侵入。临床表现类似肺炎，轻者仅有流感样症状，重者表现为以肺部感染为主的全身多脏器损害：肌肉疼痛、头痛、高热、寒战、胸痛、咳嗽、咳黏痰，甚至胸闷和呼吸困难。现代城市发生军团病常因水龙头、喷头、冷却塔中含该病菌的水而致病。

➤ 考点：室内空气污染对人体健康的影响。

（三）评价居室空气清洁度的常用指标

室内空气污染常为多种空气污染物的综合污染，通常以一种污染物作为评价空气质量的指标，或者根据几种参数来综合判断空气污染的水平。评价居室空气清洁度的常用指标有以下几种。

1．二氧化碳　室内二氧化碳主要来自人的呼吸和燃料的燃烧。通常情况下住宅的室内空气不断与室外空气进行交换，使室内空气中二氧化碳的浓度不超过 0.3%。室内二氧化碳常与其他物质（如人体呼出的二甲基胺、硫化氢、醋酸、丙酮、酚、氮氧化物、二乙胺、二乙醇胺、甲醇、氧化乙烯、丁烷、丁烯、丁二烯、氨、一氧化碳、甲基乙基酮等）同时存在，增加了对人体的不良作用。当二氧化碳浓度达 0.07% 时，少数敏感的人就感觉有不良气味和不适感觉；当二氧化碳浓度达到 0.1% 时，空气的其他性状开始恶化，出现显著的不良气味，人们较普遍地有不舒适的感觉。因此二氧化碳浓度在一定程度上可作为居室内空气污染的一个指标。我国《室内空气质量标准》（GB/T 18883—2002）规定，居室内 CO_2 浓度 ≤ 0.10%（日平均值），保持在 0.07% 以下较为适宜。

2．微生物和悬浮颗粒物　室内微生物（细菌、病毒）的主要来源是人们在室内的生活活动，微生物随飞沫与悬浮颗粒物飞扬于空气中。附着于室内悬浮颗粒物和唾液与痰液飞沫的许多致病微生物（流感病毒、冠状病毒、溶血性链球菌、结核分枝杆菌、白喉杆菌、肺炎链球菌、金黄色葡萄球菌等）在空气湿度大、通风不良、阳光不足的情况下，可保持较长时间的生存和致病性。

目前以细菌总数作为最常用的居室空气细菌学的评价指标。我国《室内空气质量标准》（GB/T 18883—2002）规定，室内细菌总数 ≤ 2500 CFU/m³。CFU（colony forming unit）指菌落形成单位。室内可吸入颗粒物日平均最高容许浓度为 0.15 mg/m³。

3．二氧化硫　室内用煤炉或煤气灶取暖或烹饪时，室内二氧化硫浓度常高于室外浓度。

二氧化硫与水结合形成亚硫酸，并可氧化成硫酸，刺激眼睛和鼻黏膜，且具有腐蚀性。二氧化硫在组织液中的溶解度高，吸入空气中的二氧化硫很快会在上呼吸道溶解，造成呼吸道黏膜损伤。我国《室内空气质量标准》（GB/T 18883—2002）规定，室内二氧化硫浓度 1 小时均值 ≤ 0.50 mg/m³。

4．一氧化碳　在用煤炉或煤气灶烹饪以及人们在室内吸烟时，室内一氧化碳的浓度常高于室外的浓度。人血液中碳氧血红蛋白在 2.5% 以下时，人处于正常生理状态，当空气中一氧化碳浓度在 10 mg/m³ 以下时，碳氧血红蛋白可维持在此水平。我国《室内空气质量标准》（GB/T 18883—2002）规定，室内一氧化碳浓度 1 小时均值 ≤ 10 mg/m³。

5．空气离子　气体分子形成的阳离子和阴离子称为轻离子。轻离子被悬浮颗粒物、烟雾颗粒吸附，形成重离子，阴、阳离子也不断地相遇失去电荷成为普通分子。所以空气中的离子不断地产生，也不断地消失。

居室内人们的活动与呼吸、悬浮颗粒物和燃烧产物等的存在，致使居室内空气污染越严重，轻离子数目越少，重离子数目越多。因此，居室中重离子与轻离子的比值在很大程度上可以代表居室内主要污染物对居室空气污染的综合状况。当重离子与轻离子的比值小于 50 时，空气清洁；比值大于 50 时，空气污浊。

6．其他有害物质　我国《室内空气中氮氧化物卫生标准》规定室内氮氧化物的日平均最高容许浓度为 0.10 mg/m³。甲醛、氡及其子体近年来也用作评价居室空气清洁程度的指标。

五、空气污染的卫生防护

大气污染受地理、气象、工业生产、生活活动、交通运输等多方面因素的影响。因此，针对大气污染必须坚持综合防治的原则，从规划和工艺两方面着手，控制大气污染，实施并严格遵守大气卫生标准。

（一）规划措施

1．合理安排工业布局，调整工业结构　应结合城镇规划，全面考虑合理的工业布局。工业项目不宜过多集中，工业建设应多设在小城镇和工矿区，较大的工业城市最好不再新建大型工业企业。如需新建，要建在远郊区，避免在山谷内建立有废气排放的工厂。

2．加强城市绿化　植物除了能美化环境，还具有调节气候，阻挡、滤除和吸附灰尘，吸收大气中有害气体等功能。行之有效的生物防治措施是建立绿化带。在建设城市绿化系统时，应注意各类绿地的合理比例。绿地的种类包括公共绿地、防护绿地、专用绿地、街道绿地、风景绿地以及生产绿地等。

3．加强居住区内局部污染源的管理　国家卫生健康委员会应组织专家研判室内、外空气对人体健康的影响，及时更新、制定符合人民健康需要的新的空内外空气质量标准；各地卫生部门应与有关部门积极配合，对居住区内饭店、公共浴室的烟囱、废品堆放处及垃圾箱等可能污染室内外空气的污染源加强管理。

（二）工艺措施

1．控制燃煤污染　主要采取的措施有：①改革燃料结构：用无烟燃料取代有烟燃料、用液体或气体燃料取代固体燃料，减少煤烟和二氧化硫的污染；②集中供热：减少分散烟囱，还可以充分利用工业余热资源；③合理选用燃料：应选用含硫和灰分少的燃料，减少污染物的排放量；④改造锅炉：减少不完全燃烧产物的排出量，提高燃烧效率；⑤适当增加烟囱高度：有利于废气的稀释和扩散。

2．加强工艺管理　主要采取的措施有：①改革工艺过程：以无毒或低毒原料代替毒性大的原料，并且采取闭路循环以减少污染物的排出等；②加强生产管理：防止排放的废气污染大气；③综合利用，变废为宝：如电厂排出的大量煤灰可制成水泥、砖等建筑材料。

➤ 考点：空气污染的卫生防护。

第二节　水质与健康

生命起源于水，水是构成机体的重要成分，是一切生命过程必需的基本物质，水不仅孕育了生命，而且还与人类的生存和发展有密切关系。

人体中水占体重的比例，成人为65%，胎儿可达90%。水是人体所需六大营养素之一，水中常含有多种无机盐类，是供给机体所需盐类的主要来源之一。人体内几乎所有的生化过程与生理活动，如体温调节、营养输送、废物排泄等都需要水的参加，成人每日生理需要量为2～3 L。此外，人们日常生活还需大量的水。为维持人体内环境的稳定，发挥水在生理和卫生上的作用，需要有充足的水量和良好的水质。

水在地球上分布很广泛，约覆盖地球总面积的71%，其中96.5%是含盐的海洋水，陆生动物和大多数植物所依赖的淡水只占地球总水量的3%，且多储存于冰川、雪盖和750 m以下的地层深处，而便于取用的河水、湖泊水及浅层地下水等淡水资源仅占地球储水量的0.2%。我国水资源总量为28 124亿 m^3，占全球水资源的6%，但我国人均水资源仅2710 m^3，为世界平均水平的1/4，位居世界第88位。我国有45%的国土处于干旱和半干旱、缺雨少水的地带，特别是华北、西北地区由于淡水资源缺乏而常出现水荒。对全国324个城市的调查表明，水资源匮乏的城市有183个，40个城市为贫水危机城市。值得注意的是工业废水和生活污水造成的水体污染已严重威胁水资源的质量，加剧水资源紧缺的矛盾。如不及时采取有效措施，水环境污染将导致水资源枯竭，严重影响经济发展和人民生活。

一、水源的种类及其卫生学意义

地球上的天然水源分为降水、地表水和地下水三大类。

（一）降水

降水（fall water）指雨、雪、雹。降水的特点是水质较好、矿化度很低，在收集与保存过程中易被污染，且水量没有保证。

（二）地表水

地表水（surface water）包括江、河、湖及池塘等水。因其主要来自降水，故含盐类较少，但在流经地表时，大量杂质混入水中而含有较多的悬浮物质。季节、气候等自然条件对地表水的理化性质及细菌含量有较大影响。

（三）地下水

地下水（ground water）主要来源是渗入地下的降水和地表水。根据它和地壳不透水层的关系及流动情况，地下水可分为浅层地下水、深层地下水和泉水三种。

1. 浅层地下水　浅层地下水系指潜藏在地表与第一个不透水层之间的水。多来自附近渗入地下的降水或湖、河水。因经地层渗滤，大部分悬浮物和微生物已被阻留，水质物理感官性状较好，细菌含量较少，但由于溶解了土壤中各种不同的矿物盐类，致使水质变硬。

2. 深层地下水　位于第一个不透水层以下的地下水被称为深层地下水。往往潜藏在两个不透水层之间。因距地表较深，不易受到地面的污染，水质及水量都比较稳定，水温恒定，水质无色透明，细菌数少，矿化度高，硬度大，是一种比较理想的饮用水水源，故常作为城镇集中式供水水源之一。

3. 泉水　由地表缝隙自行涌出的地下水称泉水。因地质构造不同，泉水分为靠重力流出和靠压力流出两种。前者多来自浅层地下水，故水质与浅层地下水相似，较易受污染，水量不稳定。后者来自深层地下水，水质与深层地下水相似。泉水在农村常用作分散式给水的水源。

二、饮用水的种类与特点

（一）集中式给水

集中式给水通常称为自来水，是指以地面水或地下水为水源集中取水，然后对水统一进行净化和消毒，再通过输水管和配水管网输送到给水站和用户。集中式给水，适用于城镇和有相当数量人口的集体单位或农村居民点。优点：有利于水源的选择和防护；易于采取水质改善措施，保证水质良好；用水方便；便于卫生管理与监督，是较安全的供水方式。但水质一旦遭污染，危害面亦广。

（二）分散式给水

分散式供水是相对于集中式供水而言。是指分散居民直接从水源取水，无任何设施或仅有简易设施的供水方式。取水方式主要包括从大口井、手压机井中取水和人力提水等。这种水没有经过过滤、消毒等处理，存在较大隐患。目前在个别贫困地区还存在这种供水方式。根据我国农村饮水安全巩固提升工程规划，将全面解决贫困地区饮水安全问题，使贫困县农村集中式供水人口比例提高到 80% 以上。

（三）直饮水

直饮水系统属于分质供水的范畴。分质供水系统是指在一栋楼房、一个小区或一个城市内，除设有供生活用水的自来水供水系统外，还设有供人们直接饮用的净水系统。直饮水是对自来水进行深度处理后，再将符合直接饮用标准的自来水通过优质输水管道送入用户，供居民直接饮用。

分质供水的优点在于无需对所有的水进行深度净化，因为供居住者直接饮用的水仅占总用水量的 5%，因此处理过程整体费用大大降低，从而保证饮用水的质量。

（四）桶装水

为了提高饮水质量，满足广大城市居民的保健需要，以自来水为原水经各种深度净化工艺的桶装水应运而生。在某些经济发达的城市，饮用桶装水的人口已达 10% 以上。桶装水的类型有以下几种。

1．纯水　纯水是以市政自来水为原水，经初步净化、软化，主要采用反渗透、电渗析、蒸馏等工艺使水中溶解的无机盐以及其他有害物质全部去除，即除水分子外，基本上没有其他化学成分。

2．净水　净水是以市政自来水为原水通过吸附、超滤以去除水中有害物质而保留原水的化学特征，即保留原水中的溶解性无机盐。

3．天然矿泉水　天然矿泉水是储存于地下深处自然涌出或人工采集的未受污染且含有偏硅酸、锶、锌等一种或多种微量元素达到限量值的泉水，经过过滤等工艺而成。它除含有上述特定的元素外，还含有较多的溶解性无机盐。

4．人工矿化水　是在纯水中加入某些微量元素，使其某一微量元素达到天然矿泉水的限量值。

理想的饮用水应该保留天然化学特性，即含有适量的无机盐和微量元素。

（五）淡化水

在我国西北干旱地区，虽然有丰富的地下苦咸水或苦咸水湖，但可供利用的淡水资源非常有限。沿海地区具有丰富的海水资源，但其淡水资源短缺。因此，研究开发并推广有效的苦咸水和海水淡化技术是解决我国华北西部和西北某些苦咸水地区淡水资源紧缺、沿海许多岛屿居民生活用水困难等问题现实可行的根本举措。

三、饮水污染与健康

水体污染（water body pollution）是指人类活动排放的污染物进入水体后，超过了水体的自净能力，使水质和水体底质的理化特性和水环境中的生物特性、种群及组成等发生改变，从而影响水的使用价值，造成水质恶化，甚至危害人体健康或破坏生态环境的现象。造成水体污染的污染物主要来自生产和生活活动。

（一）水体污染的主要来源

1. 工业废水　是世界范围内水污染的主要原因。对水体污染影响较大的工业废水主要来自冶金、化工、电镀、造纸、印染、制革企业。

2. 生活污水　是指人们日常生活的洗涤废水和粪尿污水等。污水中含有大量有机物如纤维素、淀粉、糖类、脂肪、蛋白质和微生物包括肠道病原菌、病毒、寄生虫卵等，还含有大量无机物质如氯化盐、硫酸盐、磷酸盐、铵盐、亚硝酸盐、硝酸盐等。近年来由于含磷洗涤剂的大量使用，水体受含磷、氮的污水污染是造成湖泊水质恶化的主要原因之一。雨雪淋洗城市大气的污染物和冲淋建筑物、地面、废渣、垃圾而形成的城市径流，也是生活污水的组成部分。来自医疗单位的污水，包括患者的生活污水和医疗废水，含有大量的病原体及各种医疗、诊断用物质，是一类特殊的生活污水。

3. 农业污水　是指农牧业生产排出的污水、降水或灌溉水流经农田或经农田渗漏出的水。农业污水主要含氮、磷、钾等化肥、农药，粪尿等有机物，人畜肠道病原体等。

（二）水体污染物种类

通过各种途径进入水体的污染物种类繁多，一般分为物理性污染物、化学性污染物和生物性污染物。

1. 物理性污染物　主要是指热污染和放射性污染。水体热污染主要来源于工业冷却水，其次为冶金、化工、石油造纸和机械工业。

2. 化学性污染物　当今水污染最显著的特点是化学性污染，其污染物包括无机物和有机物两大类。最常见的无机污染物如铅、汞、镉、铬、砷、氮、磷、氰化物及酸、碱、盐等；有机污染物如苯、酚、石油及其制品等。有的废水中含有大量耗氧的无毒有机物，如食品加工、造纸等工艺废水中含有糖、蛋白质、木质素等，可使水中溶解氧减少，水质恶化。

3. 生物性污染物　生活污水、医院污水、畜牧和屠宰的废水等，以及垃圾和地面径流都可能带有大量病原体和其他污染物。这类生物通过多种途径进入水体后造成水体生物性污染，危害人民健康。

（三）饮水污染对健康的危害

水体受到含病原体的人、畜粪便及污水污染后，可引起介水传染病的发生和流行；受到有毒化学物质的污染，可使人群发生急、慢性中毒，甚至形成公害病，或者诱发癌症；富营养化水体中的藻类及其毒素，不仅会破坏水体生态环境，某些藻类产生的毒素会引起人体中毒，甚至死亡；还有些污染物，虽然对人体不会产生直接危害，但可使水质感官性状恶化并抑制水体微生物的生长与繁殖，从而影响水体的正常利用和水体的自净能力。

1. 生物性污染的危害　垃圾、人畜粪便以及某些工农业废弃物含有多种病原微生物，若未经无害化处理直接排放入水体则造成水体生物性污染。水体受到生物性污染后极易引起介水传染病暴发流行。据 WHO 2011 年的调查资料显示，全球每年有 180 万人死于包括霍乱在内的腹泻性疾病，大部分发生在发展中国家。1988 年春，上海市和江苏、浙江、山东三省发生甲型肝炎暴发流行，患者达 40 万人，其原因是当地养殖毛蚶水体受到甲型肝炎病毒的污染，患者因生食毛蚶而感染。到目前为止，致病微生物水污染仍是发展中国家突出的问题，介水传染病时有发生，甚至出现一定范围内暴发流行。

介水传染病的流行特点是：①水源一次大量污染后，可出现暴发流行，绝大多数病例的发病日期集中在该病最短和最长潜伏期之间，但若水经常受污染，病例可终年不断；②病例的分布与供水范围一致，绝大多数患者都有饮用同一水源供水的历史；③一旦对污染源采取治理措施，加强饮用水的净化和消毒后，疾病的流行能迅速得到控制。

水体富营养化的危害更不容忽视。富营养化是含有大量氮、磷物质的污水进入湖泊、河流、海湾等缓流水体，促进藻类及其他浮游生物迅速繁殖，使水体溶解氧量下降、水质恶化、导致鱼类及其他生物大量死亡的现象。这种现象出现在江河湖泊中称为水华，出现在海湾中称为赤潮。其主要危害有：在富营养化水体中藻类大量繁殖聚集成团块，漂浮于水面，影响水的感官性状，在用作饮用水水源时常常堵塞水厂的滤池，并使水出现异臭异味；藻类产生的黏液可黏附在水生动物的腮上，影响其呼吸，导致窒息死亡；有些赤潮藻大量繁殖时分泌的有害物质如氨、硫化氢等可危害水体生态环境，使其他生物中毒导致生物群落结构发生异常；藻类大量繁殖死亡后，在细菌分解过程中不断消耗水中溶解氧，使含氧量急剧降低，引起鱼、贝类等缺氧大量死亡，造成严重的经济损失。

有些藻类能产生毒素（如麻痹性贝毒、腹泻性贝毒、神经性贝毒等），毒素一旦进入水中，一般供水净化处理和家庭煮沸都不能使之全部灭活，易引起中毒；水中贝类（蛤、蚶、蚌等）能富集藻类产生的毒素，人食用毒化的贝类后可发生中毒甚至死亡。1981 年印度东部沿岸曾发生过麻痹性贝毒中毒事件，造成 85 人中毒，3 人死亡；1983 年菲律宾发生的贝毒中毒事件造成 700 人中毒，21 人死亡。

➤ 考点：介水传染病的特点。

2. 化学性污染的危害　工业废水的违章排放是水体化学性污染的主要来源。水体受到工业废水污染后，水体中各种有毒化学物质（如汞、砷、铬、酚、氰化物、多氯联苯）及农药等通过饮水或食物链传递使人体发生急、慢性中毒。2009 年江苏省盐城饮用水源酚污染事件、广东韶关北江镉污染事件，都给人民群众饮水安全带来了巨大威胁。

（1）汞和甲基汞：汞是构成地球元素之一，自然界中主要以硫化汞的形式存在于岩石中。常见的汞污染源主要为氯碱工业、塑料工业、电池工业、电子工业、汞冶炼和含汞农药等排放的废水。此外，医院口腔科废水及农田中使用含汞农药也是常见污染源。

水体中的汞，特别是底泥中的汞，在微生物的作用下可被甲基化形成甲基汞，后者毒性较无机汞增大许多倍，更易为生物体所吸收，并可通过食物链在生物体内逐渐富集浓缩，致使某些水生生物体内甲基汞含量达到令人中毒的水平。其中最为典型的例子是日本熊本县水俣湾附近的渔民，由于长期摄入富集在鱼、贝体内的甲基汞而引起的慢性甲基汞中毒，即震惊世界的水俣病。

（2）酚类化合物：酚类化合物是指芳香烃中苯环上氢原子被羟基取代所生成的化合物。根据苯环上的羟基数目分为一元酚、二元酚、三元酚等，含两个以上羟基的酚类称为多元酚。能与水蒸气一起挥发的酚类（沸点在 230 ℃以下）称挥发酚，不能同水蒸气一起挥发的称不挥发酚。

含酚废水的主要来源是炼焦、炼油制取煤气和利用酚作为原料的工业企业。其次是造纸、鞣革、印染部门及纤维、塑料、橡胶、酚醛树脂炸药、农药、油漆等的生产单位。工业废水中酚含量可达 1500 ~ 15 000 mg/L。此外，生活污水中也含有少量的酚类化合物。

酚通过皮肤和胃肠道吸收后在肝氧化成苯二酚、苯三酚，并与葡萄糖醛酸等结合而失去毒性，然后随尿液排出。被吸收的酚在 24 h 内代谢完毕，故酚类化合物的中毒多为急性中毒。主要表现为大量出汗、肺水肿、吞咽困难、肝及造血器官损害、黑尿、受损组织坏死、虚脱，甚至死亡。长期饮用低浓度含酚水，可导致记忆力减退、皮疹、瘙痒、头昏、失眠、贫血等慢性中毒症状，对实验动物还具有致畸胎作用。

酚污染水体能使水的感官性状明显恶化，产生异臭和异味。酚还能使鱼贝类水产品产生异臭、异味，降低经济和食用价值。水中酚达到一定浓度时可影响水生动植物的生存，高浓度的酚（尤其是多元酚）能抑制水中微生物的生长繁殖，影响水体的自净作用。

（3）多氯联苯：多氯联苯（polychlorinated biphenyl，PCB）又称氯化联苯，是由氯置换联苯分子中的氢原子而形成的一类含氯有机化合物，其化学性质的稳定程度随着氯原子数目的增多而增加，具有耐酸、耐碱、耐腐蚀以及绝缘、耐热、不易燃等优良性能，被广泛用于工业生产，例如用于生产润滑油、切削油、农药以及在油漆、黏胶剂、封闭剂中作添加剂。如未经处理任意排放，可造成水源污染。

多氯联苯在环境中极为稳定，在水体中可附着于颗粒物沉积于底泥，然后缓慢向水中迁移，通过水生物摄取进入食物链，发生生物浓缩作用。藻类的浓缩能力可达千倍，虾、蟹类为 4000～6000 倍，鱼类可达数万至十余万倍，而人类暴露于 PCBs 的主要途径就是摄取被其污染的食物。PCBs 进入机体后贮存于各组织器官中，尤其是脂肪组织中含量最高。PCBs 对鱼贝类也有较大影响。在含有 0.1 mg/L PCBs 的水中幼虾 48 h 全部死亡。当 PCBs 浓度为 5 mg/L 时，针鱼和石首鱼体内 PCBs 含量可超过 100 mg/g，并使 50%～60% 的鱼死亡。PCBs 对禽类也有一定的危害。

PCBs 具有雌激素样作用，可明显干扰机体的内分泌状态，特别是对生殖系统激素、甲状腺激素等产生严重不良影响，出生前接触 PCBs 可使子代的发育及出生后行为异常。PCBs 可通过食物链在体内蓄积，并可通过授乳传递给子代。1968 年在日本发生的米糠油中毒事件，受害者因食用被 PCBs 污染的米糠油而中毒。主要表现为皮疹、色素沉着、眼睑水肿、眼分泌物增多及胃肠道症状等，严重者可发生肝损害，出现黄疸、肝性脑病甚至死亡。孕妇食用被污染的米糠油后，有的出现胎儿死亡，活产新生儿表现为体重减轻、皮肤颜色异常、眼分泌物增多等，即所谓的"胎儿油症"。

> ➤ 考点：水体污染对人体健康的危害。

四、饮用水污染的卫生防护

水质不良或受到污染，不仅会降低其饮用价值，还可引起各种健康损害及疾病。原生地质条件形成的水质硬度过高或苦咸水可引起腹泻，水中氟或砷含量过高可引发生物地球化学性疾病（地方病）；来自次生环境的废弃物污染可引起化学中毒；许多病原体可以引发介水传染病的传播，故给水卫生是提高人民生活质量、维持和促进健康的有效途径。

（一）生活饮用水的基本卫生要求

生活饮用水是指供人生活的饮水和生活用水。安全的生活饮用水应符合以下四项基本卫生要求。

1. 感官性状良好 饮用水应该是无色、透明、无臭，无异味，水中不能见到任何肉眼可见物，也不能呈现特殊颜色和有异味，让人们乐于饮用。

2. 微生物学安全 饮用水不能引发传染性疾病。为实现这一目标，生活饮用水必须进行净化和消毒处理。饮用水不得含有病原微生物和寄生虫卵，以防止介水传染病的发生和传播。

3. 化学组成对人体无害 饮水中应含有适量的人体必需的微量元素。有毒、有害化学物质及放射性物质的含量应控制在安全限值以内，以防止对人体造成急、慢性中毒和任何潜在的远期危害。

4．水量充足、取用方便　给水应取用便利，水量应能满足居民饮用、食物加工、个人卫生、洗涤清扫等方面总的需要。据 Gleik 等学者的研究，满足这些最基本需要的总用水量是每人每日 50 L。居民的用水量还受到气候、卫生设备条件、经济水平、生活习惯等因素的影响。实际给水量，一般按一年内用水量最多的一天来计算。

➢ 考点：生活饮用水的基本卫生要求。

（二）生活饮用水的水质规范与检验指标

生活饮用水水质卫生规范是以其基本卫生要求为原则而规定的水质检验与评价的具体要求，也是评价饮用水是否可以安全饮用的主要依据。居民饮用水水质达标情况明显改善并持续改善是健康中国行动中健康环境促进行动的一项目标。我国于 2007 年 7 月 1 日实施的《生活饮用水卫生标准》（GB 5749—2006）代替了 1985 年制定的《生活饮用水卫生标准》（GB 5749—1985），将水质指标由原来的 35 项增加至 106 项，增加了 71 项，修订了 8 项。分为微生物指标（6 项）、饮用水消毒剂指标（4 项）、毒理指标（有机化合物 21 项，无机化合物 53 项）、感官性状和一般化学指标（20 项）以及放射性指标（2 项）五类（表 2-1）。2020 年国家卫健委将再次发布《生活饮用水卫生标准》新标准，更新标准水质指标将发生变化，并删除对农村小型集中式供水和分散式供水特殊要求，城市和农村的要求一致。现以《生活饮用水卫生标准》（GB 5749—2006）为例。

1．微生物指标

（1）菌落总数：是指 1 ml 水样在普通琼脂培养基上，于 37 ℃培养 24 h 所生长的细菌菌落总数。主要用以评价水质清洁程度和考核净化效果，菌落总数越多说明水污染越严重。但它实际说明的是实验条件下，在人工培养基上适宜生长的细菌数，并非真正的水中所有细菌数；它能表示水被微生物污染的程度，但不能说明污染的来源和有无病原菌的存在。所以必须结合总大肠菌群指标来判断污染来源及安全程度。标准以菌落形成单位（CFU）表示菌落总数，规定每毫升水不超过 100 CFU。

（2）总大肠菌群与粪大肠菌群：总大肠菌群系指一群在 37 ℃培养 24 ～ 48 h 能发酵乳糖产酸产气的革兰氏染色阴性无芽孢杆菌。总大肠菌群可作为粪便污染的指示菌。但是水中总大肠菌群不只来自人和恒温动物的粪便污染，还能来自植物和土壤的天然存在。仅来源于人和恒温动物粪便的大肠菌群称粪大肠菌群，是可在 44.5 ℃培养温度下生长的耐热大肠菌群。检出粪大肠菌群表明饮水已被粪便污染，提示此水体可能存在肠道致病菌和寄生虫等病原体。标准规定在任意的 100 ml 水样中不得检出总大肠菌群或粪大肠菌群。

2．饮用水消毒剂指标　游离性余氯：为使饮用水具有持续消毒能力以确保其饮用安全性，饮用水消毒所加入的氯消毒剂，在发挥杀菌作用而消耗之后，应有一定量的剩余，称为游离性余氯。规定加氯消毒持续接触 30 min 以上，游离性余氯不低于 0.3 mg/L，管网末梢不低 0.05 mg/L。

应当指出，上述三项指标都是间接指标，符合标准的饮用水在细菌学上是安全的。但是由于病毒对氯的抵抗力高于细菌，所以在确保防止肠道病毒疾病传播方面，以上指标仍存在问题，需进一步研究解决。目前，在我国普遍常规消毒情况下，提倡不宜直接饮用自来水。

3．毒理指标

（1）氟化物：适量的氟可预防龋齿发生，水中氟过低龋齿发病率增加；而长期饮用含氟水可引起氟斑牙。综合考虑，含量定为不超过 1.0 mg/L。

（2）氰化物、砷、硒、汞、镉、铬、铅、硝酸盐等：此类物质多具有明显毒性，水中含量高且长期饮用可造成明显健康损害，故饮用水水质规范规定了最高容许限量值。

（3）氯仿、四氯化碳：这两种化合物在生物实验中均具诱发动物肿瘤的致癌性。其中氯仿（三氯甲烷）是饮用水加氯消毒后形成三卤甲烷类副产物的代表物。近年来，饮用水氯化消毒副产物的诱变与致癌效应及其对人类健康的可能影响得到广泛的重视。氯化副产物是氯消毒剂与水中腐殖质等有机前体物反应形成的。要防止氯仿等副产物的形成，重点应放在氯化消毒前，提高沉淀和过滤等净化措施的效果，防止藻类滋生繁殖，降低原水的浑浊度和有机物污染程度，必要时考虑改用其他消毒剂。参照 WHO 推荐的限量值，我国水质规范分别确定了其上限值。

4．感官性状和一般化学指标

（1）色、浑浊度、臭和味：经过常规净化处理后的水，一般色度不超过 15 度，此时视觉为无色。故规范规定色度不超过 15 度，并不得呈现异色。浑浊度为 10 度时，即可出现肉眼可辨别的浑浊。水的浑浊度高，还将影响消毒效果。要求水浊度应低于 1 度，特殊情况下不超过 3 度。异臭、异味，会引起人们嫌恶而难以接受，更重要的是表明水已被污染，故规定不得有异臭或异味。

（2）pH：天然水 pH 多在 7.2 ~ 8.5。酸性水可腐蚀输水管道影响水质，碱性水会降低加氯消毒的效果。水的 pH 在 6.5 ~ 9.5 范围内不会影响人的饮用和健康。规定的 pH 为 6.5 ~ 8.5。

（3）总硬度：总硬度是指水中钙、镁盐的总量，以 $CaCO_3$（mg/L）表示。硬度的突然变化往往可提示水质污染。水的硬度过高促使水垢形成，对皮肤有刺激性，可引起胃肠暂时性功能紊乱。有人认为，长期饮用高硬度水与泌尿道结石发病率高有关；水的硬度与心血管疾病的死亡率呈负相关，但亦有相反的报道。故规定总硬度不超过 450 mg/L。

（4）铝、铁、锰、铜、锌、挥发性酚类、阴离子洗涤剂、硫酸盐、氯化物、溶解性总固体及耗氧量：当这些物质在水中超过一定限量时，可使水呈色、有异味而影响其生活、饮用价值。例如，铁、铜或锰可使洗涤的衣物等物品着色；锌超量使水产生金属涩味或浑浊；酚含量过高的水在加氯消毒时，会形成有异臭的氯酚；阴离子洗涤剂含量超标可使水产生泡沫和异味；硫酸盐和氯化物超量则使水具苦味或咸味，并有致腹泻作用。为防止产生此类不良作用，标准中分别规定了其上限值。此外，规定耗氧量限值目的在于限制水中有机物含量，以减少饮用水氯化副产物。一般地面水净化处理后耗氧量不超过 3 mg/L，特殊情况为 5 mg/L。由于多种含铝净化剂的大量使用可能造成污染，为不影响水的感官性状及防止铝对神经系统可能的潜在危害，标准对铝的含量作了规定。

5．放射性指标　水源中可存在微量的天然本底放射性物质。核能的开采、利用和放射性核素的加工、使用等，可使水源遭受放射性废水、废渣的污染，而存在放射性损伤的危险。标准规定，总 α 放射性不超过 0.5 Bq/L，总 β 放射性不超过 1 Bq/L。

表 2-1　水质常规指标及限值

指标	限值
1．微生物指标[①]	
总大肠菌群（MPN/100 ml 或 CFU/100 ml）	不得检出
耐热大肠菌群（MPN/100 ml 或 CFU/100 ml）	不得检出
大肠埃希菌（MPN/100 ml 或 CFU/100 ml）	不得检出
菌落总数（CFU/ml）	100
2．毒理指标	
砷（mg/L）	0.01
镉（mg/L）	0.005

续表

指标	限值
铬（六价，mg/L）	0.05
铅（mg/L）	0.01
汞（mg/L）	0.001
硒（mg/L）	0.01
氰化物（mg/L）	0.05
氟化物（mg/L）	1.0
硝酸盐（以 N 计，mg/L）	10（地下水源限制时为 20）
三氯甲烷（mg/L）	0.06
四氯化碳（mg/L）	0.002
溴酸盐（使用臭氧时，mg/L）	0.01
甲醛（使用臭氧时，mg/L）	0.9
亚氯酸盐（使用二氧化氯消毒时，mg/L）	0.7
氯酸盐（使用复合二氧化氯消毒时，mg/L）	0.7

3. 感官性状和一般化学指标

色度（铂钴色度单位）	15
浑浊度（散射浊度单位，NTU）	1（水源与净水技术条件限制时为 3）
臭和味	无异臭、异味
肉眼可见物	无
pH	不小于 6.5 且不大于 8.5
铝（mg/L）	0.2
铁（mg/L）	0.3
锰（mg/L）	0.1
铜（mg/L）	1.0
锌（mg/L）	1.0
氯化物（mg/L）	250
硫酸盐（mg/L）	250
溶解性总固体（mg/L）	1000
总硬度（以 $CaCO_3$ 计，mg/L）	450
耗氧量（COD_{Mn} 法，以 O_2 计，mg/L）	3（水源限制，原水耗氧量 > 6 mg/L 时为 5）
挥发酚类（以苯酚计，mg/L）	0.002
阴离子合成洗涤剂（mg/L）	0.3

4. 放射性指标[②]	指导值
总 α 放射性（Bq/L）	0.5
总 β 放射性（Bq/L）	1

注：①MPN 表示最可能数；CFU 表示菌落形成单位。当水样检出总大肠菌群时，应进一步检验大肠埃希菌或耐热大肠菌群；水样未检出总大肠菌群，不必检验大肠埃希菌或耐热大肠菌群。②放射性指标超过指导值，应进行核素分析和评价，判定能否饮用。

（三）给水的卫生措施

为保证饮用水达到标准要求，必须采取相应的卫生措施。主要包括水源的选择、水源的卫生防护和饮用水的净化与消毒三个环节。

1. 水源的选择　天然水的来源有降水、地表水和地下水三类，符合卫生要求的水体均可作为饮用水源。一般按泉水、深层地下水、浅层地下水的顺序首选地下水，其次按江河、水库、湖泊、池塘的顺序选择地表水，最后考虑雨、雪水即降水。选择水源时，需在兼顾技术、经济合理和方便群众取用的前提下，依照下列三项基本卫生要求选择：①水量充足，应能满足居民点总用水量的需求；②水质良好，水源水的毒理和放射性指标直接符合《生活饮用水卫生标准》，感官性状和一般化学指标经净化处理后符合《生活饮用水卫生标准》，仅加氯消毒即供生活饮用者总大肠菌群应＜ 200 CFU/100 ml，经净化与消毒后供饮用者总大肠菌群应＜ 2000 CFU/100 ml；③便于卫生防护，应选择环境卫生状况较好、取水点易于防护的水源。

2. 水源的卫生防护　根据《中华人民共和国水污染防治法》（2017 修正）中第五章（饮用水水源和其他特殊水体保护）规定：国家建立饮用水水源保护区制度。饮用水水源保护区分为一级保护区和二级保护区；必要时，可以在饮用水水源保护区外围划定一定的区域作为准保护区。

（1）饮用水水源地保护区的划定。一级保护区：以取水点起上游 1000 m，下游 100 m 的水域及其河岸两侧纵深各 200 m 的陆域。二级保护区：从一级保护区上界起上溯 2500 m 及其河岸两侧纵深各 200 m 的陆域。准保护区：从二级保护区上界起上溯 5000 m 的水域及其河岸两侧纵深各 200 m 的陆域。若水源地所在水功能区为单一功能的饮用水功能区，将饮用水功能区全部水域划为水源保护区；若水源地所在水功能区是以饮用为主导功能的多功能型水功能区，将取水口上游 2 ~ 3 km 至下游 100 m 的河道水域划为水源保护区，但不超过水源地所在水功能区的上边界。河网地区和感潮河段的水源地其下游保护区范围可根据水流状况适当扩大；有堤防河道保护区宽度为河道堤防之间的区域；无堤防河道保护区宽度为河道设防洪水位所能淹没的陆域，未定设防洪水位的河道可按河流 5 年或 10 年一遇洪水位划定。如水功能区未划及对岸，则保护区水域宽度以水功能区在河流中的边界为准。

（2）在饮用水水源保护区内，禁止设置排污口。禁止在饮用水水源一级保护区内新建、改建、扩建与供水设施和保护水源无关的建设项目；已建成的与供水设施和保护水源无关的建设项目，由县级以上人民政府责令拆除或者关闭。禁止在饮用水水源一级保护区内从事网箱养殖、旅游、游泳、垂钓或者其他可能污染饮用水水体的活动。禁止在饮用水水源二级保护区内新建、改建、扩建排放污染物的建设项目；已建成的排放污染物的建设项目，由县级以上人民政府责令拆除或者关闭。在饮用水水源二级保护区内从事网箱养殖、旅游等活动的，应当按照规定采取措施，防止污染饮用水水体。禁止在饮用水水源准保护区内新建、扩建对水体污染严重的建设项目；改建建设项目，不得增加排污量。

3. 饮用水的净化与消毒　水源的选择和卫生防护为保证量足质优的饮用水提供了有利条件，但天然的水源水往往还不能达到饮用水水质标准的要求。因此，尚需进行净化和消毒处理，以改善水的感官性状，除去悬浮物质和有毒、有害物质，并去除或杀灭可能存在的病原体。

（1）水的净化　包括混凝沉淀和过滤。

1）混凝沉淀

①原理：水中细小的悬浮颗粒常含有硅酸、腐殖质等胶体，因表面带电且电荷相互排斥，不易集合自然沉淀。在水中加入混凝剂，水解生成带正电荷的胶状物，则能与带负电的悬浮微粒发生电中和，吸附凝集形成絮状物，此絮状物表面积很大，具有很强的吸附能力，能吸附水中悬浮物质、细菌及其他溶解物，因而体积逐渐变大而易于下沉，称为混凝沉淀。由于絮状物还能吸附腐败的植物残粒从而使水脱色，可改善水的感观性状。

②方法：常用的混凝剂有硫酸铝、明矾（硫酸铝钾）、三氯化铁和聚合氯化铝。通常明矾的用量为 80 ~ 120 mg/L。集中式给水需用反应搅拌机、沉淀池、澄清池设备。分散式给水可

采用缸水沉淀法，将混凝剂（明矾）碾碎加入水中，单向搅动后，静置半小时，水即可澄清。

2）过滤

①原理：过滤是使水通过砂层等多孔滤料截除悬浮物的净水过程。过滤的作用一是筛除作用，即水中大于滤料间空隙的悬浮颗粒不能通过而被机械阻留在滤料表面；二是接触凝聚作用，即细小的胶体微粒、絮状物因与滤料碰撞接触而被吸附。

②方法：集中式给水系统，可使用各种形式的砂滤池。分散式给水，可在地面水岸边修建砂滤井再行过滤取水。小规模的可采用砂滤缸法，滤料砂粒大小与厚度的要求是：砂粒粒径为 0.5 ~ 2.0 mm，砂层厚为 60 ~ 80 cm。初用时，要反复过滤多次才有效，使用一段时间后滤膜形成则效果渐佳。当砂层日久堵塞严重，滤速减慢时则应及时洗砂后再用。

（2）消毒：饮用水消毒可采用物理方法（如加热、紫外线、超声波消毒）或化学方法（如氯、碘、臭氧等消毒）。水量不多时，加热煮沸是最简便有效的方法，100 ℃、3 ~ 5 min 即可杀灭一般肠道致病菌和寄生虫卵。目前，使用最广泛的是氯化消毒法。

1）氯化消毒的原理：各种氯化消毒剂，在水中均可水解成次氯酸（HOCl）。HOCl 是电中性的小分子，易于扩散到带负电的细菌表面并穿透细胞壁进入细菌体内。HOCl 可影响细菌的多种酶体系，造成代谢障碍。同时又是强氧化剂，能损害细菌的细胞膜，改变其通透性，而致细菌死亡。次氯酸根（OCl^-）也具有杀菌能力，但带负电难于接近细菌，其杀菌力仅为 HOCl 的 1/80。

2）方法：集中式给水多用液氯，一般用真空加氯机或转子加氯机投氯。分散式给水可用漂白粉 [氯化次氯酸钙，$Ca(OCl)Cl$] 或漂白粉精 [次氯酸钙，$Ca(OCl)_2$]。凡含氯化合物中氯的价数大于 -1 者称为有效氯，具有杀菌作用。漂白粉含有效氯 30%。加入水中的有效氯要超过需氯量，才能保证在杀灭细菌、氧化有机物和还原性无机物杂质后还剩下一定量的游离性余氯。余氯量在饮用水水质标准中已有规定，而需氯量多少取决于原水水质污染状况，普通氯化消毒法的加氯量一般为 1 ~ 2 mg/L，水质稍差者可达 5 mg/L。分散式给水是根据井水或缸水水量和常规加氯量计算出应加的漂白粉量，投加时先将漂白粉加水调成糊状，再加水稀释，静置后取澄清液倾入水中，搅动混匀，30 min 后即可取用。必要时应做余氯量测定，以确保消毒效果。

3）影响氯化消毒效果的因素：① pH：HOCl 在水中可解离形成 OCl^- 使杀菌力减弱，降低 pH 可减少 HOCl 的解离，加强消毒效果，加氯消毒时应使水保持酸性；②水温：水温高杀菌速度快，故水温低时要适当延长消毒时间；③浑浊度：水质浑浊，水中有机物等悬浮杂质多，会耗掉有效氯，细菌包裹在悬浮物内不易被杀灭，同时形成较多的氯化副产物，故浑浊度高的水必须强化混凝沉淀和过滤处理；④加氯量和接触时间：适当增加加氯量和接触时间可提高消毒效果，水质恶劣、污染严重的水可采用过量加氯消毒法，其加氯量可达常规量的 10 倍。

➢ 考点：水源选择原则与卫生防护，饮用水的常用消毒方法。

 课程思政

1．案例主题：学生进行自来水厂参观活动。

2．结合内容：水源选择和防护及自来水净化过程。

3．案例意义：学生通过参观自来水厂，了解自来水水源选择原则及自来水净化过程，知道合格自来水形成的每一个环节的管理对于健康都很重要，每一滴自来水都来之不易。从而培养严谨求实的精神和爱护水资源、珍惜每一滴水的好习惯。

第三节　土壤与健康

土壤（soil）是指地球陆地表面的疏松部分，是由无机盐、有机质、水分和空气等组成的复杂综合体。它是人类生活环境和从事农业生产劳动的基本因素之一，人类的衣、食、住、行都直接或间接地与土壤相关。土壤的理化性状和构成，能影响微小气候；土壤中的化学元素和有害物质，可通过食物、饮水和空气，影响人体健康。因此土壤的卫生状态与人体健康有着密切关系。

一、土壤的特征及其卫生学意义

土壤是由固相（包括无机盐、有机质等固体物质）、液相（土壤水分）、气相（土壤空气）三相物质组成。三相物质所占土壤容积比例因土壤类型不同而异。

（一）土壤的物理学特征

1. 土壤颗粒　土壤颗粒是组成土壤的基础物质。土壤颗粒的大小和排列状态决定着土壤的孔隙率、透气性、渗水性、容水量和土壤的毛细血管现象等物理特性，影响土壤颗粒的卫生状态，因而具有不同的卫生学意义。根据土壤质地可分为砂土、黏土和壤土。

2. 土壤水分　土壤水分是指土壤空隙中的水分。它主要来源于大气降水和灌溉水。

（1）土壤容水量：是指一定容积的土壤中含有水分的量。土壤颗粒越小，孔隙也越小，其孔隙总容积就越大，容水量也越大。土壤腐殖质多，其容水量也大。土壤容水量大，其渗水性和透气性不良，不利于建筑防潮和有机物的无机化。

（2）土壤渗水性：是指水分渗透过土壤的能力。土壤颗粒越大，渗水越快，土壤容易保持干燥。若渗水过快，地面污染物容易渗入地下水中，不利于地下水的防护。

（3）土壤的毛细管作用：土壤中的水分沿着孔隙上升的作用，称为土壤的毛细管作用。土壤孔隙越小其毛细管作用越大。建筑物地面和墙壁的潮湿现象等都和土壤的毛细管作用有关。

3. 土壤空气　土壤空气是指土壤空隙中的气体。土壤空气的成分在上层与大气相似，而深层土壤空气中氧气逐渐减少，二氧化碳增加，这主要是由于生物呼吸和有机物产生。土壤空气中还含有氨、甲烷、氢、一氧化碳和硫化氢有害气体。土壤空气成分的变化受土壤污染程度、土壤生物化学作用和与大气交换等影响。土壤空气可通过各种途径影响着居住区的大气和室内空气的成分，从而影响居民的健康。

（二）土壤的化学特征

土壤的化学特征包括土壤的吸附性、酸碱性和氧化还原性。

1. 土壤吸附性　土壤胶体和土壤微生物是土壤中两个最活跃的组分，对土壤中污染物的转移、转化有重要作用。土壤胶体是指土壤中颗粒径小于 1 μm，具有胶体性质的微粒。一般土壤中的黏土和腐殖质都具有胶体性质。

2. 土壤的酸碱性　土壤中 H^+ 主要来源于土壤生物呼吸产生的 CO_2 溶于水形成的碳酸；有机质的分解产物如草酸、枸橼酸；土壤、无机盐氧化产生的无机酸；施用的无机肥料残留的无机酸如硝酸、硫酸和磷酸等；大气污染引起的酸雨沉降。土壤中的 OH^- 主要来源于土壤溶液中的碳酸氢钠、碳酸钙以及胶体表面交换性的 Na^+ 水解。我国土壤 pH 大多在 4.5 ~ 8.5，且由南向北呈递增趋势。

3. 土壤的氧化还原性　氧化还原反应反映土壤中无机物和有机物发生迁移转化并对土壤生态产生重要影响的化学过程。主要氧化剂依次有氧气、NO_3^-、Mn^{4+}、Fe^{4+}、SO_4^{2-} 等。有机质特别是新鲜的未分解的有机质和低价金属离子则是土壤中的还原剂。

（三）土壤的生物学特征

微生物和动物是土壤中的生物体系。土壤形成、养分转化、物质迁移、污染物的降解、转化和固定都离不开土壤微生物的参与。土壤中微生物的种类很多，主要以细菌为主，真菌、放线菌次之。土壤微生物直接参与土壤有机物和无机物氧化、还原、分解及腐殖质形成等各种反应过程。因此，利用土壤微生物的作用，促进土壤的自净和净化粪便、污水、垃圾等有重要的卫生学意义。土壤中除了许多天然存在的微生物外，受人、畜排泄物和尸体的污染则可含有病原菌，如肠道致病菌、炭疽芽孢杆菌、破伤风梭菌、产气荚膜梭菌和肉毒梭菌等。土壤中的动物主要包括原生动物（鞭毛虫纲、肉足虫纲等）、蠕虫动物（线虫、环节动物等）、节肢动物（蚁类、蜈蚣等）和腹足动物（蜗牛等），它们对土壤的性质和有机污染物的分解转化起着一定的作用。

二、土壤污染与健康

因人为因素导致某种物质进入陆地表层土壤，引起土壤化学、物理、生物等方面特性的改变，影响土壤功能和有效利用，危害公众健康或者破坏生态环境的现象，称为土壤污染（soil pollution）。进入土壤的有害物质称为土壤污染物。主要分为两类：一类是致病的生物，包括各种细菌、真菌、病毒、寄生虫（卵）、钩端螺旋体等。另一类是有毒化学物质，包括铅、汞、铬、镉、砷等有害金属，农业生产中使用的农药和化肥以及放射性核素等。

（一）土壤污染源

1．工业废水和生活污水 这种污染又称水型污染，主要是未经无害处理的工业和生活污水灌溉农田而污染土壤。污染物一般聚集在土壤的表层，但有时也可随污水灌溉量的积累和时间的延长或由于土壤的渗水性强，在地下水位高的地区造成地下水污染。以金属采矿业、冶炼加工业以及石油加工业等较为突出，这些企业的污水年排放量大，有害的化学毒物种类多，对土壤污染严重。废水中可含有各种有毒化学物质，如铅、汞、镉、氟、有机磷农药、石油、放射性物质以及大量的有机物、致病生物和寄生虫（卵）等，是土壤污染的主要来源。发生在日本的公害病之一的痛痛病就是由于含镉的污水灌溉稻田而引发的。

2．工业废渣和生活垃圾 这种污染又称固体废弃物型污染。这类污染物对土壤的污染范围一般比较局限和固定，主要污染固体污染物存放的区域，但也可通过风吹和雨水淋溶使污染范围扩大。对土壤污染最严重的是化学工业、金属冶炼加工业产生的固体废弃物；在农业生产中广泛使用的化肥和农药也是污染的主要因素。由于土壤的容纳量有限，如固体废弃物排放量过大或处理不当，可成为致病生物孳生地，破坏环境植被，造成土壤持续严重污染。

3．大气污染物 又称气型污染，是由于大气中的污染物沉降或随降水而至地面对土壤产生的污染。主要来自于工业废气、交通工具排出的废气，这些废气中含有铅、汞、镉、氟、砷等。另外大气中的二氧化硫、氮氧化物可受气象条件影响形成酸雾和酸雨降落到地面，破坏土壤的生态系统，使土壤酸化。

（二）土壤污染的特点

1．长期性 从土壤污染到导致健康危害的发生，通常要经过一个较长的潜伏期，使人不易察觉。某些重金属毒物在土壤中的分解非常缓慢，完全分解需要几年甚至几十年的时间。如日本富山县闻名于世的痛痛病，从含镉废水灌溉农田污染土壤，迁移到稻谷并在人体蓄积到致病，经历了大约20年的时间。

2．复杂性 污染物在土壤中的迁移、转归甚为复杂，不仅决定于污染物的理化特性，还决定于气象条件、土壤的结构及其理化特性等因素。如一些重金属毒物进入土壤后，可被吸附或络合为难溶的络盐，可长期存在于土壤之中，增加了其危害性。

3．综合性 土壤污染对健康的危害往往是间接的综合作用的结果。污染的土壤不仅造成土壤结构、物理、化学和生态特性的破坏，而且同时污染水体和农作物，对人体产生间接影响。通常利用土壤污染农作物和水体的影响结果来判断土壤污染的程度。

（三）土壤污染对健康的危害

1. 生物性污染的危害　土壤的生物性污染可引起人类的各种传染病和寄生虫病的传播和流行。如果人和动物患有上述疾病，病原体可随粪便排出并污染土壤，又通过土壤污染蔬菜和瓜果，人生吃未彻底清洗或加热的食物而感染患病。例如最常见的细菌性痢疾、病毒性胃肠炎和蛔虫病等疾病（人 - 土壤 - 人）。这些病原体抵抗力强，在土壤中存活时间也长，如肠道病毒在土壤中可存活 2 ~ 4 个月，痢疾志贺菌可存活 25 ~ 100 天，蛔虫卵可存活 7 年之久。

天然土壤中常存在破伤风梭菌和肉毒梭菌，它们在土壤中可存活 1 年以上。人常常会因为在田间劳作时出现外伤事故而感染患病（土壤 - 人）。

患钩端螺旋体病或炭疽病的家畜和其他动物，如牛、马、羊、猪、狗等排出的粪便或死亡后掩埋，均可污染土壤，人可通过土壤接触病原体使皮肤黏膜感染而患病（动物 - 土壤 - 人）。此类病原体在土壤中可存活数年以上，可在某一地区长期传播此病。

2. 化学性污染的危害　土壤作为环境要素之一，一旦被有害的化学物质污染，远比生物性污染要复杂得多，消除污染也十分困难，对人类健康的危害十分严重。其危害主要是引起急性和慢性中毒性疾病，以及致突变、致畸和致癌的远期危害。这些危害目前大多数尚无特异的诊断和治疗方法，一旦发生，其致残和病死率均高。

（1）重金属污染的危害：以镉污染为例，含镉的工业废水，未经处理灌溉农田，可使镉在农田土壤中不同程度地蓄积，稻谷、蔬菜等农作物可从土壤中吸收镉。日本富山县居民发生的"痛痛病事件"，就是由于使用含镉工业废水长期灌溉农田，致使稻谷等农作物从土壤吸收并浓集可溶性的镉，当地居民长期食用含镉的大米等食物而引起的慢性镉中毒性疾病。

（2）农药污染的危害：目前我国每年生产使用的农药有 140 多个品种，约 150 万吨。农药污染土壤后，多通过农作物进入机体，对机体产生各种危害。目前研究较多的是有机磷农药对人体的危害。主要包括三方面：一是急性中毒，常见的是对硫磷、内吸磷的不规范使用而致的急性中毒；二是慢性中毒，低剂量连续接触有机磷农药可引起慢性中毒，其表现以类神经症为主，部分患者会有毒蕈碱样症状，血液中胆碱酯酶活性持续降低；三是致敏作用，有些有机磷农药会引起过敏性皮炎和支气管哮喘。

国内外报道的化学有害物质污染土壤，直接或间接对人类健康造成危害的事件已屡见不鲜，我们应加强相关研究，从根本上提出防治对策来控制土壤污染对人类的危害。

➤ 考点：土壤污染对人类健康的危害。

三、地质环境与疾病

（一）地质环境及其影响因素

地质环境是指由岩石圈、水圈和大气圈组成的环境系统。在长期的地质历史演化过程中，岩石圈和水圈之间、岩石圈和大气圈之间、大气圈和水圈之间进行物质迁移和能量转换，组成了一个相对平衡的开放系统。人类和其他生物依赖地质环境生存发展，同时，人类和其他生物又不断改变着地质环境。

影响因素：①地质环境是生物的栖息场所和活动空间，为生物提供水分、空气和营养元素。地质环境的区域差异，导致生物向不同方向进化。生命在长期演化中，同环境愈来愈适应，因此生物体的物质组成及其含量同地壳的元素丰度之间明显相关。英国地球化学家 E. 哈密尔顿等人通过对人体脏器样品的分析发现，除原生质中主要组分（碳、氢、氧、氮）和岩石中的主要组分（硅）外，人体组织（特别是血液）中的元素平均含量和地壳中这些元素的平均含量具有明显的相关性。这说明人体是地壳物质演化的产物。②地质环境向人类提供矿产和能源。人类每年从地层中开采的矿石达 4 km³，从中提取金属和非金属物质。人类还从煤、石油、天然气、水力、风力、地热以及放射性物质中获得能源。矿产资源是经过漫长的地质时代形成的，属于非再生资源，经人类开发利用后，很难恢复，因此矿产资源的合理开发和有节制地使用是非常重要的。③人类对地质环境的影响随着技术水平的提高而愈来愈大。例如采掘矿产，修建水库，开凿运河都直接改变地质、地貌；大规模毁坏森林草原，导致水土流失，土地沙漠化；矿物燃料的大量燃烧，增加大气层二氧化碳含量，造成全球气候异常；人类向地质环境排放大量工业废弃物，造成对有机体有害的化学元素如汞、铅、镉等在地表的浓度增高。

（二）我国常见的化学性地方病

化学性地方病是由于地壳表面化学元素分布不均匀，某些地区的水和（或）土壤中某些元素过多或过少，当地居民通过饮水、食物等途径摄入这些元素过多或过少，而引起的某些特异性疾病。常见的有：①化学元素缺乏性地方病，如碘缺乏病；②化学元素中毒性地方病，如地方性氟中毒、地方性砷中毒等。③大骨节病、克山病等，均与化学元素失衡有关，目前虽有些学说解释病因，但尚无定论，故又称为病因未明地方病。

1. 碘缺乏病（iodine deficiency disorder，IDD） 是指从胚胎发育至成人期由于碘摄入量不足而引起的一系列病症。碘在体内是合成甲状腺素的必需成分，对机体的生长发育具有重要的作用，长期缺乏时，机体可出现异常改变，即引发碘缺乏病。主要包括地方性克汀病和地方性甲状腺肿。前者的主要表现是胎儿早产、死胎、先天畸形、聋哑、矮小、痴呆。后者主要表现是甲状腺肿。地方性克汀病是在胚胎期至出生早期缺碘造成的严重危害，而儿童期和青春期缺碘主要导致单纯性甲状腺肿。目前因缺碘引起多系统在内的全身性疾病已统称为碘缺乏病，它是人类流行最广的地方病之一。

（1）流行特征

1）地区分布：过去全世界除冰岛外，各国都有程度不同的流行。亚洲的喜马拉雅山区、拉丁美洲的安第斯山区、非洲的刚果河流域等都是著名的重病区。我国除上海市外，各地几乎都有不同程度的流行，主要分布在东北、西北、华北、西南地区的山区。除上述山区外，一些内陆丘陵和平原地带也有此病的流行。碘缺乏病的地区分布特征是：山区高于丘陵，而丘陵又高于平原，内陆高于沿海，农村高于城镇。

2）人群分布：该病可发生于任何年龄。往往在儿童期开始出现，青春期发病率急剧升高，40 岁以后发病率逐渐下降。男性发病多在 9 ~ 15 岁，而女性多在 12 ~ 18 岁。由于女性的生理特点，妊娠、哺乳期时，碘缺乏病的患病率仍保持在一个较高水平。成年人的患病率，女性高于男性。

3）时间趋势：从长期变化趋势看，碘缺乏病随着时间的变化与综合性防治措施的强化程度相关，尤其是碘化食盐的质量和覆盖率，对碘缺乏病在一定时期内的发病水平有重要影响。过去未进行大规模补碘干预前，我国病区人口患病率约为 11%。从 1980 年到 1988 年，采取食盐加碘为主的综合性防治措施后，患病率下降到 2% 左右。

（2）病因

1）原生地质环境缺碘：碘是人体必需的微量元素之一，体内的碘主要来源于人类的食物链传递。冰川融化、水土流失是造成世界范围缺碘的主要原因。成人对碘的生理需要量为 100 ~ 300 μg/d，世界卫生组织推荐的标准是 140 μg/d，我国推荐每日碘供给量 150 μg。当碘的摄入量低于 40 μg/d 或水中含碘量小于 10 μg/L 时，就可能发生地方性甲状腺肿的流行。

2）饮水和膳食因素：大量的研究资料认为，水中碘含量与碘缺乏病的发病率有关，二者呈负相关。即饮水中碘含量越低碘缺乏病的发病率越高。人体需要的碘主要来自食物，由于病区经济、交通落后，居民的膳食结构单一，造成低蛋白、低能量、低维生素等营养素比例失衡也可以加重碘缺乏病；另外，高碘摄入也可抑制甲状腺素的合成而诱发甲状腺肿。

3）致甲状腺肿物质

①硫氰酸盐和硫葡萄糖苷：硫氰酸盐可抑制甲状腺对碘的浓集能力，导致甲状腺素合成不足引起甲状腺肿。氰化物进入人体也可合成硫氰酸盐。木薯、杏仁、黄豆、核桃仁中含有该物质。硫葡萄糖苷存在于芥菜、卷心菜、甘蓝等蔬菜中，进入体内后在某些肠道酶作用下可合成硫氰酸盐，而引起甲状腺素合成不足。②化学药物：有些药物可致甲状腺肿，如硫脲类抗甲状腺药物，洋地黄可抑制甲状腺对碘的浓集。但多数致甲状腺肿物质在碘缺乏病的流行中只起辅助作用。

（3）主要临床表现与诊断

1）地方性甲状腺肿（endemic goiter）：是碘缺乏病的主要表现之一，其主要症状是单纯性甲状腺肿，早期无明显症状，经补碘可恢复正常。随着病情发展，甲状腺呈弥漫性肿大，并可触及单个或多个结节，继续发展可出现气管、食管压迫症状，发展的结果可成为不可逆的病变，少数患者可发展为甲状腺功能亢进。因此本病一定要早发现、早诊断、早治疗及早预防。

我国现行地方性甲状腺肿诊断标准：可用触诊法与B超法进行诊断，当两者诊断结果不一致时，以B超法的诊断结果为准。①触诊法：生活于缺碘地区或高碘地区，甲状腺肿大超过被检查者拇指末节且可以观察到，排除甲状腺功能亢进、甲状腺炎和甲状腺肿瘤等其他疾病。②B超法：生活在缺碘地区或高碘地区，甲状腺容积超过相应年龄段正常值即可诊断。

2）地方性克汀病（endemic cretinism）：这是碘缺乏病最严重的表现形式。多为妊娠期、哺乳期和幼儿期严重缺碘，影响到胎儿、幼儿期的神经细胞的分化增殖，使大脑发育不健全，机体生长发育不良而引起身材矮小、智力低下、语言障碍和聋哑，故又称之为地方性呆小症。患儿的典型特征是：机体的生长发育明显落后，身材矮小，第二性征发育迟缓；思维缓慢、迟钝、表情贫乏、淡漠或傻笑，严重者出现运动障碍和克汀病面容（貌似唐氏综合征的面容），甚者可有不同程度的社会适应困难或失去生活自理能力。

地方性克汀病的诊断标准如下。必备条件：①出生并居住在碘缺乏地区；②具有不同程度的精神发育迟滞，IQ ≤ 54。辅助条件：①甲状腺功能障碍的症状，如不同程度的体格发育障碍和不同程度的克汀病形象等；②神经系统障碍的症状，如不同程度的听力、言语和运动神经障碍。有上述的必备条件，再具备辅助条件中任何一项或一项以上者，同时排除由碘缺乏以外原因所造成的疾病如脑性瘫痪、脑炎、分娩损伤及唐氏综合征和生长激素缺乏性侏儒症等，即可诊断为地方性克汀病。

（4）防制措施

1）第一级预防：在碘缺乏区实行全民补碘，简便易行、安全有效的措施首选食盐加碘。碘盐的加碘水平要考虑不同机体生理需要量并控制在 50 ～ 500 μg/d 的安全范围。对重点人群如孕妇、哺乳期妇女、0 ～ 14 岁的儿童，应每年补服一次碘油丸，不能保证供应碘盐的居民区内的重点人群也可选用。到 2018 年底，我国 94.2% 的县保持消除碘缺乏病状态，在全球采取食盐加碘措施的 128 个国家和地区中处于领先水平。

2）第二级预防：应加强防治检测，保证碘盐的质量，食盐的加工生产、贮藏、批发、销售、食用各个环节，都要做好抽查检测；碘盐要防潮、防晒、密闭存放。同时对碘缺乏病区居民要定期抽查，分析使用碘盐前后病情的动态变化。

3）预防补碘后的副作用：有的个体补碘后可出现碘性甲状腺功能亢进（多见于 40 岁以上结节型甲状腺肿的患者）、碘过敏、碘中毒。以上副作用在减少碘量或停用后可逐渐恢复。

➢ 考点：碘缺乏病的临床表现及防制措施。

2．**地方性氟中毒**（endemic fluorosis）　是由于人们的生活环境中氟元素过多，居民长期摄入过量的氟而引起的一种慢性全身性疾病。其病变以氟斑牙和氟骨症为主要临床特征，同时又可累及神经、内分泌、心血管、胃肠道、肾和肌肉等多个系统。氟是地壳中分布较广的，也是人体必需的一种双向阈值化学元素。世界上50多个国家都有本病的发生和流行。亚洲是氟中毒最严重的地区。我国是地方性氟中毒发病最广、涉及人口最多、病情最重的国家之一。我国的流行区域广泛，主要分布于西部和西南地区。

（1）病区分型：由于高氟来源和环境介质不同，根据流行病学调查资料，我国地方性氟中毒的病区主要分型如下。

1）饮水型病区：指由于饮用高氟水而引起氟中毒的病区。此病区分布最为广泛，也是最主要的病区类型。此型病区的地质环境多为地势较低富含氟的岩石层，由于水循环冲刷地壳的岩层，地下水氟含量很高，一般为2～5 mg/L。该型的特点是饮水中氟的含量越高，氟中毒的患病率越高，病情也越重。

2）燃煤污染型病区：指由于使用含氟的煤炭取暖做饭，产生的废气污染室内的空气、饮用水和食物，氟元素经呼吸道和消化道进入人体而引起中毒的病区。它多位于云、贵和川西等海拔较高、气候寒冷潮湿的山区，当地煤藏量丰富，煤质低劣且氟含量很高，再加上当地居民燃煤方式不当，炉火开放又无排烟通风设施，致使室内空气、饮水和食物受严重污染，这是当地居民发生氟中毒的主要原因。

3）饮茶型病区：指由于长期饮用含氟过高的茶叶而引起氟中毒的病区。主要分布在内蒙古、西藏、四川、青海、甘肃等省、自治区习惯饮砖茶的少数民族地区。砖茶中含氟量很高，加之砖茶是这些游牧少数民族的生活必需品，形成了我国特有的饮茶型氟中毒病区。

（2）流行特征

1）地区分布：地方性氟中毒在世界上广为流行，我国除上海等少数地区以外，全国各地都有不同程度的流行。从病区划分，长白山以西、长江以北的广大地区为浅层高氟地下水病区；渤海湾和沧州等地为深层高氟地下水病区；北京小汤山、广东丰顺、福建龙溪为高氟泉水病区；新疆的温宿、河南方城、贵州贵阳等地区为高氟岩矿病区；湖南、湖北、云南、贵州和四川等10余个省的不同地区上百个县为燃煤污染病区，有的地区病情较为严重。

2）人群分布：生活在病区的儿童、少年均可患氟斑牙，一般发生在乳牙更换后的恒牙。氟骨症多发生于成人，随着年龄的增长患病率也增加，病情也越重。女性由于生理原因，氟骨症患者多于男性，且病情比男性要重，多以骨质疏松或骨质软化为主要表现，男性多以骨关节过度钙化或骨质硬化为主要表现。

3）时间分布：地方性氟中毒的发病与患者在病区居住的时间有关，在病区居住的时间越久，患病率越高，病情越重。非病区的成年人迁入病区后一般不再患氟斑牙，而患氟骨症要比病区的人发病快也较严重，且与免疫力有关。20世纪50年代以来，我国地方性氟中毒发病率、致残率都有了显著下降，有的病区已转化为非病区，而病区的患者以轻型病例为多，重症致残患者已不多见。

（3）发病机制：目前对氟毒性的研究在不断深化，地方性氟中毒引起氟斑牙与氟骨症的发病机制简述如下。

1）破坏钙磷代谢：如每日摄入氟超过6 mg，过量的氟进入机体与钙结合成氟化钙，主要沉积于骨组织中，少量存在于软骨中，使骨质过度钙化，甚至造成骨膜、韧带和肌腱等钙化，从而引起一系列症状。由于氟可结合血液中的钙，使血钙减少，甲状旁腺分泌增加，溶骨作用加强，久之加速了骨质的疏松和软化，这种现象多见于中年以上的妇女。

2）抑制酶的活性：因氟与钙、镁结合成难溶的氟化钙和氟化镁，使机体许多需要钙镁辅助的酶的活性被抑制，如琥珀酸脱氢酶等，使三羧酸循环障碍，糖原生成不足，可致骨骼营养不良；氟还可抑制骨磷酸化酶活性，均可加重骨骼的病变，促进氟骨症的形成。氟过量摄入还可抑制机体多种酶的活性，从而引起机体多系统的代谢紊乱，并出现多系统的功能障碍。

3）对牙齿的影响：摄入适量氟，不仅能维持机体的正常钙磷代谢，还有利于维持牙齿的正常功能，适量的氟可使牙釉质中的羟磷灰石形成氟磷灰石，构成牙齿的基本成分，可使牙质光滑、坚硬、耐腐蚀、耐摩擦，还可以抑制口腔中的乳酸杆菌，降低碳水化合物的分解产酸，具有预防龋齿的作用。但是摄入过量时，氟沉积在牙组织中，则可影响牙釉质生成正常的棱状结构，而形成不规则的异常结构斑点，造成牙齿釉质矿化不良，出现釉质缺损等中毒变化。

（4）临床表现

1）氟斑牙：是氟中毒的早期表现，随着病变的发展，牙齿表面粗糙、失去光泽、着色，并呈现出黄色、褐色或黑色，同时牙齿的质量降低，质脆易碎甚至早期脱落。根据氟斑牙的损伤程度由轻到重将其分为白垩型、着色型和缺损型三型。

2）氟骨症：是氟中毒的重要表现，早期患者易疲劳，四肢、躯干肌肉持续酸痛，出现蚁走感或知觉减退等现象。严重者出现脊柱弯曲、骨关节、骨盆变形，并且伴有肌肉挛缩，甚至出现骨性瘫痪，造成残疾。影像学表现为：骨质疏松、硬化或软化，骨关节变形、钙化等。氟骨症可以分为轻、中、重度三型。①轻度：肌肉、骨关节疼痛，轻微活动受限，能从事正常劳动；②中度：上述症状加重，骨骼变形，活动受限，影响劳动；③重度：驼背，肢体变形，挛缩残疾。

（5）防制措施

1）饮水型：加强水中氟的检测和处理，使其符合国家的饮水卫生标准，改换水源，降低饮水氟含量，这是此型地方性氟中毒的根本预防措施。开发低氟深井水或引用低氟地面水；如地面水缺乏，也可因地制宜修建小型水库或水窖，蓄积天然雨雪作为居民生活饮用水。更换水源困难时，可利用物理、化学方法，降低饮水氟含量。可用混凝沉淀法或活性氧化铝吸附水中氟，经沉淀过滤饮水中过量的氟可降至 1 mg/L 以下。

2）燃煤污染型：这一类型最主要的预防措施是更换燃料，不用或少用高氟质劣煤取暖做饭，不得不用高氟煤时则要改良炉灶，改造落后的燃煤方式，安装抽风排烟设施，减少室内空气的污染。另外也要注意改进食物的干燥方法，避免烟熏食品，以控制食物中氟的含量。

3）饮茶型：主要是研制低氟砖茶和降低茶叶中氟含量。

另外，病区居民也应注意个人防护，如不用含氟牙膏和药物，合理营养增强机体免疫力。

➤ 考点：地方性氟中毒的临床表现及防制措施。

3．地方性砷中毒

（1）概述：地方性砷中毒（endemic arsenicosis）简称地砷病，是一种生物地球化学性疾病，是居住在特定地理环境条件下的居民，长期通过饮水、空气或食物摄入过量的无机砷而引起的以皮肤色素脱失或/和过度沉着、掌跖角化及癌变为主的全身性慢性中毒。

地砷病是一种严重危害人体健康的地方病。除致皮肤改变外，无机砷是国际癌症研究中心确认的人类致癌物，可致皮肤癌、肺癌，并可致其他内脏癌高发。在重病区切断砷源或离开病区后，经过多年仍有地砷病的发生，表明由砷引起的毒害可持续存在很长时间，并逐渐显示出远期危害——皮肤改变，恶性肿瘤及其他疾病等。

地砷病主要是通过长期饮用含有高浓度无机砷的水或燃用含高浓度无机砷的煤所引起。砷是构成物质世界的基本元素，在自然界广泛分布，多以化合物的形式存在，如砷的氢化物、氧化物、硫化物等。根据砷的来源，人类砷暴露的方式大体上可分为生活接触、职业性砷暴露、环境污染及医源性暴露等方式。其中，生活接触方式是引起地方性砷中毒的最主要途径，是形成地砷病病因链的重要环节。在生活性接触中，主要通过饮用含高浓度无机砷的地下水所致，称为饮水性砷中毒。在中国，还有少数病区，是由于当地居民长期敞灶燃烧高砷煤，污染了室内的空气和食物而造成的慢性砷中毒，称为燃煤污染型砷中毒。两种类型的砷中毒在临床表现方面基本一致。

临床上，地砷病多为慢性砷中毒表现。在不同病区，由于携砷介质不同及摄入量的差异，临床表现不尽相同。在轻病区患者往往只有轻的皮肤病变而无明显的临床症状。在重病区患者体征明显，常伴有不同程度的临床症状，并发心血管疾病、肝病、肿瘤等也较多见。经消化道摄入砷量较高时可出现明显的消化道症状。个别情况下如误饮含砷很高的泉水，可引起群发性急性砷中毒。

（2）临床表现

1）神经系统：一般可分为中枢神经和周围神经损害两类表现。①中枢神经损害表现为睡眠异常（失眠、多梦、嗜睡等）、头痛、头晕、记忆力减退、疲乏等非特异神经衰弱综合征。②周围神经损害表现通常包括脑神经和脊神经两部分，尤其表现为对称性的手足肢端呈手套、袜套样的麻木，即通常所称的末梢神经炎样表现较为常见，临床上有一定的诊断参考意义。

2）循环系统：重病区有些患者可出现心悸、心搏加快、胸闷、胸痛、胸部不适、背痛等表现，血管损害可导致脉搏减弱或消失、肢冷，尤其寒冷季节较明显。

3）消化系统：常见表现有食欲减退、恶心、呕吐、腹痛、腹胀、腹泻或便秘及肝痛。

4）其他：呼吸系统可有咳嗽、气喘、鼻咽干燥、多痰等；泌尿系统可有尿频、尿急、尿路刺激征等；生育功能受到一定影响，可出现男性性欲减退，女性月经失调、月经初潮推迟等。

5）体征：①皮肤体征：临床上地砷病体征较为复杂，其中以皮肤病变为主，即通常所说的地砷病皮肤三联征——掌跖角化、躯干皮肤色素沉着和色素脱失。因其他疾病很少发生，故具有诊断上的特异性。②其他体征：神经系统往往出现自主神经功能紊乱，特别是手足触觉、痛觉检查可呈肢端异常表现；肢体自主活动障碍及肌肉萎缩等表现。循环系统可有心律失常、期前收缩等。消化系统常见肝大、肝区压痛，多见于燃煤污染型病区，严重者有肝硬化、腹水。

（3）防制措施：地方性砷中毒是典型的生物地球化学性疾病，与经济、生活、行为方式等多因素密切相关。实践证明，采用"环境干预—行为干预—医学干预"的综合防制措施控制地方性砷中毒流行是行之有效的方法。

从环境方面阻止或减少易感人群与砷及其化合物的接触。切断砷源（如改水降砷、禁绝采挖和禁止燃用高砷煤、改炉改灶、发展新能源等）是预防和控制的根本措施。由于地方性砷中毒的发生与病区群众生活行为密切相关，因此地方性砷中毒防控措施的真正落实离不开群众的参与。可通过砷中毒危害与防控宣传教育，使病区暴露者自觉改变不良生活习惯、改变食物干燥、保存、食用方法。调整住房结构和改变取暖方式，同时在禁用高砷煤的基础上，加强病区健康教育与健康促进工作。

砷中毒尤其是砷所致的癌症一旦发生难以逆转，因此应对砷中毒高危人群、现患病者及癌症患者进行早期的医学干预，力争做到早发现、早诊断、早治疗并探索符合实际的处理方法，尽可能达到可持续性防控、有效改善症状、最大限度减少病残以及延长生命的综合防控目标。

四、土壤污染的卫生防护

2018 年 8 月 31 日，十三届全国人大常委会第五次会议全票通过了《中华人民共和国土壤污染防治法》。该法规定，污染土壤损害国家利益、社会公共利益的，有关机关和组织可以依照《中华人民共和国环境保护法》《中华人民共和国民事诉讼法》《中华人民共和国行政诉讼法》等法律的规定向人民法院提起诉讼。该法自 2019 年 1 月 1 日起施行。为了保护土壤不受污染，必须对工业废渣、粪便、垃圾等各种污染物进行合理的收集、运出、无害化处理和综合利用。

（一）工业废渣的处理

处理工业废渣的主要措施包括以下几点。

1. 化学或生物消毒法　如用美曲膦酯（敌百虫）、氨水、尿素等按一定比例加入搅匀，数小时即可见效。生物法可用野生植物如马萃草、鬼柳树叶、鱼藤草根，按一定比例铡碎加入搅匀，数天即可见效。

2. 安全填埋固化法　如含有有害金属等化学毒物的废渣，可做防水、防渗漏的坑洼，再将有毒的废渣垃圾掩埋处理。

3. 有经济价值废渣的回收利用处理法　对有经济价值的废渣，如热电厂、烧煤锅炉的煤灰渣，冶金工业洗选厂的煤灰或矿渣，可用其制作混凝剂、水泥等建筑材料或铺设场地、道路、填洼造田等，可参照我国《工业企业设计卫生标准》执行。

（二）粪便、垃圾的处理

人畜粪便和生活垃圾必须经过有效的无害化处理，才可排放或再利用。对粪便通常可用密封、堆肥、沼气发酵等方法处理，这些方法经济、简便易行，经处理后可有效杀灭致病的生物，消除传播传染病的危险性。对生活垃圾，可利用分类、压缩、粉碎、焚烧和填埋等方法进行无害化处理，有利用价值的废物可再利用。

（三）污水的处理

含有有害毒物的工业废水，必须执行"谁污染谁治理"的基本原则，进行有效的无害化处理，达到排放标准后才准许排放；医院污水是一种特殊的污水，应经专门的消毒处理，达到排放要求后可用于农田灌溉。但是无论哪类用于农田灌溉的处理后污水，必须符合我国《农田灌溉水质标准》后才能利用。

（四）科学农业生产

鼓励和支持农业生产者采取下列措施进行科学的农业生产。

（1）使用低毒、低残留农药以及先进喷施技术。

（2）使用符合标准的有机肥、高效肥。

（3）采用测土配方施肥技术、生物防治等病虫害绿色防控技术。

（4）使用生物可降解农用薄膜。

（5）综合利用秸秆，移出高富集污染物秸秆。

（6）按照规定对酸性土壤等进行改良。

➢ 考点：土壤污染的卫生防护措施。

 课程思政

1. 案例主题：环境保护策划活动。

2. 结合内容：垃圾分类知识。

3. 案例意义：通过本次活动，进一步掌握环境污染对健康的危害、环境污染的防护措施，提高保护环境意识及动手能力，从而爱护地球，保护环境，绿化校园，热爱学习，珍惜青春，并深刻理解习总书记提出的"绿水青山就是金山银山"，真正明白拥有天蓝、地绿、水净的美好家园，是每个中国人的梦想。

自测题

一、A 型选择题

1．慢性镉中毒引起的疾病是
　　A．水俣病
　　B．痛痛病
　　C．地甲病
　　D．克山病
　　E．大骨关节病

2．引起水俣病的污染物是
　　A．汞
　　B．镉
　　C．铅
　　D．砷
　　E．铬

3．饮用水卫生要求在流行病学上安全，主要是为了确保不发生
　　A．消化道疾病
　　B．介水传染病
　　C．食物中毒
　　D．急慢性中毒
　　E．饮水型地方病

4．饮用水消毒的主要目的是
　　A．保持水中有一定量的余氯
　　B．改善水质的感官性状
　　C．除去水中有毒物质
　　D．杀灭病原菌，预防介水传染病
　　E．预防饮水型地方病的发生

5．我国集中式给水最常用的消毒方法是
　　A．氯化消毒
　　B．紫外线消毒
　　C．臭氧消毒
　　D．碘消毒
　　E．煮沸消毒

6．对饮用水进行氯化消毒时，起杀菌作用的主要是
　　A．Cl_2
　　B．HOCl
　　C．Cl^-
　　D．$Ca(OCl)_2$
　　E．OCl^-

7．室内空气中的氡最可能来自
　　A．室外污染
　　B．建筑材料
　　C．燃料燃烧
　　D．吸烟
　　E．烹调油烟

8．由于水体中大量氮、磷元素等营养物质增多，使藻类等浮游生物大量繁殖，这种现象被称为
　　A．赤潮
　　B．水华
　　C．富营养化
　　D．腐殖质化
　　E．氧化塘形成

9．下列属于二次污染物的是
　　A．H_2S
　　B．SO_2
　　C．CO
　　D．NO
　　E．光化学烟雾

10．集中式给水水源选择的原则不包括
　　A．水量充足
　　B．靠近居住区
　　C．水质良好
　　D．便于防护
　　E．技术和经济上合理

11．脱离相关环境后可避免发生的疾病不包括
　　A．痛痛病
　　B．水俣病
　　C．碘缺乏病
　　D．地方性砷中毒
　　E．唐氏综合征

12．动物粪便污染土壤后传染给人引起的疾病是
　　A．伤寒
　　B．痢疾
　　C．肉毒梭菌中毒
　　D．破伤风
　　E．钩端螺旋体病

13．天然土壤中常存在的致病微生物是
　　A．伤寒沙门菌

　　　B．痢疾志贺菌
　　　C．肉毒梭菌
　　　D．炭疽芽孢杆菌
　　　E．钩端螺旋体
14．下列食物中含碘量比较高的是
　　　A．海带
　　　B．菠菜
　　　C．牛肉
　　　D．鸡肉
　　　E．萝卜
15．孕妇妊娠期间缺碘会引起婴幼儿出现

　　　A．佝偻病
　　　B．脊髓灰质炎
　　　C．克汀病
　　　D．破伤风
　　　E．钩端螺旋体病
16．成年人氟中毒的主要临床表现是
　　　A．氟斑牙
　　　B．氟骨症
　　　C．克汀病
　　　D．甲状腺肿
　　　E．乌脚病

二、问答题
1．简述饮用水的基本卫生要求。
2．简述地方性碘缺乏病的临床表现和防制措施。

（杨柳清）

食物与健康

第三章数字资源

 案例 3-1

刘某，女，56 岁，体重 75 kg，身高 158 cm，乳腺癌术后 1 年，现患有高脂血症和糖尿病。请思考刘某在日常生活中饮食与运动应注意什么问题。

第一节 各类营养素及能量

食物是人类赖以生存的物质基础，人类为了维持基本的生理活动和健康，每天必须摄取食物，经过消化、吸收和利用来满足机体的需要。人类的健康与摄取食物的质量和数量息息相关。因此，膳食中食物的组成是否合理，即摄取的营养素的数量和质量是否适宜，其搭配是否合适，对于维持机体生理功能、生长发育、促进健康以及预防疾病非常重要。

一、概述

（一）基本概念

1. 营养（nutrition） 是指人体摄取、消化、吸收、利用食物中营养成分，维持生长发育、组织更新和良好健康状态的动态过程。

2. 营养素（nutrient） 是指食物中能产生能量或提供细胞组织生长发育与修复的材料以及维持机体正常生理功能的物质。

目前认为人体需要的营养素可分为 6 大类：蛋白质、脂类、碳水化合物、矿物质、维生素和水。蛋白质、脂类、碳水化合物在体内经氧化分解可产生能量，以满足人体能量的需要，被称为产能营养素。而矿物质、维生素和水则称为非产能营养素。

3．营养学（nutrition science）　是指研究人体营养规律及改善措施的科学。

4．食品　是指各种供人食用或饮用的成品或原料，包括按照传统既是药品又是食品的物品，不包括以治疗为目的的物品。

5．食品卫生学（food hygiene）　是研究可能威胁人体健康的有害因素及预防措施，以提高食品的卫生质量，保护食用者饮食安全的科学。

 知识链接

人体所需要的营养素包括蛋白质、脂类、碳水化合物、矿物质、维生素和水。蛋白质、脂类、碳水化合物是三大供能营养素，又称宏量营养素；矿物质和维生素又称微量营养素；矿物质又分为常量元素与微量元素，维生素又分为脂溶性维生素和水溶性维生素。

人们为了维持机体的健康必须每天通过食物摄取以上营养素来满足机体的需要。否则就会影响到正常的生理功能，甚至会出现营养缺乏病。

除上述营养素以外，近年来人们也越来越重视存在于蔬菜和水果中的植物化学物质，例如：有抗癌作用的皂苷和金雀异黄素等，有抗微生物作用的蒜素等，有降低胆固醇作用的植物固醇等。

（二）营养素的功能

营养素的功能可概括为三个方面：

（1）参与机体组织、细胞的构成，满足生长发育及组织修复的需要。

（2）供给机体基础代谢、活动和生产劳动所需的能量。

（3）维持和调节正常的生理功能。

机体对各种营养素的需求量差异很大，营养素在机体内的功能也各不相同、所具有的特定生理功能不可相互取代，因此在摄入食物时，应做到食物多样化以供给机体充足数量的营养素，同时保持它们之间的平衡，以满足机体的生理需要。

二、营养及营养素

（一）蛋白质

1．生理功能　蛋白质（protein）是构成人体组织、调节各种生理功能不可缺少的物质，也是酶、抗体及某些激素的主要成分。它可促进机体生长发育，维持体内水分的正常分布，参与许多重要物质的转运，并供给能量。蛋白质长期摄入不足可出现生长发育迟缓、易疲倦、抵抗力低下及智力发育障碍等，严重时可引起蛋白质-能量营养不良。蛋白质摄入过多则会增加肾的负担。

2．蛋白质的构成及必需氨基酸的定义　人体蛋白质是由 20 种氨基酸按不同组合构成的，其中 8 种是体内不能合成或合成速度不能满足机体需要，必须由食物提供的氨基酸，称为必需氨基酸，它们分别是亮氨酸、异亮氨酸、赖氨酸、甲硫氨酸、苯丙氨酸、苏氨酸、色氨酸、缬氨酸，另外对于婴幼儿组氨酸也是必需氨基酸。

3．氨基酸模式　人体蛋白质与各种食物的蛋白质在所含有的必需氨基酸种类和数量上存在差异。在营养学上把蛋白质中各种必需氨基酸的构成比例称为氨基酸模式，通常以色氨酸为 1。食物蛋白质氨基酸模式与人体氨基酸模式越接近，必需氨基酸被机体利用的程度越高，食物中蛋白质的营养价值越高。鸡蛋蛋白质氨基酸模式与人体最接近，常以它作为参考蛋白。

4. 限制氨基酸　当食物蛋白质缺乏1种或几种必需氨基酸，与人体蛋白质氨基酸模式差异较大时就会影响该食物蛋白质被机体吸收利用，使蛋白质营养价值降低，通常把这些缺乏的必需氨基酸称为限制氨基酸。根据缺乏的程度分为第一限制氨基酸、第二限制氨基酸等，例如玉米的第一限制氨基酸为赖氨酸，第二限制氨基酸为亮氨酸。

5. 蛋白质的互补作用　2种或2种以上食物混合食用时，其中的必需氨基酸互相补充，使之接近人体氨基酸模式，提高蛋白质的利用率，这种作用称为蛋白质的互补作用。例如豆类和谷类混合食用，豆类蛋白质中丰富的赖氨酸可补充谷类蛋白质中赖氨酸的不足，谷类可以补充豆类中甲硫氨酸的不足，从而提高谷类和豆类蛋白质的利用率。

6. 参考摄入量与食物来源

（1）参考摄入量：成人轻体力活动每天每公斤体重至少应摄入1 g蛋白质，但从安全性和消化吸收等其他因素考虑，成人按0.8 g/（kg·d）摄入蛋白质为宜。我国由于以植物性食物为主，所以成人蛋白质推荐摄入量为1.16 g/（kg·d）。中国营养学会推荐成人蛋白质的推荐摄入量（recommended nutrient intake，RNI）为男性65 g/d，女性55 g/d。将蛋白质按能量需要的比例计算，我国成人蛋白质摄入应占膳食总能量的10%～12%，儿童青少年为12%～14%为宜。其中优质蛋白质的摄入不应低于蛋白质总摄入量的1/3。

（2）食物来源：一是动物性食物，如禽畜肉类、奶类、蛋类等；二是植物性食物，如谷类、豆类、薯类等。动物蛋白质和大豆及其制品属于优质蛋白质。

> 考点：必需氨基酸的定义、种类及模式；蛋白质互补作用、参考摄入量和食物来源。

（二）脂类

脂类包括脂肪和类脂两部分。脂肪是由1分子甘油和3分子脂肪酸结合成的三酰甘油；类脂包括磷脂和类固醇。脂肪酸可分为饱和脂肪酸、单不饱和脂肪酸、多不饱和脂肪酸。

1. 生理功能　脂肪的主要功能是供能和储能，磷脂和固醇是细胞膜的结构成分。膳食脂肪能供给必需脂肪酸（亚油酸和α-亚麻酸），并促进脂溶性维生素的吸收；食物脂肪能增加食物美味，促进食欲和增加饱腹感。必需脂肪酸（EFA）是指人体生理必需的而自身又不能合成，必须通过食物供给的多不饱和脂肪酸。

2. 摄入过多或缺乏对机体健康的影响　脂类摄入过多可导致肥胖、心血管疾病、高血压和某些癌症发病率升高。脂类缺乏会影响脂溶性维生素的吸收，也会影响必需脂肪酸的摄入量。必需脂肪酸缺乏时，会发生皮肤湿疹样病变、脱发、婴儿生长发育迟缓等。

3. 参考摄入量与食物来源

（1）参考摄入量：脂肪供能可占总能量的20%～30%，不宜超过30%。必需脂肪酸的摄入量不少于总能量的3%，饱和脂肪酸、单不饱和脂肪酸、多不饱和脂肪酸的比例为1：1：1。

（2）食物来源：动物性来源主要是各种动物性油脂和肉、禽，奶油、蛋黄等食品。植物性来源主要有植物油和坚果类食品，如豆油、棉油、菜籽油、花生油等。动物性脂肪中饱和脂肪酸含量较高，脑、肝、肾等内脏中胆固醇含量较高。鱼油中维生素A、维生素D、二十碳五烯酸（eicosapentaenoic acid，EPA）、二十二碳六烯酸（docosahexoenoic acid，DHA）含量较为丰富。

（三）碳水化合物

碳水化合物（carbohydrate）也称糖类，按其分子结构可分为单糖、双糖和多糖。多糖分为淀粉和非淀粉两类，淀粉是可以被人体消化吸收与利用的多糖，为人体必需的营养素。非淀粉多糖90%为膳食纤维（dietary fiber），膳食纤维是指不能被人体利用的多糖，它们虽然不被机体吸收，但在营养学上有着不可忽视的作用。

1．生理功能

（1）机体能量的主要来源：1 g 碳水化合物可提供约 4 kcal 的能量，碳水化合物缺乏时会导致机体供能不足、生长发育迟缓、体重减轻等。

（2）机体组织的重要成分：如结缔组织的黏蛋白、神经组织的糖脂及细胞膜表面的糖蛋白；DNA 和 RNA 中也含有大量的核糖，在遗传中起着重要的作用。

（3）节约蛋白质：当膳食中提供满足需要的碳水化合物就可减少蛋白质分解提供能量，使之发挥其更重要的功能，从而节约蛋白质。

（4）具有抗生酮作用：若碳水化合物不足，脂肪酸不能被彻底氧化而产生酮体，过多的酮体则会引起酮症，影响机体的酸碱平衡。人体每天至少需要 50 ～ 100 g 碳水化合物可防止酮症的发生。

（5）提供膳食纤维：膳食纤维包括纤维素、半纤维素、果胶和亲水胶体物质及木质素。其生理功能如下：

1）增强胃肠功能，利于粪便排出：大多数膳食纤维具有促进肠蠕动和吸水膨胀的特性，利于粪便的排出。

2）控制体重和减肥：膳食纤维尤其是可溶性膳食纤维可通过减少食物由胃进入肠道的速度和吸水作用，使人产生饱腹感而减少能量摄入，达到控制体重和减肥的作用。

3）可降低血糖和血胆固醇：可溶性纤维可减少小肠对糖的吸收因而减少胰岛素的释放；可影响血浆胆固醇水平。

4）预防结肠癌：癌症的流行病学研究表明膳食纤维或富含纤维的食物及蔬菜摄入量与肠癌的发生呈负相关，因而推断某些膳食纤维的组分可能起预防肠癌的作用。

 知识链接

膳食纤维一词在 1970 年以前的营养学中尚不曾出现，1999 年第 84 届美国谷物化学师协会（American Association of Cereal Chemists，简称 AACC）年会对膳食纤维作出定义：膳食纤维是不能被人体消化道分泌的消化酶所消化的、且不被人体吸收利用的多糖和木质素。主要来自于植物的细胞壁，包含纤维素、半纤维素、树脂、果胶及木质素等。膳食纤维被营养学界称为"第七营养素"。

2．参考摄入量与食物来源

（1）参考摄入量：我国成年人的平均需要量为 120 g，可接受范围为总能量的 55% ～ 65%，膳食纤维的适宜摄入量为 25 ～ 30 g/d。

（2）来源：食物中的碳水化合物主要来自粮谷类、薯类、豆类及含淀粉多的坚果。如谷类含碳水化合物 70% ～ 75%、薯类含碳水化合物 20% ～ 25%、豆类含碳水化合物 50% ～ 60%。纯碳水化合物食物还包括糖果、酒类、饮料等。膳食纤维广泛存在于植物性食物中，如粗粮、根茎类、豆类、蔬菜水果类，尤以芹菜、韭菜、毛笋等蔬菜中膳食纤维含量较多。

（四）能量

人体需要的能量主要来自食物中的产能营养素，包括碳水化合物、脂类和蛋白质。这些产能物质是人们每日膳食的主要部分。它们进入机体后，通过生物氧化，将其内在的化学潜能变成热能并释放出来。产能营养素在体内产生的能量可按每克蛋白质 16.8 kJ（4 kcal）、脂肪 37.7 kJ（9 kcal）、碳水化合物 16.8 kJ（4 kcal）计算，这个数值称为能量系数。

1．人体对能量的需要　人体能量的需要取决于基础代谢、劳动和各种活动以及食物特殊动力作用所消耗的能量。儿童生长期还要增加生长发育所需的能量。

（1）基础代谢（basal metabolism）：是维持生命最基本活动所必需的能量消耗。即机体处于清醒、空腹、安静状态下维持体温、心跳、呼吸、各器官组织和细胞基本功能所需的能量。基础代谢受性别、年龄、体表面积、内分泌、气候、疾病等因素的影响。成年男性每平方米体表面积每小时基础代谢耗能约 0.16 MJ 或每公斤体重每小时约 4.18 kJ。女性比男性约低 5%；儿童青少年比成年人高；成年人比老年人高；寒冷气候地区居民比温热带居民高。

（2）劳动和各种活动：从事劳动和各种活动所消耗的能量是人体总能量消耗的重要部分。而能量消耗的多少与劳动强度、持续时间、作业熟练程度、环境及气候等因素有关。其中以劳动强度影响最为明显。所以成年人的能量需要量常根据劳动强度来确定。

（3）食物特殊动力作用（specific dynamic action，SDA）：也称食物的热效应。是指人体摄取食物过程中对营养素进行消化、吸收、代谢转化等引起的额外能量消耗。3 种不同营养素在摄食过程中所消耗的能量不同，如蛋白质耗能为其产能的 30%，脂肪为 5% ~ 6%，碳水化合物为 4% ~ 5%。一般情况下摄入混合膳食，每日由于食物特殊动力作用而额外增加的能量消耗相当于基础代谢的 10% 左右。

2. 来源和参考摄入量　食物中的碳水化合物、蛋白质和脂肪是膳食能量的主要来源，这三种营养素又称产能营养素。三大产能营养素供给能量要有适当的比例。目前，一般建议碳水化合物占 55% ~ 65%，脂肪占 20% ~ 30%，蛋白质占 10% ~ 15%。根据我国居民饮食习惯，能量的主要来源是粮谷类，其次为食用油脂、动物性食品及蔬菜。健康成人摄入的能量应与消耗的能量保持平衡。摄入过多引起体重过重或肥胖，摄入过少导致体重减轻。

➢ 考点：蛋白质、碳水化合物及脂类的能量系数；食物特殊动力作用，三大产能营养素供给能量的比例。

（五）维生素

维生素（vitamin）是维持机体正常生理功能及细胞内特异代谢反应所必需的一类低分子有机化合物，以本体形式或可被人体利用的前体形式存在于天然食品中。维生素在体内既不供给能量，也不构成机体组织，只需少量就可满足需要。但体内不能合成或合成数量不能满足生理需要，必须从膳食中获取。维生素按其溶解性可分为脂溶性维生素（维生素 A、维生素 D、维生素 E、维生素 K）和水溶性维生素（维生素 B_1、维生素 B_2、烟酸、维生素 B_6、叶酸、维生素 B_{12}、泛酸、生物素等 B 族维生素和维生素 C）两大类。

维生素若长期摄入不足，最初可表现为生化代谢异常或生理功能降低，组织病理变化，出现亚临床维生素缺乏或不足；严重者可表现典型的维生素缺乏症。维生素缺乏病有原发性和继发性两种，前者为摄入不足或利用率过低引起的，后者为吸收障碍和生理性或病理性需要增加导致。

1. 维生素 A 及胡萝卜素　维生素 A 参与视网膜内视紫质的合成与再生，以维持正常的视力；保护上皮组织的完整；增加对感染的抵抗力，对肺癌有抵抗作用；还参与肾上腺皮质激素合成，促进生长发育并维持正常的生殖能力。维生素 A 缺乏可致暗适应能力下降，严重可致夜盲症，结膜干燥角化，角膜软化穿孔而致失明；皮肤干燥，毛囊角化；儿童生长发育迟缓，易发生呼吸道感染。β- 胡萝卜素具有维生素 A 的生理功能，并与某些癌症（如肺癌、胃癌等）的发病呈明显负相关。

维生素 A 的主要来源为肝、鸡蛋、鱼肝油、牛奶；胡萝卜素的主要来源为胡萝卜、红薯及菠菜等深绿色或红黄色蔬菜及水果。我国成年人维生素 A 的 RNI 男性为 800 μgRE/d，女性为 700 μgRE/d；可耐受最高摄入量（UL）为 3000 μgRE/d。

2. 维生素 D　主要生理功能是促进钙、磷吸收，调节钙、磷代谢和促使骨骼及牙齿硬化。

缺乏维生素D影响牙齿钙化，延缓牙齿萌出。严重缺乏时儿童可患佝偻病，成人患骨质软化症，老年人患骨质疏松症。

鱼肝油中维生素D含量最丰富，其次是蛋黄、肝、鱼等。我国成年人维生素D适宜摄入量（AI）为10 μg/d，UL为50 μg/d。

3．维生素E　又称生育酚（tocopherol），具抗氧化作用，尤其是保护生物膜上多不饱和脂肪酸免受自由基的攻击；防止膜脂质过氧化造成一系列严重病理损伤，维持红细胞的完整性。缺乏维生素E时红细胞膜脆性增加，易发生溶血，可致新生儿大细胞性溶血性贫血。维生素E保护巯基酶及其他蛋白质巯基防止其被氧化；维生素E营养状况差，可增加动脉粥样硬化、癌症、白内障及其他老年性退行性病变危险。维生素E促进性器官和胚胎发育；动物实验证实大鼠缺乏维生素E致两性生殖系损害，精子形成受阻、睾丸退化，胚胎死亡。维生素E缺乏较少发生于人类，但早产儿或脂肪吸收代谢不良者易发生维生素E缺乏。

各种油料作物种子及植物油，如大豆、玉米、棉籽、花生及芝麻是维生素E的良好来源。此外谷物胚芽、坚果及绿叶菜，肉、奶、蛋及鱼肝油均含有较多维生素E。我国成年人维生素E的AI为14 mgα-TE/d，UL为700 mgα-TE/d。

4．维生素B_1　维生素B_1又称硫胺素，主要功能为构成脱羧辅酶参与碳水化合物代谢，促进乙酰胆碱合成和维持神经、消化、肌肉、循环的正常功能。缺乏时易患维生素B_1缺乏病（脚气病），缺乏原因为长期摄入碾磨过分的精白米和面粉、缺乏其他杂粮和多种副食的补充、吸收障碍以及需要量增加等。

维生素B_1的主要来源是谷类、豆类、干果、酵母、绿色蔬菜、动物内脏（如肝、肾、脑等），瘦肉、蛋类中含量亦较多。我国成年人维生素A的RNI男性为1.4 mg/d，女性为1.2 mg/d。

 案例3-2

> 光绪十三年（1887年），清政府向英德购买四艘军舰，派人驶回国内。当年7月25日出发，10月26日抵达厦门。途中怪病（脚气病）流行，表现为"患腿肿，不数日上攻于心，肿至腰际即不治"，船员均以白米为主食。船上无冷藏用具，吃不到新鲜肉类及其他食品。新加坡报道，知多食麦面可免此病。

> **思考题：**脚气病是由什么引起的？

5．维生素B_2　又称核黄素，核黄素以黄素蛋白的形式作为酶的辅基，参与机体组织呼吸及氧化还原过程，并与视网膜感光作用、生长发育有关。缺乏时引起代谢障碍和皮肤黏膜的炎症，包括口角炎、唇炎、舌炎、脂溢性皮炎、阴囊炎。

动物性食物一般含维生素B_2较高，尤其在肝、肾和心为最多；奶类及蛋类所含维生素B_2也较多。阳光照射2 h可损失50%的维生素B_2。蔬菜经炒煮后，能保持60% ~ 90%的维生素B_2，而碾磨后的谷物可损失60%。我国成年人维生素B_2的RNI男性为1.4 mg/d，女性为1.2 mg/d。

6．维生素C　又称抗坏血酸，在体内参与羟化反应，为形成骨骼、牙齿、结缔组织及一切非上皮组织细胞间黏结物所必需，可维持牙齿、骨骼、血管的正常功能，增加对疾病的抵抗力，促进外伤的愈合。维生素C还可与金属离子络合而减少铅、汞、镉、砷等毒物的吸收；促进食物中Fe^{3+}被还原为Fe^{2+}，有利于铁的吸收；具有较强的还原性，在体内起抗氧化作用，可阻断亚硝胺在体内合成。人体缺乏维生素C可以引起坏血病，主要临床表现是毛细血管脆性增强，牙龈肿胀、出血、萎缩，常有鼻出血、月经过多以及便血；还可导致骨钙化不正常及伤口愈合缓慢等。这些临床症状都与缺乏维生素 C 使胶原不能正常形成有关。

维生素 C 的主要来源是新鲜蔬菜和水果，特别是绿色蔬菜；野生植物中含量很高。我国西南部的刺梨、枣类含量最丰富，利用率可高达 86%。我国居民维生素 C 的 RNI 为 100 mg/d，UL 为 2000 mg/d。

7. 烟酸：又称维生素 PP，是指具有烟酸（吡啶 -3- 羧酸）及烟酰胺生物活性的一类物质。在体内以烟酰胺形式参与辅酶Ⅰ及辅酶Ⅱ的构成，为组织呼吸所必需，并与脂肪代谢和碳水化合物代谢有关。缺乏时发生糙皮病，表现为腹泻、皮炎和神经性痴呆，即所谓 "三 D" 症。

烟酸在食物中分布较广泛，豆类、粮食、肝、肾、瘦肉、鱼、酵母中含量较多。我国成年人烟酸的 RNI 男性为 1.4 mgNE/d，女性 1.2 mgNE/d；UL 为 35 mgNE/d。

➤ 考点：各种维生素缺乏症及食物来源。

（六）矿物质

人体重量的 96% 是碳、氢、氧、氮等构成的有机物和水分，其余 4% 则由数十种不同的元素组成。它们是机体灰分的组成成分，营养学中称这类营养素为矿物质。

根据每一种元素在体内所占的重量和机体对其需要量的多少，分为常量元素和微量元素。常量元素在体内含量大于 0.01%，需要量相对较多，如钙、镁、钾、钠、磷、硫、氯等。微量元素在体内含量小于 0.01%，需要量也相对较少，如铁、钴、铬、锰、铜、锌、钼、碘、氟、硒等。各种矿物质在人体新陈代谢过程中，每天都有一定的量随各种途径，包括粪、尿、汗的排泄以及头发、指甲、皮屑及黏膜的脱落排出体外。

根据我国居民的饮食习惯，比较容易缺乏的元素是钙、铁和锌，在某些特殊地理环境下也可能有碘或硒的缺乏。有些元素，其生理需要量与中毒量之间相差很小，稍有不慎就会引起中毒，因此在补充矿物质时应特别注意。其中有些是维持正常生命活动所必需的，且必须通过食物摄入，称之为必需微量元素。必需微量元素主要来源于食物和水，缺乏和过多都会对人体产生有害影响，并可成为某些疾病的重要病因。必需微量元素还能影响人体生长、发育、生死和寿命，在保健和防病方面有重要作用。

矿物质不能在机体合成，只能每日由膳食进行补充。人体常可因摄入量不足、吸收不良或丢失增加，导致矿物质营养缺乏病的出现。

1. 钙　是构成人体的重要组分，占人体重量的 1.5% ～ 2.0%，其中约 99% 集中在骨骼和牙齿中，是构成骨骼和牙齿的主要成分；1% 的钙是维持正常生理状态所必需的，如心脏搏动、神经和肌肉兴奋性的正常维持等。若血清钙降低，可使神经、肌肉兴奋性增高引起抽搐，反之过高会抑制神经、肌肉的兴奋性。钙参与凝血过程，使凝血酶原变成凝血酶；参与维持体内酸碱平衡及毛细血管渗透压；此外，钙还是各种生物膜的组成成分，对维持生物膜正常通透性有重要作用。

钙在消化道的吸收，受很多因素影响，如：维生素 D、乳糖、蛋白质等均可促进钙吸收；凡能与钙在肠道中形成不可溶性复合物的因素，如食物中的膳食纤维、植酸、草酸和脂肪酸等，均可干扰钙的吸收。

食物中的钙以奶及其制品中含量最丰富，而且吸收率高，是婴幼儿的理想供钙食品；豆类食品也含较多的钙；可以连骨或壳吃的小鱼、小虾、虾皮等，及一些硬果类、芝麻及海藻类食品中含钙也较多。中国营养学会推荐成年人膳食钙的 RNI 为 800 mg/d，UL 为 2000 mg/d。

2. 铁　成人体内有 3 ～ 5 g 铁，60% ～ 70% 存在于血红蛋白中，在体内主要参与氧的运输、组织呼吸，促进生物氧化还原反应，其余为储备铁。

食物中的还原性物质如维生素 C 及含巯基蛋白质有助于铁的吸收。母乳中含铁虽低，但母乳中的乳清蛋白有促进铁吸收的作用。胃内酸度可提高溶解性，促进食物中铁的吸收利用。铁吸收率还受人体需要的控制。生理状态如妊娠和生长可刺激铁的吸收；机体缺铁时铁吸收增加。食物中的植酸、草酸、6- 磷酸肌醇等能螯合铁，从而降低其吸收。足够的钙有助于去除植酸、磷酸和草酸，有利于铁的吸收利用。锌和铁盐同时服用也能降低铁的吸收。

膳食铁以血红素铁和非血红素铁两种形式存在。血红素铁主要存在于动物性食品中，吸收受膳食成分和胃肠道分泌物影响很小，吸收率可达 30% 左右。而非血红素铁以游离铁的形式主要存在于植物性食品中，由于受到许多膳食因素的影响，吸收率低，多在 10% 以下。膳食中铁的最好来源为动物肝、全血、鱼类和禽畜肉类食品。海带、紫菜、黑木耳、黄豆含量也较高，白菜、油菜、芹菜等也含有较多的铁。中国营养学会推荐成年人膳食铁的 RNI 为男性 12 mg/d，女性 20 mg/d，UL 为 42 mg/d。

3．锌　锌参与调节细胞的分化和基因表达，可促进正常生长发育、组织修复再生，维持生物膜的结构和功能，保护皮肤健康；锌参与免疫功能并对激素有重要影响；锌亦是味觉素的结构成分，可促进食欲，促进正常的物质代谢和提高多种内分泌腺的功能。

锌的主要食物来源为贝壳类海产品、红色肉类、动物内脏类，干果类、谷类胚芽、奶酪、虾、燕麦、花生等也是良好的食物来源，一般的植物性食物和蔬菜、水果中含锌较低。中国营养学会推荐成年人膳食锌的 RNI 为男性 12.5 mg/d，女性 7.5 mg/d，UL 为 40 mg/d。

4．硒　是谷胱甘肽过氧化物酶的重要组成，具有清除氧自由基和过氧化氢的作用，与维生素 E 的抗氧化作用具有协同作用。硒参与辅酶 A 和辅酶 Q 的合成，在机体代谢、电子传递中起重要作用。硒还与非特异性免疫、体液免疫、细胞免疫有关，可以明显提高机体免疫功能。硒对心肌有保护作用。硒缺乏是克山病的主要发病因素。

含硒较丰富的食物是动物内脏和海产品，其次是禽畜肉类、乳制品、玉米和谷类。中国营养学会推荐成年人膳食硒的 RNI 为 60 μg/d，UL 为 400 μg/d。

➢ 考点：各种矿物质缺乏症及食物来源。

第二节　合理营养指导

一、概述

食物中所含营养素各不相同，任何一种食物都不能在质和量上满足人体对营养物质的全部需要，所以必须通过各种食物相互搭配方能达到合理营养要求。所谓合理营养是指膳食中所含能量及营养素种类齐全、数量充足、比例适当并能被机体充分地消化吸收和利用，以满足机体的需要。平衡膳食指由多种食物构成的、能达到合理营养要求的膳食，是合理营养的核心。

二、平衡膳食的基本卫生要求

1. 提供满足需要的能量及各种营养素　是指摄入的各种食物品种、数量、质量与身体需要相平衡。其中粮食类在我国膳食中占主导地位，是能量和蛋白质的主要来源；禽畜肉类、鱼类、奶类及豆类提供高蛋白质，蔬菜水果类是维生素和矿物质的主要来源，均需每日摄入；烹调油以植物油为主。

2. 食物无毒无害　注意饮食卫生，餐具消毒，加工食物应生熟分开。食物不应含有对人体造成危害的各种有害因素，食品中的有害微生物、化学物质、农药残留、食品添加剂等应符合食品卫生国家标准的规定。

3．科学加工烹调　食物加工与烹调时应尽量减少营养素的损失，并提高消化吸收率；让食物具有良好的感官性状，以促进食欲。如淘米次数应减少、煮稀饭不加碱、面食少油炸；蔬菜先洗后切、急火快炒；注意色、香、味、形，促进消化液分泌，增进食欲等。在食物搭配时注意粗细搭配（发挥蛋白质互补）和荤素搭配（调节机体酸碱平衡）。

4．合理的膳食制度　膳食制度是指规定进餐的次数、时间及各餐的热量分配。进餐次数一般为三餐制或四餐制，两餐间隔的时间过长或过短，都可引起胃液分泌发生改变，导致食欲减退、消化能力减弱。此外，每次进餐时间为 20 ～ 30 min，各餐能量分配为早 30%、午 40%、晚 30%。

5．良好的进餐环境　要求环境优美、清洁卫生。

三、中国居民膳食营养素参考摄入量

膳食营养素参考摄入量（dietary reference intake，DRI）是在推荐每日膳食供给量（RDA）基础上发展起来的一组每日平均膳食营养素摄入量的参考值。DRI 包括 4 个营养水平指标：平均需要量、推荐摄入量、适宜摄入量、可耐受最高摄入量。

1．平均需要量（estimated average requirement，EAR）　是某一特定性别、年龄及生理状况群体对某营养素需要量的平均值。摄入量达到 EAR 水平时可以满足群体中半数个体的需要，而不能满足另外半数个体对该营养素的需要。

2．推荐摄入量（recommended nutrient intake，RNI）　相当于传统使用的 RDA，是可以满足某一特定性别、年龄及生理状况下群体中绝大多数（97% ～ 98%）个体的需要量。长期摄入 RNI 水平，可以维持机体中有适当的储备。RNI 的主要用途是作为个体每日摄入该营养素的目标值。

3．适宜摄入量（adequate intake，AI）　是通过观察或实验获得的健康人群某种营养素的摄入量。例如纯母乳喂养的足月产健康婴儿，从出生至 4 ～ 6 个月，他们的营养素全部来自母乳，故母乳中的营养素含量就是婴儿的 AI。

AI 与 RNI 相似之处是二者都能满足目标人群中几乎所有个体的需要。AI 和 RNI 的区别在于 AI 的准确性远不如 RNI，可能高于 RNI。

4．可耐受最高摄入量（tolerable upper intake level，UL）　是平均每日可以摄入营养素的最高量。这个量对一般人群中的几乎所有个体都不至于损害健康。UL 的主要用途是检查个体摄入量过高的可能，避免发生中毒。当摄入量超过 UL 时，发生毒副作用的危险性增加。在大多数情况下，UL 包括膳食、强化食物和添加剂等各种来源的营养素之和。

四、中国居民膳食指南及平衡膳食宝塔

 课程思政

1．案例主题：光盘行动的宣传活动。
2．结合内容：中国居民膳食指南及平衡膳食宝塔。
3．案例意义：通过"中国居民膳食指南及平衡膳食宝塔"部分的学习以及强调个人用餐量按需所取，倡导大家爱护粮食，不浪费，珍惜节约粮食，力争每顿饭不剩粮食。勤俭节约是中华民族的传统美德。节约粮食不仅是自身良好素质的体现，也是社会道德的

制约。"谁知盘中餐，粒粒皆辛苦"，爱护珍惜粮食，一粥一饭当思来之不易。光盘行动的践行有助于社会主义精神文明的建设；有助于保障民生，解决温饱，维护社会稳定和谐。现如今，世界一些国家粮食紧张，节约粮食既解决了大众的温饱，又有利于中国梦的实现。

膳食指南是根据营养学原则并针对膳食实际存在的不足之处而制定的，是关于如何具体落实平衡膳食，以摄取合理营养促进健康的指导性意见。中国营养学会2016年版《中国居民膳食指南》（下称《指南》）是在2007年《指南》基础上修订而成的，用百姓易于理解的语言讲百姓关心的常识，结合与百姓生活密切相关的饮食营养问题，以图文并茂的形式、通俗易懂的表达，对核心推荐内容进行科学讲解。新《指南》由一般人群膳食指南、特定人群膳食指南和中国居民平衡膳食实践3个部分组成。同时推出了中国居民膳食宝塔（2016）、中国居民平衡膳食餐盘（2016）和儿童平衡膳食算盘等3个可视化图形，指导大众在日常生活中进行具体实践。为方便大众应用，还特别推出了《中国居民膳食指南（2016）》科普版，帮助大众做出有益健康的饮食选择和行为改变。

一般人群膳食指南共有6条，适合于2岁以上的正常人群。

（1）食物多样，谷类为主。

（2）吃动平衡，健康体重。

（3）多吃蔬果、奶类、大豆。

（4）适量吃鱼、禽、蛋、瘦肉。

中国居民平衡膳食宝塔（2016）

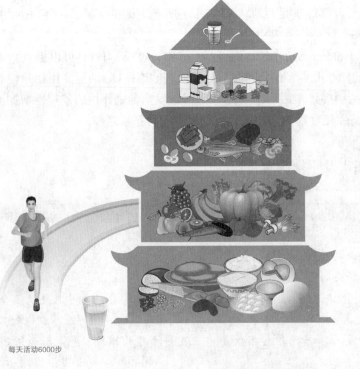

盐	<6克
油	25~30克
奶及奶制品	300克
大豆及坚果类	25~35克
畜禽肉	40~75克
水产品	40~75克
蛋类	40~50克
蔬菜类	300~500克
水果类	200~350克
谷薯类	250~400克
全谷物和杂豆	50~150克
薯类	50~100克
水	1500~1700毫升

每天活动6000步

图3-1　中国居民平衡膳食宝塔

（5）少盐少油，控糖限酒。

（6）杜绝浪费，兴新食尚。

除此之外、还应注意三餐要合理，早中晚三餐的能量分配以 3 : 4 : 3 较为合适。坚持吃早餐，尤其是儿童。

为了将膳食指南原则具体应用于日常膳食实践，中国居民膳食指南专家委员会针对我国居民膳食的主要缺陷，按平衡膳食的原则，推荐了中国居民各类食物的适宜消费量，并以宝塔的形式表达，称之为"中国居民平衡膳食宝塔"（图 3-1）。新的膳食宝塔对各类食物的摄入量作出修改，每天的膳食应包括谷薯类、蔬菜水果类、畜禽鱼蛋奶类、大豆坚果类等食物。平均每天摄入 12 种以上食物，每周 25 种以上。各年龄段人群都应天天运动、保持健康体重。坚持日常身体活动，每周至少进行 5 天中等强度身体活动，累计 150 min 以上。蔬菜水果是平衡膳食的重要组成部分，吃各种各样的奶制品，经常吃豆制品，适量吃坚果。鱼、禽、蛋和瘦肉摄入要适量。少吃肥肉、烟熏和腌制肉食品。成人每天食盐不超过 6 g；每天烹调油 25 ～ 30 g，每天摄入不超过 50 g。足量饮水，成年人每天 7 ～ 8 杯（1500 ～ 1700 ml），提倡饮用白开水和茶水。尤其在"杜绝浪费，兴新食尚"条目下指出珍惜食物，按需备餐，提倡分餐不浪费；学会阅读食品标签，合理选择食品；多回家吃饭，享受食物和亲情；传承优良文化，兴饮食文明新风。

应用平衡膳食宝塔要注意几个要点：①确定自己的食物需要；②同类互换，调配丰富多彩的膳食；③要合理分配三餐食量；④要因地制宜充分利用当地资源；⑤要养成习惯，长期坚持。

➤ 考点：合理营养概念、平衡膳食的基本卫生要求及平衡膳食宝塔。

第三节　特殊人群的营养

特殊人群营养主要研究处于不同生命周期阶段、特殊生活环境、特殊工作环境和特殊职业人群的代谢特点、营养需要和膳食保障。这些特殊人群的生理代谢特点、营养需要不同于一般正常人群，是营养研究重点关注的目标人群。

一、孕妇和乳母的营养

妊娠期和哺乳期妇女的营养，不仅要满足自身的营养素需要，而且要提供满足胎儿生长发育和乳汁分泌所必需的各种营养素，从而达到预防可能出现的母体和胎儿营养缺乏及某些并发症的目的。因此，妊娠期和哺乳期的合理营养可保证母体健康和胎儿、婴儿的正常发育。

（一）孕妇的营养需要

适宜的能量对孕妇及正在发育的胎儿都很重要。孕妇除了维持自身所需能量外，还要负担胎儿的生长发育以及胎盘和母体组织增长所需要的能量。一般将妊娠分为早、中、晚 3 期，孕早期（1 ～ 12 周）孕妇的基础代谢并无明显变化，故此时孕妇对能量的需要基本与非孕时相近，可不增加能量。从孕中期（13 ～ 28 周）开始母体能量需求量增加，增加量为 0.84 MJ/d，至孕晚期（29 ～ 40 周）孕妇虽体重增加较快，但由于此时孕妇活动量减少，能量消耗较低，亦不宜过分增加体重，故仍以每日增加 0.84 MJ 为宜。如孕中期、孕后期孕妇体重增加每周低于 0.4 kg，需适当调整能量摄入。孕后期能量摄入过多，易形成巨大胎儿，导致难产。妊娠期为了满足胎儿的生长发育以及孕体自身的子宫、胎盘和乳房等的发育，对蛋白质的需要量增加。中国营养学会建议蛋白质的增加量为：孕早期每日膳食较成人增加 5 g，孕中期增加 15 g，孕晚期增加 20 g。其中优质蛋白质应占 1/3 以上。

妊娠期可能缺乏的微量营养素主要是钙、铁、锌、碘等。由于妊娠期妇女对钙的需要量显著增加,以满足胎儿骨骼和牙齿生长发育的需要。当缺钙严重或长期缺钙时,血钙浓度下降,母亲可发生小腿抽筋或手足抽搐,严重时导致骨质软化症,胎儿也可发生先天性佝偻病。因此,妊娠期需增加贮存钙。妊娠期母体对铁的需要量增加,主要是由于一方面妊娠期母体生理性贫血,需额外补充铁;另一方面母体需储备铁,以补偿分娩时由于失血造成的铁损失;此外胎儿肝内也需要储存部分铁,以供出生后 6 个月之内婴儿对铁的需要。由于我国膳食中铁的来源主要为非血红素铁,铁的吸收率低,因而孕妇膳食中铁的摄入量应适当增加,每日铁的适宜摄入量在孕早期、孕中期和孕后期应分别为 15 mg、25 mg 和 35 mg。锌对孕早期胎儿器官的形成及生长发育极为重要,我国 DRI 建议孕妇每日锌的摄入量为孕早期 11.5 mg,孕中、后期均为 16.5 mg,其中 2/3 最好来自高利用率的动物性食物。妊娠期妇女碘缺乏可能导致胎儿甲状腺功能低下,从而引起以生长发育迟缓、认知能力降低为特征的呆小病,通过纠正孕早期母亲碘缺乏可以预防。我国 DRI 建议孕妇每日膳食碘供给为 200 μg。

妊娠期对叶酸的需要量也大大增加,孕早期叶酸缺乏是导致胎儿神经管畸形(无脑儿、脊柱裂等)的主要原因。妊娠期叶酸缺乏还可引起胎盘早剥或新生儿低出生体重。我国建议孕妇每日供给量 600 μg,但不能超过 1000 μg。

孕妇应以正常妊娠体重增加的规律合理调整饮食,同时做一些有益的体力活动。孕妇营养低下,使营养物质储备不良,胎儿的生长发育延缓,早产儿发生率增加。但孕妇营养过剩,危害非浅。盲目追求高营养的结果是患妊娠高血压、糖尿病的孕妇增多,胎儿过大且发育不良。我国孕产妇死亡的一个重要原因就是妊娠高血压;而"巨大儿"造成的难产、分娩期延长,常导致产后大出血,这是孕产妇死亡的又一重要原因。因此,孕妇宜适当控制饮食。

(二)乳母的营养需要

母乳中含有婴儿生长发育所必需的各种营养素,所以以母乳是婴儿最理想的食品。

乳母对能量的需要量较大,以满足泌乳所消耗的能量和提供乳汁本身的能量。我国 DRI 建议乳母能量供给增加 2.09 MJ。其中,蛋白质的质和量会影响乳汁的分泌量和蛋白质氨基酸的组成,中国营养学会建议的乳母蛋白质的 RNI 为在非孕妇女基础上每日增加 20 g,其中优质蛋白质最好占 1/3 ~ 1/2,并建议乳母应多吃蛋类、乳类、瘦肉类、肝、肾、豆类及其制品,以保证蛋白质质量。脂肪是婴儿能量的重要来源,婴儿中枢神经系统的发育及脂溶性维生素的吸收也需要脂肪,故乳母膳食中应有适量的脂肪。人乳中钙的含量较为稳定,如乳母的钙供给不足就会动用自身骨骼中的钙来满足乳汁中钙含量,导致乳母出现腰腿酸痛、抽搐,甚至发生骨质软化症。为保证乳汁中正常的钙含量,并维持母体钙平衡,应增加乳母钙的摄入量,乳母每日膳食中钙的适宜摄入量为 1200 mg。铁不能通过乳腺输送到乳汁,因而人乳中铁含量低。我国建议乳母每日膳食中铁的适宜摄入量为 25 mg。乳母膳食中各种维生素必须相应增加,以维持乳母健康,促进乳汁分泌,保证乳汁中营养成分的稳定,满足乳儿及乳母的营养需要。但是,维生素 D 几乎不能通过乳汁传递给婴儿,婴儿应通过多晒太阳或补充鱼肝油及其他制剂获得维生素 D。

二、儿童青少年营养

(一)学龄儿童的营养需要

学龄儿童指的是 6 ~ 12 岁进入小学阶段的儿童。学龄儿童处于生长发育阶段,基础代谢率高,活泼爱动,体力脑力活动量大,故他们需要的能量(按每千克体重计)接近或超过成年人。由于学龄儿童学习任务繁重,思维活跃、认识新事物多,必须保证供给充足的蛋白质。学龄儿童脂肪的适宜摄入量占总能量的 25% ~ 30%,碳水化合物适宜摄入量占总能量的

55% ～ 65% 为宜。由于学龄儿童骨骼生长发育快，矿物质的需要量明显增加。为使各组织器官达到正常的生长发育水平，必须保证供给充足的矿物质和维生素。

（二）青少年的营养需要

青少年期一般指的是 12 ～ 18 岁这一阶段，包括青春发育期及少年期，相当于初中和高中学龄期。从青春期开始出现第二个生长高峰，身高每年可增加 5 ～ 7 cm，个别的可达到 10 ～ 12 cm；体重年增长 4 ～ 5 kg，个别可达到 8 ～ 10 kg。第二性征逐步出现，加之活动量大，学习负担重，其对能量和营养素的需求超过成年人。青少年时期应合理食用各种食物，以达到平衡膳食。养成良好的膳食习惯，多吃谷类，供给充足的能量，保证足量的鱼、禽、肉、蛋、奶、豆类和新鲜蔬菜水果的摄入，不挑食、不偏食、不吃或少吃零食。

近年来，我国青少年肥胖发生率逐年增长，对超重或肥胖的青少年，应引导他们合理控制饮食，少吃高能量的食物（如肥肉、油炸垃圾食品等），同时增加体力活动，使能量摄入和消耗保持平衡，逐步减轻体重。

三、老年人营养

我国界定 60 岁以上的公民为老年人。老年人营养状况与其健康、疾病和衰老进程有密切关系，合理膳食有助于预防疾病，延缓衰老，达到健康长寿。

老年人由于基础代谢下降和体力活动减少，自 60 岁以后，能量摄入量应较青壮年减少 20%，70 岁以后减少 30%。能量的摄入与消耗应保持平衡，以能维持恒定的理想体重为标准，使体重指数（BMI）在 18.5 ～ 23.9 之间。老年人容易出现负氮平衡，且由于老年人肝、肾功能降低，摄入蛋白质过多可增加肝、肾负担。故以每天每千克体重 1.0 ～ 1.2 g 为宜。蛋白质的供能比以 12% ～ 14% 为宜，优质蛋白质应占 1/3 以上。由于老年人胆汁分泌减少和酯酶活性降低而对脂肪的消化功能下降，因此，脂肪的摄入不宜过多，脂肪供能占膳食总能量的 20% ～ 30% 为宜，且应以富含多不饱和脂肪酸的植物油为主，控制富含饱和脂肪酸和胆固醇的食物的摄入。碳水化合物应随能量供给的减少而减少，注意选择富含淀粉和膳食纤维的食物，控制蔗糖摄入。

老年人应供给充足的钙、铁、硒、铬等。老年人钙的吸收率降低，骨质丢失增加，易引起骨质疏松，充足的钙摄入可减少骨质丢失，对骨质疏松有一定的预防作用；老年人对铁的吸收利用率下降且造血功能减退，血红蛋白含量减少，易出现缺铁性贫血；硒具有抗氧化作用，对延缓衰老、防止慢性病的发生有一定作用；充足的铬摄入对于改善葡萄糖耐量有作用；老年人食盐摄入小于 6 g/d 为宜，高血压、冠心病患者低于 5 g/d 为宜。为调节体内代谢、延缓机体功能衰退和增强抗病能力，各种维生素的摄入量应充足。

➤ 考点：特殊人群的各营养素参考摄入量。

第四节　食品安全与风险管理

一、食品安全概述

食品是人类生存和发展的物质基础，食品安全直接影响社会稳定和经济发展。近年来，地沟油、禽流感等重大食品安全事件接连不断，据估计，全球人口中每年约有 1/3 的人有食源性疾病的经历。食品安全问题不仅给人类的健康和生活质量造成损害，而且在经济上造成重大损失，对社会发展也产生了重要影响，已成为全球广泛关注的重大公共卫生问题。

（一）食品安全概念

《中华人民共和国食品安全法》（以下简称《食品安全法》）是我国食品安全法律法规体系中最重要的法律。它对食品安全的定义是"食品无毒、无害，符合应当有的营养要求，对人体健康不造成任何急性、亚急性或慢性危害"。WHO 在《加强国家级食品安全性计划指南》中指出，食品安全是指"对食品按其原定用途进行制作和食用时不会使消费者健康受到损害的一种担保"。

（二）食品安全的危害因素

1. 食品固有的危害　是指食品本身成分中含有的天然有毒有害物质，如河豚含河鲀毒素、毒蕈含的有毒成分等。天然的食品毒素，实际上广泛存在于动植物体内，所谓"纯天然"食品不一定是安全的。

2. 食品污染　是指食品从生产到销售的各个环节受到有毒有害物质的污染。一般有生物性、化学性和放射性污染三大类。

3. 食品变质　主要指食品在正常、自然状态下，有关成分发生了一定变化，对人体健康产生危害，如油脂酸败引起的食物中毒。

4. 人工添加　为改善食品的感官性状及加工工艺所需而加入的食品添加剂。如不遵守《食品添加剂使用标准》规定的品种、用量和使用范围，属滥用食品添加剂，可导致食品安全问题。

5. 食品新原料与新工艺的使用　如转基因食品、益生菌和酶制剂等技术在食品中应用，带来了新的食品安全问题。随着检测技术水平的不断提高，人们对食品中有害因素会有新的认识，新的食品安全问题还会不断涌现。

（三）保障食品安全的措施

保障食品安全的措施主要有三个方面。

1. 生产经营者方面　强化食品生产经营者自身的守法意识，提高其食品安全知识水平，从源头上杜绝食品安全隐患。

2. 食物链的全程监管　建立"从农田到餐桌"整个食物链的全程监管，防止各类"问题食品"进入市场流通和消费环节。

3. 消费者方面　提高消费者自身的食品安全意识及其正确烹调加工食物的能力。

二、食品污染及各类食品卫生问题

（一）食品污染

食品污染（food contamination）是指食品被外来的对人体健康有害的物质所污染，从而改变或降低了食品原有的食用价值和商品价值的现象。它存在于食品的生产加工、运输、储存和销售等各个环节。

食品污染物按其性质可分为三类。

1. 生物性污染　包括微生物、寄生虫和昆虫的污染，其中以微生物的污染最为重要。主要有细菌与细菌毒素、霉菌及其毒素、寄生虫及其虫卵和昆虫所造成污染。

2. 化学性污染　化学污染涉及的范围广泛，主要有：①来自生产、生活和环境中的污染物，如农药、有害金属、多环芳香化合物、N- 亚硝基化合物、二噁英等；②从工具、容器、包装材料及涂料等溶入食品中的原料材质、单体及助剂等物质；③在食品加工贮存中产生的物质，如酒中有害的醇类、醛类等；④滥用食品添加剂。

3. 放射性污染　主要来自放射性物质的开采与冶炼，国防、生产以及生活中的应用与排放，特别是半衰期较长的放射性核素的污染最为重要。

食品污染对人体健康的危害是多方面的，可引起传染病、寄生虫病、急性食物中毒、机体的慢性危害，以及对人类的致癌、致畸和致突变作用。

（二）各类食品卫生问题

食品受到污染，可能对食品的安全性、营养性及感官性状产生不良影响，还可导致以下几种危害。

1. 急性中毒　大量的食品污染物随食物进入人体，如致病菌、霉菌毒素或高浓度的化学污染物，使食用者在短期内出现急性中毒症状。引起中毒的原因不同，可以出现不同程度的临床表现，一般都伴有急性胃肠道症状，严重者可因肝、肾功能衰竭而死亡，这种急性短期效应，可导致食源性疾病的发生。

2. 慢性中毒　某些有毒物质污染食物，污染量虽少，但长期不断地通过食物进入人体，在人体内不能完全排出，不断蓄积，经过几年甚至几十年，对人类产生慢性长期效应，如导致肿瘤的发生，产生食源性危害。

3. 致畸、致突变或致癌毒性（"三致"毒性）　妇女在妊娠期食用了被黄曲霉毒素、多环芳烃、亚硝胺等污染的食物后，很容易出现胎儿畸形；某些农药可使生物的遗传物质发生突变，引起胎儿畸形，并可诱发癌变。

三、食品添加剂

食品添加剂是食品加工业的灵魂，合理使用可提高食品品质，如果滥用则会导致健康损害风险。正确认识与合理使用食品添加剂，助于保证食品安全。

（一）食品添加剂的概念

食品添加剂指为改善食品品质和色、香、味，以及满足防腐、保鲜和加工工艺的需要而加入食品中的化学合成物质或天然物质。

（二）食品添加剂的分类

目前我国使用的食品添加剂种类繁多，按其来源、功能用途分类如下。

1. 按来源分类　根据来源可分为：

（1）天然食品添加剂：天然食品添加剂是指利用动植物或微生物的代谢产物及一些矿物质，经提取、纯化等方法获得的天然物质。

（2）人工合成食品添加剂：指采用化学手段，使元素或化合物通过氧化、还原、缩合、聚合和成盐等反应得到的物质。

一般认为，天然食品添加剂的毒性比化学合成食品添加剂弱。由于天然食品添加剂品种少，价格较高，目前普遍使用的添加剂大多为人工合成食品添加剂。

2. 按功能用途分类　食品添加剂按用途分类便于使用，是最常用的分类方法。由于不同国家对食品添加剂功能判断有异，因而其分类也不尽相同，目前我国食品添加剂有22个类别，2000多个品种（GB 2760—2014）。类别代码与名称如下：01 酸度调节剂、02 抗结剂、03 消泡剂、04 抗氧化剂、05 漂白剂、06 膨松剂、07 胶基糖果中基础剂物质、08 着色剂、09 护色剂、10 乳化剂、11 酶制剂、12 增味剂、13 面粉处理剂、14 被膜剂、15 水分保持剂、16 防腐剂、17 稳定和凝固剂、18 甜味剂、19 增稠剂、20 食品用香料、21 食品工业用加工助剂、22 其他。

（三）食品添加剂的卫生问题

1. 食品添加剂本身的问题　食品添加剂多为人工合成物质，具有一定的毒性，少数还可引起变态反应和蓄积毒性甚至有"三致"危害。

2. 滥用食品添加剂给食品造成新的污染　超范围使用食品添加剂，使用未经批准或禁用的添加剂，以掺假、掺杂、伪造为目的使用添加剂等，均可给食品造成新的污染。

3. 食品添加剂的杂质及联合作用　某些添加剂在生产和储存中可产生有害杂质，非食品级添加剂的杂质往往超标，有些添加剂可与食物成分反应而生成致癌物。

（四）食品添加剂使用的基本要求

（1）不应对人体产生任何健康危害。

（2）不应掩盖食品腐败变质。

（3）不应掩盖食品本身或加工过程中的质量缺陷，或以掺杂、掺假、伪造为目的而使用食品添加剂。

（4）不应降低食品本身的营养价值。

（5）在达到预期效果的前提下尽量降低在食品中的用量。

> 考点：食品安全的概念，食品污染的概念、种类和来源，食品添加剂的概念、分类和使用的基本要求。

四、转基因食品

近年来，由于转基因农作物的大面积种植、转基因食品的大量生产及国际贸易的发展，其安全性问题引发的争议不断，一直备受各国的广泛关注与高度重视。

（一）概念与分类

1．概念　转基因食品（genetically modified food，GMF）指以利用转基因技术使基因组构成发生改变的生物直接生产的食品或为原料加工制成的食品。转基因技术是指将人工分离和修饰过的基因导入生物体基因组并使之定向表达，进而引起生物体性状变化的一系列手段。

2．生产状况　20多年来，在世界范围内，用来生产转基因食品的许多转基因作物早已被大面积种植并实现商品化，主要有大豆、玉米、油菜、木瓜等。应用转基因技术也获得了诸如牛、羊、猪、淡水鱼等转基因动物。2015年我国种植的转基因作物有棉花、木瓜和杨树，种植面积达3.7万 km^2。

3．分类　转基因食品分为三大类：

（1）转基因动植物、微生物产品：如转基因大豆、转基因玉米。

（2）转基因动植物、微生物直接加工品：如由转基因大豆制取的豆油。

（3）以转基因产品为原料生产的食品和食品添加剂：如用转基因大豆加工的食品。

（二）卫生学问题

根据现有科学理论推断，转基因食品有对环境和人体健康造成危害的可能。在生态环境方面的潜在危害主要是被转入基因的漂移所引起的基因污染。在人体健康方面的潜在危害主要表现在如下四个方面。

1．引发过敏反应　转基因植物引入了外源性目的基因后，会产生新的蛋白质，新的蛋白质可能成为过敏源。

2．细菌产生抗药性　转基因食品在体内将抗药性基因传给致病性细菌，从而使病菌产生抗药性。

3．营养成分的改变　如抗除草剂转基因大豆中具有防癌功能的异黄酮成分较传统大豆减少了14%。

4．毒性作用　转入的基因发生突变则可能产生有毒物质，或者使食品中原有的毒素含量增加，产生毒性作用。

（三）卫生管理

1．制定法律法规　我国十分重视转基因食品的卫生管理，政府有关部门已颁布了相关法律法规，用于指导我国的基因工程研究和开发工作，促进农业生物基因工程的研究及应用，加强安全管理，以防止遗传工程及其产品对人类健康、人类赖以生存的环境和农业生态平衡可能造成的危害。

2．进行安全性评价 我国对农业转基因生物安全评价以科学为依据，以个案审查为原则，实行分级分阶段管理，按照其对人类、动植物、微生物和生态环境的危险程度，分为 I（尚不存在危险）、II（具有低度危险）、III（具有中度危险）、IV（具有高度危险）4 个等级。转基因生物在实验研究的基础上需要完成中间试验、环境释放、生产性试验 3 个阶段的试验。

《农业转基因生物安全评价指南》规定了安全评价的具体内容，例如对转基因植物的安全性从分子特征、遗传稳定性、环境安全和食用安全 4 个方面进行评价。

五、食品安全监督管理

（一）概念

食品安全监督管理是指政府及其相关部门开展的食品安全监督执法和食品安全管理工作，包括食品生产加工、流通环节、餐饮环节食品安全的日常监管；实施生产许可、强制检验等食品质量安全市场准入制度；查处生产、制造不合格食品及其他违法行为；食品行业和企业的自律及其相关食品安全管理活动等。

（二）食品安全监督管理的原则

《食品安全法》在第三条明确指出了食品安全监督管理的原则：食品安全工作实行预防为主、风险管理、全程控制、社会共治，建立科学、严格的监管制度。

1．预防为主 预防为主是指在事实判定、证据论证、科学研究等方面尚未确定的情况下，为防止食品安全损害而采取的预防性措施。预防为主原则旨在将工作重点由事后处理变为预防事故的发生。

2．风险管理 风险管理是与利益相关方磋商后，权衡各种政策方案，考虑风险评估结果和其他保护消费者健康、促进公平贸易有关的因素，选择适当的政策和预防控制方案的过程。《食品安全法》要求对食品安全风险的全面管理，如建立了食品安全风险分级制度、食品安全风险交流制度、食品安全风险自查制度、食品安全责任约谈制度、食品安全全程追溯制度和食品安全召回制度等。

3．全程控制 食品安全风险存在于"从农田到餐桌"的全过程中。全程控制原则，就是对食品从源头的生产，到中间的经营销售，再到消费者的餐桌整个过程的控制监管。

4．社会共治 社会共治原则旨在强调食品从生产到最终由公民消费的整个过程中，食品生产经营者、流通者、消费者、政府及其监管部门、行业协会、新闻媒体、检验机构和认证机构等，都是维护和保障食品安全的重要参与者。只有让其各自都承担起相应的责任，食品安全才能得到真正的保障。

（三）食品安全监督管理的内容

1．重点监督管理内容 监督管理重点有：①专供婴幼儿和其他特定人群的主辅食品；②保健食品；③发生食品安全事故风险较高的食品生产经营者；④可能存在食品安全隐患的事项。

2．常规监督管理内容 常规监督管理具体内容有：①进入生产经营场所实施现场检查；②对生产经营的食品、食品添加剂、食品相关产品进行抽样检验；③查阅、复制有关合同、票据、账簿以及其他有关资料；④查封、扣押有证据证明不符合食品安全标准或有证据证明存在安全隐患以及用于违法生产经营的食品、食品添加剂、食品相关产品；⑤查封违法从事生产经营活动的场所。

3．食品生产经营许可 食品生产许可实行一企一证原则，即同一个食品生产者从事食品生产活动，应当取得一个食品生产许可证；食品经营许可应当实行一地一证原则，即食品经营者在一个经营场所从事食品经营活动，应当取得一个食品经营许可证。

4．风险分级管理　食品生产经营风险分级管理工作应当遵循风险分析、量化评价、动态管理、客观公正的原则，食品生产经营者风险等级从低到高分为 A 级风险、B 级风险、C 级风险、D 级风险 4 个等级。

5．食品召回　国家建立食品召回制度。食品生产者发现其生产的食品不符合食品安全标准或有证据证明可能危害人体健康，应当立即停止生产，召回已经上市销售的食品，通知相关生产经营者和消费者，并记录召回和通知情况。根据食品安全风险的严重和紧急程度，食品召回从重到轻分为一级召回、二级召回、三级召回。

 案例 3-3

某市郊外一河流受到生活污水的污染。化验检查了水体中氨氮、亚硝酸盐氮和硝酸盐氮三个指标的含量。

思考题：

1．第一次化验发现氨氮升高，而亚硝酸盐氮和硝酸盐氮含量变化不大，说明什么问题？

2．一个月后，再次化验发现氨氮和亚硝酸盐氮含量升高，而硝酸盐含量不变，说明什么问题？

3．禁止生活污水排放后半年，水中硝酸盐氮含量升高，氨氮和亚硝酸盐氮含量不高，说明什么问题？

第五节　食源性疾病与食物中毒

一、食源性疾病

食源性疾病（foodborne disease）是当今世界上分布最广泛、最常见的疾病之一。WHO 给食源性疾病的定义为"食源性疾病是指通过摄食进入人体内的各种致病因子引起的通常具有感染性或中毒性的一类疾病"。即指通过食物传播的方式和途径致使病因物质进入人体并引起的感染性或中毒性疾病。根据这一定义，食源性疾病有 3 个基本要素：食物是传播疾病的媒介；引起食源性疾病的病原物是食物中的致病因子；临床特征为急性中毒性或感染性表现。病原物可分为生物性、化学性、放射性 3 大类。其中生物性病原物种类最多，引起食源性寄生虫病，以及由食物中有毒、有害污染物引起中毒性疾病。随着人们对疾病认识的深入和发展，食源性疾病的范畴有可能扩大，如由于食物营养不平衡所造成的某些慢性退行性疾病，食源性变态反应性疾病以及因食物中某些新污染物，如吊白块（次硫酸氢钠甲醛）、瘦肉精，所致的慢性中毒性疾病也属于食源性疾病。

二、食物中毒的概念、特点和分类

（一）食物中毒的概念及特点

食物中毒（food poisoning）是指食用了被生物性、化学性有毒有害物质污染的食品或者食用了含有毒有害物质的食品后所出现的急性、亚急性食源性疾患。

食物中毒不包括因暴饮暴食所引起的急性胃肠炎、食源性肠道传染病和寄生虫病，也不包括因一次大量或长期少量摄入某些有毒、有害物质而引起的以慢性毒害为主要特征（如致癌、致畸、致突变）的疾病。

虽然食物中毒的原因不同，症状各异，但一般都具有如下流行病学和临床特征：

（1）潜伏期短，在短时间内有多数人同时发病。

（2）患者有相似的临床表现，常以恶心、呕吐、腹泻等胃肠道症状为主。

（3）患者有共同的致病食物，有食用同一污染食物史，流行波及范围与污染食物供应范围一致。

（4）中毒患者对健康人不具有传染性，发病曲线呈突然上升又很快下降的趋势，没有传染病发病曲线中出现的余波。

以上这些特点有助于进行食物中毒的初步诊断。

（二）食物中毒的分类

1．细菌性食物中毒

（1）感染型食物中毒：沙门菌属、副溶血性弧菌等。

（2）毒素型食物中毒：葡萄球菌肠毒素、肉毒梭菌毒素等。

2．非细菌性食物中毒

（1）有毒动植物食物中毒：河豚鱼、青鱼胆、发芽马铃薯、毒蕈等。

（2）化学性食物中毒：亚硝酸盐、农药等。

三、细菌性食物中毒

细菌性食物中毒是最常见的一种食物中毒，是由于摄入被致病菌或其毒素污染的食品而引起的食物中毒，以胃肠道症状为主，常伴有发热。发病有明显的季节性，夏秋季发病率较高；病死率低，一般预后良好。

我国发生的细菌性食物中毒中，以沙门菌属和金黄色葡萄球菌食物中毒为常见，其次是副溶血性弧菌、肉毒梭菌食物中毒等。

（一）沙门菌食物中毒

1．病原　沙门菌属已知有 2300 余种血清型，我国截止到 20 世纪 90 年代初已发现 255 种血清型。其中鼠伤寒沙门菌、牛肠炎沙门菌、猪霍乱沙门菌等引起食物中毒较为常见。该菌为具有鞭毛的革兰氏阴性杆菌，生长繁殖的最适温度为 20 ~ 30 ℃，在水、肉、乳制品中可生存数周至数月，在含盐 12% ~ 19% 的咸肉中可存活 2 ~ 3 个月。沙门菌属不耐热，煮沸可杀灭。水经氯化物消毒 5 min 可杀灭其中的沙门菌。由于沙门菌属不分解蛋白质，污染食品后无异味而易被忽视。

2．中毒食品　主要为畜肉类及其制品，也有鱼虾、家禽、蛋奶类引起中毒的报道。沙门菌属污染肉类食品可通过生前感染和宰后污染两条途径。生前感染是家畜家禽在宰杀前已感染沙门菌，这种家畜家禽的肉和内脏处理不当，可引起食物中毒；宰后污染指家畜家禽从屠宰到烹调加工各个环节被带有沙门菌的粪便、污水、容器和带菌者污染。

3．中毒机制　大量沙门菌随食物进入机体，可在肠道内繁殖并经淋巴系统进入血液，引起菌血症。沙门菌可在肠系膜淋巴结和单核吞噬细胞系统中被破坏而释放出毒力较强的内毒素，与活菌共同侵犯肠黏膜，引起炎症改变，抑制水和电解质吸收，从而出现胃肠炎症状。内毒素亦可作为致热原刺激体温升高。

4．临床特征　潜伏期为数小时至 3 天，一般为 12 ~ 36 h。主要症状为呕吐、腹痛、腹泻，大便为黄绿色水样便，有时带黏液和脓血。多数患者体温高达 38 ~ 40 ℃。重者出现惊厥、抽搐、昏迷等。病程为 3 ~ 7 天，预后良好。但老年人、儿童、体弱者，如急救治疗不及时，可导致死亡。除上述胃肠炎型外，还可表现为类霍乱型、类伤寒型、类感冒型。

（二）副溶血性弧菌食物中毒

1. 病原 副溶血性弧菌是一种嗜盐微生物，革兰氏阴性，常呈弧状、杆状、丝状等。在含盐 3.5% 的培养基或食物中生长良好，在无盐情况下不生长，但含盐达 12% 以上也不易繁殖。最适生长的 pH 为 7.5～8.5，温度为 30～37 ℃。该菌不耐热，80 ℃ 1 min 或 56 ℃ 5 min 可被杀灭；对酸敏感，2% 醋酸或 50% 食醋中 1 min 即可灭活。

2. 中毒食品 主要为鱼、虾、蟹、贝类等海产品，亦可由受海产品污染的其他食物如畜禽肉、凉拌菜等所引起，以腌制品多见。海产品平均带菌率达 45%～90%，尤其是夏秋季的海产品带菌率最高。

3. 中毒机制 随食物摄入的大量活菌在肠道内繁殖，并侵入肠壁上皮细胞和黏膜下组织，引起炎症、水肿和充血。该菌可产生肠毒素及耐热性溶血素，溶血素具有心脏毒性，对其他组织亦有毒，可引起黏液血便、腹泻。

4. 临床特征 潜伏期为 2～40 h，一般 11～18 h。主要症状有恶心、呕吐、上腹部阵发性绞痛，继而出现腹泻，每天 5～6 次，大便呈水样便或洗肉水样，后可转为脓血黏液便。部分患者体温可达 39 ℃，重症者可出现脱水、血压下降，少数患者有意识不清、循环障碍等。病程为 3～4 天，预后良好。

（三）葡萄球菌食物中毒

1. 病原 因摄入被葡萄球菌肠毒素污染的食物而发病。产生肠毒素的葡萄球菌主要是金黄色葡萄球菌和表皮葡萄球菌，均为革兰氏阳性兼性厌氧菌。适合在 31～37 ℃、pH 6～7、水分较多、蛋白质、淀粉丰富的环境中繁殖并大量产生肠毒素。葡萄球菌肠毒素为一种耐热性单链蛋白质，分为 A、B、C、D 和 E 五型，以 B 型耐热性最强，A 型毒性最强。120 ℃ 加热 20 min 不能将其破坏。

2. 中毒食品 主要为肉制品、奶及其制品、剩米饭、糯米饭等，国内报道以奶油蛋糕、冰淇淋等奶制品最为常见。

3. 中毒机制 肠毒素作用于迷走神经内脏支可引起反射性呕吐；作用于肠道可使肠蠕动增强，引起水的分泌和吸收紊乱而致腹泻，肠壁炎性病变，黏膜充血、水肿、糜烂，并可致伪膜性小肠结肠炎。

4. 临床特征 潜伏期为 1～6 h，一般 2～4 h，主要症状为恶心、剧烈而频繁的呕吐、上腹部疼痛、腹泻呈水样便。体温正常或稍高。病程 1～2 天，预后一般良好。

（四）肉毒梭菌食物中毒

1. 病原 中毒是由肉毒梭菌产生的外毒素引起。肉毒梭菌为厌氧性革兰氏阳性杆菌。广泛存在于土壤、淤泥、尘土和动物的粪便中，鱼贝类亦可带菌。在无氧环境下 18～30 ℃ 能生长并产生外毒素，即肉毒毒素。肉毒毒素是一种强烈的神经毒素，是已知毒性最强的化学物质。对人的致死量为 0.1 μg。肉毒毒素不耐热，80 ℃、30 min 或 100 ℃、10～20 min 可被完全破坏。然而该菌的芽孢耐热性极强，干热 180 ℃、5～15 min 或湿热 100 ℃、6 h 方能灭活。

2. 中毒食品 引起肉毒毒素中毒的食品，因饮食习惯和膳食组成的不同而有差别。我国引起肉毒中毒的食品主要是家庭自制的发酵食品，如臭豆腐、豆豉、豆酱等，其次是罐头食品、腊肉、鱼制品、酱菜等。

3. 中毒机制 肉毒毒素经消化道进入血液后，主要作用于中枢神经系统脑神经核、神经肌肉接头处及自主神经末梢，阻止神经末梢释放乙酰胆碱，而引起肌肉麻痹和神经功能不全。

4. 临床特征 潜伏期为 6 h 至半个月，一般为 12～48 h。早期全身疲倦无力、头昏、头痛、食欲不振，少数患者有胃肠炎症状。典型症状为视力模糊、眼睑下垂、复视、咀嚼与吞咽困难，并伴有声音嘶哑、语言障碍、颈肌无力、头下垂等。由于呼吸肌麻痹，可出现呼吸困难或呼吸衰竭。病死率较高，多死于发病后 10 天内。若积极治疗可逐渐恢复健康，一般无后遗症。

（五）细菌性食物中毒的防治原则

1．治疗原则

（1）迅速排除毒物：对潜伏期短的中毒患者，可催吐、洗胃以促进毒物排出。对肉毒中毒的早期患者，可用清水或 1 : 4000 高锰酸钾洗胃。

（2）对症治疗：治疗腹痛、腹泻，纠正酸中毒及补液，抢救循环衰竭和呼吸衰竭。

（3）特殊治疗：细菌性食物中毒一般可用抗生素治疗，但对葡萄球菌肠毒素中毒者慎用。肉毒毒素中毒患者应尽早使用多价抗毒血清，并可用盐酸胍以促进神经末梢释放乙酰胆碱。

2．预防原则

（1）防止食品污染：加强对污染源的管理，做好牲畜宰前和宰后的卫生检验，禁止病死禽畜肉上市出售。对海产品要加强管理，防止污染其他食品。防止食品在加工、贮存和销售等环节的污染。食品加工场所、厨房、食堂要有防蝇、防鼠设备。食品容器、刀具等应严格做到生熟分开，并做好消毒工作，防止交叉污染。严格遵守饮食行业和炊事人员的个人卫生制度。凡患化脓性皮肤疾病和传染病者，在治愈前不得参与接触食品的工作。

（2）控制病原体繁殖及外毒素形成：食品加工厂、饮食行业、食堂及食品商店应有冷藏设备，做到食品低温保存或放在低温通风处。食品中加盐量达 10%，则可控制细菌繁殖和产毒。

（3）彻底加热杀灭病原体和破坏毒素：要彻底杀灭肉类中病原体，烹调时肉块不应太大，要使肉块内部温度达到 80 ℃，并持续 12 min。蛋类应煮沸 8 ~ 10 min。制作发酵食品的原料要高温灭菌，食用前还应再加热。对怀疑有葡萄球菌肠毒素污染的食品，应 100 ℃ 加热 2 h 方可食用。

四、有毒动植物食物中毒

有毒动植物食物中毒可发生于下列情况：误食在外形上与食品相似的有毒动植物（毒蕈）；将天然含有有毒成分的动植物或制品当作食品（桐油、大麻油、甲状腺）；加工烹调过程中未能破坏或除去有毒成分（木薯、苦杏仁、河豚鱼）；贮存过程中产生了大量有毒成分的可食动植物食品（发芽马铃薯、鲐鱼）。

（一）河豚鱼中毒

河豚鱼又名河鲀，有上百个品种，是一种味道鲜美但含剧毒毒素的鱼类。河豚鱼中毒多发生在日本、东南亚及我国沿海、长江下游一带。

1．毒性　有毒物质是河鲀毒素，为一种神经毒素。一般河豚鱼皮肤、内脏和血液均有毒，其中卵巢、肝含毒素量多，肾、血液、眼睛和皮肤次之。毒素对热稳定、盐腌、日晒亦不能破坏，但在 pH > 7 时不稳定。

2．中毒机制　河鲀毒素可阻断神经肌肉间的传导，使随意肌发生进行性麻痹，对骨骼肌纤维和感觉神经有阻断作用；对心血管系统，可导致外周血管扩张及动脉压急剧降低；对呼吸中枢有特殊的抑制作用，可出现中枢神经系统兴奋性障碍。

3．临床表现　一般在食后 0.5 ~ 3 h 即发病，早期出现手指、口唇和舌刺痛感，同时出现恶心、呕吐、腹痛、腹泻等胃肠道症状；然后出现以麻痹为特征的症状，四肢麻木，严重者全身麻痹瘫痪、语言障碍、呼吸困难、血压下降、昏迷，最后多死于呼吸衰竭。

4．防治措施　目前尚无特效解毒剂，对患者的处理主要是尽快使毒物排出，并对症治疗。预防中毒的最有效方法是将河豚鱼集中处理，禁止零售。同时大力开展宣传教育，使群众了解河豚鱼有毒并能识别，以防误食。对可食用者，应集中加工处理，如去头充分放血，去内脏、皮后，肌肉反复冲洗，加 2% $NaHCO_3$ 处理 24 h，经检验鉴定合格后食用。

（二）毒蕈中毒

蕈又称蘑菇，属大型真菌类，种类繁多。我国食用蕈有 300 多种，毒蕈 80 多种。常因误食而中毒，多散发于高温多雨季节。

1. 毒素及中毒特征　毒蕈毒素成分复杂，一种毒蕈可含多种毒素，也可多种毒蕈含同一种毒素。根据毒蕈毒素成分及中毒症状，毒蕈毒素可分为 4 种类型：

（1）胃肠毒型：毒素可能为类树脂类，如胍啶或毒蕈酸等。潜伏期为 10 min ～ 6 h，主要症状为剧烈呕吐、腹痛、腹泻等。病程短，预后良好。

（2）神经精神型：毒素为毒蝇碱、蟾蜍素、幻觉原等。潜伏期为 6 ～ 12 h，中毒特征为胃肠炎症状和副交感神经兴奋、精神错乱、精神抑制，以及多汗、流涎、脉缓、瞳孔缩小等。病程 1 ～ 2 天，无后遗症。

（3）溶血型：毒素为鹿花蕈素、毒伞十肽。潜伏期为 6 ～ 12 h，除胃肠炎症状外，可有黄疸、血尿、肝脾大等。严重者可致死亡。

（4）脏器损害型：毒素为毒伞肽和毒肽类。潜伏期 6 h ～ 数天，多数 10 ～ 24 h 发病，初期出现胃肠炎症状，称为胃肠炎期；以后转假愈期，无明显临床症状，仅有乏力、食欲减退等。轻度中毒者由此进入恢复期；重度中毒者则进入脏器损害期，出现黄疸、肝功能异常、肝坏死、肝昏迷，侵犯肾出现尿毒症，肾功能衰竭等。此后，可转入精神症状期，出现惊厥、昏迷。此型症状严重、病死率高。经积极治疗的患者，于 2 ～ 3 周后，可进入恢复期。

2. 防治措施　对患者的处理主要是及时催吐、洗胃、导泻，以尽快排出毒素；根据中毒症状，合理使用药物对症处理，如脏器损害型可选用巯基解毒药物等，溶血型可给予肾上腺皮质激素及输血等。预防需加强宣传教育，提高对毒蕈的识别能力，防止误采和误食。

五、化学性食物中毒

化学性食物中毒在我国属常见的一类食物中毒，而且容易导致中毒者死亡，故发病率和病死率均较高。化学性食物中毒无明显的季节性和地区性。中毒症状恶心、呕吐不明显，很少有腹泻症状，常表现为中枢神经系统症状。常见的有亚硝酸盐、砷化物、有机磷农药、磷化锌、钡等金属的食物中毒。

以下列举亚硝酸盐中毒的原因、机制、临床表现和防治措施。

亚硝酸盐来源广泛，可以是天然存在于水及蔬菜中，也可来自化工产品。其中毒以散发和儿童居多，多发生于农民家庭或集体食堂。亚硝酸盐的中毒剂量为 0.2 ～ 0.5 g，致死量为 1 ～ 3 g。

1. 中毒原因　误将亚硝酸盐当食盐加入食品；过量食用含硝酸盐或亚硝酸盐的食品，如腊肉制品加入过量硝酸盐或亚硝酸盐；大量食用腌制不够充分的蔬菜或储存过久的不新鲜蔬菜均可引起亚硝酸盐食物中毒。此外个别地区井水含硝酸盐较多，当用此水做饭，并存放过久，亚硝酸盐的含量会增加。

2. 中毒机制　亚硝酸盐为强氧化剂，进入机体后，短期内可使血中低铁血红蛋白氧化成高铁血红蛋白，从而失去携氧功能，引起组织缺氧，出现发绀。

3. 临床表现　潜伏期一般 1 ～ 3 h，主要症状为口唇、指甲以及全身皮肤出现发绀等组织缺氧表现，并有头晕、头痛、心率过速、胸闷、嗜睡或烦躁不安、呼吸急促等症状。严重中毒者起病急、病情重，若不及时抢救，可因呼吸困难、缺氧窒息或呼吸麻痹、循环衰竭而死亡。

4. 急救治疗与预防　对患者须及时抢救，早期应洗胃、催吐和导泻，促使未吸收毒物排出。特效治疗可采用 1% 亚甲蓝。亚甲蓝可使高铁血红蛋白还原，恢复其输氧功能。亚甲蓝、维生素 C 和葡萄糖三者应用效果较好，注意亚甲蓝不能使用过量。预防主要在于严格管理亚硝酸盐，防止污染食品和误食；保持蔬菜的新鲜，勿食存放过久的变质蔬菜以及腌制不充分的蔬菜；腌制肉类食品及肉类罐头加入的亚硝酸盐量，应严格按照国家标准规定；加强水质监测，不饮用硝酸盐和亚硝酸盐含量高的井水。

其他食物中毒及防治要点见表3-1。

表3-1　其他常见食物中毒防治要点

病名	有毒成分	潜伏期	临床特点	急救处理	预防要点
含氰苷果仁中毒	氢氰酸	1～5 h	胃肠道症状，大量进食出现口中苦涩、流涎、呕吐、心悸、呼吸困难、青紫，可窒息死亡	洗胃、灌肠及对症处理	苦杏仁、桃仁、枇杷仁中均含有氰苷，应教育儿童不要吃苦杏仁
鲜黄花菜中毒	秋水仙碱在体内氧化为二秋水仙碱	0.5～4 h	恶心、呕吐、腹痛、腹泻、头晕、头痛、口渴、喉干	洗胃与对症处理	干制黄花菜无毒，鲜吃时加水浸泡或用开水烫，去汁煮熟、煮透
四季豆中毒	可能与"豆素"及"细胞凝集素"有关	1～13 h，多为2～4 h	恶心、呕吐、腹泻、头晕、头痛、四肢麻木，中性粒细胞增多，病程数小时至2天，预后良好	对症处理	充分煮熟后才能食用
发芽马铃薯中毒	龙葵素	数十分钟至数小时	咽喉烧灼感、胃肠炎，重症有溶血性黄疸，可因心脏和呼吸麻痹死亡	对症处理	挖去芽及芽眼，去皮水浸，炒时加醋以破坏龙葵素，如发芽很多应禁食
白果中毒	银杏酸、银杏酚	1～12 h	除胃肠症状外，头痛、恐惧感、惊叫、抽搐，重者意识丧失，1～2日内死亡	洗胃、灌肠及对症处理	生白果去壳，加水煮熟或炒熟后再吃。熟白果也不能多吃，儿童尤应注意
粗制棉籽油中毒	游离棉酚	数小时至数天	恶心、呕吐、腹胀、口干、无汗、乏力、心慌、皮肤烧灼感。重者头晕、嗜睡、下肢麻痹	对症、保肝、解毒、给钾等	加强宣教，不食用未经精炼加工的棉籽油，禁止出售与食用游离棉酚超标（0.02%）的棉籽油
有毒蜂蜜中毒	各种有毒花粉，如雷公藤花粉	1～5 天	头晕、疲倦、肢体麻木、发热、肝大、血尿，可因循环呼吸衰竭死亡	对症处理，重点保护心、肾	蜂蜜应经检验合格方能售卖（生物碱及有毒花粉鉴定），不吃有异味的蜂蜜
砷化物中毒	三氧化二砷	10 min～数小时	口内金属味、烧灼感、恶心、呕吐、剧烈腹痛、顽固性腹泻、米泔样便，严重者脱水、昏迷、循环衰竭死亡。	排出毒物，对症处理，使用特效解毒剂二巯基丙磺酸钠等	加强管理，防止误食
霉变甘蔗中毒	甘蔗阜孢霉、串珠镰刀菌等产生的霉菌毒素	10 min～48 h	头痛、头晕、恶心、呕吐、腹痛、腹泻、视力障碍；重者剧吐、阵发性痉挛性抽搐、神志不清、昏迷、幻视、哭闹，可瘫痪	催吐、洗胃，彻底排除毒物，对症处理	禁食发霉的甘蔗。已霉变甘蔗可制造工业用酒精

➤ 考点：各种食物中毒临床特点及防治方法。

六、食物中毒报告与处理

一旦发生食物中毒，应及时进行认真调查，查明原因，提出改进措施，以免同类事件再次发生。

（一）明确诊断和抢救患者

医生通过询问病史和体检，初步确定是否为食物中毒，以及可能由何种食物引起，并将情况及时向卫生防疫站报告，通知有关食堂、餐馆暂时封存可疑食物，保护现场。同时，尽早及时就地抢救患者，重点是老人、儿童和重症患者。对已摄入可疑食物而无症状者也应严密观察。

（二）现场调查

1．中毒情况调查　当地卫生防疫站和有关部门接到报案后，应立即组织人员到现场进行调查，进一步了解发病经过、主要临床表现、发生中毒的地点、单位、时间、中毒人数、重病人数及死亡人数、可疑食物、进食范围及发病趋势、已采取的措施和待解决的问题等。

2．现场一般卫生情况调查　了解餐具、炊具、用具、设备是否符合卫生要求，炊事人员个人卫生习惯和健康状况，用膳制度等，分析可能引起中毒的原因和条件。

3．确定中毒食物

（1）详细了解患者发病前 24 ～ 48 h 内进食的各餐食谱，找出可疑食物。

（2）进一步了解可疑食物的来源、运输、贮存情况、制作过程及出售中有无污染的可能。

4．采样检验　对食剩的可疑食物、餐具及用具涂抹物、患者排泄物、炊事人员的手部等进行检验，查明病原。

（三）现场处理

（1）确定食物中毒类型后，针对原因立即对现场进行处理，以防止事件扩大蔓延：①销毁引起中毒的食物；②针对污染原因及时督促改进；有传染病的炊事人员应暂时调离饮食服务工作，制定和完善卫生管理制度；③指导现场消毒。

（2）认真贯彻执行食品卫生法，加强卫生宣教工作，增强个人卫生意识，严格执行食品卫生法和食品卫生标准，做好食品卫生工作。

自测题

一、A型选择题

1．可作为参考蛋白的食物蛋白质是

    A．鱼肉蛋白

    B．鸡蛋蛋白

    C．大豆蛋白

    D．牛肉蛋白

    E．酪蛋白

2．我国居民膳食碳水化合物的推荐摄入量为总能量的

    A．20% ～ 30%

    B．40% ～ 50%

    C．55% ～ 65%

    D．70% ～ 75%

    E．80% ～ 90%

3．孕妇最常见的营养缺乏病是

    A．蛋白质 - 能量营养不良

    B．营养性贫血

    C．脚气病

    D．眼干燥症

    E．骨质软化病

4．河豚鱼中毒的初起症状是

    A．胃肠道症状

    B．四肢无力

    C．语言不清

    D．血压和体温下降

    E．手指、口唇和舌有刺痛

5．食物中毒中最多见的是

    A．细菌性食物中毒

    B．化学性食物中毒

    C．有毒动物食物中毒

    D．有毒植物食物中毒

    E．真菌及其毒素食物中毒

6．食物中毒现场调查时，卫生医师很重视首发病例，原因是

    A．其比别人敏感，预后不良，须加强防治

    B．其具有较高的诊断价值

C．其对中毒原因能谈出更多情况

D．由其中毒潜伏期可推断中毒可疑餐次

E．其对周围人群影响较大

7．食物中毒与流行性传染病的最根本区别是

A．人与人之间不传染

B．短时间内有大量的患者出现

C．潜伏期短

D．有相似的临床表现

E．发病与食用某种食物有关

8．某成人每日摄入总能量达到需要，其中碳水化合物占总能量的30%，脂肪占40%，蛋白质30%。为了达到平衡膳食的要求，应提高摄入量的食物是

A．谷类

B．肉类

C．蛋类

D．蔬菜

E．水果

9．我国规定下列食品中不得检出AFB的是

A．玉米

B．大米

C．花生

D．婴儿代乳食品

E．植物油

10．下列不符合老年营养需要的是

A．应该大量补钙

B．脂肪摄入不宜过多

C．蛋白质量适而质优

D．总能量摄入量应降低

E．宜食用含蔗糖高的食物

二、名词解释

1．营养素　2．必需氨基酸　3．限制氨基酸　4．食品污染　5．食品添加剂

三、问答题

1．试述中国居民膳食指南。

2．平衡膳食的基本卫生要求是什么？

3．食品添加剂使用的基本要求是什么？

（李艳芳）

第四章

职业环境与健康

学习目标

1. 掌握职业性有害因素的来源及分类。
2. 熟悉职业病的概念、特点、诊断和处理，常见职业中毒的诊断、治疗和预防。
3. 了解硅肺病的诊断和防治。
4. 略述医学生在职业病防治中应当注意的问题。

劳动是人类生存和发展的第一需要，通过生产劳动，创造人类所需要的物质文明和精神文明。但是，在生产劳动过程中，劳动条件的好坏会直接影响劳动者的健康。为保护劳动者的身体健康，要充分认识生产环境和劳动过程中存在的危险因素，并加以控制和消除，保护劳动者健康和提高劳动能力。

第一节　职业性有害因素与职业性损害

 案例 4-1

2014年8月2日7时34分，位于江苏省昆山市昆山经济技术开发区的昆山中荣金属制品有限公司抛光二车间发生特别重大铝粉尘爆炸事故，当天造成75人死亡、185人受伤。依照《生产安全事故报告和调查处理条例》规定的事故发生后30日报告期，共有97人死亡、163人受伤（事故报告期后，经全力抢救医治无效陆续死亡49人，尚有95名伤员在医院治疗，病情基本稳定），直接经济损失3.51亿元。

2014年8月4日由事故调查组确定事故原因，系粉尘浓度超标，遇到火源发生爆炸。昆山爆炸是一起重大责任事故。责任主体是中荣金属制品公司，主要责任人是企业董事长吴基滔等。当地政府领导责任和监管责任落实不力。2014年8月7日，江苏昆山爆炸涉事企业董事长、总经理被刑事拘留。

思考题：
1. 本次爆炸事故，属于工伤、职业病中的哪一种？应从中接受哪些教训？
2. 应采取何应对措施？

在生产过程、劳动过程和生产环境中存在的可危害劳动者健康的因素称为职业性有害因素（occupational hazards）。

86

一、职业性有害因素的来源和分类

职业性有害因素按其来源一般分为三大类。

（一）生产过程中的有害因素

1．化学因素　①生产性毒物：包括金属（如铅、汞、镉及其化合物）和类金属（如磷、砷及其化合物）毒物，有机溶剂（如苯、甲苯、汽油），刺激性、窒息性气体（如氯气、氨、一氧化碳），高分子化合物和农药等；②生产性粉尘：有机粉尘（如棉麻、兽毛、面粉等），无机粉尘（如水泥粉尘、石英粉尘、煤尘等）和混合粉尘。

2．物理因素　①异常气象条件：如高温、高湿、低温等；②异常气压：如高低气压；③噪声；④振动：包括全身振动和局部振动；⑤电离辐射：如 X 射线、β 射线、γ 射线等；⑥非电离辐射：如可见光、激光、红外线、紫外线等。

3．生物因素　①细菌：如畜牧业、毛纺、制革等行业中可能接触到的炭疽芽孢杆菌、布鲁氏菌等；②病毒：如森林脑炎病毒、乙肝病毒等；③致病寄生虫：如钩虫、蜱类等。

（二）劳动过程中的有害因素

（1）劳动组织和作息制度不合理。

（2）长期超负荷加班加点或工作强度过大。

（3）劳动过程中精神过度紧张，如机动车驾驶。

（4）长时间处于某种不良的强迫体位。

（5）个别器官或系统过度紧张，如唱歌时发音器官的过度紧张等。

（三）生产环境中的有害因素

（1）生产场所设计不符合卫生标准或卫生要求，如厂房车间狭小，车间布局不合理（有毒和无毒工段安排在一个车间）。

（2）基本的卫生防护措施缺乏，如照明不足、通风不良、缺乏防尘、防暑降温措施等。

（3）自然环境中的因素，如太阳辐射等。

在实际工作中，这些职业性有害因素不是单一存在的，往往是多种有害因素并存，加重了对劳动者的危害。

二、职业性有害因素的致病模式

劳动者接触职业性有害因素不一定发生职业性损害，发生职业性损害必须具备 3 个条件，即个体、职业性有害因素、作用条件，三者联系在一起才构成致病的基础。

作用条件包括：①接触机会：在生产过程中，经常接触或使用某些职业有害因素；②接触方式：职业有害因素可经呼吸道、消化道、皮肤或其他间接途径进入人体内；③接触时间：每天或每周甚至一生中累积接触的总时间；④接触的强度（浓度）。接触的时间和强度是决定机体接受危害剂量大小的主要因素。

在同一生产环境从事同一作业的工人中，职业性有害因素所产生的职业性损害的机会和程度有很大的不同，主要取决于以下 4 个方面：①环境因素：生产环境是否符合卫生条件；②职业卫生服务：定期体检和健全的健康档案资料有助于早期发现职业性损害；③个体感受性：年龄、性别的差异可引起个体对职业性有害因素的不同敏感性；④行为生活方式：吸烟、酗酒、缺乏锻炼、不合理营养和不注意个人防护等均可增加职业性损害的程度。

三、职业性损害

职业性有害因素对劳动者健康的损害称职业性损害，主要包括职业病、工作相关疾病和工伤。

（一）职业病

1. 职业病的概念及种类　广义上讲，职业病（occupational disease）是指与工作有关并直接与职业性有害因素有因果关系的疾病。当职业性有害因素作用于劳动者的强度与时间超过一定限度时，人体不能代偿其所造成的功能或器质性病理改变，从而出现相应的临床表现，影响劳动能力，这类疾病统称为职业病。

医学上所指的职业病泛指各种职业性有害因素引起的疾病；而在立法意义上，职业病有其严格的范围，即法定职业病。我国卫生部于 1957 年公布了《职业病范围和职业病患者处理办法的规定》，把危害比较严重的 14 种职业病列为我国法定职业病。2013 年，国家根据《中华人民共和国职业病防治法》有关规定修正后确定 10 大类 132 种职业病，包括职业性尘肺病及其他呼吸系统疾病（19 种）、职业性皮肤病（9 种）、职业性眼病（3 种）、职业性耳鼻喉口腔疾病（4 种）、职业性化学中毒（60 种）、物理因素所致职业病（7 种）、职业性放射性疾病（11 种）、职业性传染病（5 种）、职业性肿瘤（11 种）及其他职业病（3 种）。

2. 职业病发病特点

（1）病因明确：病因即职业性有害因素，在控制病因后，可以消除或减少发病。

（2）存在剂量 - 效应关系：职业病的病因大多是可检测的，劳动者接触生产性有害因素，需达到一定的强度（浓度或剂量）才能致病，即存在接触剂量（水平）- 效应（反应）关系。

（3）具有群发性：在接触同样的职业性有害因素的人群中，常有一定的发病率。

（4）大多数目前尚无特效疗法：如能早期发现并及时处理，预后较好。

（5）作用部位具有特殊性：多数有害因素，尤其是生产性毒物都具有特殊的作用部位，对效应器官具有选择性。

（6）发病可以预防：由于职业病的病因明确，因此只要有效地控制和消除病因就可预防职业病的发生。

3. 职业病的诊断和处理

（1）职业病的诊断：职业病的诊断是一项政策性和科学性很强的工作，需由具有职业病诊断权力的机构诊断。作出职业病诊断应当综合分析下列因素：①职业接触史：职业接触史是确定职业病的先决条件，按时间顺序追溯，重点收集记录既往所在厂矿、车间、工种，接触有害因素种类、时间与程度等。②现场劳动卫生学调查与评价：对职业场所进行调查，了解职业性有害因素的种类、特点、作用方式、强度及同行人员健康受损情况。③临床表现以及辅助检查结果等。

患者的职业史和职业病有害因素接触史是诊断职业病的先决条件，临床表现及辅助检查和现场劳动卫生调查是诊断职业病的重要依据，三者相互联系，互为印证。职业病一经确诊，诊断机构要向当事人出具职业病诊断证明书，《中华人民共和国职业病防治法》中指出"职业病诊断证明书应由参与诊断的取得职业病诊断资格的执业医师签署，并经承担职业病诊断的医疗卫生机构审核盖章"。确诊为职业病的，应认真贯彻执行《职业病报告办法》，做好逐级上报工作。

（2）职业病的处理：主要有 3 个方面的工作。①按照国家有关规定，安排职业病患者进行治疗、康复和定期检查；②按照《职业病范围和职业病患者处理办法的规定》，落实职业病患者依法享受国家规定的职业病待遇；③对不适宜继续从事原工作的职业病患者，应当调离原岗位，并妥善安置。

4. 职业病的预防　职业病的病因是明确的，并且大多是可检测和识别的，采取有效预防措施，可以减少职业性有害因素对工人健康的损害。遵循三级预防的原则，即第一级预防是使劳动者尽可能不接触或接触低于"容许浓度"水平的职业性有害因素，对高危人群（highrisk population）制定就业禁忌证；第二级预防是早期发现病损，早期诊断与及时处理，防止其进一步发展；第三级预防是及时脱离接触职业性有害因素，积极治疗，防止恶化和并发症，促进健康。

> 考点：职业病的概念（各种职业因素引起的疾病），特点（6点，尤其是人群可以预防）。

（二）工作相关疾病

由于生产环境或劳动过程中存在某些对健康不利的因素，从而导致劳动者机体抵抗力下降，使得职业人群中常见病、多发病发病率增高，潜伏的疾病发作或现患疾病的病情加重，这样一类与职业有关的非特异性疾病，称为工作相关疾病，也叫职业性多发病。工作相关疾病与职业性有害因素有关，但不是唯一的直接病因，而是多因素综合作用的结果。

1．特点

（1）工作相关疾病不像职业病那样病因明确，它的病因往往是多因素的，职业因素虽是该病发生发展中的许多因素之一，但不是唯一因素，工作环境中的职业有害因素常与导致职业病的危险因素联合起作用。如不良的劳动组织、工作条件也可以是引起疾病的原因之一；除职业有害因素外，社会、心理、个人行为和生活方式均与发病有关。

（2）职业因素影响了健康，从而促使潜在疾病暴露或病情加重、进展加速或恶化。例如，患有病毒性肝炎而未完全康复者，接触四氯化碳等有机溶剂，可能会出现持续的非特异性症状或肝功能异常。

（3）通过控制或改善职业环境，可消除相应的职业病，也可减少工作相关疾病，使原有疾病缓解。

2．常见的工作相关疾病

（1）行为心身疾病：如由于工作繁重、加班工作等因素引起的精神和心身疾病如焦虑、抑郁、神经衰弱综合征。

（2）与职业有关的肺部疾病：如空气污染引起的慢性非特异性呼吸道疾病如慢性支气管炎、支气管哮喘等。

（3）与职业有关的其他疾病：如银行工作人员、司机等紧张作业人群中的高血压、建筑工人中的腰背痛、矿工中的消化性溃疡患病率都明显高于一般人群。

（三）工伤

工伤即职业伤害，是指劳动者在生产劳动过程中，由于受到外部因素的直接作用，而引起机体组织的突发性意外损伤。

1．事故的类别　直接引起职工伤害的因素可为机械伤、烧伤、化学伤、电伤等。工伤轻者可以造成劳动者劳动能力下降或缺勤，重者可导致残疾甚至死亡。

2．工伤的主要原因　工伤属于工作中的意外事故，其原因虽多属偶然，但隐含着必然的因素，如生产设备落后或本身存在缺陷；安全生产制度不健全或落实不够；对劳动者的安全教育欠缺；劳动组织不合理或生产管理不善；劳动者违反操作规程以及某些个人或生产环境因素等。

第二节　生产性毒物与职业中毒

一、概述

毒物（poison）是指在一定条件下，摄入较小剂量即可造成机体功能或结构损害的化学物。在生产过程的各个环节中存在的、可能对人体产生影响的各种毒物称为生产性毒物或职业性毒物。在生产劳动过程中，劳动者接触毒物而引起的中毒，称为职业中毒。职业中毒是最常见的一类职业病。

（一）生产性毒物的来源、存在状态与接触机会

1．来源　生产性毒物可能存在于生产过程的各个环节，可有多种形式，而且同一毒物在不同行业或不同生产环节中各有差异，可来自于原料、中间产品（中间体）、辅助原料、成品、夹杂物、副产品或废物。

2．存在形态　生产性毒物的存在状态可以是固体、液体、气体和烟雾等，但在生产环境中主要以气体、蒸气、粉尘、烟和雾等形式存在于空气中，对生产车间空气造成污染。①气体：指在常温常压下呈气态的物质，如氯气、一氧化碳、二氧化硫等。②蒸气：由液体蒸发或固体升华时形成，前者如溴、苯、汞蒸气，后者如萘、磷、硫蒸气等。③粉尘：指悬浮于空气中的直径大于 0.1 μm 的固体微粒，在固体物质粉碎、过筛、包装、运输时形成，如煤尘、铅尘、游离二氧化硅粉尘。④烟：指悬浮于空气中的直径小于 0.1 μm 的固体颗粒。多由物质燃烧产生或由某些金属熔融时产生的蒸气在空气中冷凝或氧化而成，如煤烟、铅烟等。⑤雾：指悬浮于空气中的液体微粒，多由蒸气冷凝或用液体喷洒形成，如电镀时逸出的铬酸雾等。悬浮于空气中的粉尘、烟和雾统称为气溶胶。

3．接触机会　①原料的开采、提炼和使用：如煤的开采，矿石的粉碎、运输、冶炼、成品的处理、包装等作业都可接触生产性毒物。②生产环节中的接触：如化学管道的渗漏，化学物的包装或储存气态化学物质钢瓶的泄漏；作业人员进入反应釜出料和清釜，物料输送管道或出料口发生堵塞，废料的处理和回收，化学物的采样和分析，设备的保养、检修等。

（二）生产性毒物进入机体的途径

1．呼吸道　呈气体、蒸气和气溶胶形式存在的毒物都可经呼吸道进入人体，经呼吸道吸收的毒物不经肝转化或解毒，就通过肺泡直接吸收进入循环系统，并且由于呼吸道具有特殊的解剖生理特点（如肺泡总面积大、肺泡壁薄、肺组织毛细血管丰富等），使得整个呼吸道吸收毒物迅速而完全。毒物经呼吸道吸收的速度和数量，与空气中毒物的浓度、分散度以及溶解度的大小等有密切关系。

2．皮肤　在生产过程中，毒物经皮肤吸收引起中毒者也较常见。有些毒物可通过无损的皮肤吸收，如有机磷农药、苯胺、汞、砷等毒物。生产性毒物经皮肤吸收的数量除与毒物的脂溶性、水溶性有关外，还与接触的皮肤部位、面积和是否有皮肤破损以及生产环境的气温、气湿、劳动强度等因素有关。经皮肤吸收的毒物也不经肝解毒而直接进入循环系统。

3．消化道　生产性毒物经消化道进入人体的机会较少，常见因不遵守操作规程和不注意个人卫生所致，如在车间内进食、饮水、吸烟等。另外，由呼吸道进入后黏附于鼻咽部的粉末状毒物，可被吞入消化道。经消化道进入的毒物主要在小肠与胃吸收，其吸收速度受胃肠内容物、pH 及其蠕动的影响，毒物部分在肝转化解毒后进入循环系统分布全身。

（三）生产性毒物在体内的主要过程

1．分布　分布指毒物进入血液循环进而到全身各组织器官的过程。毒物在体内的分布主要与毒物通过生物膜的能力、体内各组织对毒物的选择性亲和力以及各器官血流量的差异有关，因此在体内各器官的分布是不均匀、有选择性的。如铅在体内早期主要分布在肝、肾，最后主要集中在骨骼；苯、二硫化碳等脂溶性毒物主要分布于骨髓等富脂肪组织，并可通过血脑屏障作用于中枢神经系统。

2．转化　转化是指进入机体的毒物参与体内生化代谢过程，使其化学结构发生变化。毒物的转化过程包括氧化、还原、水解和结合等几种方式。大多数毒物经转化后毒性降低或消失，这种现象称为解毒。解毒能力是机体的一种防御功能，但这种功能是有限的，而且受年龄、性别、营养状况及遗传特性的影响。也有些毒物经转化后使其毒性增强，这种现象称为活

化。大多数的致癌物，包括芳香胺、黄曲霉毒素等，都需经体内活化形成激活产物后，才具有致癌作用。

3．排泄　毒物排泄的主要途径是肾，其次是呼吸道与肠道。此外，乳汁、毛发、唾液、月经、皮脂腺和汗腺等也可成为毒物的排泄途径。体内毒物的排出可以是毒物原型，也可是其代谢产物。某些毒物在排出过程中可引起排出器官的损害。如镉、汞经尿排出引起肾近曲小管损害，汞随唾液排出时可引起口腔炎，砷经汗腺排出可引起皮炎等。经乳汁排出的毒物可对哺乳期婴儿产生危害。

4．蓄积　蓄积指毒物与机体反复接触并在体内的某些组织和器官中逐渐积聚并储存的现象。此时毒物大多相对集中于某些器官部位，蓄积达一定量则导致中毒。有时毒物在其他部位产生毒作用，而对蓄积部位相对无害，此时蓄积部位称为贮存库。贮存库缓解了毒物对其毒作用部位的急性作用，然而在一定条件下毒物又会从贮存库释放出来，而引起中毒的急性发作。还有一种情况是，在体内检测不到毒物的累积增多，但毒物多次接触造成的功能损害却可积累起来而引起慢性中毒。因此，蓄积有物质蓄积与功能蓄积之分。总之，蓄积现象是慢性中毒发生的基础。

（四）影响毒物对机体作用的因素

生产性毒物作用于机体并非一定会引起职业中毒。毒物对机体的毒作用受很多因素的影响。

1．毒物本身的特性

（1）化学结构：化学物质的毒性与其化学结构有一定的关系。例如，脂肪族直链饱和烃的麻醉作用，从丙烷到辛烷，随碳原子数的增多而增强。因而可利用已知规律判断某种化学物质的毒性和毒作用特点。

（2）理化特性：化学物质的理化特性对影响其进入人体的机会及体内过程有重要作用，化学物质的分散度、挥发性、溶解度的大小与其毒性关系密切。

2．剂量、浓度、作用时间　不论毒物的毒性大小如何，都必须在体内达到一定量才会引起中毒。毒物浓度高，接触时间长，则进入体内的剂量大。降低毒物浓度，减少进入体内的毒物量是预防职业中毒的重要环节。

3．毒物的联合作用　生产环境中常有多种毒物同时作用于人体。这种联合作用可表现为独立作用、相加作用、增强作用或拮抗作用。对生产环境进行卫生评价时，应考虑不同毒物间的联合作用。还应注意到生产性毒物与生活性毒物的联合作用。

4．生产环境与劳动强度　物理因素与毒物的联合作用日益受到重视。在高温环境下，毒物的作用一般比常温条件下明显。高温环境使毒物的挥发增加，机体呼吸、循环加快、出汗增多等，均有利于毒物的吸收；体力劳动强度大时，毒物吸收多，耗氧量大，使机体对导致缺氧的毒物更为敏感。

5．个体感受性　接触同一剂量的毒物，不同个体所出现的反应可迥然不同。引起这种差异的个体因素很多，如年龄、性别、生理变动期、健康状况、营养、内分泌功能、免疫状态及个体遗传特征等。

二、职业中毒的诊断、治疗和预防

（一）职业中毒的诊断

职业中毒的诊断具有很强的政策性和科学性，正确的诊断涉及职工的健康和国家劳动保护政策的贯彻执行。但在具体操作过程中，尤其是某些慢性中毒，因缺乏特异的症状、体征及检测指标，不易确诊。所以，职业中毒的诊断应有充分的资料，包括职业史、现场劳动卫生调查、相应的临床表现和必要的实验室检查，并排除非职业性疾病的可能性，综合分析方可作出合理的判断。职业中毒的诊断参照 2013 年开始施行的《职业病诊断与鉴定管理办法》。

1．职业史　应详细询问患者的职业史，包括所在车间、工种、工龄、毒物种类、操作方法、防护措施及既往的工作经历，以判断患者接触毒物的可能性与接触程度，此为职业中毒诊断的前提。

2．劳动卫生学现场调查　要深入作业现场，进一步了解患者所在岗位实际职业接触空气中的毒物浓度、预防措施等，从而判断暴露者在该条件下引起中毒可能性。

3．症状与体征　通过临床表现来判断是否与所接触毒物的毒作用相符。在询问和检查中，特别要注意各种症状发生的时间和顺序及其与接触职业有害因素的关系。急性职业中毒因果关系较易确立，而慢性职业中毒的因果关系有时还难以确立。对每一种毒物来说，应针对相应的临床表现及其特征，从中分析接触和效应的关系，并应注意与非职业性疾病相鉴别。

4．实验室检查　对职业中毒的诊断具有重要意义。主要指标有以下两种：

（1）接触毒物指标：包括测定生物材料中毒物或其代谢物，如尿铅、血铅、尿酚、尿甲基马尿酸等。

（2）毒物效应指标：如铅影响卟啉代谢中抑制的 δ- 氨基 -γ- 酮戊酸脱水酶；有机磷农药抑制的血液胆碱酯酶等。毒物进入人体，如果量大、时间长，可产生组织器官的损伤，可检查反映毒物所致组织器官病损的指标，如检查血、尿、肝肾功能，镉致肾小管损伤的尿低分子量蛋白（β_2- 微球蛋白），以及某些其他相关指标等。

对以上各项的诊断依据要全面、综合分析，才能作出切合实际的诊断。有时因分析不当、资料不全，可能引起误诊。究其主要原因是忽视职业史、忽视现场调查或未按国家标准进行诊断，如将急性砷化氢所致的溶血而产生的黄疸误诊为急性甲型肝炎。对有些暂时尚不能明确诊断的患者，应先做对症处理、动态观察、逐步深化认识，再作出正确的判断。

➤ 考点：职业中毒的诊断（职业史，劳动卫生学现场调查，症状与体征，实验室检查。尤其是职业史）。

（二）职业中毒的急救和治疗原则

职业中毒的治疗可分为病因治疗、对症治疗和支持治疗三类。病因治疗的目的是尽可能消除或减少致病的物质基础，并针对毒物致病的发病机制进行处理。对症治疗是缓解毒物引起的主要症状，促使人体功能恢复。支持治疗是改善患者的全身状况，使患者早日恢复健康。

1．急性职业中毒

（1）现场急救：应立即将患者搬离中毒环境，并尽快将其移至上风向或空气新鲜的场所，保持呼吸道通畅。若患者衣服、皮肤已被毒物污染，为防止毒物经皮肤吸收，需脱去污染的衣物，用清水彻底冲洗污染处皮肤（冬天宜用温水）。若为遇水能发生化学反应的物质，应先用干布抹去污染物后，再用水冲洗。在救治中，应保护好中毒者的心、肺、脑、眼等。对重症患者，应注意严密观察其意识状态、瞳孔、呼吸、脉搏、血压等情况。若发现呼吸或循环障碍时，应及时进行复苏急救，具体措施与内科急救原则相同。对严重中毒需转送医院者，应根据症状采取相应的转院前救治措施。

（2）阻止毒物继续吸收：患者到达医院后，如发现现场紧急清洗不够彻底，则应进一步清洗。对吸入中毒者，应给予吸氧。经口中毒者，应立即采用引吐、洗胃、导泻等措施。

（3）解毒和排毒：尽早对中毒患者使用有关的解毒排毒药物，一旦毒物造成严重的器质性损害时，其疗效有时会明显降低。必要时，可用透析疗法或换血疗法清除体内的毒物。常用的特效络合剂和缓解剂如下：

1）金属络合剂：主要有依地酸二钠钙（$CaNa_2$-EDTA）、二乙烯三胺五乙酸三钠钙（$CaNa_3$-DTPA）、二巯丙醇（BAL）、二巯丁二钠（Na-DMS）等，用于治疗金属及类金属毒物中毒，如铅、汞、砷、锰等。

2）高铁血红蛋白还原剂：常用的有亚甲蓝（美蓝），用于治疗急性苯胺、硝基苯类中毒。

3）氰化物中毒解毒剂：如亚硝酸钠、硫代硫酸钠，主要用于氰化物、丙烯腈等急性中毒的救治。

4）有机磷农药中毒解毒剂：主要有氯解磷定、解磷定、阿托品等。

5）氟乙酰胺中毒解毒剂：常用的有乙酰胺等。

（4）对症治疗：目前针对病因的特效解毒剂的种类有限，因而对症治疗在职业中毒的治疗中极为重要，主要目的在于保护体内重要器官的功能，解除病痛，促使患者早日康复，其治疗原则与内科处理类似。

2．慢性职业中毒 早期常为轻度可逆性功能性改变，如果继续接触则可演变成严重的器质性病变，所以应及早诊断和处理。

中毒患者应脱离毒物接触，使用相关的特效解毒剂及相应的对症治疗。此外，适当的营养和休息也有利于患者的康复。

（三）职业中毒的预防

职业中毒的预防应采取综合治理的措施。具体方法有很多，但按其作用可分为以下几个方面。

1．改革工艺流程根除毒物 用无毒或低毒物质代替有毒或高毒物质，从生产工艺流程中消除有毒物质。例如用硅整流器代替汞整流器；用无汞仪表代替汞仪表；使用苯作为溶剂或稀释剂的油漆，稀料改用二甲苯等。

2．降低毒物浓度 预防职业中毒的关键是减少人体接触毒物水平，其中心环节是要把暴露环境中的毒物浓度降低到低于最高容许浓度。因此，要严格控制毒物逸散，避免操作人员直接接触；对可逸散的毒物，防止其扩散，并需经净化后排出厂外。

（1）技术革新：对生产有毒物质的作业，原则上应尽可能采取密闭生产，消除毒物逸散。生产中，应用先进技术和工艺，应尽可能采取遥控或程序控制，最大限度地减少操作者接触毒物的机会。例如，自动电焊代替手工电焊；蓄电池生产中，灌注铅膏代替干式铅粉灌注等。

（2）通风排毒：在有毒物质生产过程中，如密闭不严或条件不允许密闭，仍有毒物逸散入作业环境中时，应采用局部通风排毒系统，将毒物排出，这是预防职业中毒的一项重要辅助措施。根据毒物发生源及生产设备的不同特点，采用适合排毒装置。其原则是尽量靠近毒物逸出处，防止毒物扩散而又不影响生产操作，且便于维护检修。经通风排出的毒物，必须加以净化处理后方可排出，并可回收综合利用。

3．个体防护 个体防护在预防职业中毒中虽不是根本性的措施，但在有些情况下，例如在狭小船舱中、锅炉内电焊，维修、清洗化学反应釜等，个体防护是重要的辅助措施。个体防护用品包括防护帽、防护眼镜、防护面罩、防护服、呼吸防护器、皮肤防护用品等。选择个人防护用品应注意其防护特性和效能。在使用时，应对使用者加以培训；平时经常保持良好的维护，才能很好发挥效用。在有毒物质作业场所，还应设置必要的卫生设施如盥洗设备、淋浴室及更衣室和个人专用衣箱。对能经皮肤吸收或局部作用危害大的毒物还应配备皮肤清洗和冲洗眼的设施。

4．工艺、建筑布局 生产工序的布局不仅要满足生产上的需要，而且应符合卫生要求。有毒物逸散的作业，区域之间应区分隔离，以免产生叠加影响；在符合工艺设计的前提下，从毒性、浓度和接触人群等几方面考虑，应呈梯度分布。有害物质发生源，应布置在下风侧。对容易积存或被吸附的毒物如汞，或能发生有毒粉尘飞扬的厂房，建筑物结构表面应符合卫生学要求，防止沾积尘毒及二次飞扬。

5．安全卫生管理 管理制度不全、规章制度执行不严、设备维修不及时及违章操作等常是造成职业中毒的主要原因。所以应做好管理部门和作业者职业卫生知识的宣传教育工作。

6．职业卫生服务 健全的职业卫生服务在预防职业中毒中极为重要，除上面已提及的措施之外，应定期或不定期检测作业场所空气中毒物浓度，对接触有害物质的职工，进行实际上岗前和定期体格检查，排除职业禁忌证，发现早期的健康损害，以便及时处理。此外，对接触毒物的人员，合理实施有毒作业保健待遇制度，适当开展体育锻炼，以增强体质，提高机体抵抗力。

第三节 常见职业中毒及防治

一、铅及其化合物中毒

（一）理化特性

铅（lead，Pb）为蓝灰色重金属。比重 11.3，熔点 327 ℃，沸点 1620 ℃，加热至 400 ℃以上时即有大量铅的蒸气逸出，在空气中迅速氧化，冷凝形成氧化铅烟。随着熔铅温度升高，还可逐步生成氧化铅、三氧化二铅、四氧化三铅。

（二）接触机会

铅的用途很广，是我国最常见的职业性毒物之一，接触铅的作业有 120 多种。接触金属铅的作业如铅矿开采，含铅金属冶炼、熔铅，造船工业中的熔割、电焊，印刷业的浇版铸字；接触铅化合物主要有制造蓄电池、涂料、玻璃、搪瓷以及橡胶制品等。此外，用含铅锡壶烫酒饮用，滥用含铅的偏方治疗慢性疾病等都有可能接触到铅及铅化合物。

（三）毒理

在生产条件下铅及其化合物主要以粉尘、烟或蒸气形态经呼吸道进入人体，少量经消化道摄入。铅的吸收和毒性主要取决于铅尘分散度和在组织中的溶解度。铅烟颗粒小，化学活性大，溶解度大，易经呼吸道吸收，发生中毒的可能性较铅尘大。铅的无机化合物不能通过完整的皮肤吸收。经呼吸道吸收的铅烟有 40% 被吸收进入血循环，其余由呼吸道排出。进入血液中的铅约 90% 与红细胞结合，其余在血浆中。血浆中的铅一部分为可溶性磷酸氢铅，另一部分为与血浆蛋白结合的铅。血液中的铅初期分布于肝、肾、肺等脏器的软组织中，数周后有 95% 的磷酸氢铅离开上述组织成为稳定而不溶的磷酸铅，沉积于骨、毛发、牙齿等组织中。骨骼内的铅可长期储存，当机体在感染、饥饿、酗酒、服用酸性药物等使血液 pH 改变时，骨骼内的磷酸铅可转变为溶解度增大 100 倍的磷酸氢铅进入血液，产生毒性作用。吸收的铅主要随尿排出，小部分随粪、毛发、胆汁、乳汁、唾液排出。血铅可通过胎盘影响胎儿，乳汁内的铅也可以影响婴儿。

铅作用于全身各系统和器官，可造成神经、造血、消化、心血管系统及肾的多系统的损害。铅中毒的机制中，对于铅所致卟啉代谢紊乱导致血红素合成障碍的了解比较深入。卟啉代谢紊乱是铅中毒重要和较早的变化之一。

机体的卟啉代谢和血红素合成是在一系列酶促作用下发生的。铅能抑制含巯基的酶，主要抑制 δ- 氨基 -γ- 酮戊酸脱水酶（δ-ALAD）和血红素合成酶，其结果是使：①尿中 δ- 氨基 -γ-酮戊酸（δ-ALA）增加；②红细胞中游离原卟啉（FEP）和锌原卟啉（ZPP）增加；③尿粪卟啉（UCP）增高。铅还可作用于血管引起血管痉挛。它还能直接作用于红细胞，使细胞脆性增加。铅还可干扰肾小管上皮细胞线粒体功能，引起肾损伤。

（四）临床表现

铅中毒是常见的职业中毒之一，生活性铅中毒也屡有发生。在工业生产中，急性铅中毒极为少见。职业性铅中毒多为慢性，主要有神经系统、血液系统和消化系统三方面的症状。

1．神经系统　①神经衰弱综合征：是铅中毒早期的常见症状，表现为头痛、肌肉关节酸痛、全身无力、睡眠障碍、食欲缺乏等。②周围神经病：早期出现感觉和运动神经传导速度减慢，肢端麻木或呈手套、袜套样感觉迟钝或缺失，肌运动无力，重者瘫痪，呈腕下垂。③中毒性脑病：出现在重症铅中毒，极为少见。主要表现为表情淡漠、精神异常、运动失调；严重时可出现昏迷、惊厥、呕吐，呈癫痫病样发作。

2．消化系统　①一般症状：口内有金属味、食欲降低、腹胀、腹部隐痛、恶心、便秘或腹泻等，便秘有时与腹泻交替出现，如果出现顽固性便秘，则常为铅性腹绞痛的先兆。②腹绞痛：是铅中毒的典型症状之一，表现为突然发作，呈持续性绞痛，部位多在脐周，称之为脐周痛；发作时患者面色苍白、体位蜷曲、出冷汗，并常有呕吐。检查时腹软、喜按，无固定的压痛点，肠鸣音减弱。③铅线：口腔卫生不好者，在齿龈与牙齿交接边缘上可出现由硫化铅颗粒沉淀形成的蓝灰色的着色带。

3．造血系统　贫血，多属轻度低血色素性正常细胞型贫血。骨髓幼稚红细胞代偿增生致外周血点彩红细胞、网织红细胞和碱粒红细胞增多。

4．其他　肾损害较重时，可出现蛋白尿及肾功能减退，尿中有红细胞、管型，也可引起月经失调、流产。

（五）诊断

职业性铅中毒诊断必须依据职业史、劳动卫生学调查、临床症状及化验检查结果进行综合分析诊断。我国 2015 年颁布的职业性慢性铅中毒现行诊断标准（GBZ 37—2015）见表 4-1。

表 4-1　铅实验室检测指标值

诊断分级	指标
轻度中毒	1．血铅 ≥ 29 μmol/L（600 μg/L），或尿铅 ≥ 0.58 μmol/L（120 μg/L），且具有下列一项表现者： （1）红细胞锌原卟啉（ZPP）≥ 2.91 μmol/L（13.0 μg/g Hb）（见 WS/T 92） （2）尿 δ- 氨基 -γ- 酮戊酸 ≥ 61.0 μmol/L（8000 μg/L）（见 WS/T 92） （3）有腹部隐痛、腹胀、便秘等症状 2．络合剂驱排后尿铅 ≥ 3.86 μmol/L（800 μg/L）或 4.82 μmol/24 h（1000 μg/24 h）者，可诊断为轻度铅中毒
中度中毒	在轻度中毒的基础上，具有下列一项表现者： （1）腹绞痛 （2）贫血 （3）轻度中毒性周围神经病（见 GBZ/T 247）
重度中毒	在中度中毒的基础上，具有下列一项表现者： （1）铅麻痹 （2）中毒性脑病

（六）治疗

1．驱铅治疗　首选的金属络合剂是依地酸二钠钙（CaNa₂-EDTA）及二巯丁二钠（Na-DMS），一般 3 ~ 4 日为 1 个疗程。两疗程间隔停药 3 ~ 4 日，疗程视患者情况而定。轻度铅中毒一般不超过 3 个疗程。依地酸二钠钙剂量每日 1.0 g 加于葡萄糖液中静脉注射或静脉滴注。

2．对症治疗　根据病情给予支持疗法。如有类神经症者给以镇静剂；腹绞痛发作可静脉注射 10% 葡萄糖酸钙 10 ~ 20 ml 或皮下注射阿托品。

3．一般治疗　适当休息，合理营养，补充维生素等。

（七）铅的预防控制

1. 控制铅的接触水平

（1）用无毒或低毒物代替铅：如以锌钡白代替铅白造漆，电瓶以聚乙烯代替铅封口等。

（2）改革生产工艺：实行自动化生产，密闭化作业；控制熔铅温度，减少铅的蒸发；加强铅烟尘局部吸出和回收利用，控制铅对周围环境的污染。

（3）加强预防保健与健康教育：定期进行环境监测与健康监护，推动和监督卫生法规的实施，严格执行职业禁忌证。有下列疾病或情况之一者均不宜从事铅作业：①明显贫血；②神经系统器质性疾病；③明显的肝、肾疾病；④心血管器质性疾病；⑤妊娠和哺乳期妇女。教育群众提高自我保健意识，如不用"锡壶"烫酒。

2. 铅中毒筛检　对铅接触密切人群或高危人群，选用能反映铅慢性接触早期损害且测定方法简便易行的指标，如红细胞锌原卟啉、红细胞游离原卟啉、尿粪卟啉等，进行筛检，可早期检出铅中毒患者。

➤ 考点：铅中毒的临床表现及驱铅治疗的药物。

---

3. 处理原则　铅吸收可继续原工作，3～6个月复查一次；轻度中毒驱铅治疗后可恢复工作，一般不必调离铅作业岗位；中度中毒驱铅治疗后原则上调离铅作业岗位；重度中毒必须调离铅作业岗位，并根据病情给予积极治疗和休息。

4. 预防　关键在于降低生产环境空气中铅浓度，使之达到卫生标准要求；同时应加强个人防护。

（1）用无毒或低毒物质代替铅：如用锌钡白、钛白代替铅，用铁红代替铅丹等。

（2）降低车间空气中铅浓度：①改革生产工艺，使生产过程机械化、自动化、密闭化；②加强生产环境通风，如可设置吸尘排气罩；③控制熔铅温度，减少铅蒸气产生。

（3）加强个人防护和卫生操作制度：铅作业工人应穿工作服，戴防护口罩。严禁在车间内吸烟、进食。饭前洗手，下班后淋浴。定期监测车间空气中铅浓度，及时进行设备检修。

（4）定期体检：建立定期体检制度，对工人进行定期体检，以便做到早发现、早诊断、早治疗。

职业禁忌证：明显贫血，神经系统器质性疾病，明显的肝、肾疾病，心血管器质性疾病。

 课程思政

1. 案例主题：情景模拟表演铅中毒患者到医院就诊时的情景。

2. 结合内容：铅中毒患者的临床症状。

3. 案例意义：通过情景模拟展示铅中毒患者的症状，展示对铅中毒患者的诊断过程，包括对患者消化系统的观察并结合患者的职业接触史进行诊断。情景模拟的过程强调对患者细心观察、一视同仁，将医德的教育融入授课过程中。

二、汞中毒

（一）理化特性

汞（mercury，Hg）俗称水银，为银白色液态金属。比重13.59，沸点357 ℃。不溶于水和有机溶剂，能溶于脂肪。在常温下即能蒸发。汞的表面张力大，溅落地面或桌面后很快形成很多小汞珠，增加蒸发表面积，且可被泥土、地面缝隙、衣物等吸附，造成持续性污染。

（二）接触机会

汞矿开采、冶炼与成品加工；仪器仪表制造和维修，如温度计、气压表；电器器材制造或维修，如整流器、石英灯、荧光灯等；化学工业中用汞作阴电极和催化剂；生产含汞药物及试剂；口腔科用银汞剂补牙；用金汞剂镀金与镏金；原子能工业中使用反应堆冷却剂等作业可接触到汞。

（三）毒理

在生产条件下，金属汞及其化合物主要以蒸气、粉尘形式经呼吸道进入体内。由于汞蒸气具有脂溶性，与皮肤接触时也可经完整皮肤进入人体。汞可迅速弥散，透过肺泡壁被吸收，吸收率可达 70% 以上。金属汞经消化道的吸收量极少，但汞盐及有机汞易被消化道吸收。

汞及其化合物进入人体后随血流分布到全身很多器官，主要分布于肾，其次为肝、心脏及中枢神经系统。汞还易透过血脑屏障及胎盘屏障，主要随尿排出。此外，粪便、唾液、汗腺、乳汁、月经等也可排出少量。进入脑组织的汞不易排出。汞可进入毛发中储存。

汞中毒的机制目前还不完全清楚。汞在体内被氧化为二价汞离子发挥毒性作用。由于二价汞离子具有高度亲电子性，对体内含有硫、氧、氮等电子供体的基团具有很强的结合力，汞离子与蛋白质的巯基结合，而巯基又是细胞代谢过程中许多重要酶的活性部分，结果使含巯基酶活性降低，从而影响机体代谢。如汞与细胞表面巯基结合，可以改变其结构和功能，进而损害整个细胞。

（四）临床表现

生产过程中的汞中毒多为慢性中毒，急性中毒较少见。

1. 急性中毒　短期内吸入高浓度汞蒸气所致。多见于在密闭空间内工作或意外事故造成。起病急剧，有头痛、头晕、乏力、咳嗽、呼吸困难、口腔炎、皮炎和胃肠道症状等，继之可发生化学性肺炎、肺水肿等。口服汞盐可引起胃肠道症状，并可引起肾和神经损害。

2. 慢性中毒　慢性汞中毒较为常见。早期主要表现为神经衰弱综合征，进一步发展出现特异症状和体征，主要为易兴奋症、震颤和口腔炎三大典型症状。易兴奋表现为性格改变乃至精神症状，如易激动、烦躁、焦虑、记忆力减退和情绪波动。汞性震颤开始时为手指、舌、眼微小震颤，进一步可发展成意向性粗大震颤，也可伴有头部震颤和运动失调，后期可出现幻觉和痴呆。口腔炎为黏膜糜烂、牙龈肿胀、牙齿松动，有时可见汞线。

（五）诊断及处理原则

职业性汞中毒根据我国 2007 年颁布的《职业性汞中毒诊断标准》（GBZ 89—2007）进行诊断及处理，见表 4-2。

表 4-2　职业性汞中毒诊断分级及处理原则

汞中毒分级		诊断标准	处理原则
观察对象		长期接触汞后，尿汞增高无慢性汞中毒临床表现者	加强医学监护，可进行药物驱汞
轻度中毒	急性中毒	短期内接触大量汞蒸气，尿汞增高，出现发热、头晕、头痛、震颤等全身症状，并具有下列一项者：①口腔 - 牙龈炎和 / 或胃肠炎；②急性支气管炎	急性中毒者必须尽快脱离现场；应予驱汞治疗及对症处理；治愈后可从事正常工作
	慢性中毒	长期密切接触汞后，具有下列任何三项者：①神经衰弱综合征；②口腔 - 牙龈炎；③手指震颤，可伴有舌、眼睑震颤；④尿汞增高	

续表

汞中毒分级		诊断标准	处理原则
中度中毒	急性中毒	在轻度中毒基础上，具有下列一项者：①间质性肺炎；②明显尿蛋白	急性中毒者必须尽快脱离现场；应积极予以驱汞治疗及对症处理；适当安排工作与休息，治疗后不宜再从事接触汞及其他有害物质的作业
	慢性中毒	在轻度中毒基础上，具有下列一项者：①性格情绪改变；②上肢粗大震颤；③明显肾脏损害	
重度中毒	急性中毒	在中度中毒基础上，具有下列一项者：①急性肾功能衰竭；②急性中度或重度中毒性脑病	急性中毒者必须尽快脱离现场；给予积极驱汞治疗、对症处理和休息；治疗后不宜再从事接触汞及其他有害物质的作业
	慢性中毒	慢性中毒性脑病	

慢性汞中毒尿汞含量波动较大，宜根据多次测定结果作出诊断才比较可靠。目前规定尿汞正常上限值为 250 nmol/L（0.05 mg/L）（双硫腙法）和 100 nmol/L（0.01 mg/L）（冷原子吸收法）。

根据职业史及临床表现，怀疑有慢性中毒但尿汞不高者，可进行驱汞试验以帮助诊断。方法是肌内注射 5% 二巯丙磺钠 250 mg 或静脉注射二巯丁二钠 1.0 g；注射后收集 24 h 尿样进行汞含量测定，如果尿汞排出量超过正常值上限，即有辅助诊断价值。

（六）治疗

1. 驱汞治疗　主要应用巯基络合剂，既可保护人体含巯基酶不受汞的毒害，又可解救与汞作用而失去活性不久的酶。首选药物为二巯丙磺钠和二巯丁二钠。

2. 对症治疗　注意休息，避免精神刺激，适当使用镇静安神的药物。

3. 经口中毒的治疗　口服汞盐患者不应洗胃，需尽快灌服蛋清、牛奶或豆浆，以使汞与蛋白质结合，保护被腐蚀的胃壁。

4. 处理原则　汞吸收和轻度中毒者不必调离原工作岗位，中、重度中毒者应调离原工作岗位。

（七）汞的预防控制

1. 改革工艺及生产设备　少用或不用汞，如用电子仪表、气动仪表代替汞仪表；氯碱工业用隔膜电极代替汞电极。

2. 防止汞的污染和沉积　工作场所地面、墙面、桌面、天花板、操作台等宜用不吸附汞的光滑材料，便于冲洗。

3. 加强个人防护和卫生操作制度　如戴防毒口罩或用碘处理过的活性炭口罩。定期监测车间空气中汞浓度。

4. 定期体检　作业工人每年至少体检一次。

职业禁忌证：肝肾疾患、精神疾患、慢性胃肠疾患、严重口腔炎等。

➤ 考点：慢性汞中毒的临床表现。

三、苯中毒

（一）理化特性

苯（benzene）属芳香烃类化合物，主要从煤焦油中提炼或石油高温裂解获得。在常温下为带特殊芳香味的无色液体，沸点 80.1 ℃，极易挥发，蒸气比重为 2.77，易着火，微溶于水，易溶于乙醇、氯仿、乙醚、汽油、丙酮、二硫化碳等有机溶剂。

（二）接触机会

苯在工农业生产中应用非常广泛，常见有：苯的制造，如焦炉气、煤焦油的分馏、石油的裂化重整与乙炔合成苯；以苯作为溶剂、稀释剂，用于生药的浸渍、提取、重结晶，以及油漆、油墨、树脂、人造革、黏胶和喷漆制造；以苯作为有机化学合成中的常用原料，如制造苯乙烯、苯酚、药物、农药、合成橡胶、塑料、洗涤剂、染料、炸药等。

（三）毒理

苯在生产环境中以蒸气形式由呼吸道进入人体，皮肤吸收很少，虽然经消化道吸收完全，但实际意义不大。苯进入人体后，主要分布在含脂质较多的组织和器官中，如骨髓、脂肪组织、脑、肝、肾等。一次大量吸入高浓度的苯时，以大脑、肾上腺与血液中的含量最高；中等量或少量长期吸入时，以骨髓、脂肪和脑组织中含量较多。

苯中毒的发病机制尚未完全阐明，目前认为主要是由于苯的代谢产物（主要是酚类物质）被转运到骨髓或其他器官而表现出的对骨髓造血功能的毒性和致白血病作用。

（四）临床表现

1．急性中毒　急性苯中毒是由于短时间内大量吸入苯蒸气而引起，主要损伤中枢神经系统，临床上以中枢神经系统的麻痹作用表现为主。轻者呈现酒醉（苯醉）状态，表现出兴奋、面色潮红、眩晕、恶心、呕吐，可伴有流泪、咳嗽等黏膜刺激症状。严重者可出现昏迷、谵妄、抽搐、瞳孔放大、对光反射消失、血压下降等症状，如抢救不及时可因呼吸中枢麻痹而死亡。

2．慢性中毒　是职业性苯中毒的主要类型，以造血系统损害为主。严重者会发生再生障碍性贫血，甚至白血病。其临床表现主要是神经系统和造血系统的变化：①神经衰弱和自主神经功能紊乱：是慢性苯中毒的最早期征象，患者可表现为头痛、头晕、乏力、失眠、多梦、记忆力减退以及心动过速或过缓，皮肤划痕反应阳性等。②造血系统的损害：是慢性苯中毒的主要特征，早期以白细胞总数和中性粒细胞减少为主，进而出现血小板减少和出血倾向。③皮肤改变：经常接触苯，皮肤因脱脂而表现为干燥、皲裂，有的可出现疱疹、湿疹或毛囊炎等改变。

（五）诊断

急性苯中毒根据短期内吸入大量苯蒸气职业史，有意识障碍为主的临床表现，并排除其他疾病后方可诊断。慢性苯中毒根据长期密切接触苯的职业史，结合环境空气苯浓度监测和临床表现，进行综合分析作出诊断。我国《职业性苯中毒的诊断》（GBZ 68—2013）中慢性中毒分级要点如表4-3。

表4-3　职业性慢性苯中毒诊断分级要点

汞中毒分级	诊断标准
轻度中毒	有较长时间密切接触苯职业史，常有头晕、头痛、乏力、失眠、记忆力减退等症状；血常规具备下列条件之一者：①白细胞计数 $< 4×10^9$/L 或中性粒细胞 $< 2×10^9$/L；②血小板计数 $< 80×10^9$/L
中度中毒	多有慢性中毒症状，并有易感染和（或）出血倾向；具备下列条件之一者：①白细胞计数 $< 4×10^9$/L 或中性粒细胞 $< 2×10^9$/L，伴血小板计数 $< 80×10^9$/L；②白细胞计数 $< 3×10^9$/L 或中性粒细胞 $< 1.5×10^9$/L；③血小板计数 $< 60×10^9$/L
重度中毒	在慢性中度中毒基础上，具备下列表现之一者：①全血细胞减少症；②再生障碍性贫血；③骨髓增生异常综合征；④白血病

（六）处理原则

1．急性中毒　患者应立即移至空气新鲜处，脱去污染的衣服，用肥皂水清洗被污染的皮肤，注意保温和卧床休息。急救原则同内科，可静脉注射大剂量维生素 C 和葡萄糖醛酸，忌用肾上腺素。

病情恢复后，急性轻度中毒者可恢复原工作，重度中毒者原则上调离原工作。

2．慢性中毒　治疗的关键是使用有助于骨髓造血功能恢复的药物，并对症治疗。发生再生障碍性贫血或白血病者，治疗原则同内科。

慢性苯中毒一经确诊，即应调离苯作业岗位，积极治疗。并根据病情适当安排休息。

（七）苯的预防控制

（1）改革生产工艺：使工人不接触或少接触苯，以无毒或低毒的物质代替苯，如制药工业以酒精代苯作萃取剂，印刷工业中以汽油代替苯作溶剂等。喷漆作业可根据具体情况采用无苯喷料、静电喷漆、自动化淋漆或浸漆，制鞋工业中改用无苯胶等。

（2）生产过程密闭化、自动化。

（3）抽风排毒以降低空气中苯浓度。

（4）加强个人防护，如作业时戴防苯口罩或使用送风式面罩。

（5）体检：做好工人就业前及工作后定期体检工作。

职业禁忌证：各种血液病、月经过多、低血象等为苯作业的职业禁忌证。

➤ 考点：苯中毒的临床表现。

第四节　生产性粉尘与尘肺病

粉尘（dust）是指直径很小的固体微粒，在自然状态中天然生成，或在生产和生活中由于人为原因而生成。生产性粉尘是指在生产过程中形成的，能较长时间悬浮在空气中的固体微粒。机体长期吸入能引起以肺部组织纤维化改变为主的尘肺病。

一、生产性粉尘

（一）生产性粉尘的来源和分类

1．来源　生产性粉尘的来源非常广泛，几乎所有的工农业生产过程均可产生粉尘：矿山开采、爆破、凿岩、运输、筑路等；冶金工业中的原材料准备、矿石粉碎、配料等；耐火材料、水泥、陶瓷、玻璃等工业的原料加工；机械制造业中原料破碎、配料等；化学工业中固体原料加工处理，宝石首饰加工等工艺过程中，都能产生大量粉尘。

2．分类　生产性粉尘种类较多，按其性质可分为以下 3 类：

（1）无机性粉尘（inorganic dust）：①金属性粉尘：如铅、锰、铁、铍、锡、锌等及其化合物。②非金属的矿物性粉尘：如石英、石棉、滑石、煤等。③人工无机粉尘：如水泥、玻璃、金刚砂等粉尘。

（2）有机性粉尘（organic dust）：①动物性粉尘：如皮毛、丝、骨粉尘。②植物性粉尘：如棉、麻、谷物、亚麻、甘蔗、木、茶粉尘。③人工合成材料粉尘（synthetic material dust）：如塑料热解产生聚氨基甲酸酯类、环氧树脂等粉尘。

（3）混合性粉尘（mixed dust）：指上述两种或几种各类粉尘混合存在的粉尘。常见的如硅尘和煤尘、金属粉尘和硅尘混合存在的粉尘。

（二）生产性粉尘的理化特性及卫生学意义

粉尘的理化特性不同，对人体危害的性质和程度亦不同，所以其理化特性有重要的卫生学意义。

1．粉尘的化学组成　是直接决定对人体危害性质和严重程度的重要因素。如含有游离二氧化硅的粉尘可引起硅肺病；含铅、锰等有毒物质的粉尘可引起相应的铅、锰中毒等。

2．粉尘浓度和暴露时间　粉尘浓度和暴露时间也是决定其对人体危害严重程度的重要因素。生产环境中的粉尘浓度越高，暴露时间越长，进入人体内的粉尘剂量越大，对人体的危害就越大。

3. 粉尘的分散度　分散度是指物质被粉碎的程度。分散度越高，粉尘的颗粒越细小，在空气中飘浮的时间也越长，进入呼吸道深部的机会就越多，危害就越大。

4. 粉尘的溶解度　有毒粉尘（如铅尘）的溶解度越高，毒作用越强；而相对无毒尘（如面粉）的溶解度越高，毒作用越低。

5. 粉尘的硬度　硬度越高的粉尘，对呼吸道黏膜和肺泡的物理损伤越大。

6. 粉尘的荷电性　物质在粉碎过程和流动中相互摩擦或吸附空气中离子而带电。同性电荷相斥增强了空气中粒子的稳定程度，异性电荷相吸使尘粒撞击、聚集并沉落。荷电尘粒在呼吸道内易被阻留。

7. 粉尘的爆炸性　煤、面粉、糖、亚麻、硫黄、铅、锌等可氧化的粉尘，在适宜的浓度下，一旦遇到明火、电火花和放电时，会发生爆炸，导致重大人员伤亡和财产损失事故。

（三）生产性粉尘对健康的影响

所有不溶解或难溶解的粉尘对身体都是有害的，生产性粉尘根据其理化特性和作用特点不同可引起不同的疾病。

1. 尘肺病　是在生产环境中长期吸入生产性粉尘而引起的以肺组织纤维化为主的一类疾病。

2. 呼吸系统肿瘤　石棉、放射性矿物、铬、砷等粉尘均可致肺部肿瘤。

3. 局部作用　吸入的粉尘颗粒作用于呼吸道黏膜并引起上呼吸道炎症。沉着于皮肤的粉尘颗粒可堵塞皮脂腺，易继发感染引起毛囊炎、脓皮病等；沥青粉尘可引起光感性皮炎。

4. 中毒作用　吸入含有铅、砷等毒物的粉尘可引起全身性中毒。

5. 变态反应　吸入棉、麻等粉尘可引起支气管哮喘、上呼吸道炎症、间质性肺炎等。

二、尘肺病

（一）尘肺病的概念

尘肺病（pneumoconiosis）是在生产过程中，机体长期吸入粉尘，引起以肺部组织纤维化改变为主的疾病。粉尘是有害的，长期吸入不同种类的粉尘可导致不同类型的尘肺病或肺部疾病。

（二）尘肺病的分类

我国按病因将尘肺病分为五类。

1. 硅肺病　长期吸入游离二氧化硅含量较高的粉尘引起。

2. 硅酸盐肺病　长期吸入含有结合二氧化硅的粉尘如石棉、云母等引起。

3. 炭尘肺病　长期吸入煤、石墨、炭黑、活性炭等粉尘引起。

4. 混合性粉尘尘肺病　长期吸入含游离二氧化硅粉尘和其他粉尘引起，如煤硅肺病、铁硅肺病等。

5. 金属尘肺病　长期吸入某些致纤维化的金属粉尘引起。

（三）硅肺病（矽肺）

硅肺病，又称矽肺，是指由于在生产过程中长期吸入游离二氧化硅含量较高的粉尘而引起的以肺组织纤维化为主的疾病。是尘肺病中最常见、进展最快、危害最严重的一种。我国硅肺病病例占尘肺病总病例接近 50%，位居第一。

1. 硅肺病的病因　游离二氧化硅（SiO_2）在自然界广泛分布，它是地壳的主要成分。约 95% 的矿石中均含有游离二氧化硅。其中石英是最常见的一种，其游离二氧化硅含量达 99%，故通常以石英代表游离二氧化硅。

通常将接触含有 10% 以上游离二氧化硅的粉尘作业，称为硅尘作业。

常见的硅尘作业有：煤矿、金属矿、岩石采掘、选矿等矿山作业；石英粉厂、玻璃厂、耐火材料厂的原料破碎、碾磨、筛选、拌料等作业；机械厂的型砂调制、铸件清砂、喷砂、砂轮研磨等作业；水利工程、开山筑路以及开凿隧道等。

2. 硅肺病的发病因素　硅肺病的发病与粉尘中 SiO_2 的含量、SiO_2 的类型、粉尘浓度、分散度以及接尘时间、防护措施和接尘者个体因素等有关。如粉尘中游离 SiO_2 含量越高，发病时间越短，病情越严重；分散度越大，硅肺病的发病率就越高。此外，个体因素如年龄、健康和营养状况、个人卫生习惯等，在硅肺病的发生和发展上也有一定的影响。呼吸道疾病特别是呼吸道结核病，能加速硅肺病的发生和加重病情。

硅肺病发病一般较慢，多在持续吸入硅尘 5 ～ 10 年发病，有的长达 15 ～ 20 年。但持续吸入高浓度的硅尘，有的 1 ～ 2 年内即可发病，称为速发性硅肺病。有些硅尘作业工人在吸入硅尘期间虽未发病，但脱离硅尘作业后若干年才发病，称为迟发性硅肺病。

3. 硅肺病的发病机制及病理改变

（1）发病机制：硅肺病的发病机制有多种说法，目前多数学者认为，进入肺内的硅尘能被巨噬细胞吞噬，在巨噬细胞内的 SiO_2 硅氧键断裂，形成活性羟基并与巨噬细胞溶酶体膜上的受氢体（如氧、硫、氮等原子）形成氢键，从而改变细胞膜的通透性，逸出水解酶，导致巨噬细胞自溶；硅氧键的断裂还可促使氧自由基和过氧化氢形成，参与细胞膜的脂质过氧化反应而导致巨噬细胞的死亡；巨噬细胞损伤后释放出一系列生物活性物质，如白细胞介素 -1、肿瘤坏死因子和转化生长因子 -β 等致纤维化因子，能刺激成纤维细胞增生，合成胶原纤维；硅肺病除激发炎症反应外还伴随有免疫反应，促使多种不同细胞增生，它们在肺纤维化过程中起协同作用。

（2）病理改变：硅肺病的病理改变有硅结节、弥漫性间质纤维化。①硅结节：是硅肺病的特征性病理改变。典型的硅结节是由多层排列的胶原纤维构成，内含闭塞小血管或小支气管，断面似洋葱头状。结节越成熟，尘细胞或成纤维细胞成分越少，而胶原越粗大密集，并可透明性变。硅结节增多、增大融合，在其间继发纤维化则可形成团块状。②弥漫性间质纤维化：在肺泡和肺小叶以及小血管和呼吸性小支气管周围，纤维组织弥漫性增生，相互连接成放射状、星芒状，使肺泡容积缩小，有时形成大块纤维化，其间夹杂粉尘颗粒和尘细胞。

4. 硅肺病的临床表现

（1）症状与体征：硅肺病患者无特异性的症状与体征。由于肺的代偿功能很强，硅肺病患者可在相当长时间内无明显自觉症状。但 X 线胸片上已呈现较显著的硅肺病影像改变。随着病情的进展，或有并发症时，可出现胸闷、气短、胸痛、咳嗽、咳痰等症状和体征，肺部可听到摩擦音、啰音、哮鸣音，其症状轻重与胸片上改变程度不一定平行。

（2）X 线胸片表现：硅肺病 X 线胸片影像表现是硅肺病病理形态在 X 线胸片的反映，主要表现为肺纹理增多、增粗，出现圆形、不规则形小阴影和大阴影。X 线胸片上的其他影像，如肺门变化、肺气肿、肺纹理和胸膜变化，对硅肺病诊断也有参考价值。

1）圆形小阴影：是硅肺病最常见和最重要的一种 X 线胸片表现形态，其病理变化以结节型硅肺病为主，呈圆或近似圆形，边缘整齐或不整齐，直径不超过 10 mm，按直径大小分为 p（≤ 1.5 mm）、q（1.5 ～ 3.0 mm）、r（3.0 ～ 10mm）3 种类型。吸入粉尘中的游离二氧化硅越多，硅结节的成熟程度越高，圆形小阴影致密度越高，直径越大。p 类小阴影主要是不太成熟的硅结节或非结节性纤维化灶的影像，q、r 类小阴影主要是成熟和较成熟的硅结节，或为若干个小硅结节的影像重叠。圆形小阴影早期多分布在两肺中下区，随病变进展，数量增多，直径增大，密集度增加，波及两肺上区。

2）不规则形小阴影：多为接触游离二氧化硅含量较低的粉尘所致，病理基础主要是肺间质纤维化。表现为粗细、长短、形态不一的致密阴影，之间可互不相连，或杂乱无章地交织在一起，呈网状或蜂窝状，致密度多持久不变或缓慢增高。按其宽度可分为 s（≤ 1.5 mm）、t（1.5 ~ 3.0 mm）、u（3.0 ~ 10 mm）3 种类型。早期也多见于两肺中下区，弥漫分布，随病情进展而逐渐波及肺上区。

3）大阴影：指长径超过 10 mm 的阴影，为晚期硅肺病的重要 X 线胸片表现。形状有长条形、圆形、椭圆形、或不规则形，病理基础是团块状纤维化。大阴影的发展可由圆形小阴影增多、聚集，或不规则阴影增粗、靠拢、重叠形成。多在两肺上区出现。逐渐融合成边缘较清楚、密度均匀一致的大阴影，常对称呈八字状，也有先在一侧出现。大阴影周围一般有肺气肿带。

4）胸膜变化：胸膜粘连增厚，先在肺底部出现，可见肋膈角变钝或消失；晚期膈面粗糙。由于肺纤维组织收缩和膈胸膜粘连，呈"天幕状"阴影。

5）肺气肿：多为弥漫性、局限性、灶周性和泡性肺气肿，严重者可见肺大泡。

6）肺门和肺纹理变化：早期肺门阴影扩大，密度增高，有时可见淋巴结增大，包膜下钙质沉着，呈蛋壳样钙化，肺纹理增多或增粗变形。晚期肺门上举外移，肺纹理减少或消失。

（3）肺功能变化：患者早期肺功能变化不明显，与 X 线胸片影像变化不一致。肺活量可降低，但时间肺活量正常。病变进展并发肺气肿时，肺活量进一步降低，第一秒用力呼气量也减少，耗气量及其占肺总量比值增加。当大量肺泡遭受破坏和肺毛细血管增厚时，导致弥散功能障碍。

（4）并发症：硅肺病常见并发症有肺结核、肺及支气管感染、自发性气胸、肺心病等，其中，肺结核是最常见的并发症。硅肺病一旦出现并发症，则往往会促使病情进展加剧，甚至死亡。

5．硅肺病的诊断　主要依据是硅尘作业史以及 X 线后前位胸片表现，结合现场职业卫生学、尘肺病流行病学调查资料和健康监护资料，参考临床表现和实验室检查，排除其他肺部类似疾病后，对照尘肺病诊断标准片，按我国《职业性尘肺病的诊断》（GBZ 70—2015）的具体要求，作出尘肺病的诊断和分级。

2015 年卫计委发布新版《职业性尘肺病的诊断》。新标准中尘肺病明确分为三期，取消了旧版（GBZ 70—2009）中"观察对象"及相关内容，将接触石棉粉尘者出现胸膜病变后的分期纳入诊断分期。

根据新标准，X 线胸片表现分为三期：

（1）尘肺一期

有下列表现之一者：①有总体密集度 1 级的小阴影，分布范围至少达到 2 个肺区；②接触石棉粉尘，有总体密集度 1 级的小阴影，分布范围只有 1 个肺区，同时出现胸膜斑；③接触石棉粉尘，小阴影总体密集度为 0，但至少有两个肺区小阴影密集度为 0/1，同时出现胸膜斑。

（2）尘肺二期

有下列表现之一者：①有总体密集度 2 级的小阴影，分布范围超过 4 个肺区；②有总体密集度 3 级的小阴影，分布范围达到 4 个肺区；③接触石棉粉尘，有总体密集度 1 级的小阴影，分布范围超过 4 个肺区，同时出现胸膜斑并已累及部分心缘或膈面；④接触石棉粉尘，有总体密集度 2 级的小阴影，分布范围达到 4 个肺区，同时出现胸膜斑并已累及部分心缘或膈面。

（3）尘肺三期

有下列表现之一者：①有大阴影出现，其长径 ≥ 20 mm，短径 > 10 mm；②有总体密集度 3 级的小阴影，分布范围超过 4 个肺区并有小阴影聚集；③有总体密集度 3 级的小阴影，分布范围超过 4 个肺区并有大阴影；④接触石棉粉尘，有总体密集度 3 级的小阴影，分布范围达到 4 个肺区，同时单个或两侧多个胸膜斑长度之和超过单侧胸壁长度的 1/2 或累及心缘使其部分显示蓬乱。

尘肺病诊断结论的表述是：职业性＋具体尘肺病名称＋期别。如职业性硅肺病一期、职业性煤工尘肺二期等。未能诊断为尘肺病者，应表述为"无尘肺"。

6．硅肺病的治疗与处理

（1）治疗：目前尚无根治办法，我国学者多年来研究了数种治疗硅肺病药物，如克矽平、柠檬酸铝、粉防己碱、羟基哌喹、哌喹等，在临床试用观察到某种程度上的减轻症状、延缓病情进展的疗效，但有待继续观察和评估。积极对症治疗和预防并发症尤为重要，还应注意加强营养、生活规律化和适当的体育锻炼。

（2）处理：凡确诊为尘肺病的患者均应调离粉尘作业；在正常范围或只有轻度减退者，应安排其工作；劳动能力显著减退者，应在劳动条件良好的环境中，从事力所能及的工作；劳动能力丧失者，不担负任何生产劳动，并给予积极的医疗照顾。

7．硅肺病的预防　硅肺病预防的关键是贯彻执行国家有关防止硅尘危害的法令和条例，坚持综合防尘，降低粉尘浓度。多年来，我国各级厂矿企业和卫生防疫机构，在防尘工作中结合国情，做了不少工作，总结出了非常实用的"革、水、密、风、护、管、教、查"防尘八字方针，并取得了巨大的成就，防尘八字方针在今后的防尘工作中仍然是必不可缺的指导方针。"革"是指工艺改革和技术革新；"水"是指湿式作业；"密"是指密闭尘源；"风"是指通风除尘；"护"是指个人防护；"管"是指组织和制度管理；"教"是指宣传教育；"查"是指定期检查评比、总结，定期健康检查。

> 考点：尘肺病预防的八字方针。

自测题

一、单项选择题

1．环境有害物质进入人体的途径称为

　　A．接触机会

　　B．接触方式

　　C．接触程度

　　D．接触的水平

　　E．接触的吸收

2．慢性纤维化肺病多见于长期接触

　　A．二氧化硅

　　B．锰烟

　　C．木尘

　　D．二氧化硫

　　E．锌烟

3．职业病诊断应由几名以上取得职业病诊断资格的执业医师集体诊断

　　A．2

　　B．3

　　C．5

　　D．7

　　E．9

4．诊断职业病的先决条件是

　　A．病史

　　B．体格检查结果

　　C．职业史

　　D．生产环境监测结果

　　E．实验室检查结果

5．职业病诊断机构应是

　　A．医疗机构

　　B．疾病预防控制中心

　　C．卫生监督所

　　D．卫生行政部门

　　E．具有职业病诊断权的医疗机构

6．个体监测时，可给工人佩戴个体采样器，连续采集毒物浓度，以了解

　　A．个人的接触量

　　B．个人整个工作时间内的接触量

　　C．车间中所有工人的接触量

　　D．车间中所有工人整个工作时间内的接触量

7．铅中毒最多见的种类是

　　A．职业性

B．污染性　　　　　　　　　D．药源性

C．生活性　　　　　　　　　E．母源性

二、名词解释

1．职业病　2．尘肺病

三、问答题

1．试述职业病的特点。

2．试述防尘八字方针。

3．试述职业性铅中毒的临床表现。

（陈冯梅）

第五章数字资源

第五章

社会心理环境与健康

📌 学习目标

1. 掌握心身疾病的概念及特点、行为与健康的关系。
2. 熟悉社会支持、公共政策、应激的概念，家庭的类型与功能，心身疾病的危险因素，应激对健康的影响。
3. 了解社会环境对健康的影响、情绪对健康的作用。
4. 略述医学生在疾病防治中应当注意的社会心理问题。

第一节　社会环境与健康

 案例 5-1

　　张某，女，17岁，学生，个性非常要强。由母亲陪同前来就诊，后确诊为单纯性甲亢，采用药物治疗、定期复查，医生要求其母亲对张某的用药进行督促。然而3个月的治疗并未使病情好转。其父认为年纪轻轻不能天天吃药，主要靠锻炼，而张母亦不敢多说，致使用药过程断续。

　　思考题：

　　1. 请问该家庭的类型、家庭权利结构是什么？

　　2. 请问该家庭的家庭沟通功能如何？

　　3. 请问该家庭的家庭健康观如何？

一、概述

　　随着社会和科学的发展，人类认识到健康不仅受自然环境影响，同时也受社会环境影响。随着医学模式转变为生物 - 心理 - 社会医学模式，与人类健康密切相关的心理 - 社会环境日益得到普遍重视。人类的社会环境（social environment）包括一系列与社会生产力、生产关系有密切联系的因素，即以生产力发展水平为基础的经济状况、社会保障、人口、科学技术等，以及以生产关系为基础的政治、文化、社会关系、卫生保健等。

　　社会环境影响健康的特点是：作用具有广泛性、持久性和累积性；社会环境作用于人类健康常以交互作用的方式产生效应，这是由于其因果关系的多元性所决定的。社会因素主要通过心理认知的中心环节产生作用。心理因素被人的感知觉系统纳入，经过中枢神经系统的调节和

106

控制，形成心理折射，产生心理反应，发生行为、社会适应和躯体功能的变化。因此，深入探讨社会因素与心理因素的关系，对于控制和预防疾病、提高人类健康水平有着重要的意义。

二、社会经济状况与健康

社会经济状况（socioeconomic status）一般包括收入、社会／职业等级、声望和受教育程度等因素。收入（income）水平反映了一个人的消费能力、住房条件、营养状况和享受医疗保健的机会。职业（occupation）可以反映一个人的社会地位、责任感、体力活动情况和工作相关的健康风险情况。受教育程度（educational level）代表了一个人获取积极的社会、心理和经济资源的能力。这些指标相互关联，但从不同的侧面反映了一个人在社会阶级结构中的地位，并共同影响着人的健康。社会经济发展水平与居民健康水平间呈正相关关系。

（一）收入差距

经济因素对人群健康的影响是多方面的，也是错综复杂的。由于没有能力提供基本的生存条件和基本的卫生保健服务，比如营养、居住条件、水和医疗保健等，会严重影响人群的健康。但是，在许多高收入国家中，并没有发现随着经济的发展，健康状况得到进一步提高的现象。其中最重要的影响因素是该国家人口中社会地位和经济享有的公平程度。如果社会中富人和穷人之间的收入水平、受教育程度和生活条件存在明显的差距，即使这个国家总体上健康状况比较好，但社会仍然广泛地存在着健康的不公平；如果上述差距明显减小，社会中的健康不公平性也会显著降低。在过去20年里中国居民的收入差距扩大，城镇居民基尼系数（在全部居民收入中用于不平均分配的百分比）由0.16提高到了0.33；农村居民基尼系数由0.24提高到了0.37；全国总体的基尼系数由0.24上升到0.45。收入差距对健康的影响需通过一定的时间才可能反映出来，比如影响了医疗的公共投入，影响了人们的行为（吸烟、酗酒）。收入差距对健康效应的影响意味着收入的两极分化会导致健康状况的分化，尤其在收入差距高的农村地区，农村低收入群体易受到收入的负向冲击，其健康状况更易有恶化的趋势。因此，并不是收入的绝对水平，而是一个社会中收入的公平性决定了社会经济状况对健康的影响程度。如果只专注于经济的增长，忽略了收入差距就会对健康产生有害的影响。

（二）社会地位

研究发现，社会地位较低的体力劳动者阶层的年龄标化死亡率比最高级的行政管理人员高出3.5倍，死亡率呈现从高层次到低层次人员逐步上升的曲线，而且这些差异不能用贫困或极度贫困来解释。贫穷本身并不是最重要的危险因素，现存的从社会经济阶梯的顶部到底部的疾病梯度变化曲线才是最重要的危险因素。另外对种族间不同健康状况的研究也发现，种族歧视、低于法定标准的住房条件、不良的教育、不平等的医疗保健和失业是种族间健康差别的重要原因。为什么那些社会地位低，只受过普通教育的人的死亡率要高于那些社会地位高，受过更多教育的人呢？原因之一在于不平等所造成的心理效应：一个人在社会中的地位取决于他对生活和周围环境的控制权有多少，而这种感觉会深深地影响这个人的健康。美国加州大学洛杉矶分校的医学心理学教授Nancy Adler认为，人们对自己社会地位的看法才是影响健康的关键因素。她经过长期调查发现：在拥有同等社会地位的美国白种人妇女中，将自身地位看得高一些的人要比那些不这样想的人健康。还有一些科学家认为，社会地位影响健康的根本原因是压力。

（三）受教育程度

在经济水平比较一致的情况下，受教育水平不同的人可能会采用不同的生活方式，由此对健康产生的影响也是不一样的。人们的生活方式取决于什么样的生活才算好的价值取向和如何实现良好生活的知识范畴。教育正是通过传播这两方面的知识，对人的生活方式提供可以借鉴的类型。受教育程度不同的人，其生活方式也有差别。一般说来，一个人受教育的程度越高，其理性化也会越高，可能会更偏重于生活、工作条件的改善及精神生活的丰富，把闲暇时间作为增长知识的机会，能采用比较健康合理的方式安排其生活。教育程度较高者，由于获取信息的渠道更多，相比较而言获取健康知识的能力更强，更容易采取健康行为。有人将国民平均教育水平不同的国家进行比较，发现平均预期寿命有显著差异。人们在很长一个时期里把受教育水平和健康联系起来，尤其是在发展中国家。从健康的角度看，受教育程度影响着人们采取健康生活的能力及方式，诸如自我保健能力的提高、良好的生活习惯、正确的求医行为等都与教育水平有着密切的关系。母亲受教育水平与儿童死亡之间的关系已经被清楚地确立。起初认为，受教育程度越高，经济状况也提高得越快。但是最近的一些研究对受教育程度的单独影响与收入水平进行了区分。1985 年联合国一项对 15 个发展中国家的研究表明，母亲受教育的时间每增加 1 年，儿童死亡率下降 3.4%。这个影响比增加 1 倍的收入、饮用自来水、改造厕所以及从农业转向白领工作的作用总和还要大。一个人受教育的机会增大后，不仅使他们在青年和中年时期可能获得更高的工资，而且还可能增加他们退休后对健康预期寿命有价值的投资。受教育程度可能通过知识对生产力的影响、对健康服务更合理的使用、获得更健康的生活方式（如控制吸烟与饮酒）以及社会的凝聚力等影响健康。

（四）经济状况

社会经济水平低下影响人们的收入和开支、营养状况、居住条件、接受科学知识和受教育的机会，以及风俗习惯、宗教信仰、职业和婚姻状况等，形成特定的不良社会环境，在此环境中人们的机体、器官功能状态及社会行为方面容易失去平衡，继而引起疾病的发生。社会经济水平决定医疗条件，若没有良好的医疗条件，不能及时对疾病临床症状和亚临床症状实施有效的治疗，则可能贻误治疗，造成无法逆转的疾病。在疾病发生后，若社会康复功能健全，能及时给予康复治疗，就可以减少残疾的发生。不能否认，经济发展在解决以往健康问题的同时，也带来一些新的健康问题。消极影响包括产生与社会现代化、物质文明高度发展有关的一系列现代社会病，如高血压、冠心病、恶性肿瘤、肥胖症、糖尿病、空调综合征和过敏性疾病等；还由于经济发展促进了社会生产方式的改变和高新技术的应用，人们工作紧张、人际关系复杂，心理紧张因素和应激事件增加，造成现代社会的心身疾病和精神疾病。同时，经济发展带来的环境污染是当前人类面临的重大问题，环境污染破坏了生态平衡和人们正常的生活条件，对人体健康产生直接、间接或潜在的有害影响。

三、公共政策与健康

公共政策（public policy）是社会公共权威在一定的历史时期为达到一定目标而制定的行动方案和行为依据，它是一定社会的成员集体的行为准则和依据。由于资源的有限性，政府选择公共政策是建立在价值的优先顺序上的。例如，公共资金有限，可以用于治理生产和生活污水以减少污染、可以用于设置更多的警察机构和配备更多装备精良的警力以防止犯罪、可以用于增加高度现代化的医院，也可以用于加强公共卫生设施和专业技术队伍的建设，该加以抉择以期得到公共利益最大化。

健康公共政策（healthy public policy）是指由国家和地方政府制定的法令、条例、规定、标准，以及部门和单位制定的制度、规章和规范，用以保护对健康起重要影响的经济和社会环境条件。法规是非常重要的公共政策。

健康公共政策的制定本质是一种政治行为。制定健康公共政策的目的，并不是使健康问题成为其唯一目标，而是在政策议程上，将健康提高到新的高度，意识到政策对人民的健康影响并需对其负责，从而有利于制定促进健康或对健康无负面影响的政策，创造良好的生活环境，引导人们建立健康的生活方式。

在制定健康公共政策时必须考虑到健康与平等。任何人，无论其年龄、性别、经济和社会地位，都享有同样的健康权利，政府应一视同仁地保护这种平等权利。社会应创造健康支持性环境，使人们能够拥有更安全、更健康的商品和服务，使人们在更清洁、更愉悦的环境里健康生活，并教育和引导人们选择健康的生活方式。健康公共政策是确保健康先决条件存在的关键性机制。

显然，制定有利于健康的政策，仅仅依靠卫生部门是远远不够的，它需要政府的努力和多个部门的参与。比如，要在公共场所禁止吸烟以及不向少年儿童售烟，就涉及烟草专卖机构、工商部门、卫生部门、警察机关、零售商等多个方面。而有些公共卫生问题，例如艾滋病防治和"非典"防治、兴奋剂及烟草和酒精的生产销售，已不再局限于地区或国家范围内，而是全球性问题，要解决这些问题需要不同国家和地区的协作。从公共卫生和医学部门的角度推动有利于健康政策的制定，以各级领导人和社区领导为对象的健康教育是必不可少的措施。

四、文化与健康

（一）文化的含义

广义的文化（culture）指物质文化和精神文化的总和；狭义的文化包括人们的信仰、价值观、行为规范、历史传统、风俗习惯、生活方式、地方语言和特定表象等，即包括意识形态在内的一切精神产品。此节主要从狭义的文化概念出发，讨论文化对人群健康的影响。

（二）风俗与健康

风俗（custom）是特定地域的特定人群在长期日常生产、生活中自然形成的、世代沿袭与传承的习惯性行为模式，是一种最普遍、最广泛的行为规范。其作用是潜移默化的，然而却又是很强大的。说明风俗体现于人的行为，影响人的思维，并与环境相关。

习俗对健康有正负两方面的影响。由于习俗是人们在千百年的生活实践中逐渐形成的，因而包括大量有利于健康的成分，例如，我国人民长期以来遵从的优良习俗："黎明即起，洒扫庭除，要内外整洁""器具质而洁，瓦缶胜金玉，饮食约而精，园蔬逾珍馐"以及端午赛龙舟，重阳登高，春节前清扫房屋等。但习俗中有部分因时代的局限，是不利于心身健康的。如我国不少地区盛行宴请宾客时强制性地敬酒，且必须一饮到醉，否则不足以体现"诚意"和"友谊"，此种行为实属陋习，既严重危害自己也严重伤害他人健康。风俗习惯属于一种传统文化，越是古老的生活习惯，风俗习惯的作用愈强烈。良好的风俗习惯有益于健康，不良的风俗习惯会对健康不利。

（三）思想意识与健康

思想意识是人们对客观世界认识的理性化产物，表现为观点、信念等。思想意识的核心是世界观。个体思想意识的形成，一方面来源于其生活经历和实践，另一方面受社会观念的影响，因此思想意识具有个别性和社会普遍性。某种思想意识引起的健康相关行为也表现出个别性和社会倾向性。健康的、积极的思想意识带来促进健康行为。一个有着崇高理想和明确生活目标、朝气蓬勃、积极进取、充满乐观精神、敢于承担责任与义务、不怕困难与挫折、富于理性的人，必定选择有利健康的行为并身体力行。一个大力提倡健康、公益、积极、进取、集体主义的思想意识的社会，其成员的基本行为取向必定倾向于促进健康行为。相反，一个颓废的、思想意识混乱的、急功近利的、丧失崇高的远大理想的社会，其成员中必定存在大量危害健康行为。吸毒、性乱、自杀等社会现象即是与反文化思潮有关的危害健康的行为群。这种思潮倡导利己主义、享乐主义和虚无主义，宣扬逃避责任和义务、极端的自私自利和追求物质享受与感官刺激。受这种思潮影响，一些社会成员认为感官刺激的快乐是人生的目的，因而采用毒品以造成欣快虚幻感，这是一种严重的危害健康行为。吸毒可以损害人体多个器官直至死亡。追求刺激和不负责任，导致一些人性淫乱，从而造成性传播疾病流行和社会结构畸变，对行为者自身和他人的心身健康带来严重后果。极端的利己主义和虚无主义、集体意识淡薄、缺乏正确的自我意识和宽广胸怀、缺少有效的社会支持系统等因素，是某些社会成员选择自杀的重要原因，这一行为是危害健康的终极表现，它彻底地否定生命与健康。

（四）宗教与健康

宗教（religion）是人类在自然和社会压迫的条件下产生的信仰体系和实践体系，以对超自然力的崇拜为根本特征，以宗教意识、宗教组织和宗教规范为三大要素。其信仰的超自然力实际上是支配人们的社会力量或自然力量在教徒头脑中的反映。其宗教意识可分为两个层次，一是理性形态，指系统的教义教理；二是感情形式，指群众性的宗教心理，包括宗教情绪、情感、态度、行为意向等。其宗教规范也是一种社会行为规范，是以对神的崇拜和神的"意旨"为核心的信仰与行为准则的总和。宗教强烈地影响着人们的心理过程，在一定社会环境和历史时期中是维持社会秩序的巨大精神力量。

宗教对健康的影响是多方面的，既有正面的影响，也有负面的影响。好的宗教信仰能帮助人更好地认识这个世界，开展工作和生活，不过，人任何时候都要独立思考。

五、社会关系与健康

人是生活在由一定社会关系结合而成的社会群体之中，包括家庭、邻里、朋友、工作团体等，这些基本社会群体共同构成社会网络（social network）。人在社会网络中的相互协调、相互支持，不仅是影响健康的因素，而且是健康的基本内容。

（一）社会支持

社会支持（social support）指一个人从社会网络所获得的情感、物质和生活上的帮助。社会支持包括四个维度：第一个维度称为物质支持，是个人从社会网络中获得的实际的、具体的帮助，包括物质帮助、劳务帮助等；第二个维度是情感支持，是从社会网络中获得的友谊、爱、关心等非物质的支持，主要来自于社会网络中较密切的成员；第三个维度是信息支持，是指从社会网络中获得的各种个人需要的信息；第四个维度是评价性支持或肯定性支持，是指从社会网络中获得的对个人价值观念、问题看法的认同，也包括对问题解决方式的参谋。从对个人影响的角度分析，社会支持包括客观支持和主观支持。客观支持是指社会网络提供的实际支持，包括上述社会支持的四个方面。而主观支持是指个人体验到的来自社会网络中的支持。社会支持的这两个方面并不总是一致的。只有体验或感知到的支持才会对个体产生积极的影响。

社会支持是社会网络的一个独特的功能，它通过缓冲紧张，尤其是人们处于特殊的生活事件状态时所得到的心理支持来影响健康。一定的社会支持将减少个体对压力事件严重性的感知，减少负性情绪，降低压力事件对个体心身健康的危害性，而且社会支持可提供应对压力的策略，减轻压力的危害性。因此，社会支持对维持人的心理健康有重要作用。影响健康的社会网络的其他功能还包括社会影响方式、社会参与、人际接触。

能够促进各方面有利于协调和合作的网络、习俗和信任的社会组织的特点称为社会资本（social capital），其中合作与信任是社会资本的核心内容。一般以居民之间相互信任的程度、互惠标准和居民参与各类志愿者组织的活跃程度来衡量社会资本。社会资本与物质资本和人力资本一样，既是增加个体生产力的经济因素，也是促进健康的重要因素。

影响社会支持的因素主要有人际关系、社会网络和社会凝聚力。人际关系是人类社会中人与人之间相互联系与作用的过程，融洽的人际关系不仅可以获得情感上的支持，而且是获得其他社会支持的基础；社会网络结构的健全或合理性是人们获取社会支持的基本条件；社会凝聚力是人们思想道德观念、社会责任感及对社会的信心的综合反映。社会凝聚力在社会生活中是社会支持发生作用的重要决定因素。

在研究亚文化群体时，还应该注意社会网络与社会支持对健康的负面的影响，一些亚文化群体的成员为了获得群体的支持而遵循对健康有负面影响的群体规范，如一些青少年吸烟就是为了获得其他群体成员的认同。

（二）家庭与健康

家庭是以婚姻和血缘关系为基础组成的社会基本单位，是社会的细胞。家庭是人出生后首先接触的社会，是人们日常活动的主要场所，对个体的成长及心身健康有着深刻的影响。家庭关系是重要的社会关系。家庭结构、功能和关系处于完好状态有利于增进家庭成员的健康。

1．家庭的类型 包括核心家庭、扩大家庭和异常家庭。

（1）核心家庭（nuclear family）：是由一对夫妇与其未婚子女组成的家庭。这种家庭仅由两代人组成，只有一个权力中心，关系较为简单。仅一对夫妇而无子女的家庭、一对夫妇和未婚的领养子女组成的家庭或由父母中某一方与未婚子女组成的家庭也可归入此种家庭。

（2）扩展家庭（extended family）：是由两个或更多的住在一起的核心家庭组成。扩展家庭又可以分为主干家庭和联合家庭两种。主干家庭又称直系双偶家庭，是由父母和一个已婚子女共同组成的家庭，是扩展家庭的最典型形式，除有一个主要权力中心外，尚有一个次要权力中心，关系比核心家庭复杂。联合家庭是由一对夫妇（或一方）与两对及两对以上的已婚子女及其未婚子女所组成的家庭。我国传统的几世同堂家庭就属于这种家庭。这种家庭可能有多个权力中心，关系复杂，结构松散而不稳定。

（3）异常家庭：指鳏、寡、孤、独等一个人的家庭；还包括未婚同居、群居家庭、同性恋家庭等。

> 考点：家庭的类型，核心家庭和扩展家庭的区别。

2．家庭功能 家庭主要有六个方面的功能：①性爱功能；②生育功能；③教育功能；④情感功能；⑤保障功能（赡养，为病患伤残者提供支持）；⑥经济功能。此外尚有社会地位、宗教和政治功能。这些功能与社会生活的各个方面息息相关，也与每个人的发育成长、事业爱好、生老病死息息相关。因此家庭与健康有着密切的关系。

3．家庭对健康的影响 家庭是健康影响因素（环境、认知、遗传等）的汇集之处。家庭聚集现象指家庭成员之间健康影响因素的相似程度大于非家庭成员，无论这种相似是否由遗传因素引起。所以除遗传因素外，家庭环境可通过交互影响同样作为涉及家庭成员健康的重要因素。家庭支持是社会支持中最基本的形式。一项对晚期居家癌症患者社会支持的调查结果表明，80%的患者认为家庭是度过癌症终末期最舒适的地方，在渴望得到社会关爱的同时，更希望得到亲人，尤其是配偶的关爱。若家庭关系不良，则会对健康造成损害。

第二节 心理因素与健康

一、心身疾病

（一）概念

社会心理因素对健康影响的研究始于20世纪20年代前后的心身医学。心身医学（psychosomatic medicine）亦称心理生理医学，是一门研究社会、心理等因素与人体健康关系的跨学科的边缘科学，是医学领域内研究心身相关的一个医学分支。关于心身医学的基本概念有狭义和广义两种。狭义的心身医学，是主要研究心身疾病的病因、病理、临床表现、诊治和预防的学科；广义的心身医学是研究人类和疾病斗争中一切心身相关的现象，涉及医学、生物学、心理学、教育学和社会学等多门学科。社会心理因素较为复杂，人是生活在社会环境中的有各种心理活动的高级动物，社会环境中的各种因素必然会影响人的一切心理活动，导致情绪变化，对健康产生影响。

心身疾病（psychosomatic disease）或称心理生理疾病（psychophysiological disease），是心身医学的主要研究对象与重要组成部分。狭义的心身疾病是指心理社会因素在疾病发生、发展过程中起重要作用的躯体器质性疾病，例如原发性高血压、溃疡病。至于心理社会因素在疾病发生、发展过程中起重要作用的躯体功能性障碍，则被称为心身障碍（psychosomatic disorder），例如神经性呕吐、偏头痛。广义的心身疾病就是指心理社会因素在发病、发展过程中起重要作用的躯体器质性疾病和躯体功能性障碍。显然，广义的心身疾病包括了狭义的心身疾病和狭义的心身障碍。

> 考点：心身疾病的概念。

（二）心身疾病的特点

1. 基本特征　心身疾病以躯体症状为主，有明确的器质性病理过程和已知的病理生理过程，具有与躯体症状相关的体征。

2. 病因特征　心身疾病的发病原因是社会心理因素或主要是社会心理因素；同样强度、同样性质的社会心理因素影响，一般人只引起正常范围内的生理反应，而对心身疾病易感者则可引起病理生理反应；遗传和个性特征与心身疾病的发生有一定的关系，不同个性特征的人对心身疾病易患性不同；有些患者可以提供较准确的社会心理因素致病过程，大部分患者不了解社会心理因素在发病过程中的作用，但能感到某种心理因素加重自己的病情。

（三）心身疾病的分类

心身疾病是累及人体的各个器官和系统的一类疾病，国内外学者对其范围有不同的见解。随着心身医学的发展，心身疾病的概念被广泛接受，范围扩大到几乎包括人类的所有疾病，大致可分为以下几种。

1. 心血管系统　原发性高血压、冠心病、心律失常、神经性心绞痛等功能性心脏病。

2. 呼吸系统　支气管哮喘、过度呼吸综合征、神经质呼吸综合征等。

3. 消化系统　消化性溃疡、溃疡性结肠炎、结肠过敏、消化不良等。

4. 内分泌系统　甲状腺功能亢进、肾上腺皮质功能不全、糖尿病、低血糖等。

5. 泌尿生殖系统　阳痿、阴道痉挛、性功能障碍、月经失调、经前期综合征等。

6. 神经系统　头痛综合征、偏头痛、肌紧张性头痛、痉挛性斜颈、自主神经功能性失调等。

7. 皮肤　荨麻疹、瘙痒刺激、内源性湿疹、肛门瘙痒、牛皮癣、神经性皮炎、斑秃等。

8. 肌肉骨骼系统　类风湿性关节炎、心身假性脊柱综合征、慢性关节炎、慢性脊背疼痛等。

9. 心理生理疾病　过度进食和肥胖症、神经性厌食、神经性贪食、神经性呕吐、原发性失眠、醒觉不全综合征、嗜睡、睡行症、恐怖症等。

10. 其他　恶性肿瘤、系统性红斑狼疮等。

（四）心身疾病的危险因素

1. 社会因素　紧张工作对人体心身健康的影响在现代生活中居于最突出的位置。几十年前，溃疡病和原发性高血压患病率呈男性高于女性，约为4：1；而近年来男女患病比例已逐渐接近，溃疡病约为3：2，原发性高血压已接近1：1。据分析可能是由于愈来愈多的妇女参加了工作和社会活动，因而增加了社会心理刺激的结果。另一项流行病学调查表明，发病机会最多者是中层社会中经济条件偏低者，为了竞争以获得较好的生活条件，他们要付出较多的努力，但他们的个人要求和需要并非经常可以得到满足，因而这种个人需求和社会压力之间的冲突就可以引起心身疾病。

社会因素引起的应激可使血浆肾上腺素活性升高，如焦虑、紧张、陌生情况可增加肾上腺素分泌，恐惧、愤怒、挫折均可使血压升高，对有高血压素质（生理始基）者，血压持续增高的倾向更强。愤怒似乎与收缩压增高有关，如果愤怒被阻抑，或对自己的行为感到内疚，则可引起交感神经功能亢进，持续下去可发展为以血浆肾上腺素和去甲肾上腺素含量增高为特征的原发性高血压。

2．心理因素 一般能引起人产生损失感、威胁感和不安全感的心理刺激最易致病。人的心理活动通常与某种情绪活动相关联，如愤怒、恐惧、焦虑、忧愁、悲伤、痛苦等情绪虽然是适应环境的一种必要反应，但强度过大或时间过久，都会使人的心理活动失去平衡，导致神经系统功能失调，对健康产生不良影响。如果这些消极情绪反复出现，引起长期或过度的精神紧张，还可产生如神经功能紊乱、内分泌失调、血压持续升高等病变，从而导致某些器官、系统的疾病。流行病学调查表明，伴有心理上损失感的刺激，对健康的危害最大。根据对居丧的 903 名男女长达 6 年的追踪观察，发现居丧第一年的死亡率高达 12%，第二年为 7%，第三年为 3%，而对照组分别只有 1%、3% 和 2%。另一项调查表明，中年丧偶者受到的影响更为严重，比较他们与同年龄组的死因，以 8 种疾病的差异最为显著，脑血管疾病为对照组的 6.2倍，冠心病为 4.6 倍，非风湿性心脏病为 3.4 倍，高血压性心脏病为 8.2 倍，全身动脉硬化为7.1 倍，肺结核为 7.8 倍，肺炎和流感为 5.5 倍。其他如恶性肿瘤、糖尿病等疾病的差异也比较显著。

在人的精神活动中，情感有极其重要的作用，情绪良好使人精神振奋、干劲倍增、思考敏捷、效率提高，反之则使人精神萎靡、思考迟钝、效率下降。常见的情感障碍有焦虑、抑郁和易激惹。

有些心身疾病患者具有特殊的人格特征。对癌症的医学心理学研究表明，长期处于孤独、矛盾、抑郁和失望情境下的人易患癌症。如有人对 1337 名医学生进行追踪观察，发现有 48 名癌症患者都具有共同的人格特点，即内向、抑郁、隐藏愤怒和失望。有学者对 100 多名企业人员长期观察发现，约 75% 的人冠心病发作的主要原因是过度操劳和精力消耗，他们在紧张工作期间血脂水平明显升高。还发现大多数患者属于 A 型行为模式或称为"冠心病易患行为模式"。A 型行为模式与冠心病之间存在着明确的关系，而且其胆固醇、三酰甘油、去甲肾上腺素、促肾上腺皮质激素及胰岛素对葡萄糖的反应都增高，凝血时间缩短。经常出现抑郁的冠心病患者更易患心肌梗死。

3．生理因素

（1）生理始基（analogue）：即心身疾病患者在患病前的生理特点。面对同样的心理社会刺激，如地震、洪水、战祸、灾荒等波及大量人口的刺激，为什么只有其中少数人得了心身疾病？为什么这些患者的心身疾病又不都是一种病？这主要是由患者的生理特点不同所致，因而他们对不同心身疾病有着不同的易患性（vulnerability）。

现已发现，高三酰甘油血症是冠心病的生理始基，高尿酸血症是痛风的生理始基，高蛋白结合碘则为甲状腺功能亢进的生理始基。对生理始基的研究不仅对了解心身疾病的发病机制有重要意义，而且对这些疾病的预防也提供了极为重要的线索。

（2）中介（mediator）机制：社会心理因素以各种信息影响大脑皮层的功能，而大脑皮层则通过自主神经系统、内分泌系统、神经递质系统和免疫系统这些重要的生理中介机制，影响内环境的平衡，使靶器官产生病变。心理应激引起的情绪变化，可通过边缘系统、下丘脑使自主神经功能发生明显改变，并引起有关脏器的功能活动过度或使之受到抑制。自主神经反应一般具有防止机体受损的保护作用，但若这种变化过于持久或强烈，就有可能导致这些脏器产生器质性的损害。

内分泌系统在维持内环境稳定方面起着重要作用。各种内分泌腺参与机体的各种代谢过程，它们本身的功能又受到下丘脑所分泌的相应激素的调节和控制。同时，各种内分泌的活动，还可通过反馈作用影响上一层的调节系统，形成了相互制约和不断平衡的复杂联系。

在情绪应激时都伴有中枢儿茶酚胺浓度的升高，而 5- 羟色胺的水平下降。中枢神经递质的改变，可以继发地导致自主神经功能和内分泌腺活动的改变，并可相互影响、相互制约，这些改变在心身疾病的发生、发展过程中都起到一定的作用。

在心理应激下，机体的免疫功能会发生变化。动物实验和人体临床试验均证明，处于应激状态下，免疫功能有下降趋势。在血循环中，肾上腺皮质激素水平升高的同时，抗体和免疫球蛋白的水平却下降，巨噬细胞的活力减弱，T 细胞成熟的速度延缓，致使机体对疾病的抵抗能力减弱。在发病过程中，上述各种因素是互相交织在一起的，共同影响着机体内环境的稳定，若防御机制遭受破坏则可导致疾病。

（3）遗传：现代研究发现，心身疾病与遗传有一定的联系。患心身疾病如冠心病的家族中，患同类疾病的概率比一般人群高 10 倍，他们往往具有共同的性格和生理素质。此外，冠心病家庭成员多有高脂肪膳食、吸烟、饮酒、缺少体力活动等相似的生活方式。

二、应激与健康

（一）应激的概念

应激（stress）是指机体在受到各种强烈因素（即应激源）刺激时所出现的以交感神经兴奋和垂体 - 肾上腺皮质分泌增多为主的一系列神经内分泌反应以及由此而引起的各种功能和代谢的改变。

（二）心理应激的主要来源

1. 重大的群集性事件　是指在同一时间内，对所有个体都产生打击的重大事件，有自然灾害（如洪水、地震、飓风），人为的灾难（如战争、恐怖袭击、大规模的社会动乱），大规模的政治和宗教迫害和重大交通事故等。

2. 生活事件（life events）　即日常生活中的变故和刺激，指在童年期家庭教养和境遇、青年期学校教育和社会活动、成年期社会环境和生活环境中遭受的各种事件。生活事件同样需要付出努力来适应，以免给人的心理和躯体造成压力而导致应激反应。包括恋爱、婚姻与家庭内部问题（如父母离异、亲子关系恶劣、家庭成员之间关系紧张、子女远离父母形成"空巢"状态、家中重大经济困难、家庭成员死亡等）；与工作或学习有关的问题（如工作负担过重、兼职过多形成角色冲突、事业上成就很少、升学竞争、学习负担过重、各种考试压力、人际关系不融洽等）；个人特殊遭遇（如身患绝症，因遗传或疾病所致体形、容貌等不同于常人的残疾体征而遭受社会歧视，受到暴力侵犯等）。

（三）应激对健康的影响

应激的正性作用是可动员机体非特异性适应系统，发挥缓冲作用，抵抗疾病，增强体质与适应能力。应激的负性作用是由于适应机制失调而导致不同程度的心理、行为和躯体障碍，使人产生焦虑、恐怖、抑郁等情绪；情绪不稳、易激惹、易疲劳等会造成注意力分散、记忆力下降、工作效率降低等不良后果。

三、情绪与健康

（一）情绪的概念

情绪（emotion）是人对客观事物是否符合自身需要所产生的体验和反应。符合自己需要的事物会引起愉快或积极的体验和反应；反之，则引起不愉快或消极的体验和反应。积极、愉快的体验称为正性情绪，如高兴、兴奋、愉快、激动等；消极、不愉快的体验称为负性情绪，如痛苦、焦虑、紧张、抑郁、烦躁、愤怒等。情绪的形成是外界客观事物与个人内部需要相互作用的结果。

（二）情绪对健康的影响

1. 负性情绪对健康的一般影响　负性情绪既可以导致整体健康水平的降低，也与各种疾病的发生相关。其中负性情感特征和负性情绪表达抑制对健康的损害作用较明显。负性情感特征是各种负性情绪相互影响、相互作用而形成的一种情绪特征，类似于人格特质中的神经质。负性情感特征带来更多的生活事件和应激，产生不利于健康的消极应对方式，降低社会支持的来源和利用，形成不利于健康的生活方式（如酗酒、吸烟），从而导致整体健康水平降低。负性情绪表达抑制同样对健康产生损害作用。有学者认为，不适当地表达自己的愤怒情绪是高血压和冠心病的发病原因之一，抑制自己的愤怒情绪是某些恶性肿瘤的危险因素。

2. 负性情绪对健康的特殊影响　大量研究表明，愤怒和敌意是导致死亡的独立危险因素。有关冠心病的研究发现，控制了已知的危险因素（如高血压、吸烟、高脂血症等）后，敌意/愤怒与冠心病的发生、发展和转归仍然有统计学意义的联系。抑郁情绪与自杀行为的关系得到了广泛的证实。自杀是抑郁症的重要表现之一。抑郁不仅是很多躯体疾病的发病原因，而且是导致很多疾病死亡的重要危险因素。焦虑情绪常常以躯体症状的形式表现出来，临床上所见的慢性疼痛、心慌、心悸、出汗、手抖、心率加快、呼吸困难、尿急、尿频、尿痛等病症在很多情况下是由焦虑情绪所致。

3. 情绪对健康的保护作用　正性情绪与健康之间的联系没有消极情绪与健康之间的联系强。高水平的正性情绪有利于个体获得社会支持，有利于负性情绪的释放和缓解，从而对健康起保护作用。其中乐观情绪是健康的保护因素，乐观者比悲观者体验到更多的正性情绪。研究表明，与悲观者比较，乐观者的寿命更长、身体更健康、生活质量更好。

第三节　行为与健康

一、概念

人的行为（behavior）指具有认知、思维能力并有情感、意志等心理活动的人对内外环境因素刺激所作出的能动的反应。行为是人类为了维持个体的生存和种族延续，在适应不断变化的复杂环境中作出的反应。人的行为既受外部自然环境和社会环境因素的影响，也受个人心理特征的影响，因此人的行为千差万别。从医学角度，人的行为可以分为外显行为与内隐行为。外显行为是可以被他人直接观察到的行为，如言谈举止。内隐行为是不能被他人直接观察到的行为，如意识、思想等，即通常所说的心理活动。但一般可通过观察人的外显行为，而了解其内隐行为。外显行为和内隐行为，如吸烟、酗酒及"七情六欲"，都可能对人自身或他人的健康产生影响。

二、行为与健康的关系

国内外的研究均显示，行为与生活方式因素在疾病的发生发展中占据了突出地位。世界卫生组织估计，全球 60% 的死亡主要归因于不良行为和生活方式。目前导致我国人群死亡的前 10 位疾病的病因和疾病危险因素中，行为与生活方式因素占了 37.73%，人类生物学因素占 31.43%，环境因素占 20.04%，卫生保健因素占 10.80%。而在这四类因素中，行为与生活方式因素最为活跃，目前也相对容易使之发生变化，针对性干预活动的耗费也较低。

个体或团体的与健康或疾病有关联的行为称为健康相关行为（health-related behavior）。按行为对行为者自身和他人健康状况的影响，健康相关行为可分为促进健康行为和危害健康行为两大类。

（一）促进健康行为

促进健康行为指个体或团体客观上有利于自身和他人健康的行为。促进健康行为可分为五类。

1. 基本健康行为 指日常生活中有益于健康的基本行为，如合理营养、充足睡眠、适量运动、饭前便后洗手等。

2. 避开环境危害 指避免暴露于自然环境和社会环境中的有害健康的危险因素，如离开污染的环境、不接触疫水、积极调适以应对各种紧张生活事件等。

3. 戒除不良嗜好 指戒烟、戒酒、戒除药物滥用等。

4. 预警行为 指对可能发生的危害健康的事件的预防性行为并在事故发生后正确处置的行为。如驾车使用安全带，火灾、溺水、车祸等的预防以及意外事故发生后的自救与他救行为。

5. 合理利用卫生服务 指有效、合理地利用现有卫生保健服务，以实现三级预防，维护自身健康的行为。包括定期体检，预防接种，患病后及时就诊、遵从医嘱、积极配合医疗护理、保持乐观向上的情绪、积极康复等。

➢ 考点：促进健康行为。

（二）危害健康行为

危害健康行为是指不利于自身和他人健康的一组行为。危害健康行为可分为四类。

1. 不良生活方式 是一组习以为常的、对健康有害的行为习惯，如吸烟、酗酒、不良饮食习惯（饮食过度、高脂高糖低纤维素饮食、偏食、挑食、好吃零食、嗜好长时间高温加热或烟熏火烤食品、进食过快、过热、过硬、过酸等）、缺乏体育锻炼等。不良生活方式与肥胖、心脑血管疾病、早衰、癌症等的发生有密切关系。不良生活方式对健康的影响具有潜伏期长、特异性差、协同作用强、个体差异大、广泛存在等特点。

2. 致病性行为模式 导致特异性疾病发生的行为模式，国内外研究较多的是 A 型行为模式和 C 型行为模式。

A 型行为模式是一种与冠心病发生密切相关的行为模式。A 型行为又称冠心病易发性行为，其行为表现为做事动作快，想在尽可能短的时间内完成尽可能多的工作（具有时间紧迫感），大声和爆发性地讲话，喜欢竞争，对人怀有潜在的敌意和戒心。其核心行为表现为不耐烦和敌意。A 型行为者的冠心病发病率、复发率和病死率均比非 A 型行为者高出 2 ~ 4 倍。建议调整和改变 A 型行为，消除 A 型行为中的消极成分，如培养规律的生活习惯、保持情绪稳定、减轻时间紧迫感等，这样将会极大改善健康。

C 型行为模式是一种与肿瘤发生有关的行为模式。C 型行为又称肿瘤易发性行为。其核心行为表现是情绪好压抑，性格好自我克制，表面上处处依顺、谦和善忍、回避矛盾，内心却是强压怒火，爱生闷气。研究表明 C 型行为可促进癌前病变恶化。C 型行为者宫颈癌、胃癌、食管癌、结肠癌和恶性黑色素瘤的发生率比非 C 型行为者高 3 倍左右，并易发生癌的转移。建议积极地调整情绪，积极愉快的情绪可以作用于免疫系统，使机体免疫力增强，并促进内分泌系统回复平衡。

➢ 考点：致病性行为模式。

3. 不良疾病行为 指在个体从感知到自身患病到疾病康复过程中所表现出来的不利于健康的行为。不良疾病行为的常见表现包括：疑病、瞒病、恐病、讳疾忌医、不及时就诊、不遵从医嘱、求神拜佛、自暴自弃等。

4．违规行为 指违反法律法规、道德规范并危害健康的行为，如药物滥用、性乱等。违规行为既直接危害行为者个人健康，又严重影响社会健康。

课程思政

1．案例主题：情景模拟对患者不良健康行为进行健康教育的过程。

2．结合内容：健康相关行为的分类。

3．案例意义：在对患者不良健康行为进行健康教育的过程中，必须要细心、耐心，结合医生医德教育来进行，永远记住好医生是偶尔去治愈、经常去帮助、总是在安慰。在预防疾病的过程中，要把重点重心放在疾病预防尤其是促进健康的行为和生活方式上。

自测题

一、单项选择题

1．影响健康的主要因素有
   A．吸烟、饮酒、饮食、运动
   B．行为方式、生活习惯、自然环境、社会环境
   C．病从口入、不良嗜好、品德败坏、屡教不改
   D．行为和生活方式、环境因素、生物学因素、卫生保健服务
   E．自然环境、社会环境、卫生保健服务

2．以下对社会交往、人际关系与疾病关系描述正确的是
   A．社会交往越少的人，疾病发生率越高。但这种关系受该疾病其他危险因素的影响
   B．社会交往与疾病发生之间不存在因果关系
   C．社会交往和人际关系能影响许多疾病或症状的发生，缺乏特异性
   D．社会交往和人际关系只影响精神病的发生
   E．社会交往和人际关系不会影响疾病的恢复

3．与"近朱者赤，近墨者黑"表意不一

致的是
   A．人的行为具有生物性
   B．个体因素对人的行为没有影响
   C．人的行为具有选择性
   D．人的行为往往受环境影响

4．以下属于危害健康行为的是
   A．适量运动
   B．饭前便后洗手
   C．戒烟
   D．开车系安全带
   E．C 型行为

5．下列说法正确的是
   A．心理问题是完全可以解决的
   B．心理健康就是没有心理疾病
   C．心理疾病就像感冒一样，随时会发生
   D．心理疾病的康复是很快的

6．以下体现了人类行为的社会性的是
   A．儿子仿效父亲抽烟
   B．看见老虎赶快奔逃
   C．性行为
   D．寻找食物充饥
   E．喜甜食

二、名词解释

1．心身疾病 2．健康相关行为

三、问答题

1．请描述家庭的主要功能。

2．简述心身疾病的特点。

3．举例说明促进健康行为和危害健康行为。

（陈冯梅）

第二篇

医学统计方法

第六章

医学统计学的基本概念与基本步骤

学习目标

1. 掌握医学统计学中的基本概念、医学统计资料的分类方法及其含义。
2. 熟悉医学统计工作的基本步骤。
3. 了解医学统计学的应用。
4. 略述医学统计学在医学实践中的意义。

案例 6-1

1991 年，医学研究委员会维生素研究小组为证实孕妇在妊娠期间补充叶酸可以降低新生儿神经管缺陷的风险，开展了一项大规模的随机对照试验，结果显示：593 名服用叶酸的妊娠女性中，6 人所怀胎儿患有神经管缺陷；602 名没有服用叶酸的妊娠女性中，21 人所怀胎儿患有神经管缺陷。该项研究使用统计学方法确定了服用叶酸组与对照组的差别不是简单偶然性出现的，而是归因于叶酸的作用。

思考题：
1. 请简要分析本研究的统计设计。
2. 本研究涉及变量的资料类型及统计分析方法是什么？

统计学（statistics）是通过搜集、整理、分析、描述数据等手段，以达到推断研究对象的本质，甚至预测研究对象未来的一门综合性学科。它是认识社会和自然现象客观规律的重要工具。统计学包含两个主要领域，即数理统计和应用统计。数理统计主要研究统计推断的理论和方法，应用统计主要研究数理统计原理和方法在各个领域中的应用。医学统计学属于应用统计的范畴。

医学统计学（medical statistics）是将统计学的原理和方法运用于医学和卫生领域，研究医学相关资料的搜集、整理、分析与推断的一门应用性学科。医学统计学是医学科学的重要组成部分，是保证医药科研工作顺利进行的重要手段；其研究对象是医学中具有不确定性结果的事物；主要作用在于能够通过偶然现象探究具有变异性的医学规律，使研究结论具有科学性，为预防疾病、促进健康提供客观依据。

电子计算机的普及与统计软件的开发，为医学科学研究中数据信息的储存、整理和分析提供了十分便利的条件，同时也促进了医学统计学方法的迅速发展和不断完善。

 课程思政

1. 案例主题：我国概率论与数理统计研究的先驱者——许宝騄。

2. 结合内容：统计学的起源。

3. 案例意义：许宝騄（1910 年 9 月 1 日—1970 年 12 月 18 日），字闲若，出生于北京，数学家，中国科学院院士，北京大学数学系教授。许宝騄教授在极限理论、参数估计理论、假设检验理论、多元分析等方面取得了卓越成就，并且是世界公认的多元统计分析的奠基人之一。他曾在英国伦敦大学学院留学并任教，但他心怀祖国，学有所成后，就决心回国效力。许教授在北大举办了国内第一个概率统计的讲习班，为我国培养了一批概率统计学科教学和科研的人才。许教授献身祖国、献身科学的精神永远值得学习。

第一节　医学统计学中的基本概念

一、同质与变异

同质（homogeneity）是指观察单位或研究个体间被研究指标的影响因素相同或基本相同。在医学研究中有些影响因素常常是难以控制的，甚至是未知的，如心理、遗传等。因此在实际工作中，影响被研究指标的主要可控因素相同或基本相同，就可认为是同质。如研究儿童的身高，主要的可控因素有年龄、性别、民族、地区、时间等，故以这些因素相同为同质的条件。

变异（variation）是指同质研究对象各个观察单位变量值之间的差异，如同年龄、同性别、同民族和同地区的正常男童的身高有高有矮；用相同药物治疗患相同疾病患者的疗效有好有差。

 知识链接

变量与变量值

观察单位（observation unit）也称个体（individual），是组成统计数据最基本的、最小的单位，可以是一个人、一个家庭、一个班级、一个地区、一只动物、一个样本等，对每个观察单位的某项特征或属性进行测量和观察，这种观察单位的特征或属性称为变量（variable），变量的测得值称为变量值（variable value）或观察值（observed value）。例如，要调查某年某地区所有在校 10 岁健康男孩的血红蛋白含量，那么该地区每个在校 10 岁健康男孩就是一个观察单位，血红蛋白是变量，每个人测得的血红蛋白值就是变量值。

同质是相对的，变异是绝对的。统计学的任务就是在同质的基础上，对个体变异进行分析研究，从而揭示同质事物内在的本质和规律。

二、总体与样本

总体（population）是指根据研究目的确定的同质的研究对象所有观察单位某种变量值的

集合。例如为研究某地某年健康成年男子的血红蛋白情况，该地每一个健康成年男子就是一个观察单位，每一个观察单位都可以测得一个血红蛋白含量值，则该地所有健康成年男子的血红蛋白含量值就构成一个总体。总体分有限总体和无限总体。有限总体（finite population）是指总体中观察单位数是有限的或可知的总体，如上例研究某地某年健康成年男子的血红蛋白，有时间和空间范围限制，无论我们是否已知其总数，但总可以调查得到该时间和空间内的数据，则可认为该总体是一个有限总体。无限总体（infinite population）是指总体中的观察单位数是无限的或不可知的总体，如研究用某药治疗高血压的疗效，同质的基础是高血压患者、同时用某药治疗，由于对时间和空间未加限定，用该药治疗的所有高血压患者的治疗结果就是一个无限总体。

样本（sample）是指从总体中随机抽取的部分有代表性的观察单位某变量值的集合。如上例研究某药治疗高血压的疗效，可以随机调查该地120名健康成年男子，用他们的情况来代表该地所有健康成年男子的全体。样本中所包含的观察单位数称为样本含量，用字母 n 表示。所谓随机是指研究总体中每个观察单位按其在总体中的分布情况，被抽到样本中的机会均等且互不影响。

在医学研究中，绝大多数的总体是无限的。即使是有限总体，由于观察单位数太多，一个不漏地观察其中的所有观察单位常常是不可能的；有时即使可能，也没有必要，因获取特大量的数据既需要耗费很大的人力、物力、财力，造成浪费，而且还容易产生误差。科学的办法是从研究总体中随机抽样，通过样本的数据（信息）对研究总体的规律进行推断和说明。既然是由样本推断总体，统计学上的结论从来就不是完全肯定或完全否定的。能不能成功达到样本说明总体的目的，关键是抽样的方法、样本的代表性和推断的方法。

 知识链接

四种基本的抽样方法

1. 单纯随机抽样（simple random sampling）　是在总体中以完全随机的方法抽取一部分观察单位组成样本。整个抽样过程，都体现了随机化的原则，即总体中每个观察单位被抽入样本的可能性都是相等的。

2. 系统抽样（systematic sampling）　又称等距抽样或机械抽样，是将总体的观察单位，按一定顺序号平均分成 n 个部分，再从第一部分随机抽取第 k 号观察单位，依次用相等间隔机械地从每一个部分各抽取一个观察单位组成样本。这里的 k 是随机确定的，其体现了抽样中的随机性。

3. 整群抽样（cluster sampling）　是先将总体按照某种与主要研究指标无关的特征划分为若干个群，再从中随机抽取某些群，由抽取的各个群的全部观察单位组成样本。各群内的观察单位，可以相等，也可以不等。其随机性主要体现在群的抽取过程。

4. 分层抽样（stratified sampling）　是先按对主要研究指标影响较大的某种特征，将总体分为若干类别（统计上称之为"层"），再从每一层内随机抽取一定数量的观察单位，合起来组成样本。其随机性体现在层内的抽样过程。

一般情况下，当样本含量一定，几种方法抽样误差大小的排序为：分层抽样≤系统抽样≤单纯随机抽样≤整群抽样。

三、参数与统计量

参数（parameter）是指反映总体特征的统计指标。例如，某市2016年所有在校10岁健康男孩的血红蛋白含量的平均值就是一个参数。通常用希腊字母表示，例如 μ 表示总体均数，σ 表示总体标准差，π 表示总体率。

统计量（statistic）是指由样本计算出的反映样本特征的统计指标。如在上述总体中随机抽取 120 名 10 岁健康男孩，测量每一位男孩的血红蛋白含量，计算其平均值，这个平均值就是一个样本统计量。通常用拉丁字母表示，例如 $\bar{x}$ 表示样本均数，s 表示样本标准差，p 表示样本率等。

参数是客观存在的，然而由于总体往往是无限的，或者是庞大的有限总体，研究者不可能对总体中的每一个观察单位进行观察和测量，所以参数往往是未知的，实际工作中通常用样本统计量来估计未知的总体参数。

四、误差

误差（error）是指测量值与实际值、样本统计量与总体参数之间的差。根据误差的性质和产生的原因主要可以分为系统误差、随机测量误差和抽样误差。

系统误差（systematic error）由一些固定因素产生，如仪器未进行归零校正、标准试剂校准不好、试验对象选择不合适或医生对疗效标准掌握不准等原因，使测量值与实际值产生偏差。系统误差有共同的特点，一般具有倾向性，即在条件不变的情况下重复观察，测量值统一偏大或偏小。这种误差可以通过周密的研究设计和测量过程标准化等措施加以消除或控制。

随机测量误差（random measurement error）在测量过程中，即使仪器初始状态及标准试剂已经校正，但由于各种偶然因素的影响，造成同一测量对象多次测定的结果不完全相同。这种误差随机变化没有倾向性，测量值可比实际值大，也可比实际值小，由于产生的原因不甚明了，是不可避免的，但具有一定的统计规律，一般服从正态分布，可以通过统计学方法进行相关问题的处理。

抽样误差（sampling error）在消除了系统误差，并控制了随机测量误差后，在抽样研究中，由于总体中各个体之间存在变异，从总体中随机抽取一个样本进行研究，所得的样本统计量与相应的总体参数往往不相同；相同条件下，即使从同一总体中随机抽取的多个例数相同的样本，各样本统计量也不一定相同。这种由于随机抽样而引起的样本统计量与总体参数或各样本统计量间的差异称为抽样误差。这种误差来源于个体的变异，如果没有个体变异，就不存在抽样误差。抽样误差可以用统计方法进行分析，一般来说，从同一总体进行抽样，样本含量越大，抽样误差越小，样本统计量与总体参数越接近。

五、频率与概率

频率（relative frequency）是描述某事件出现可能性大小的度量，频率是对样本而言，而概率是对总体而言。在相同的条件下，随机试验进行 n 次，某事件 A 出现 m 次（$m \leq n$），则比值 m/n 称为事件 A 发生的频率，记作 $f(A)$，其值介于 0～1 之间。

$$f(A) = \frac{m}{n} \qquad \text{（公式 6-1）}$$

虽然随机事件 A 在一次试验中可能出现或不出现，但在 n 次重复试验中，它呈现出明显的统计规律性。随着 n 的增大，则事件 A 的频率围绕某一常数 P 上下波动，且波动的幅度逐渐减小，趋于稳定，这个频率的稳定值 P 即为事件 A 的概率，记作 $P(A)$。

$$P(A) = \frac{m}{n} = p \qquad \text{（公式 6-2）}$$

概率（probability）是描述某随机事件发生可能性大小的度量，常用符号 P 表示，可用小数或百分数表示。概率的取值范围在 0～1 之间，即 $0 \leq P \leq 1$。某事件发生的可能性愈大，

则概率 P 愈接近 1；某事件发生的可能性愈小，则其概率 P 愈接近 0。在统计学上，习惯将 $P \leqslant 0.05$ 或 $P \leqslant 0.01$ 的事件称为小概率事件（small probability event），表示该事件发生的可能性很小。小概率事件并不表示不可能发生，但在一次抽样或观察中，由于其发生的可能性十分小，近似认为不会发生，这就是小概率原理。若小概率事件在一次抽样或观察中发生，就有理由怀疑该事件的正确性，或为怀疑该小概率事件前提条件的正确性提供依据。小概率原理是统计推断的逻辑基础。

知识链接

事件及其分类

在医学研究中，根据某一研究目的，在一定条件下对某事物或现象进行的观察或实验，其结果叫做事件（event）。

事件分类：根据事件发生的概率大小可分为必然事件、随机事件和不可能事件。

必然事件（certain event）　是指在一定条件下，肯定发生的事件，概率为 1。如在 1 个标准大气压时，纯水加热到 100 ℃，必然会发生沸腾现象。

随机事件（random event）　又称偶然事件（fortuitous event）是指在一定条件下，可能发生也可能不发生的事件，概率在 0 ~ 1 之间。如某人在 SARS 高发期的北京，是否会患病，回答是不能肯定的，可能患病，也可能不患病。

不可能事件（impossible event）　是指在一定条件下，肯定不发生的事件，概率为 0。如从地球上看，太阳从西边升起。

➤ 考点：医学统计学中的基本概念。

课程思政

1. 案例主题：吸烟与肺癌。

2. 结合内容：频率与概率。

3. 案例意义：频率与概率，体现了偶然性与必然性的对立统一。恩格斯指出"在表面偶然性起作用的地方，这种偶然性始终是受内部隐蔽的规律支配的，而我们的问题只是在于发现这些规律"。频率是试验值，具有偶然性。概率是客观存在的，具有必然性。当试验次数较少时，频率与概率偏差较大，体现为对立性。但是当试验次数很大时，就会发现频率稳定在某一常数附近，这个常数就是事件的概率，反映出统一性。例如吸烟，某人经常吸烟不一定得肺癌，具有偶然性，但是以大量人群作为研究对象，经常吸烟的人比不吸烟的人得肺癌的概率高出很多倍，就是必然性。吸烟有害健康，同学们要养成良好的生活习惯，有好的身体才能为国家的富强多作贡献。

第二节　医学统计资料的类型

医学统计资料依据观察方式和观察结果（变量值）的不同可分为两大类，数值变量资料和分类变量资料。不同的统计资料有相应的统计指标和分析方法。因此，进行统计分析时，首先需分清资料的类型，才能决定采用何种分析方法。

一、数值变量资料

数值变量资料（numerical variable data）亦称计量资料（measurement data）或定量资料（quantitative data）。是用定量的方法测定观察单位某项指标数值的大小所得的资料。这类资料一般有度量衡单位。如调查某年某地 10 岁健康男童的生长发育状况，每个人的身高（cm）、体重（kg）、脉搏（次 / 分）、血红蛋白（g/L）等为数值变量资料。数值变量资料同组变量值之间，没有质的不同，只有量的差别。数值变量资料根据变量取值域可分为连续变量和离散变量两种。连续变量可以在某一区间内取任何值，如体重、身高、血压等；离散变量在某一区间内只能取正整数，如脉搏、呼吸频率、人口数等。在医学领域通常对这两种变量类型不做特别区分，而统称为数值变量资料。

二、分类变量资料

（一）无序分类变量资料

无序分类变量资料（unordered categorical variable data）亦称计数资料（enumeration data）或定性资料（qualitative data）。先将观察单位按某种属性或类别分组，然后清点各组的观察单位数目而得到的资料。由于测量是用定性方法，故观察值表现为互不相容的类别或属性。如观察某人群的血型，以人为观察单位，结果可以分为 A 型、B 型、AB 型与 O 型。无序分类变量资料中同组变量值间无量的区分，异组变量值间性质截然不同。

（二）有序分类变量资料

有序分类变量资料（orderly classified variable data）亦称等级资料（ranked ordinal data）或半定量资料（semi-quantitative data），是指将观察单位按某种属性的不同程度分成等级后分组，清点各组的观察单位数所得的资料。这些资料具有计数资料的特性，同时又兼有半定量的性质。这类资料变量值间不仅有类别的不同，且不同分组间也有顺序、等级或量的差别，但这种差别又无法精确量化。如药物的治疗效果可分为无效、好转、显效和治愈四个等级；病情程度分为轻、中、重三个等级；尿蛋白的化验结果分为 -、±、+、++、+++ 五个等级。

三、统计资料的类型转换

在统计工作中，由于资料类型的不同，在整理、分析资料时要用的方法也各不相同，所以正确识别资料的类型是至关重要的一环。但资料的分类不是固定、死板的，在实际工作中可根据需要，通过相应的规则相互转换。

1. 数值变量的性质化转换　如以人为观察单位，研究某年某地区成年女子的血红蛋白量（g/L），为数值变量资料；若考虑观察单位血红蛋白含量正常与否，可分成两组，为无序分类变量资料；若按血红蛋白量的多少分组，可分为重度贫血、中度贫血、轻度贫血、正常、血红蛋白增高五个等级，为有序分类变量资料。

2. 分类变量的数量化转换　如将计数资料按性别男女分别赋值为 0 和 1，这样就将其转化成了数值变量资料；将等级资料按治疗效果无效、好转、显效、治愈分别赋值 0、1、2 和 3，这样就将其转化成了数值变量资料。转换后得到的计量资料，数字无大小强弱之别；或有大小之别，却不一定有具体意义。

第三节 医学统计工作的基本步骤

医学统计工作可分为四个步骤，即统计设计、搜集资料、整理资料和分析资料。这四个步骤密切联系，缺一不可。

一、统计设计

统计设计（statistical design）是统计工作的第一步，也是最关键的一步，良好的设计是研究结果可信的重要保证。

统计设计是对资料的搜集、整理和分析全过程的总体设想与安排。统计设计的内容包括研究目的、研究对象和观察单位、抽样方法、样本含量估计、是否施加干预和如何施加干预、对照组的设置、搜集哪些资料和如何搜集、资料的整理和有关统计指标的计算、误差的控制、预期结果以及所需经费等。上述问题都要认真考虑，科学安排，统筹兼顾，力争以较少的人力、物力和时间取得较好的效果。

二、搜集资料

搜集资料（collection of data）是指根据研究的目的、设计方案的要求，通过合理可靠的手段和渠道获得准确、完整、可靠、及时的原始资料，是调查研究的基础，直接关系到统计工作的质量，也是其分析结果可靠的重要保证。数据的准确性要求尽可能做到界限明确、真实可靠；数据的完整性强调避免出现错误、遗漏和缺项；数据收集的及时性强调按规定要求的时间及时完成。

医学统计资料的来源主要有以下三个方面。

1. 统计报表　是根据国家统计报告制度，医疗卫生机构定期逐级上报的、统一的统计报表，也是医学界科学研究原始资料的主要来源。如法定传染病报表、职业病报表、恶性肿瘤死亡报告单、医院工作报表、突发公共卫生事件报表等。填写报表要求完整、准确、及时。通过这些报表可为了解当地居民健康状况，拟订卫生工作方针，合理配置医疗卫生资源等提供科学依据。

2. 医疗卫生工作记录　如健康检查记录、医院门诊病历及住院病历、卫生监测记录、化验检查报告单等，这些资料是医疗卫生单位日常的工作记录，在填写和归档时需要严格要求、认真填写、妥善保管，避免漏填、误填，从而使这些宝贵的医学原始资料能可持续性地被利用，在科学研究中充分发挥其医学价值。

3. 专题调查或实验研究　它是根据研究目的选定的专题调查或实验研究，一般指为解决某个（些）问题或验证某个（些）假说所进行的专项研究，具有明确的目的与针对性。如结核病、高血压、糖尿病、手足口病、艾滋病、吸烟流行情况等专项调查，4 ~ 10 岁儿童龋患率调查，不同护理方法对某临床疗效或预后的影响等。

 课程思政

1. 案例主题：医学研究者的职业道德。

2. 结合内容：搜集资料的要求。

3. 案例意义：医学统计数据是为了解当地居民健康状况、拟订卫生工作方针、合理配置医疗卫生资源等提供科学依据。医学统计数据失真，不仅导致决策失误，而且在思想上给人们带来严重混乱。作为医务工作者必须尊重原始数据，实事求是，不能随意篡改数据，要做一个诚实守信的人。

三、整理资料

整理资料（sorting data）是指将搜集到的原始资料进行反复核对和认真检查，纠正错误，按分析要求分类汇总，使资料系统化、条理化，便于进一步的计算和分析。

1. 审核 是对原始资料进行核对和检查。主要核对原始资料完整、准确与否，有无错误、重复、遗漏、矛盾等。如项目漏填，男性患者出现妇科疾病、结婚年龄填写 15 岁、一位 25 岁被调查者饮酒史却有 30 年等项目错填；在核对时发现问题，就必须进一步核实，及时补充和修正。

2. 分组 将完整准确的原始资料归纳分组整理，以揭示各类事物的规律性。常用分组方法有两种：

（1）数量分组：将观察单位按其数值的大小分组，适用于数值变量资料。如按年龄的大小、药物剂量的大小分组。

（2）质量分组：按观察单位的类别或属性分组，适用于分类变量资料。如按性别可分为男性、女性两组；按 ABO 血型可分为 A、B、O、AB 型四组；按某病治疗效果可分为无效、好转、显效、治愈四组等。

3. 汇总 分组后的资料要按照设计的要求进行汇总，拟订合适的整理表。原始资料较少时，可用手工汇总；当原始资料较多时，一般使用计算机汇总。

四、分析资料

分析资料（analysis of data）是根据设计的要求，对整理后的数据进行统计学分析，结合专业知识，科学合理地解释统计分析结果，阐明事物的内在联系和规律。统计分析包括统计描述和统计推断。

1. 统计描述（statistical description） 指用于描述及总结一组数据重要特征的统计方法，其目的是概括实验或观察得到的数据特征便于分析。按统计设计的要求，根据资料的类型，用恰当的统计指标，结合统计表和统计图对资料的数量特征及分布规律进行描述。

2. 统计推断（statistical inference） 指用样本信息推断总体特征的统计方法，包括参数估计和假设检验。参数估计是用样本统计量对总体参数的定量推断，其重要性在于可以得出估计不准的概率。假设检验主要是比较样本所来自的总体与已知总体或不同样本来自的总体是否相同。统计研究一般是抽样研究，抽取样本和求样本统计量是手段，推断总体特征才是真正的目的。

统计分析的要点是正确地选用统计学分析方法，并结合医学专业知识和研究目的作出科学的结论。医务工作者通过学习和运用统计学方法，可以更好地进行科研设计和选用合适的统计学方法，正确理解医学专业文献的内容、撰写学术论文，从而提高科研水平。

➢ 考点：医学统计工作的基本步骤。

● 自测题 ●

一、选择题

A1 型题

1. 医学统计学研究的对象是
   A. 医学中的小概率事件
   B. 各种类型的数据
   C. 动物和人的本质
   D. 有变异的医学事件

E. 疾病的预防与治疗

2. 在实际工作中，同质是指
   A. 被研究指标的非实验影响因素均相同
   B. 研究对象的测量指标无误差
   C. 被研究指标的主要影响因素相同
   D. 研究对象之间无个体差异
   E. 被研究指标的所有影响因素均相同

3. 统计学中变异是指
   A. 各观察单位之间的差异
   B. 同质基础上各观察单位之间的差异
   C. 各观察单位某测定值差异较大
   D. 各观察单位某测定值差异较小
   E. 各观察单位有关情况不同

4. 统计中所说的总体是指
   A. 根据研究目的确定的同质的全部个体
   B. 根据地区划分的研究对象的全体
   C. 根据时间划分的研究对象的全体
   D. 随意想象的研究对象的全体
   E. 根据人群划分的研究对象的全体

5. 用于推断总体特征的样本应该是
   A. 从总体中随意抽取一部分
   B. 有意识地选择总体中的典型部分
   C. 依照研究者的要求选取有意义的一部分
   D. 总体中便于测量的一部分
   E. 从总体中随机抽取有代表性的一部分

6. 统计学上的系统误差、随机测量误差和抽样误差在实际工作中
   A. 均不可避免
   B. 系统误差和随机测量误差不可避免
   C. 随机测量误差和抽样误差不可避免
   D. 系统误差和抽样误差不可避免
   E. 只有抽样误差不可避免

7. 抽样误差是指
   A. 个体值和参数值之差异
   B. 个体值和样本统计量值之差异
   C. 个体间差异
   D. 不同的总体参数之差异
   E. 样本指标之间或样本统计量和总体参数之差异

8. 小概率事件的概率范围是
   A. $P \leq 0.05$
   B. $P \leq 0.5$
   C. $P \leq 0.1$
   D. $P \leq 0.20$
   E. $P < 0.08$

9. 随机事件发生概率 P 的变化范围为
   A. $P > 0$
   B. $P > 1$
   C. $0 \leq P < 1$
   D. $0 \leq P \leq 1$
   E. $0 < P \leq 1$

10. 医学研究中随机测量误差的主要来源是
    A. 测量仪器不够准确
    B. 生物个体的变异
    C. 统计设计不合理
    D. 检测出现错误
    E. 样本量不够

A2 型题

11. 若以成年男性血红蛋白低于120 g/L为贫血诊断标准，调查某地成年男性1000人，记录每人是否患有贫血，结果有19人为贫血患者，981人为非贫血患者。则该资料的类型为
    A. 数值变量资料
    B. 无序分类变量资料
    C. 二项分类变量资料
    D. 有序分类变量资料
    E. 可看作无序分类变量资料，也可看作数值变量资料

A3/A4 型题

（12 ~ 13 题共用题干）

某研究者欲了解 2007 年某地成年男性的高血压患病情况，抽样调查了 200 名当地的成年男性，测量并记录其收缩压和舒张压值。

12. 该地成年男性的血压测量值的资料类型为
    A. 数值变量资料
    B. 二项分类变量资料
    C. 有序分类变量资料

D．无序分类变量资料

E．可看作无序分类变量资料，也可看作数值变量资料

13．若数据记录形式为调查对象中有多少名高血压患者，则该资料的类型为

A．数值变量资料

B．二项分类变量资料

C．有序分类变量资料

D．无序分类变量资料

E．可看作无序分类变量资料，也可看作数值变量资料

B1 型题

（14 ~ 15 题共用备选答案）

A．数值变量资料

B．二项分类变量资料

C．有序分类变量资料

D．无序分类变量资料

E．可看作无序分类变量资料，也可看作数值变量资料

14．以人为观察单位，每个人的血球沉降率（%）属于

15．以学生为观察单位，检查学生大便中蛔虫卵，根据检测到的蛔虫卵计数得出的结果为 -、±、+、++、+++，该检验结果属于

二、名词解释

1．总体与样本　2．参数与统计量　3．抽样误差　4．概率与小概率事件

三、简答题

1．医学统计学的主要作用是什么?

2．为什么要进行抽样研究?

3．常见的三类误差是什么？产生的原因是什么?

（赵　宏）

第七章数字资源

第七章

统计表与统计图

学习目标

1. 掌握统计表的结构和应用。
2. 熟悉统计图的结构及常用统计图的绘制方法。
3. 了解统计表的种类。
4. 学会辨别不同类型的统计图，能根据不同的资料选择合适的统计图。

统计表（statistical table）和统计图（statistical chart）是统计描述的重要方法，是整理、表达和分析数字资料的重要工具。统计表是用表格的形式来表达统计资料和指标，使用统计表代替冗长的文字叙述，其优点是简单明了，便于进一步计算、分析和比较。统计图是用各种图形来表达统计资料，其优点是可使数字资料形象化、通俗易懂，直观清晰。

第一节 统 计 表

广义的统计表包括调查资料所用的调查表、整理资料所用的整理汇总表、计算资料所用的计算工具表以及分析资料所用的统计分析表等；狭义的统计表仅指统计分析表。本节仅介绍统计分析表，简称统计表。它将分析事物及其指标用表格的形式列出，用以表达被研究对象的特征、内部构成及研究项目之间的数量关系。

一、统计表的结构和制表要求

（一）统计表的结构

统计表一般由标题、标目（包括横标目、纵标目）、线条、数字和备注五个部分组成。其基本结构如下：

表号 标题

横标目的总标目	纵标目	纵标目
横标目	数字	数字
横标目	数字	数字
…	…	…
合计	数字	数字

备注：

（二）制表的基本要求

编制统计表的总原则包括：结构简单、重点突出、主谓分明、层次清楚、数据准确，一张表一般只表达一个中心内容。具体要求如下。

1．标题　是统计表的总名称，位于表格上方中间，简明扼要地说明表的中心内容，一般包括研究时间、地点和内容。标题不能过于简略，也不能过于繁琐，尽可能简要表达中心内容。若有多个统计表，应在标题前面写上表号，以方便查找。如果表中所有数据的度量衡单位一致，可以将其统一写在标题后面，用括号加以标注。

2．标目　包括横标目和纵标目，用以说明表内数字的含义。横标目位于表的左侧，相当于表的主语，用以说明表中被研究的事物或对象，表明同一行数字的含义，一般是被研究事物的分组，如表 7-1 中"城市"和"农村"；纵标目位于表的右侧上方，如表 7-1 中"调查人数""患病人数"和"患病率（%）"相当于表的谓语，用以说明横标目的各种统计指标，表明同一列数字的含义，横标目与纵标目连起来是一个完整通顺的句子。标目尽可能简单明了，统计学符号使用要符合规范，指标的单位标示应清楚，同时还要兼顾不同杂志的规定。

3．线条　统计表中只有横线，不宜使用竖线和斜线。线条应简单，常用三条基本线表示，即顶线、底线和标目线，俗称"三线表"。表中如有合计，用一条横线将合计项与数字区隔开，即合计线。如有总标目，在总标目与纵标目之间常用短横线隔开（如表 7-2）。

4．数字　表内数字必须准确，一律用阿拉伯数字表示，同一指标的小数位数要保持一致，位次应对齐。表内不得留有空格，资料暂缺或未记录用"…"表示，数字无意义或无数字用"-"表示，数字若为零则写"0"。

5．备注　备注不是表的必备部分。统计表内如有指标或数字需要说明，则先用"*"在该指标或数字右上角标出，再在统计表下方用文字说明。

> 考点：统计表的结构及制表的基本要求。

二、统计表的种类

根据统计表标目的层次复杂程度，统计表可以分为简单表和复合表。

1．简单表　只按一种特征或标志分组，即由一组横标目和一组纵标目组成的统计表。如表 7-1，该表只按照地区（城市、农村）分组。

表 7-1　某年某市城乡居民糖尿病患病率比较

地区	调查人数	患病人数	患病率（%）
城市	2506	203	8.10
农村	2486	129	5.19
合计	4992	332	6.65

2．复合表　将研究对象按两种或两种以上特征或标志分组所得到的统计表。如表 7-2，研究对象既按照地区分组，又按照性别分组。

表 7-2　某年某市城乡居民不同性别的糖尿病患病率比较

地区	男			女		
	调查人数	患病人数	患病率（%）	调查人数	患病人数	患病率（%）
城市	1230	95	7.72	1276	108	8.46
农村	1218	62	5.09	1268	67	5.28
合计	2448	157	6.41	2544	175	6.88

三、统计表的常见错误

统计表是否正确要从资料表达的目的、标题、纵横标目、线条、数字等方面来评价，力求做到简明、直观，便于比较。

例 7-1 ▪

某年某地区中小学生近视患病率情况，整理如表 7-3。

表 7-3　中小学生与近视情况（原表）

患病	小学		中学		合计	
	近视人数	患病率	近视人数	患病率	近视人数	患病率
结果	426	27.3%	945	45%	1371	37.5%
受检人数	1560		2100		3660	

问题： 该表绘制时存在哪些错误？如何修改？

表 7-3 的错误：①标题太简单，不能说明统计表的内容，应加上何时何地的近视患病率情况；②主、谓语位置颠倒，标目位置需调整，符号"%"应写在"患病率"的后面，置于括号内；③线条太多，不应有竖线和不必要的横线；④同一指标内数字的小数位数要一致，上下要对齐。修正表见表 7-4。

表 7-4　某年某地区中小学生近视患病率调查（修正表）

学校类别	受检人数	近视人数	近视患病率（%）
小学	1560	426	27.3
中学	2100	945	45.0
合计	3660	1371	37.5

第二节　统 计 图

统计图是用点、线、面等形式来表达统计分析的结果，反映事物及其指标间的数量关系。与统计表相比，统计图更直观、形象，读者一目了然，印象深刻。但统计图只能给出概括的印象，不能非常准确地表达数据，一般需要结合文字进行描述，或是将统计表一起列出，以便作进一步的研究分析。医学统计中常用的统计图有直方图、线图、条形图、百分条图、饼形图和散点图等。

一、统计图的结构和制图要求

（一）统计图的结构

统计图通常由标题、图域、标目、刻度和图例五个部分组成。

1. 标题　简明扼要地说明图的中心内容，必要时注明时间、地点；图号一般用"图"加阿拉伯数字表示，图号及标题写在图的下方。

2. 图域　即制图空间。除饼形图外，一般用直角坐标系第一象限的位置表示图域，或者用长方形框表示。

3. 标目　以纵、横轴为坐标绘制的图形应有纵、横标目，表示纵轴和横轴数字刻度的意义，有度量衡单位时需注明。

4. 刻度　即纵轴与横轴上的坐标。刻度可在内侧或外侧，其数值一般按从小到大的顺序，纵轴由下而上，横轴由左向右。绘图时，按照统计指标数值的大小，适当选择坐标原点和刻度的间隔。

5. 图例　是对图中不同颜色、图案或线条代表的指标的注释。图例一般放在图的下方或图域中。

（二）制图的基本要求

（1）必须根据资料的性质和分析目的选择合适的统计图。

（2）一个图通常只表达一个中心内容和一个主题，即一个统计指标。

（3）绘制图形应注意准确、美观，给人以清晰直观的感觉。

二、描述定量数据的常用统计图及其绘制方法

绘制统计图时应根据资料类型和分析目的合理选用统计图。目前可使用 Excel、SPSS、SAS 等计算机办公软件或统计软件方便地制作各种统计图，但要注意编辑细节，使其符合各种图形的具体要求，并满足视觉美观的要求。

（一）直方图

直方图（histogram）常用于表示连续型数值变量资料的频数分布，用各矩形的面积表示各组段频数的大小。绘制直方图应注意：

（1）坐标轴的横轴表示连续型数值变量，即被观察的现象；刻度按实际范围制定，以相等的距离表示相等的数量。纵轴表示其频数，纵轴坐标必须从"0"开始。

（2）各矩形间紧密相连、不留空隙。

（3）组距相等的资料可以直接作图；组距不等的资料先进行换算，转化为等组距再作图。

例 7-2 ▪────────────────────────────────────

某年某医生调查某地 120 名健康成年男子红细胞计数分布的资料如表 7-5。试绘制直方图。

表 7-5　某地某年 120 名健康成年男子红细胞计数分布（ $\times 10^{12}$/L ）

红细胞计数	组中值	频数
3.80 ~	3.90	2
4.00 ~	4.10	4

续表

红细胞计数	组中值	频数
4.20 ~	4.30	7
4.40 ~	4.50	14
4.60 ~	4.70	21
4.80 ~	4.90	26
5.00 ~	5.10	20
5.20 ~	5.30	13
5.40 ~	5.50	8
5.60 ~	5.70	4
5.80 ~ 6.00	5.90	1
合计		120

用 SPSS 软件绘制方法如下：

（1）在 SPSS 运行条件下，打开或新建数据文件。由于 SPSS 软件是针对原始资料输出直方图的，例 7-2 已经是频数表资料，所以先要根据"频数"对"红细胞计数"进行加权。单击菜单命令"数据"→"加权个案"，弹出对话框，点击"加权个案"，并点击左侧列表框中的"频数"进入"频数变量"框中（图 7-1），单击"确定"按钮。

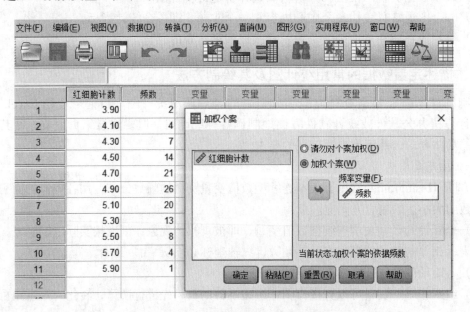

图 7-1 例 7-2 直方图加权个案对话框

（2）单击菜单命令"图形"，下拉选择"直方图"，弹出直方图制作对话框（图 7-2），单击"红细胞计数"，单击箭头按钮，选入"变量"框中，点击"确定"后自动生成原始的直方图，双击图形可进入编辑窗口，经编辑调整刻度、标目等最后形成图 7-3。

（二）线图

线图（line chart）适用于连续性资料，以线段的上升或下降来表示事物在时间上的发展变化，或某一事物随另一事物变动的情况。

线图分普通线图和半对数线图两种。普通线图表示某事物在时间上的发展变化，半对数线图表示某事物的发展速度。

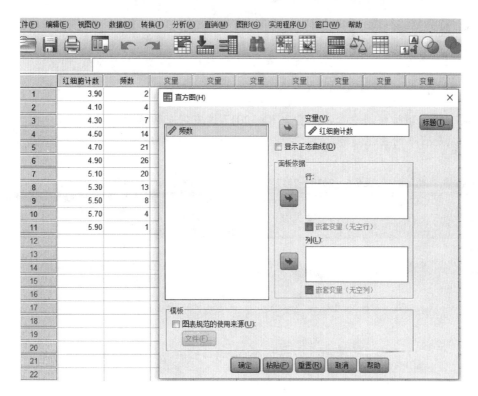

图 7-2　例 7-2 直方图对话框

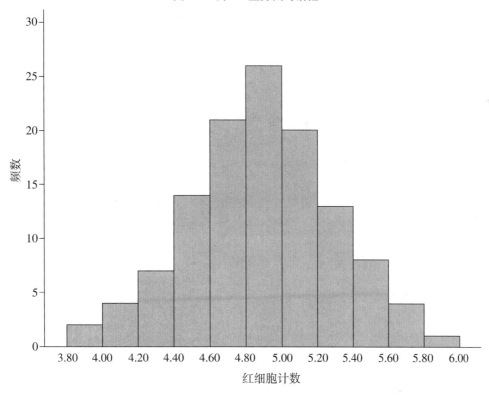

图 7-3　某地某年 120 名健康成年男子红细胞计数（ ×10^{12}/L ）的分布

普通线图的纵、横轴都是算术尺度，坐标轴中的纵轴代表统计指标，横轴代表分组指标。纵轴从"0"开始；横轴根据需要而定，一般表示连续变量，如时间或年龄等。半对数线图的纵轴是对数尺度，横轴是算术尺度。注意：相邻各点用直线连接，不能改为平滑曲线。

图内线条不宜太多，一般在 5 条之内。图中只有 1 条折线，称为单式线图；若有 2 条及以上的折线，称为复式线图。同一图内的不同折线表示不同事物，须用不同颜色或线型区别，并附图例说明。

例 7—3

　　某市疾病预防控制中心收集了 2010—2017 该市男女肺癌的死亡率如表 7-6。试描述该市肺癌死亡率的变化趋势。

表 7-6　2010—2017 某市男女的肺癌死亡率（1/10 万）

年份	死亡率	
	男性	女性
2010	71.24	30.02
2011	70.85	27.55
2012	80.48	32.01
2013	89.95	31.44
2014	90.64	33.77
2015	90.08	34.79
2016	92.69	34.60
2017	93.06	34.76

　　用 SPSS 软件绘制方法如下：

　　（1）打开或建立数据文件。

　　（2）单击菜单命令"图形"，下拉选择"线图"，弹出"线图"对话框，点击"多线线图"（该题为男性、女性两条折线），如图 7-4 所示，点击"定义"。在弹出的"定义多线线图"对话框中，再选择"其他统计量"，把指标变量"死亡率"选入"变量"框中，把时间变量"年

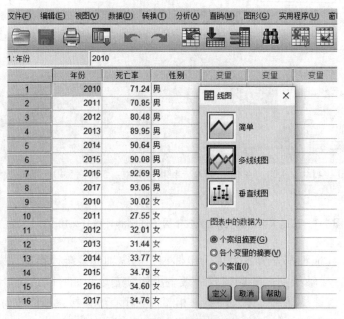

图 7-4　线图的对话框

份"选入"类别轴"框，把分组变量"性别"选入"定义线的方式"框，如图7-5所示。点击"确定"可得到原始的普通线图，按需要双击线图，选中并双击需要修改的部分，输出的线图如图7-6所示。

普通线图如根据表7-6绘成图7-6，可以直观地表示出变化趋势和波动情况。结果显示男女肺癌的死亡率总体上呈上升趋势，各年有一定波动，男性的肺癌死亡率远高于女性。

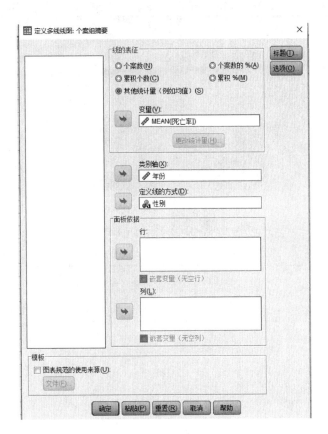

图7-5 定义多线线图对话框

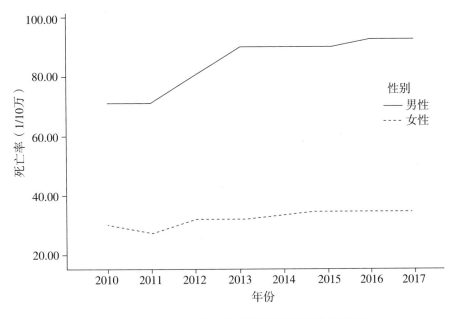

图7-6 2010—2017某市男女的肺癌死亡率（1/10万）

对于某些指标，用普通线图有时难以准确表达和对比不同变量的变化速度，这时可以使用半对数线图。如将表 7-7 的数据制成普通线图（图 7-7），呈现出细菌性痢疾发病率下降的幅度明显大于阿米巴痢疾；但当使用半对数线图时（图 7-8），则发现两种痢疾的发病率下降速度实际相差并不大。

表 7-7　某地 2008—2016 年细菌性痢疾、阿米巴痢疾发病率（ 1/10 万 ）

年份	细菌性痢疾		阿米巴痢疾	
	发病率	对数值	发病率	对数值
2008	10.86540	1.03605	4.53762	0.65683
2009	2.54320	0.40538	1.65483	0.21875
2010	3.43526	0.53596	1.76575	0.24693
2011	3.22654	0.50874	1.74386	0.24151
2012	2.54327	0.40539	1.13154	0.05367
2013	1.86574	0.27085	0.88752	−0.05182
2014	1.68765	0.22728	0.99650	−0.00152
2015	1.23654	0.09221	0.81087	−0.09105
2016	1.54373	0.18857	0.60731	−0.21659

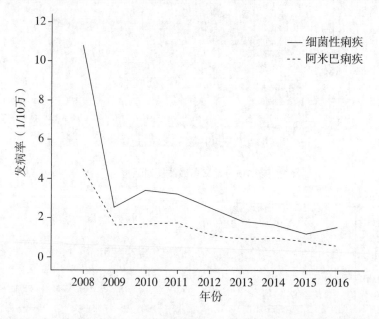

图 7-7　某地 2008—2016 年细菌性痢疾、阿米巴痢疾发病率普通线图

（三）散点图

散点图（scatter plot）适用于双变量统计分析，是用点的密集程度和变化趋势表示两种现象间的相关关系。

绘制散点图应注意：横轴一般为自变量，纵轴一般为因变量，纵、横轴一般都是算术尺度，起点不一定从"0"开始。同一图内一般只表达一组数据之间的相关关系。

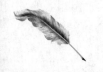

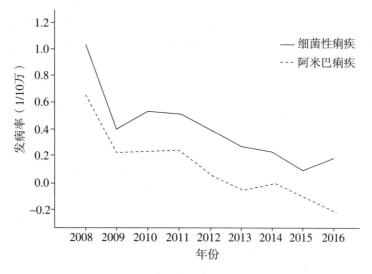

图7-8 某地 2008—2016 年细菌性痢疾、阿米巴痢疾发病率半对数线图

例 7-4

表7-8 为 10 名 18 岁男生身高与前臂长的资料,试绘制散点图。

表7-8 10 名 18 岁男生身高与前臂长的测量结果(cm)

编号	身高	前臂长
1	170	47
2	173	45
3	160	44
4	173	47
5	188	50
6	178	47
7	183	46
8	180	49
9	165	43
10	166	44

用 SPSS 软件绘制方法如下:

(1) 打开或建立数据文件。

(2) 单击菜单命令"图形",下拉选择"散点图",在弹出的"散点图/点图"对话框中选择"简单分布",点击"定义"(图7-9)。在"简单散点图"对话框中(图7-10),把指标"前臂长"选入"Y轴"框,把"身高"选入"X轴"框,点击"确定"得到原始的散点图,按需要进行编辑即可得到图 7-11 所示的散点图。

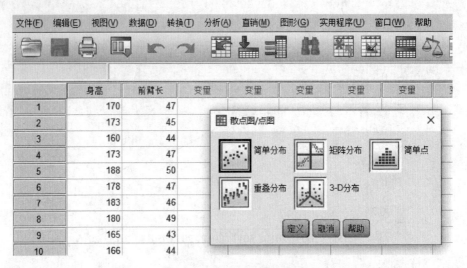

图 7-9 散点图 / 点图对话框

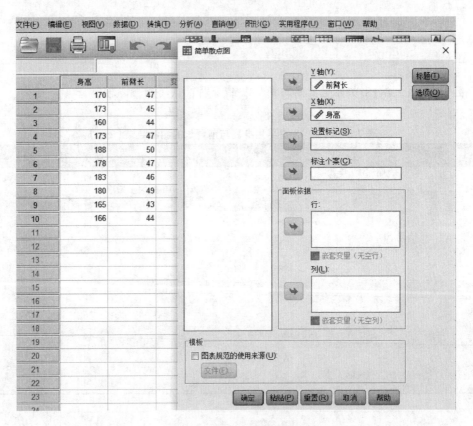

图 7-10 简单散点图对话框

根据表 7-8 绘制的图 7-11 显示，随着身高的增加，男生前臂长也相应增加，两者具有相关性。

三、描述定性数据的常用统计图及其绘制方法

（一）条形图

条形图（bar chart）又称直条图，是用等宽直条的高度来表示相互独立的各指标数值的大小及其相互之间的对比关系。如不同地区、不同病种、不同科室、不同疾病之间的比较等。条形图的横轴表示各个类别的观察项目，纵轴为比较的指标数值，必须从"0"开始，在同一图

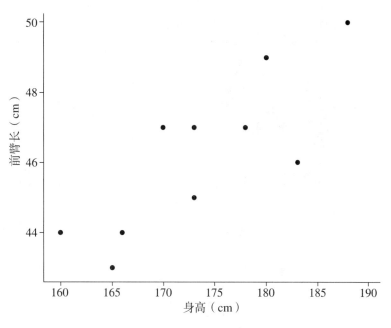

图 7-11 10 名 18 岁男生身高与前臂长关系的散点图

内尺度单位代表同一数量时，必须相等。各直条之间的间隔一般与直条等宽或为其一半。

条形图一般分为单式和复式两种。单式条图具有一个统计指标和一个分组因素。根据表 7-9 中五种疾病总死亡率的数据，绘制成的图 7-14，直观地看到恶性肿瘤的死亡率最高。复式条图具有一个统计指标和多个分组因素。复式条图绘制时以组为单位，一组包括两个或以上直条，直条所表示的类别应以图例说明，同一组的直条间不留空隙。根据表 7-9 中五种疾病男性和女性的死亡率的数据，绘制成的复式条图（图 7-17），便于比较每种疾病的男女死亡率的差异。

例 7-5

比较表 7-9 中不同病种的总死亡率，试绘制单式条图。

表 7-9 某年我国农村居民前 5 位疾病死亡率（1/10 万）

疾病种类	男性死亡率	女性死亡率	总死亡率
恶性肿瘤	198.65	102.78	151.47
脑血管疾病	150.62	120.80	135.95
心脏病	123.51	115.36	119.50
呼吸系统疾病	114.53	92.93	103.90
损伤、中毒	78.92	38.17	58.86

应用 SPSS 软件绘制方法如下：

（1）在 SPSS 运行条件下，打开或新建数据文件，如图 7-12。

（2）单击菜单命令"图形"，下拉选择"条形图"，在弹出的"条形图"对话框中选择"简单"，再点击"定义"。在弹出的"定义简单条形图"对话框中（图 7-13），先点击"其他统计量"，再从左侧源变量框中，将"死亡率"选入"变量"框中，将"病种"选入"类别轴"，点击"确定"即可得到原始的单式条图。可以双击图形进行编辑，如需要把直条按照升序或降序

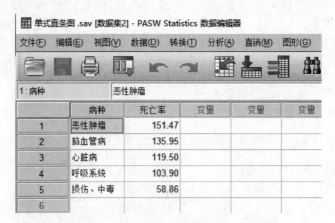

图7-12　例7-5打开或新建数据文件视图

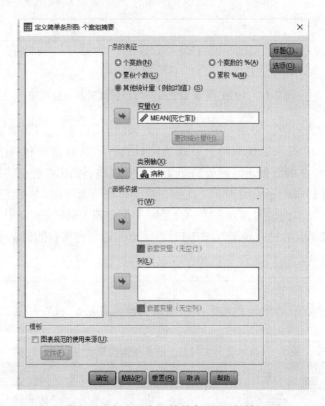

图7-13　例7-5定义简单条形图对话框

排列，可在图表编辑器中，点击"属性"，对类别选择按照升序或降序即可，还可编辑标目、标题及更改颜色等，得到图7-14。

例7-6 ⋯⋯

比较表7-9中不同性别五种病种的死亡率，试绘制复式条图。

应用SPSS软件绘制方法如下：

绘制方法大致同前，只是在第二步，不选"简单"，选"复式条形图"（图7-15）。在"定义复式条形图"对话框中，只多一步，把变量"性别"选入"定义聚类"框中（图7-16），点

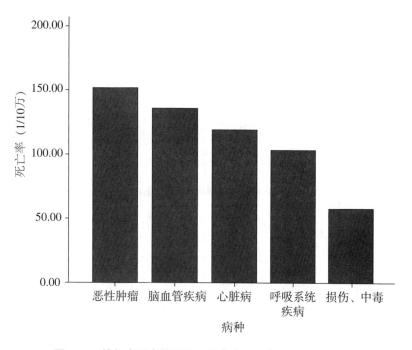

图 7-14 某年我国农村居民 5 种疾病死亡率（1/10 万）比较

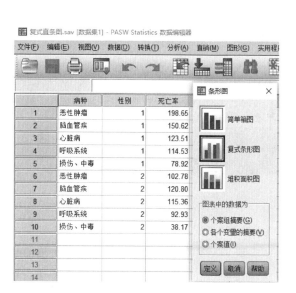

图 7-15 例 7-6 打开或新建数据文件视图

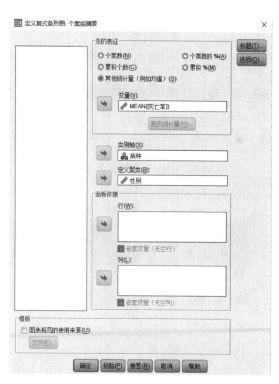

图 7-16 例 7-6 定义复式条图

击"确定"即可得到原始的复式条图，可以双击图形进行编辑，得到图 7-17。

（二）构成图

构成图常用于描述构成比资料。常用的构成图有饼形图和百分条图。

1. 饼形图（pie chart） 又称圆图，以圆的面积代表 100%，将面积按比例分成若干部分，以扇形的面积大小表示各构成部分所占的比重。各部分排列可按事物自然顺序或百分比的大小顺序进行。比较两种或两种以上不同资料的百分构成时，可以画两个等大的圆，在每个圆的下

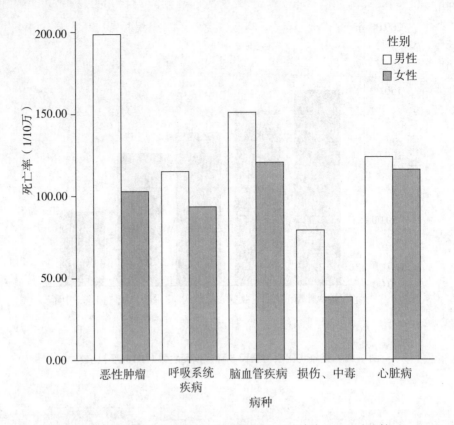

图 7-17 某年我国农村居民 5 种疾病男女死亡率（1/10 万）比较

方写明标题，使用相同的图例表示同一构成部分。

例 7-7

根据表 7-10 中 2016 年收治传染病类型的构成比资料绘制饼形图。

表 7-10 某医院 2013 年与 2016 年收治传染病例数及构成

传染病类型	2013 年		2016 年	
	病例数	构成比（%）	病例数	构成比（%）
呼吸道传染病	69	42.86	54	36.73
肠道传染病	49	30.43	58	39.46
血液传播疾病	35	21.74	23	15.65
虫媒传染病	5	3.11	8	5.44
其他	3	1.86	4	2.72
合计	161	100.00	147	100.00

应用 SPSS 软件绘制方法如下：

（1）打开或新建数据文件。

（2）单击菜单命令"图形"，下拉选择"饼图"，弹出"饼图"对话框（图 7-18）；点击"个案组摘要"，单击"定义"，弹出"定义饼图"对话框；先点击"变量和"，并从左侧源变量框中，选择分析变量"构成比"进入"变量"框中，再选分组变量"传染病类型"进入"定义分区"框（图 7-19），单击"确定"，即可得到原始的饼形图。可以双击图形进行编辑，如需要把不同传染病类型按照升序或降序排列，可在图表编辑器中，点击"属性"，对类别选择按照升序或降序即可，还可根据需要更改不同类型的颜色、图案等，得到图 7-20。

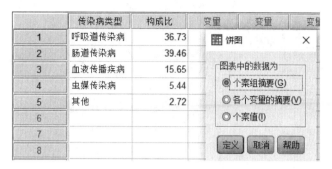

图 7-18　例 7-7 作饼形图对话框

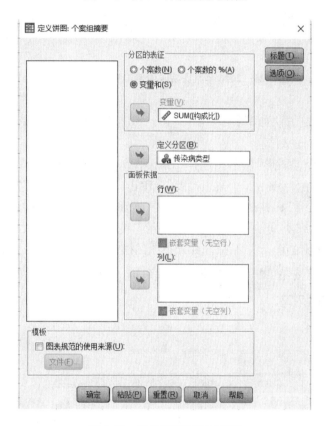

图 7-19　定义饼形图的对话框

2．**百分条图**（percent bar chart）　以矩形直条总长度作为 100%，直条中各段表示事物各组成部分构成情况，需附图例对各部分进行说明。若要比较多个事物时，可在同一标尺上画几个平行的百分条图，以便于比较。各条图内部组成部分的排列顺序相同，图例相同（图7-22）。

例 7-8

　　根据表 7-10 中 2013 和 2016 年收治的传染病构成比资料绘制百分条图。

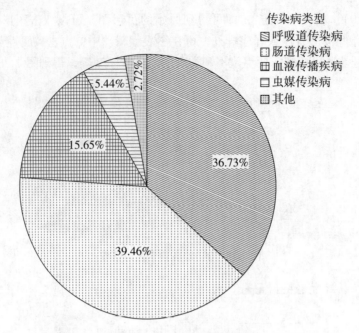

图 7-20　2016 年某医院收治传染病类型构成情况

应用 SPSS 软件绘制方法如下：

（1）打开或新建数据文件。

（2）单击菜单命令"图形"，下拉选择"条形图"，弹出"条形图"对话框，点击"堆积面积图"，如图 7-21 所示，点击"个案组摘要"，单击"定义"。弹出"定义堆积条形图"对话框，先点击"其他统计量"，并从左侧源变量框中，选择分析变量"构成比"进入"变量"框中，再选"年份"进入"类别轴"框，选分组变量"传染病类型"进入"定义堆栈"框，单击"确定"（图 7-22）。输出的图形并不符合百分条图的摆放位置，这时需要双击图形进入编辑状态，点击右上角的工具按钮 （变换图表坐系），便可以得到原始的百分条图，还可以根据需要进行编辑得到图 7-23。

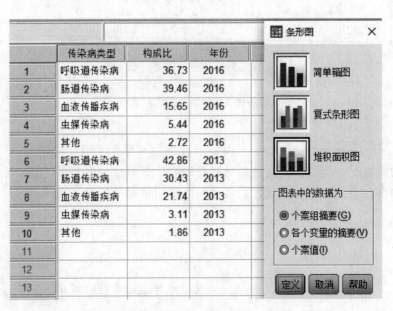

图 7-21　例 7-8 打开或新建数据文件视图

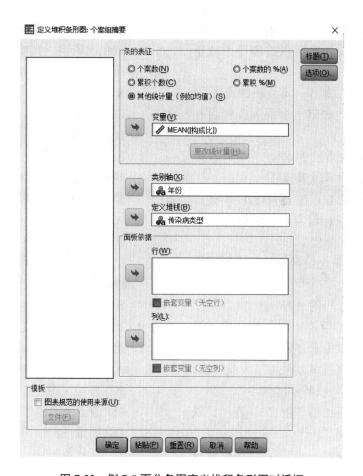

图 7-22 例 7-8 百分条图定义堆积条形图对话框

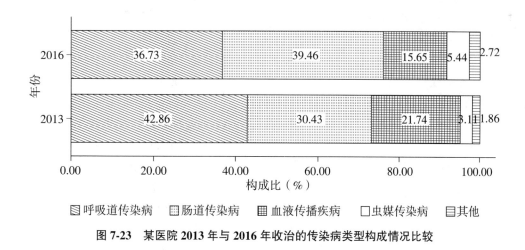

图 7-23 某医院 2013 年与 2016 年收治的传染病类型构成情况比较

➤ 考点：根据不同情况正确选择常见统计图的类型。

● 自测题 ●

一、A 型选择题

1．统计表的主要作用是

    A．便于表达结果

    B．客观表达原始数据

    C．减少论文篇幅

D. 容易进行统计描述和推断

E. 代替冗长的文字叙述和便于分析对比

2. 关于统计表的制作，不正确的说法是

A. 不用竖线和斜线分隔表、标目和数据

B. 标题放在表的上方

C. 包含的内容越多越好

D. 数字按小数点位上下对齐

E. 一般用纵标目和横标目说明数字的意义和单位

3. 下列叙述不符合统计表的制表原则和要求的是

A. 标题置于表的上方

B. 横标目必须位于表头的右侧，纵标目必须位于表头左侧

C. 线条不宜过多，采用三线或四线，不应有竖线和斜线

D. 没有数字的格子用"–"表示，缺失数字用"…"

E. 需要备注时用"*"在该指标或数字右上角标出，再在统计表下方用文字说明

4. 描述某种疾病患者的年龄分布，应采用的统计图是

A. 线图

B. 直方图

C. 条形图

D. 饼形图

E. 散点图

5. 比较某地区某年4种恶性肿瘤的死亡率，宜绘制

A. 线图

B. 直方图

C. 条形图

D. 饼形图

E. 散点图

6. 纵坐标必须从0开始的统计图为

A. 半对数线图

B. 条形图

C. 普通线图

D. 百分条图

E. 散点图

7. 某医院收集了近期门诊患者的病种构成情况资料，宜绘制

A. 条形图

B. 直方图

C. 线图

D. 饼形图

E. 半对数线图

8. 描述某地160名健康成人血红蛋白含量的分布，宜绘制

A. 条形图

B. 直方图

C. 线图

D. 百分条图

E. 散点图

9. 比较甲、乙、丙三地区某年度某种疾病的发病率情况，可用

A. 条形图

B. 普通线图

C. 直方图

D. 饼形图

E. 百分条图

10. 为表示某地近10年来婴儿死亡率的变化情况，宜绘制

A. 普通线图

B. 直方图

C. 条形图

D. 散点图

E. 统计地图

11. 欲了解婴幼儿生长发育过程中体重与胸围的关系，宜绘制

A. 普通线图

B. 半对数线图

C. 条形图

D. 散点图

E. 饼形图

12. 为反映两种或两种以上疾病的病死率随时间推移的变化速度，应选用

A. 普通线图

B. 条形图

C. 半对数线图

D. 散点图

E. 直方图

二、简答题

1．简述统计表的结构及其制表要求。

2．简述统计图的结构及其基本要求。

3．常用的统计图有哪几种？它们的适用条件是什么？

三、改表及绘图题

1．某医院用麦芽根糖浆治疗急慢性肝炎患者161例，疗效资料如下表，指出其缺点并改进。

效果 总例数	有效						无效	
	小计		近期痊愈		好转			
	例	%	例	%	例	%	例	%
	108	67.1	70	43.5	38	23.6	53	32.9

2．试根据表7-11资料绘制适当的统计图。

表7-11　148名正常人发汞值资料（μg/g）

发汞值	0～	0.4～	0.8～	1.2～	1.6～	2.0～	2.4～	2.8～	3.2～3.6
例数	5	12	24	45	27	13	9	7	6

（唐　娟）

第八章

数值变量资料的统计分析

数值变量资料又称计量资料或定量资料，对于这类资料进行统计描述一般是采用频数表、直方图以及集中趋势、离散趋势指标来描述资料的数量特征及其分布规律。

第一节　数值变量资料的统计描述

一、频数分布

（一）频数分布表

收集到的原始数据，尽管具有同质性，但由于观察单位存在个体差异，变量值大小不等，很难从原始数据中了解资料的分布特征。通过编制频数分布表（frequency distribution table），简称频数表（frequency table）可了解资料的分布规律。

例 8-1 ▪

从某小学 2012 年的学生健康体检中获得 120 名 7 岁女童的身高（cm）资料如下，试编制频数分布表。

126.1	110.3	123.1	121.5	115.4	120.1	116.5	118.9	121.0	117.9
120.8	110.8	123.2	121.5	116.3	108.2	119.6	119.0	121.2	114.8
117.1	122.1	123.8	121.8	118.1	120.3	113.2	119.1	115.7	115.7
117.2	122.4	124.1	122.0	109.7	116.8	118.4	116.8	116.3	118.2
117.2	118.0	124.4	109.0	120.5	120.5	118.5	119.5	116.9	112.4
119.6	119.3	115.2	119.8	120.6	111.1	107.8	116.4	118.3	112.4

122.5	122.7	125.1	113.0	114.5	113.1	116.1	119.7	118.4	118.4
117.4	112.3	125.6	122.5	116.0	120.7	117.0	119.7	115.9	118.4
117.4	113.9	122.8	113.2	117.3	120.7	117.1	119.8	114.9	114.6
117.8	111.6	126.5	113.6	117.3	111.6	112.2	111.5	116.2	110.2
120.4	120.2	127.1	122.8	112.7	117.8	115.1	116.2	115.4	118.5
124.7	114.7	128.7	123.0	112.8	117.9	113.0	120.1	114.3	118.6

1．频数表的编制步骤

（1）求极差（range，R）：一组资料中最大值与最小值之差即为极差，又称全距。本例中：

$$R = 128.7 - 107.8 = 20.9\ (\text{cm})$$

（2）确定组段数并求组距：组段数的个数不宜太多或太少，以能反映资料的分布特征为宜。组段数（用符号 k 表示）的多少与变量值的个数有关，变量值少，组段数较少，变量值多，组段数可适当增加。一般可分为 8 ~ 15 组，本例中初步确定为 10 个组段；组距（class internal）指相邻两组段的距离，用 i 来表示。组距等于极差／组段数。本例中：

$$i = \frac{R}{k} = \frac{20.9}{10} = 2.09 \approx 2$$

为了方便资料整理汇总，组距往往取相对整一些的数，正如本例中，组距为 2.09 cm，但一般取 2 cm。

有些资料因为数据中有特大或特小的数值时也可以采用不等组距，如某些食物中毒的潜伏期过长，或者某些微量元素在体内含量小于仪器最小检测限值等，可以将最后一个组段以"＞…"或将第一个组段用"＜…"表示。

（3）划分组段：各个组段应界限分明，便于汇总。组段的划分从最小的组段开始，第一个组段必须包括资料中的最小值，最后一个组段必须包括资料中的最大值。对于连续性数值变量资料，每个组段均有起点和终点，起点称为该组段的下限（lower limit），终点称为该组段的上限（upper limit）。为避免混淆，统一规定组段为半闭半开区间，即每个组段从本组段的下限开始（包括下限值），到本组段的上限（不包括上限值）。本例中，最小值为 107.8 cm，故第一组段的下限应小于等于该值，为了便于计算，下限往往选择一个比较整的数字，在此把 107 定为该组段的下限，由于组距等于 2，那么该组段的上限值为 107+2=109，记为"107 ~"；以此类推划分出其余组段。注意：最后一个组段需要封口，同时写出其下限和上限。如表 8-1 中第①栏。

（4）分组划记并统计各组段频数：采用划记法或利用计算机汇总得到各个组段的频数 f（频数实际上就是各组段的观察单位数）。如表 8-1 中第②栏。

（5）计算各组段的频率、累积频数和累积频率：各组段的频数之和等于变量值的总例数 n。频率为各组段频数占总例数的比例，如"107 ~"组段的频率为 2/120×100%=1.67%，以此类推算出各组段的频率，详见表 8-1 第③栏；累积频数表示小于某变量值的观察单位数，例如第一组段中累积频数为 2，表示小于 109 cm 的观察单位数是 2 个，第二组段的累积频数为 7，表示小于 111 cm 的变量值的个数是 7 个，详见表 8-1 第④栏；累积频率等于累积频数占总例数的比例，详见表 8-1 第⑤栏。

表 8-1　120 名 7 岁女童身高（cm）频数分布表

组段①	频数 f ②	频率（%）③	累积频数④	累积频率（%）⑤
107 ~	2	1.67	2	1.67
109 ~	5	4.17	7	5.83
111 ~	9	7.50	16	13.33
113 ~	13	10.83	19	15.83
115 ~	18	15.00	47	39.17
117 ~	25	20.83	72	60.00
119 ~	21	17.50	93	77.50
121 ~	13	10.83	106	88.33
123 ~	8	6.67	114	95.00
125 ~	4	3.33	118	98.33
127 ~ 129	2	1.67	120	100.00
合计	120	100.00	—	—

2．频数分布的特征　频数分布具有两个重要特征：集中趋势（central tendency）和离散趋势（tendency of dispersion）。从表 8-1 可以看出，120 名 7 岁女童的身高存在变异，但其分布有一定的规律：身高主要集中在 113 ~ 123 cm 之间，尤其以 117 ~ 119 cm 组段的人数最多，为集中趋势；身高的变异范围在 107 ~ 129 cm，此变异从中央到两侧频数分布逐渐减少，为离散趋势。

3．频数分布的类型　频数分布的类型可分为对称分布和偏态分布两种。对称分布各组段的频数以频数最多组段为中心，左右两侧频数基本对称，如表 8-1 的资料为对称分布；偏态分布指集中位置偏向一侧，左右两侧频数分布不对称，如表 8-2 的数据。偏态分布中，若集中位置偏向左侧，频数分布向右侧拖尾，称为正偏态或右偏态；若集中位置偏向右侧，频数分布向左侧拖尾，称为负偏态或左偏态。

表 8-2　某市大气中 180 天的 SO_2 浓度（μg/m³）含量分布

浓度（μg/m³）	天数	浓度（μg/m³）	天数
25 ~	16	150 ~	9
50 ~	34	175 ~	5
75 ~	50	200 ~	3
100 ~	42	225 ~ 250	1
125 ~	20		

（二）频数分布图

根据表 8-1 中第①、第②栏的数据，以组段为横坐标、频数为纵坐标，绘制频数分布图（graph of frequency distribution），该图称为直方图（histogram），如图 8-1 所示。利用频数表的数据绘制成相应的频数分布图，数据的分布特征和分布类型更加直观和形象。

（三）频数表和频数图的用途

（1）揭示资料的分布类型和特征。

（2）便于进一步计算指标和统计分析，详见相关章节。

（3）便于发现某些特大或特小的可疑值。如在频数表的两端，已出现几个组段的频数为

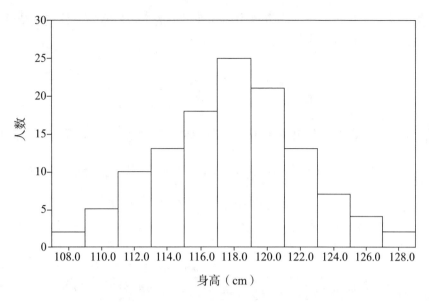

图 8-1　120 名 7 岁女童身高（cm）频数分布图

0，又出现一些特大值或特小值，所以怀疑这些数字的正确性，这时需进一步检查和核对。

（4）进行正态性判定。

> 考点：组段数的确定。

二、集中趋势指标

平均数（average）在统计中常用于描述一组变量值的平均水平或集中位置，它是一个应用广泛的指标体系。常用的平均数有算数均数、几何均数和中位数。

（一）算术均数

算术均数（arithmetic mean）简称均数（mean），反映一组变量值在数量上的平均水平。总体均数用希腊字母 μ 表示，样本均数用 $\bar{x}$ 表示。

1. 均数的计算

（1）直接法：变量值 X_1，X_2，X_3，…，X_n 直接相加再除以变量值的个数 n。计算公式为：

$$\bar{x} = \frac{X_1 + X_2 + \cdots + X_n}{n} = \frac{\sum X_i}{n} \qquad \text{（公式 8-1）}$$

式中 X_1，X_2，X_3，…，X_n 为变量值。n 为变量值的个数。$\sum$ 是希腊字母，读作"sigma"，为求和符号。

例 8-2

8 名乳腺癌患者化疗后血液尿素氮的含量（mmol/L）分别为 3.61，2.75，4.16，5.13，4.32，5.75，3.92，4.28。求平均含量。

$$\bar{x} = \frac{3.61 + 2.75 + 4.16 + \cdots + 4.28}{8} = 4.24 \, (\text{mmol/L})$$

故平均含量为 4.24 mmol/L。

（2）频数表法：又称加权法，当资料中相同变量值的个数较多时，该变量值乘以相同变量值的个数，以代替变量值逐个相加。计算公式为：

$$\bar{x} = \frac{f_1 x_1 + f_2 x_2 + \cdots + f_k x_k}{f_1 + f_2 + f_3 + \cdots + f_k} = \frac{\sum fx}{\sum f}$$

（公式 8-2）

式中 x_1，x_2，$\cdots$，x_k 表示各组的组中值，组中值等于本组段的下限值与上限值相加除以 2，如表 8-3 中第一组段的组中值 $x_1 = \frac{107+109}{2} = 108$（cm），其余组段的组中值以此类推；$k$ 表示组段数；f_1，f_2，$f_3 \cdots f_k$ 分别为各组段的频数，这里的 f 起了"权数"的作用，即频数多的组段，权数就大，其组中值对均数的影响也大。

表 8-3 120 名 7 岁女童身高（cm）均数的计算

组段①	频数，f ②	组中值，x ③	fx ④ = ② × ③
107 ~	2	108	216
109 ~	5	110	550
111 ~	9	112	1008
113 ~	13	114	1482
115 ~	18	116	2088
117 ~	25	118	2950
119 ~	21	120	2520
121 ~	13	122	1586
123 ~	8	124	992
125 ~	4	126	504
127 ~ 129	2	128	256
合计	120（$\sum f$）	—	14 152（$\sum fx$）

例 8-3

对表 8-3 的资料用频数表法计算平均身高。

$$\bar{x} = \frac{2 \times 108 + 5 \times 110 + 9 \times 112 + \cdots + 2 \times 128}{2 + 5 + 9 + \cdots + 2} = \frac{14152}{120} = 117.93 \, (\text{cm})$$

故 120 名 7 岁女童的平均身高为 117.93 cm。

2．均数的两个重要特性

（1）离均差（变量值与均数之差）之和等于零。用公式表示为：

$$\sum (x - \mu) = 0$$

（2）离均差平方和最小，即离均差的平方合计小于各观察值与任何一个不等于均数的数值的差值的平方合计。用公式表示为：

$$\sum \left(x-\bar{x}\right)^2 < \sum \left(x-a\right)^2 \qquad \left(a \neq \bar{x}\right)$$

如数值 1、2、3、4、5 的 $\sum \left(x-\bar{x}\right)^2 = 10$，当以 2 作为 a 时，$\sum \left(x-a\right)^2 = 15$。

从均数的这两个重要特征得出：均数是一组数值变量值最理想的代表值。

3．均数的应用 均数常常用来描述一组对称分布资料，特别是正态分布资料或近似正态分布资料的平均水平或集中位置。

（二）几何均数

几何均数（geometric mean），反映一组变量值之间平均增加（减少）的倍数关系，用 G 表示。

1．几何均数的计算

（1）直接法：n 个变量值 X_1，X_2，X_3，$\cdots$，X_n 的乘积开 n 次方。计算公式为：

$$G = \sqrt[n]{X_1 X_2 \cdots X_n} \tag{公式 8-3}$$

或为了计算方便，也可先将观察值取对数后，求均值，再取反对数。公式为：

$$G = \lg^{-1}\left(\frac{\lg X_1 + \lg X_2 + \cdots + \lg X_n}{n}\right) = \lg^{-1}\left(\frac{\sum \lg X}{n}\right) \tag{公式 8-4}$$

例 8-4

5 例某传染病患者血清抗体滴度分别为 1：10，1：20，1：40，1：80，1：160。求平均滴度。

为方便计算，以滴度的倒数作为变量值。

$$G = \sqrt[n]{X_1 X_2 \cdots X_n} = \sqrt[5]{10 \times 20 \times 40 \times 80 \times 160} = 40$$

或 $$G = \lg^{-1}\left(\frac{\sum \lg X}{n}\right) = \lg^{-1}\left(\frac{\lg 10 + \lg 20 + \lg 40 + \lg 80 + \lg 160}{5}\right) = \lg^{-1} 1.6021 = 40$$

故该资料的平均滴度为 1：40。

（2）加权法：当相同观察值较多时，如频数表资料，可用下式计算。

$$G = \lg^{-1}\left(\frac{\sum f \lg X}{\sum f}\right) = \lg^{-1}\left(\frac{\sum f \lg X}{n}\right) \tag{公式 8-5}$$

例 8-5

计算表 8-4 中数据的平均滴度。

表 8-4　50 例肝癌患者血清抗体滴度资料

抗体滴度①	人数，f②	滴度倒数，X③	$\lg X$④	$f \cdot \lg X$⑤＝②④
1：2	1	2	0.3010	0.3010
1：4	7	4	0.6021	4.2147

续表

抗体滴度①	人数，f②	滴度倒数，X③	$\lg X$④	$f \cdot \lg X$⑤＝②④
1：8	9	8	0.9031	8.1279
1：16	6	16	1.2041	7.2246
1：32	10	32	1.5051	15.0510
1：64	9	64	1.8062	16.2558
1：128	5	128	2.1072	10.536
1：256	3	256	2.4082	7.2246
合计	50	－	－	68.9356

按公式 8-5 计算平均抗体滴度，将表 8-4 第③～第⑤栏的数据带入公式，结果如下：

$$G = \lg^{-1}\left(\frac{\sum f \lg X}{\sum f}\right)$$

$$= \lg^{-1}\left(\frac{1\times\lg 2+7\times\lg 4+9\times\lg 8+6\times\lg 16+10\times\lg 32+9\times\lg 64+5\times\lg 128+3\times\lg 256}{50}\right)$$

$$= \lg^{-1} 1.3787 = 24$$

故该资料的平均抗体滴度为 1：24。

2．几何均数的应用　几何均数常用于等比资料，如医学研究中免疫学资料；也用于对数正态分布资料。

知识链接

计算几何均数时，变量值不能有 0，因为 0 不能与任何数据呈倍数关系，而且 0 不能取对数；由于负数不能取对数，故变量值中不能同时有正有负，当变量值全部是负数，则在计算前去掉符号，在得出的结果前加负号。

（三）中位数和百分位数

百分位数（percentile）是一种位置指标，将变量值按从小到大的顺序排列，并等分成 100 等份，位于某一分位数的值即为百分位数，用 P_x 表示。一个百分位数将变量值分为两部分，理论上有 $x\%$ 的变量值比它小，有（100-x）% 的变量值比它大。

中位数（median）是将一组变量值从小到大按顺序排列，位次居中的变量值就是中位数，用 M 表示。中位数是一个特殊的百分位数，实际上 P_{50} 就是中位数。中位数常用来反映位次居中的变量值的水平。

1．中位数和百分位数的计算

（1）直接法计算中位数：先将原始变量值按照从小到大的顺序排列，当观察值的个数为奇数时，位于第 $\left(\dfrac{n+1}{2}\right)$ 位置上的观察值就是中位数；当观察值的个数为偶数时，将第 $\left(\dfrac{n}{2}\right)$ 位和第 $\left(\dfrac{n}{2}+1\right)$ 位上的观察值相加除以 2 作为中位数。即：

$$n \text{ 为奇数时} \qquad M = X_{\left(\frac{n+1}{2}\right)} \qquad \text{（公式 8-6）}$$

$$n \text{ 为偶数时} \qquad M = \left[X_{\left(\frac{n}{2}\right)} + X_{\left(\frac{n}{2}+1\right)} \right]/2 \qquad \text{（公式 8-7）}$$

例 8-6 •

　　5 名某细菌性食物中毒患者的潜伏期（h）分别为 5、7、16、9、3，求潜伏期中位数。

　　先将变量值从小到大排列为 3、5、7、9、16，本例 n 等于 5 为奇数，利用公式 8-6 计算：

$$M = X_{\left(\frac{5+1}{2}\right)} = X_3 = 7 \text{（h）}$$

则该资料的潜伏期中位数为 7 h。

例 8-7 •

　　在例 8-6 的基础上，又调查了 1 名患者的潜伏期为 12 h，求此时的潜伏期中位数。

　　先将变量值从小到大排列为 3、5、7、9、12、16，本例 n 为偶数且等于 6，利用公式 8-7 计算：

$$M = \left[X_{\left(\frac{6}{2}\right)} + X_{\left(\frac{6}{2}+1\right)} \right]/2 = \frac{(X_3 + X_4)}{2} = \frac{7+9}{2} = 8 \text{（h）}$$

则该资料的潜伏期中位数为 8 h。

　　（2）频数表法计算中位数和百分位数：当变量值数量较多时，需要编制频数表，如表 8-5，根据第①、第②栏进一步计算表中第③、第④栏后，按照下式计算百分位数和中位数。

$$P_x = L + \frac{i}{f} \left(n \cdot x\% - \sum f_L \right) \qquad \text{（公式 8-8）}$$

　　式中，L 表示 P_x 所在组段的下限；i 表示该组段的组距；f 表示该组段的频数；n 表示总的观察例数；$\sum f_L$ 表示小于 L 的各组段累计频数。

例 8-8 •

　　调查得 105 名正常人发汞值（μg/g）资料见表 8-5，试求其中位数和 P_{25}、P_{75}。

表 8-5　105 名正常人发汞值（μg/g）资料

发汞值①	人数，f ②	累积频数 ③	累积频率（%）④
0.4 ~	12	12	11.43
0.8 ~	18	30	28.57
1.2 ~	39	69	65.71
1.6 ~	17	86	81.90
2.0 ~	11	97	92.38

续表

发汞值①	人数，f②	累积频数③	累积频率（%）④
2.4 ~	4	101	96.19
2.8 ~	3	104	99.05
3.2 ~ 3.6	1	105	100.00
合计	105（$\sum f$）	-	-

M 即 P_{50}，故其累积频率为 50%，根据表中第④栏，可得出中位数所在的组段为"1.2 ~"，则 $L = 1.2$，$i = 0.4$，$f = 39$，$\sum f_L = 30$，将数据带入公式 8-8 得：

$$M = P_{50} = 1.2 + \frac{0.4}{39} \times (105 \times 50\% - 30) = 1.43 (\mu g/g)$$

根据表中第④栏，可得出 P_{25} 所在的组段为"0.8 ~"，则 $L = 0.8$，$i = 0.4$，$f = 18$，$\sum f_L = 12$，将数据带入公式 8-8 得：

$$P_{25} = 0.8 + \frac{0.4}{18} (105 \times 25\% - 12) = 1.12 (\mu g/g)$$

根据表中第④栏，可得出 P_{75} 中位数所在的组段为"1.6 ~"，则 $L = 1.6$，$i = 0.4$，$f = 17$，$\sum f_L = 69$，将数据带入公式 8-8 得：

$$P_{75} = 1.6 + \frac{0.4}{17} (105 \times 75\% - 69) = 1.83 (\mu g/g)$$

2. 中位数和百分位数的应用　中位数描述资料的集中位置，适用于各种分布类型的资料，尤其适用于描述以下资料的平均水平：①分布呈明显偏态；②分布的一端或两端无确定数值；③分布类型不明确等。

百分位数是用来描述一组变量值在某百分位位置的水平，经常是多个百分位数结合应用，如四分位数间距、偏态分布资料医学参考值范围的确定等。

 考点：算术平均数，几何平均数，中位数。

知识链接

中位数不是由全部变量值计算得出，它仅仅是一个位置指标，只受居中变量值的影响。因此，只有在分布未知、分布末端无确定数据、偏态分布资料，不能直接求均数和几何均数时，才用中位数描述资料的集中位置。

三、离散趋势指标

频数分布有两个特征：集中趋势和离散趋势。对于数值变量资料，需要把二者结合起来全面描述。

例 8-9 •

根据以下三组同性别、同年龄儿童的身高（cm）资料，分析其集中趋势和离散趋势。

甲组	110	115	120	125	130
乙组	100	110	120	130	140
丙组	100	115	120	125	140

比较以上的三组数据发现：三组的均数 $\bar{x}$ 均等于 120 cm，但三组的分布特征不尽相同，甲组的数据比较集中。故分析资料时不能仅仅考虑集中位置，需要同时了解其离散程度，即变异度。

变异是生物体中生理、生化等指标显著的特征，尽管是同质总体或样本，变量值仍表现为个体差异，离散趋势是反映资料变异程度的指标。描述资料变异程度大小常用的统计指标有极差、四分位数间距、方差、标准差、变异系数。

（一）极差

极差前已述及，为一组变量值中，最大值与最小值之差。极差大，表明变异度大；反之，极差小，表明资料变异度小。如在例 8-9 中：

$$R_{甲} = 130 - 110 = 20 （cm）$$

$$R_{乙} = 140 - 100 = 40 （cm）$$

比较得出：甲组资料比较集中，变异度小，乙组资料比较离散，变异度大。

用极差描述资料的变异度，计算简单；但极差的大小仅与资料的最大值和最小值有关，不能反映所有数据的变异大小，且不稳定。

知识链接

极差除了准确性差之外，其稳定性也比较差。一组资料的极差，受 n 的大小的影响。n 越多，抽到较大及较小变量值的可能性越大，极差也越大；即使 n 不变，由于存在抽样误差，极差也不稳定。

（二）四分位数间距

四分位数间距（quartile range，QR）是把全部变量值四等分后，第三四分位数与第一四分位数的距离。第一四分位数为 P_{25}，为下四分位数，记作 Q_L；第三四分位数为 P_{75}，为上四分位数，记作 Q_U。四分位数间距大，表明变异度大；反之，四分位数间距小，表明资料变异度小。

例 8-10 •

对例 8-8 的数据，计算其四分位数间距。

$$QR = Q_U - Q_L = P_{75} - P_{25} = 1.83 - 1.12 = 0.71 （\mu g/g）$$

四分位数间距可以看作是中间一半变量值的极差，作为描述资料的变异程度指标，比极差稳定，但也只考虑了资料中两个分位数的变异，未考虑其他变量值的变异，故也不太稳定，常用来描述偏态分布资料的变异度。

（三）方差

方差（variance）反映一组数据的平均离散水平。例8-9中，乙组与丙组的极差均为40 cm，但显然这两组的离散程度不同，丙组资料的变量值更靠近其均数。所以，应全面考虑每个变量值的离散情况。就总体而言，要考虑每个变量值与均数的差值，即离均差。因 $X - \mu$ 有正有负，则 $\sum (X - \mu) = 0$。若将 $X - \mu$ 平方后求和得到 $\sum (X - \mu)^2$，称为离均差平方和（sum of square of deviations mean，SS），消除了正、负值的影响。$\sum (X - \mu)^2$ 的大小与变量值的变异度大小有关，但同时还与变量值的个数 N 的多少有关。为了消除 N 的影响，只反映变量值的变异度，将 $\sum (X - \mu)^2$ 除以 N，得到了方差。总体方差和样本方差分别用 σ^2 和 S^2 表示。

$$\sigma^2 = \frac{\sum (X - \mu)^2}{N} \qquad \text{（公式 8-9）}$$

$$S^2 = \frac{\sum (X - \overline{X})^2}{n-1} = \frac{\sum X^2 - \frac{(\sum X)^2}{n}}{n-1} \qquad \text{（公式 8-10）}$$

方差越大，观察值的变异度越大；方差越小，观察值的变异度越小。在实际工作中往往采用抽样研究，得到的是样本资料，所以常常用样本方差 S^2 来代替总体方差 σ^2。

（四）标准差

标准差（standard deviation）是方差开平方得到的。方差的单位是原始变量值单位的平方，故开平方得到的标准差单位为原单位。标准差同样反映一组数据的平均离散水平。总体标准差用 σ 表示，其计算公式为：

$$\sigma = \sqrt{\frac{\sum (X - \mu)^2}{N}} \qquad \text{（公式 8-11）}$$

标准差越大，资料越离散，个体变异越大，则均数的代表性就越差；反之，标准差越小，资料越集中，个体变异越小，则均数的代表性就越好。

实际工作中，总体均数 μ 未知，需用 $\overline{x}$ 估计其大小，用样本例数 n 代替总体例数 N，由此计算出的标准差称为样本标准差，用 S 表示。英国统计学家 W. S. Gosset 发现按照公式 8-11 计算出的样本标准差总是比真实的 σ 偏小，提出用 $n-1$ 代替 n 来校正。则样本标准差的计算公式为：

$$S = \sqrt{\frac{\sum (X - \overline{X})^2}{n-1}} = \sqrt{\frac{\sum X^2 - \frac{(\sum X)^2}{n}}{n-1}} \qquad \text{（公式 8-12）}$$

 知识链接

自由度（degree of freedom）是统计术语，指随机变量能"自由"取值的个数。在统计学中统计量的自由度用 ν 表示，且 $\nu = n-$ 限制条件的个数。样本标准差中的 $n-1$ 在这里就是一个自由度。

 例 8-11 ●

计算例8-9中三组数据的标准差。

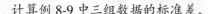

甲组：$n = 5$，$\sum X = 110 + 115 + 120 + 125 + 130 = 600$，

$\sum X^2 = 110^2 + 115^2 + 120^2 + 125^2 + 130^2 = 72\,250$

$$S = \sqrt{\dfrac{\sum X^2 - \dfrac{\left(\sum X\right)^2}{n}}{n-1}} = \sqrt{\dfrac{72250 - \dfrac{600^2}{5}}{5-1}} = 7.91 \quad (\text{cm})$$

乙组：$n = 5$，$\sum X = 100 + 110 + 120 + 130 + 140 = 600$，

$\sum X^2 = 100^2 + 110^2 + 120^2 + 130^2 + 140^2 = 73\,000$

$$S = \sqrt{\dfrac{\sum X^2 - \dfrac{\left(\sum X\right)^2}{n}}{n-1}} = \sqrt{\dfrac{73000 - \dfrac{600^2}{5}}{5-1}} = 15.81 \quad (\text{cm})$$

丙组：$n = 5$，$\sum X = 100 + 115 + 120 + 125 + 140 = 600$，

$\sum X^2 = 100^2 + 115^2 + 120^2 + 125^2 + 140^2 = 72\,850$

$$S = \sqrt{\dfrac{\sum X^2 - \dfrac{\left(\sum X\right)^2}{n}}{n-1}} = \sqrt{\dfrac{72850 - \dfrac{600^2}{5}}{5-1}} = 14.58 \quad (\text{cm})$$

利用频数表计算标准差的公式为：

$$S = \sqrt{\dfrac{\sum fx^2 - \dfrac{\left(\sum fx\right)^2}{n}}{n-1}} \qquad (\text{公式 8-13})$$

例 8-12

对表 8-6 的资料用频数表法计算标准差。

表 8-6　120 名 7 岁女童身高（cm）标准差的计算

组段①	频数，f②	组中值，x③	fx④＝②×③	$fx^2$⑤＝③×④
113 ～	13	114	1482	168 948
115 ～	18	116	2088	242 208
117 ～	25	118	2950	348 100
119 ～	21	120	2520	302 400
121 ～	13	122	1586	193 492
123 ～	8	124	992	123 008
125 ～	4	126	504	63 504
127 ～ 129	2	128	256	32 768
合计	120（$\sum f$）	－	14 152（$\sum fx$）	1 671 152（$\sum fx^2$）

将数据代入公式 8-12 得出标准差：

$$S = \sqrt{\dfrac{\sum fx^2 - \dfrac{\left(\sum fx\right)^2}{n}}{n-1}} = \sqrt{\dfrac{1671152 - \dfrac{14152^2}{120}}{120-1}} = 4.27 \quad (\text{cm})$$

（五）变异系数

变异系数（coefficient of variation，CV）是一组资料的标准差与均数之比，用百分数表示。其公式为：

$$CV = \frac{S}{X} \times 100\% \qquad （公式 8-14）$$

同一组资料的均数和标准差单位相同，故变异系数没有单位，是一个相对数。变异系数用在两组及两组以上资料比较变异程度，但度量衡单位不同或均数相差悬殊不能直接通过标准差比较。

例 8-13

某地 10 岁男孩身高均数为 135.20 cm，标准差为 4.12 cm；体重均数为 28.35 kg，标准差为 2.78 kg。试比较身高和体重的变异程度。

将数据带入公式 8-14 得：

身高：$CV = \frac{S}{X} \times 100\% = \frac{4.12}{135.20} \times 100\% = 3.05\%$

体重：$CV = \frac{S}{X} \times 100\% = \frac{2.78}{28.35} \times 100\% = 9.81\%$

由此可知，体重的变异程度大，身高的变异程度小。

例 8-14

某地调查了 10 岁男孩身高均数为 135.20 cm，标准差为 4.12 cm；新生儿身长均数为 60.2 cm，标准差为 2.8cm。试比较两者的变异程度。

将数据带入公式 8-14 得：

10 岁男孩：$CV = \frac{S}{X} \times 100\% = \frac{4.12}{135.20} \times 100\% = 3.05\%$

新生儿：$CV = \frac{S}{X} \times 100\% = \frac{2.8}{60.2} \times 100\% = 4.65\%$

由此可知，新生儿身长的变异程度大于 10 岁男孩身高的变异程度。

> 考点：方差，标准差，变异系数。

四、正态分布及其应用

正态分布是自然界最常见的一种连续型分布，医学领域中的许多数据近似服从正态分布。掌握正态分布的规律，可以对处理医学科研数据提供帮助。

（一）正态分布的概念

正态分布（normal distribution）是一个在数学、物理及工程等领域都非常重要的连续性随机变量概率分布，在统计学方面也有着重要的作用。它首先由德国数学家德·莫阿弗尔于1733 年提出，后德国数学家高斯迅速将正态分布应用于天文学，并对其性质作了进一步的研究，故正态分布又名高斯分布（Gaussian distribution）。本章第一节中，曾将表8-1的资料绘制成直方图，若将观察人数逐渐增多，组数也应随之增多，组段不断分细，直方图中的直条将逐渐变窄，连接直条顶端，得出一条光滑的曲线，如图8-2所示。这条曲线略呈钟形，中间高，两头低，左右对称，曲线与横轴间的面积等于1，近似于数学上的正态分布。

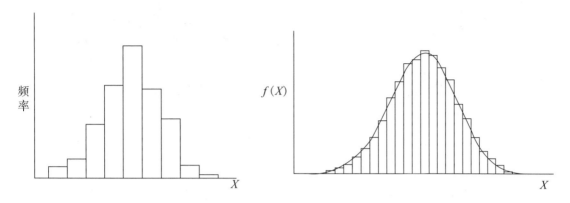

图8-2　频数分布逐渐接近正态分布示意图

（二）正态分布的特征

若连续型随机变量 X 的分布服从一个位置参数为 μ、变异度参数为 σ 的概率分布，其概率密度函数为：

$$f(X) = \frac{1}{\sigma\sqrt{2\pi}}\, e^{-\frac{(X-\mu)^2}{2\sigma^2}},\ -\infty < X < +\infty \qquad \text{（公式 8-15）}$$

则这个随机变量就称为正态随机变量，记作 $X \sim N(\mu, \sigma^2)$。

式中，μ 和 σ 为正态分布的两个参数，分别为位置参数和变异度参数，π 和 e 是两个常数，分别为圆周率（$\pi = 3.1415926\cdots$）和自然对数的底（e $= 2.71828\cdots$）。

为了应用方便，常将公式 8-15 做 Z 或 μ 变换，即可将原来的正态分布转换为 $\mu = 0$，$\sigma = 1$ 的标准正态分布。

$$Z = \frac{X-\mu}{\sigma} \qquad \text{（公式 8-16）}$$

于是公式 8-15 可转化为

$$\varphi(Z) = \frac{1}{\sqrt{2\pi}}\, e^{-Z^2/2} \qquad \text{（公式 8-17）}$$

式中 $-\infty < Z < +\infty$，$\phi(Z)$ 为标准正态分布的概率密度，即纵坐标高度。根据 Z 的不同取值，可按公式 8-17 绘制出标准正态分布的图形。

正态分布具有以下几个特征：

（1）正态分布是单峰分布，以均数为中心，左右对称，对称轴为 X $= \mu$，正态曲线两端与 X 轴越来越近，但永不相交。

（2）正态曲线在均数处最高，最高值为 $\dfrac{1}{\sigma\sqrt{2\pi}}$，X 越远离均数，$f(X)$ 值越小。

（3）正态分布有两个参数 μ 和 σ。μ 为位置参数，决定正态曲线在 X 轴上的位置；σ 为变异度参数，决定正态曲线的分布形状。当 σ 恒定时，μ 越大，曲线沿横轴越向右移动，形状不变；μ 越小，曲线沿横轴越向左移动，形状不变。当 μ 恒定时，σ 越大，曲线越"矮胖"，位置不变；σ 越小，曲线越"瘦高"，位置不变。如图 8-3、图 8-4 所示。

（4）正态分布曲线下的面积有一定规律。

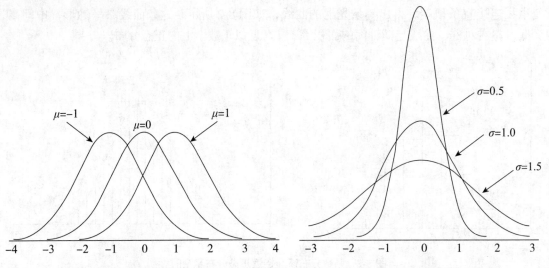

图 8-3　正态分布位置参数变化示意图（ $\sigma = 1$ ）　　图 8-4　正态分布变异度参数变化示意图（ $\mu = 1$ ）

（三）正态曲线下面积的分布规律

正态分布曲线与横轴间的面积即代表发生的概率，曲线下总面积恒等于 1 或 100%。在 μ 左右任意个相等标准差范围内的面积相同（图 8-5）。正态曲线下一定区间的面积可通过公式 8-15 和公式 8-17 用积分方法求得。为了省去计算的麻烦，统计学家已按公式 8-17 采用积分方法编制出标准正态分布曲线下的面积表（附表 1），通过查表可以方便地求出正态曲线下某一区间的面积，用以估计该区间出现的变量值例数占总例数的百分比（频率），或变量值落在该区间的概率，便于在实际工作中使用。在查表时应注意：

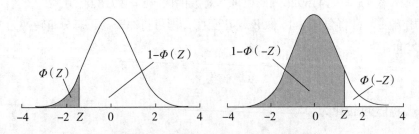

图 8-5　标准正态分布曲线下面积示意图

（1）由于标准正态分布是以 0 为中心左右对称的，故区间（ $-\infty$，-1.96）与区间（ 1.96，$+\infty$）的面积相等。因此，表中只列出了曲线左侧 $-\infty$ 到 Z 之间面积的数值。

（2）当 μ、σ 已知时，应先按公式 8-16 求出 Z 值，再查标准正态分布曲线下的面积表（也称 Z 值表，附表 1），得出面积占总面积的比例。

（3）当 μ、σ 未知时，常分别用样本均数 $\overline{X}$ 和样本标准差 S 来估计 Z 值 $[Z = (x - \overline{X})/S]$，再查 Z 值表。

（4）正态分布曲线下的面积分布有以下三个区间应用最多，应记住：

1）标准正态分布时区间（-1，1）或正态分布时区间（ $\mu-1\sigma$，$\mu+1\sigma$）的面积占总面积的 68.27%。

2）标准正态分布时区间（-1.96，1.96）或正态分布时区间（ $\mu-1.96\sigma$，$\mu+1.96\sigma$）的面积占总面积的 95.00%。

3）标准正态分布时区间（−2.58，2.58）或正态分布时区间（$\mu−2.58\sigma$，$\mu+2.58\sigma$）的面积占总面积的 99.00%。如图 8-6 所示。

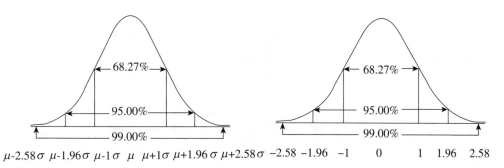

图 8-6　正态曲线下面积的分布规律示意图
左：正态分布，右：标准正态分布

知识链接

正态分布曲线有无数条，曲线在坐标轴上的位置以及图形的形状由位置参数和变异度参数决定。在数学上求曲线下一定区间的面积可通过积分方法计算得出，但由于计算复杂，为方便大家解决面积问题，统计学家对正态分布进行 Z 变换，变换得到的标准正态分布曲线仅一条，且制定了 Z 值表供查阅。

（四）正态分布的应用

许多医学现象服从正态分布或近似正态分布，如同性别正常成人红细胞数、血红蛋白、IL-2 等，实验研究中的随机误差、抽样误差规律等也服从正态分布。

根据正态分布的原理，特别是面积分布规律，可有以下应用。

1．确定变量值出现在任意指定范围内的概率

例 8−15

已知某年某地 120 名健康男大学生身高均数为 172.5 cm，标准差为 4.12 cm，试估计该人群中身高低于 168 cm 的人占总人数的比例。

由题可知：$x = 172.5$ cm，$s = 4.12$ cm，将数据带入公式 $Z = \dfrac{X − \bar{x}}{S}$ 中，得

$$Z = \frac{X − \bar{x}}{S} = \frac{168 − 172.5}{4.12} = −1.09$$

查附表 1（Z 值表）得：$\phi(Z) = \phi(−1.09) = 0.1379 = 13.79\%$
则身高低于 168 cm 的人占该人群的 13.79%。

2．估计医学参考值范围

（1）医学参考值范围（medical inference range）：指绝大多数"正常"人生理、生化、解剖等指标的波动范围。在临床上医学参考值范围作为判断受检者某指标是否正常的标准，十分重要。

（2）制订医学参考值范围需要考虑百分界值，一般选取 90%、95%、99%，最常用到的是 95%。另外还需要考虑采用单双侧界值的问题，若某指标过高过低均为异常，则选择双侧界值，若某指标过高或过低为异常，则选择单侧界值。

（3）医学参考值范围的制订有两种方法：若资料服从正态分布或近似正态分布，则用正态分布法；若资料服从偏态分布，则用百分位数法。表 8-7 列出了两种方法估计参考值范围的计算公式。

表 8-7 医学参考值范围正态分布法和百分位数法的计算公式

概率（%）	正态分布法			百分位数法		
	双侧	单侧		双侧	单侧	
		下限	上限		下限	上限
90	$\bar{x}\pm1.645S$	$\bar{x}-1.28S$	$\bar{x}+1.28S$	$P_5\sim P_{95}$	P_{10}	P_{90}
95	$\bar{x}\pm1.96S$	$\bar{x}-1.645S$	$\bar{x}+1.645S$	$P_{2.5}\sim P_{97.5}$	P_5	P_{95}
99	$\bar{x}\pm2.58S$	$\bar{x}-2.33S$	$\bar{x}+2.33S$	$P_{0.5}\sim P_{99.5}$	P_1	P_{99}

例 8-16

某地调查正常成年男子的血清总胆固醇值，近似正态分布，得 $\bar{x}=4.25$ mmol/L，$S=0.76$ mmol/L。试估计其 95% 参考值范围。

该指标过高或过低均为异常，故选取双侧界值估计该参考值范围，将数据带入公式得：

$$\bar{x}\pm1.96S=4.25\pm1.96\times0.76=（2.76\sim5.74）\text{ mmol/L}$$

例 8-17

调查某年某地 271 名正常人血铅含量（μmol/L）的资料如表 8-8，试估计该地正常成年人血铅含量的 95% 参考值范围。

表 8-8 某地 271 名正常人血铅含量（μmol/L）的资料

血铅含量	频数，f	累积频数	累积频率（%）
0 ~	6	6	2.21
0.24 ~	31	37	13.65
0.48 ~	46	83	30.63
0.72 ~	83	166	61.25
0.96 ~	70	236	87.08
1.20 ~	15	251	92.62
1.44 ~	10	261	96.31
1.68 ~	5	266	98.16
1.92 ~	2	268	98.89
2.16 ~	2	270	99.63
2.40 ~ 2.64	1	271	100.00

由上表可知，血铅含量呈偏态分布。又据专业知识可知，该指标过高属于异常。故应选择百分位数法单侧上限值。

则需计算 P_{95}，将数据带入百分位数公式可得：

$$P_{95}=1.44+\frac{0.24}{10}\times\left(271\times95\%-251\right)=1.59\,(\mu mol/L)$$

该地正常成年人血铅含量的 95% 参考值范围为低于 1.59 μmol/L。

3．用于质量控制　为了控制实验研究中的检测误差，常以 $\bar{x}\pm2S$ 作为上、下警戒线，以 $\bar{x}\pm3S$ 作为上、下控制线。这里的 2 和 3 分别是 1.96 和 2.58 的近似值。

4．正态分布是许多统计方法的理论基础　如 t 检验、方差分析等方法都是在正态分布的基础上推导出来的。正态分布还是其他一些理论分布（如二项分布、Poisson 分布、χ^2 分布等）的极限形式。

> ➤ 考点：正态分布的两个参数，标准正态分布，正态曲线下面积分布规律。

第二节　数值变量资料的统计推断

在医学研究中，通常是从总体中随机抽取部分个体组成样本进行研究。此时不仅关心样本指标的水平，更需要利用样本信息来推断总体特征，这种统计分析方法称为统计推断（statistical inference）。

一、均数的抽样误差与标准误

（一）均数的抽样误差

由于生物间的个体差异是普遍客观存在的，因此在抽样研究中，样本均数不一定等于相应的总体均数。由于随机抽样引起的样本均数与总体均数或样本均数与样本均数之间的差异，称为均数的抽样误差。

例如，某大学 120 名 20 岁女大学生的平均身高（$\bar{x}=165.12$ cm）并不会刚好等于 20 岁女大学生身高的总体均数（μ）。现在假设从该总体中再随机抽取 100 个含量 $n=120$ 人的样本（即 $n_1=n_2=\cdots\cdots=n_{100}=120$ 人），即使严格地遵循随机抽样的原则，所得到的 100 个样本均数之间以及这些样本均数与总体均数之间也不会恰好完全相等。正因为个体差异的存在造成了抽样误差。因此在抽样研究中，抽样误差是不可避免的。但是只要能遵循随机抽样原则，抽样误差就有一定的规律性，可用特定的统计指标描述抽样误差的大小。

（二）标准误

标准误（standard error）是描述样本统计量与总体参数间变异程度的指标，可用于描述抽样误差的大小。

在上述例子中抽取的 100 个样本均数，尽管它们不会刚好相等但也不会相差很大（因为来自同一总体）。数理统计推理和中心极限定理表明：①若某变量 x 服从正态分布 $N(\mu, \sigma^2)$，随机抽取样本含量为 n 的样本均数 $\bar{x}$ 也服从正态分布；即使从偏态总体中随机抽样，当 n 足够大（如 n > 30），$\bar{x}$ 也近似服从正态分布。②从均数为 μ，标准差为 σ 的正态或偏态总体，随机抽取例数为 n 的多个样本，样本均数 $\bar{x}$ 的总体均数也为 μ，样本均数的标准差要比原个体值的标准差小。样本均数的标准差又称均数的标准误，简称标准误，用 $\sigma_{\bar{x}}$ 表示，它反映样本均数间的离散程度，也反映样本均数与总体均数间的差异，是说明均数的抽样误差大小的指标。

标准误 $\sigma_{\bar{x}}$ 按下式计算：

$$\sigma_{\bar{x}} = \frac{\sigma}{\sqrt{n}} \qquad\text{（公式 8-18）}$$

在实际工作中，σ 常属未知，是用样本标准差 S 来估计，得出标准误的估计值，其计算公式为：

$$S_{\bar{x}} = \frac{S}{\sqrt{n}} \qquad\text{（公式 8-19）}$$

例 8—18 •

某市 78 名 10 岁女孩身高为 140.9 cm，标准差为 7.2 cm。求其标准误。

本例 $\bar{x} = 140.9$ cm，$S = 7.2$ cm，$n = 78$。按公式 8-19：

$$S_{\bar{x}} = \frac{S}{\sqrt{n}} = \frac{7.2}{\sqrt{78}} = 0.81 \text{（cm）}$$

均数标准误的应用主要有：

（1）表示样本均数估计总体均数的可靠性。均数标准误越大，样本均数的分布越分散，样本均数与总体均数的差别越大，抽样误差越大，由样本均数估计总体均数的可靠性越小。反之，均数标准误越小，样本均数的分布越集中，说明抽样误差越小，由样本均数估计总体均数的可靠性越大。

（2）估计总体均数的置信区间。

（3）用于均数的假设检验。

二、t 分布

（一）t 分布的概念

对任意一个服从均数为 μ、标准差为 σ 的正态分布 $N(\mu, \sigma^2)$ 的随机变量 X，按 $Z = \frac{x - \mu}{\sigma}$ 进行标准化转换，可将其转化为标准正态分布 $N(0, 1)$。而从正态总体中随机抽取的样本均数 $\bar{x}$ 服从总体均数为 μ、总体标准差为 $\sigma_{\bar{x}}$ 的正态分布 $N(\mu, \sigma_{\bar{x}}^2)$。如果对正态分布 $N(\mu, \sigma_{\bar{x}}^2)$ 进行标准化转换 $Z = \frac{\bar{x} - \mu}{\sigma_{\bar{x}}}$，也可得标准正态分布 $N(0, 1)$。

但实际工作中，σ 往往是未知的，常用 $S_{\bar{x}}$ 代替 $\sigma_{\bar{x}}$，此时服从的分布就不是标准正态分布，而是服从 t 分布，即：

$$t = \frac{\bar{x} - \mu}{S_{\bar{x}}} = \frac{\bar{x} - \mu}{S/\sqrt{n}} \qquad (v = n-1) \qquad\text{（公式 8-20）}$$

（二）t 分布的图形及特征

由图 8-7 可以看出 t 分布曲线有以下特点：

（1）t 分布与标准正态分布一样，是以 0 为中心的单峰分布，左右对称。

（2）标准正态分布曲线只有一条，但 t 分布曲线不是一条，而是一簇与自由度 v 有关的曲线。

（3）t 分布曲线的形状随自由度 v 的变化而变化。自由度 v 较小时，曲线的高峰低于标准正态分布曲线，两侧尾部翘得较高；当自由度逐渐增大时，t 分布曲线逐渐逼近标准正态分布曲线；当 $v = \infty$ 时，t 分布曲线与标准正态分布曲线完全重合。

（4）t 分布曲线下面积为 95% 或 99% 的界值不是一个常量，而是随自由度 v 的大小而变化。

（三）t 分布的规律

t 分布曲线下的面积分布有一定规律，当自由度 v 确定时，t 分布曲线下双侧尾部面积 P（双侧）或单侧尾部面积 P（单侧）为指定 α 时（即 $P = \alpha$），横轴上相应的 t 界值，记为 $t_{\alpha, v}$，称为 t 分布的分位数。

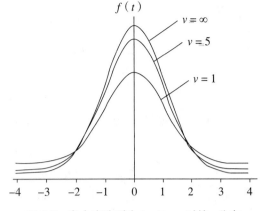

图 8-7　自由度分别为 1、5、∞ 时的 t 分布

为了便于应用，统计学家编制了不同自由度 v 下 t 值与相应概率关系的 t 界值表（附表 2）。该表的横标目为自由度，纵标目为尾部概率（P 或 α），表内数据为自由度为 v、概率为 α 时，对应的 t 值，即 $t_{\alpha, v}$。因 t 分布是以 0 为中心对称分布，t 界值表中只列出正值，如求得的 t 值为负值，可用其绝对值查附表 2。

由 t 界值表可以看出：

（1）同一概率下，自由度 v 越大，$|t|$ 越小；如当 P（双侧）= 0.05 时，$v = 11$，$t = 2.201$，$v = 12$，$t = 2.179$。

（2）同一自由度下，$|t|$ 越大，概率 P 值越小；如当 $v = 12$ 时，$t = 2.179$，P（双侧）= 0.05；$t = 3.055$，P（双侧）= 0.01。

（3）同一自由度下，双侧概率为单侧概率 2 倍时，所对应的 t 值相等。

（4）当 $v \to \infty$ 时的 t 界值即为相应概率下的 Z 值。

三、总体均数的估计

在各种研究中，常常要从总体中随机抽取样本，进行统计推断。统计推断包括两方面：参数估计和假设检验。参数估计（parameter estimation）是指用样本统计量估计总体参数的大小，其估计方法包括点（值）估计和区间估计两种。

（一）点估计

点估计（point estimation）就是利用样本统计量直接作为其总体参数的估计值。如在服从正态分布的总体中随机抽样，可以用样本均数 $\bar{x}$ 估计总体均数 μ，用 S 估计 σ。这种方法虽然简单，但未考虑抽样误差，因此不同的样本会对总体参数作出不同的点估计。

（二）区间估计

区间估计（interval estimation）是考虑抽样误差的大小，按预先给定的概率 $1-\alpha$ 来确定的包含未知总体参数的一个范围，该范围称为参数的置信区间（confidence interval，CI）。预先给定的概率 $1-\alpha$ 称为置信度或可信度，常用 95% 或 99%。区间估计通常有 t 分布和 Z 分布两类方法。

1. σ 已知或 σ 未知，但 n 足够大（如 $n > 100$）用 Z 分布法，公式为：

σ 已知：

$$(\bar{x} - Z_{\alpha/2} \cdot \sigma_{\bar{x}}, \ \bar{x} + Z_{\alpha/2} \cdot \sigma_{\bar{x}}) \tag{公式 8-21}$$

σ 未知但 n 足够大时，t 分布逼近 Z 分布（标准正态分布）：

$$(\bar{x} - Z_{\alpha/2} \cdot S_{\bar{x}}, \ \bar{x} + Z_{\alpha/2} \cdot S_{\bar{x}}) \tag{公式 8-22}$$

例 8-19

从某大学抽取 110 名 19 岁男大学生测量身高，得 $\bar{x} = 172.13$ cm，$S = 6.28$ cm，求 19 岁男大学生身高均数的 95% 置信区间。

本例 $n = 110$，足够大，$Z_{0.05/2} = 1.96$，将 $\bar{x}$ 和 S 值代入公式 8-22：

$$\left(172.13 - 1.96 \times \frac{6.28}{\sqrt{110}},\ 172.13 + 1.96 \times \frac{6.28}{\sqrt{110}}\right)，\text{得 } (170.96,\ 173.30)$$

即 19 岁男大学生身高的总体均数的 95% 置信区间为 170.96 ~ 173.30 cm。

2. σ 未知且 n 较小　按 t 分布法，公式为：

$$\left(\bar{x} - t_{\alpha/2,\,v} \cdot S_{\bar{x}},\ \bar{x} + t_{\alpha/2,\,v} \cdot S_{\bar{x}}\right)，\text{简记为 } \left(\bar{x} \pm t_{\alpha/2,\,v} \cdot S_{\bar{x}}\right) \qquad \text{（公式 8-23）}$$

例 8-20

随机抽取某地健康成年男子 25 名，测得其脉搏均数为 72 次 / 分，标准差 8 次 / 分。请估计该地健康成年男子脉搏总体均数的 95% 置信区间。

本例 $n = 25$，$v = 25 - 1 = 24$，$\alpha = 0.05$，查 t 界值表得 $t_{0.05/2,\,24} = 2.064$，代入公式 8-23：

$$\left(72 - 2.064 \times \frac{8}{\sqrt{25}},\ 72 + 2.064 \times \frac{8}{\sqrt{25}}\right)，\text{得 } (68.7,\ 75.3)$$

即该地区健康成年男子脉搏总体均数的 95% 置信区间为 68.7 ~ 75.3 次 / 分。

置信区间的确切含义是指：如果能够进行重复抽样试验，比如重复 100 次抽样试验，计算得 100 个 95% 置信区间，那么将会有 95 个置信区间包含了总体参数，会有 5 个置信区间不包含总体参数，而不是指总体参数落在该范围的可能性为 95%。但是在实际工作中，只能根据一次试验结果估计置信区间，如例 8-20 的 95% 置信区间为（68.7，75.3），我们认为该区间包含了总体均数 μ。根据小概率事件的性质，该结论错误的概率小于或等于 0.05。

置信区间估计优劣取决于两方面：①置信度（$1 - \alpha$），又称准确度，99% 置信区间的置信度要好于 95% 置信区间。②精度，表现在区间的宽度。区间的宽度越窄精度越好，95% 置信区间的精度要高于 99% 置信区间。当样本含量固定时，二者是矛盾的，提高置信度将会降低精度。在置信度确定情况下，通过增加样本含量可以提高精度。

四、假设检验

（一）假设检验的基本思想

在抽样研究中，由于抽样误差的存在，从某个总体中随机抽取样本，所得的样本指标（样本均数或样本率等）与该总体参数（总体均数或总体率等）往往不等；从同一总体中随机抽取两个或多个样本，其样本指标也会因存在抽样误差而互不相等。那么，当一个样本均数与某一总体均数有差别时，比如已知正常成年男子脉搏均数是 72 次 / 分（总体参数），某医生在一个山区随机测量了 25 名健康成年男子的脉搏平均数是 74.2 次 / 分，标准差为 6.5 次 / 分（样本指标），那么能否据此认为该山区成年男子的脉搏均数不同于一般成年男子？或者当两个样本指标不同时，比如某医生为了比较两种疗法治疗急性心肌梗死的疗效，分别用两种疗法随机治疗两组病情基本相似的急性心肌梗死患者，结果甲疗法生存率为78.2%，乙疗法生存率为58.9%，那么能否据此判断两种疗法的生存率有本质的差别，还是仅仅因为抽样造成的？对于这些"差别"，在统计学中常用假设检验的方法做出推断。

造成"差别"的原因不外乎以下两种情况：

（1）由于抽样研究中肯定存在有抽样误差，尽管没有存在质的区别，抽样误差也是可以引起"差别"的。

（2）由于处理因素不同引起的质的区别。如环境不同或药物疗效不同，导致各组间必然存在"差别"。

假设检验是基于反证法思想和"小概率事件实际不可能性"原理进行推断的。以第一个例子为例，我们预先设定差别是由抽样误差引起的，即假设第一种可能（如 $\mu = \mu_0$）是成立的。在此假设前提下，计算一定的统计量，并得到相应的概率。若获得的概率较小，小于某设定的 α（如0.05），则认为是小概率事件，即第一种可能性很小，统计学上有理由认为当前样本不是来自预先假定的总体，即存在有质的差别。反之，获得的概率较大，则接受预先的假设，统计学上认为当前样本来自事先假定的总体，数值的差别仅因抽样误差引起。我们称前者为差别有统计学意义，称后者为差别没有统计学意义。

（二）假设检验的一般步骤

1. 建立假设，确定检验水准、选择单侧或双侧检验

（1）建立两种假设：一种是零假设（null hypothesis），又称检验假设（hypothesis to be tested），用 H_0 表示；另一种是备择假设（alternative hypothesis），用 H_1 表示。H_0 是假设指标间数量上的差别仅仅由抽样误差所致，即假定某两个（或多个）总体参数相等，或某两个总体参数之差等于0。H_1 与 H_0 相对立，H_1 是假设两总体参数不等，或多个总体参数不等或不全相等。H_0 是主要的，只有拒绝了 H_0，才能接受 H_1。

（2）确定检验水准：检验水准又称显著性水准，用 α 表示，是人为预先设定的作为判定小概率事件标准的概率值，一般设 $\alpha = 0.05$（或0.01）。但也不是固定不变的，可结合具体研究目的来确定。

（3）选择单侧或双侧检验：研究者要事先根据专业知识和研究目的的要求来确定。比如，比较甲、乙两种药物的疗效时，研究者如不知两药谁好谁差时，应选择双侧检验（two-sided test）；当研究者根据经验或专业知识，已知甲药疗效不会低于乙药，或者只关心甲药疗效是否高于乙药时，就应该选择单侧检验（one-sided test）。一般认为双侧检验较为保守和稳妥，因此较常用。通常采用单侧检验时，须在检验水准 α 旁边标注，如 $\alpha = 0.05$（单侧），而采用双侧检验时则不必标注。

2. 选定检验方法，计算统计量　根据研究的目的、资料的类型选用合适的检验方法计算相应的检验统计量。例如，数值变量资料两样本均数比较常用 t 检验或 Z 检验（大样本时，如 $n > 100$）；分类变量多选用 Z 检验或 χ^2 检验等。所有检验统计量都是在 H_0 成立的前提条件下计算得到的，它是用于判断是否拒绝 H_0 的统计量。

3. 确定 P 值　P 值是指在 H_0 所规定的总体中做随机抽样，获得等于及大于（或等于及小于）计算得到的统计量（如 t 或 Z 或 χ^2 值等）的概率。以 t 检验为例，根据 t 分布的规律，当 $|t| \geq t_{\alpha, \nu}$ 时，则 $P \leq \alpha$；当 $|t| < t_{\alpha, \nu}$ 时，则 $P > \alpha$。

4. 判断结果　当 $P \leq \alpha$ 时，表示在 H_0 成立的条件下，出现等于及大于现有统计量的概率是小概率，根据小概率事件原理，现有样本不支持 H_0，因而拒绝 H_0，接受 H_1，可以认为差异有统计学意义。当 $P > \alpha$ 时，表示在 H_0 成立的条件下，出现等于及大于现有统计量的概率不是小概率，现有样本不能拒绝 H_0，结论为按所取检验水准不拒绝 H_0，可以认为差异无统计学意义。

五、假设检验中的两类错误

假设检验作出的推断结论是具有概率性的，不能绝对地肯定或否定。假设检验的统计推断结论可能发生两类错误：①拒绝了实际上是成立的 H_0，这类"弃真"的错误称为第一类错误或 I 型错误（type I error）；②不拒绝实际上不成立的 H_0，这类"存伪"的错误称为第二类错误或 II 型错误（type II error）。

这里以样本均数与总体均数比较的单侧 Z 检验为例说明。假设 H_0：$\mu = \mu_0$，H_1：$\mu > \mu_0$。若样本确实来自 $\mu = \mu_0$ 的总体，即 H_0 实际是成立的，由于抽样的偶然性得到了较大的 μ 值（$\mu \geq \mu_\alpha$），按检验水准 α 拒绝了 H_0，接受 H_1，得出 $\mu > \mu_0$ 的统计推断，此推断当然是错误的，犯了 I 型错误。I 型错误的概率用 α 表示，α 一般取 0.05。如果无效假设实际是错误的，但根据样本资料计算获得的检验统计量得出不拒绝 H_0，此推断当然是错误的，这是犯了 II 型错误。II 型错误的概率常用 β 表示，但 β 值的大小很难确切估计，只有在已知样本含量 n、两总体参数差值 δ 以及所规定的检验水准 α 的条件下，才能估算出 β 大小。通常当 n 固定时，α 愈小，β 愈大；反之，α 愈大，β 愈小。统计学上一般将 $1-\beta$ 称为检验效能（power of a test），也称把握度，其意义是当总体确有差别时，按所规定检验水准 α 能发现该差异的能力。如 $1-\beta = 0.90$，表示如两总体确有差别，理论上在 100 次抽样中，有 90 次能够得出差异有统计学意义的结论。

实际工作中，可根据研究要求适当控制 α 和 β。如重点在于减少 α，一般取 $\alpha = 0.01$；如重点在于减少 β，一般取 $\alpha = 0.05$，或者 $\alpha = 0.10$，甚至 $\alpha = 0.20$（如例 8-23）。同时减小 α 和 β 的唯一方法是增加样本含量。

特别提醒：拒绝 H_0，只可能犯 I 型错误，不可能犯 II 型错误；不拒绝 H_0，只可能犯 II 型错误，不可能犯 I 型错误。

六、t 检验和 Z 检验

t 检验常用于两均数间的比较，要求资料均呈正态分布，两样本均数比较时，还要求两样本的总体方差相等，即方差齐性；Z 检验则要求样本例数比较大。实际应用时应注意各种检验方法的适用条件和注意事项。

（一）样本均数与已知总体均数比较的 t 检验

一般把公认的标准值、理论值或经大量调查所获得的稳定值作为已知的总体均数 μ_0。样本均数与总体均数比较的目的是推断样本所代表的总体均数（未知的）与已知总体均数 μ_0 有无差别。计算公式为：

$$t = \frac{\overline{X} - \mu_0}{S_{\overline{x}}} = \frac{\overline{X} - \mu_0}{S / \sqrt{n}} \qquad v = 1 \qquad \text{（公式 8-24）}$$

例 8-21

根据过去大量资料得知某地 18 岁男子平均身高为 1.68 m，今随机测量某地 16 名 18 岁男子，其平均身高为 1.73 m，标准差为 0.14 m。问某地现在 18 岁男子是否比以往高？

检验步骤如下：

1. 建立假设，确定检验水准

H_0：$\mu = \mu_0$，即某地现在 18 岁男子身高总体均数与以往身高总体均数相同。

H_1：$\mu > \mu_0$，即某地现在 18 岁男子身高总体均数高于以往身高总体均数。

$\alpha = 0.05$（单侧）。

2．计算 t 值   根据公式 8-24，得：

$$t = \frac{\overline{X} - \mu_0}{S_{\overline{x}}} = \frac{1.73 - 1.68}{0.14 / \sqrt{16}} = 1.4286$$

3．确定 P 值   按 $v = n-1 = 16-1 = 15$，查 t 界值表，得 $0.1 < P < 0.2$。

4．判断结果   按 $\alpha = 0.05$ 检验水准，不拒绝 H_0，因此尚不能认为某地现在 18 岁男子高于以往。

（二）配对资料的 t 检验

在医学研究中，配对设计主要有以下几种情形：①配对的两个同质受试对象，分别接受两种不同的处理，如把患者按照年龄、性别、病情严重程度相同进行配对，再随机分配到试验组和对照组。②同一份样品用两种方法（或仪器）检测，比如把同一个受试对象的血清样本分成两份，分别使用不同的方法测定血汞值。③同一受试对象两个部位的测定数据，如观察化妆品对皮肤的刺激作用，分别在实验动物的不同部位涂上受试品和对照品。④同一受试对象接受某种处理前后，如服用降压药前后的血压变化。

配对 t 检验的原理是：假设两种处理因素的效应相同，即 $\mu_1 = \mu_2$，则 $\mu_1 - \mu_2 = 0$。因此检验实际上是根据差值的样本均数 $\overline{d}$ 推断其未知总体均数 μ_d 是否为 0。由此可见，配对 t 检验的实质同于单样本的 t 检验。检验统计量 t 的计算公式为：

$$t = \frac{\overline{d} - \mu_d}{S_{\overline{d}}} = \frac{\left| \overline{d} - 0 \right|}{S_d / \sqrt{n}} \qquad v = 1 \qquad （公式 8-25）$$

式中，d 为每对数据的差值，$\overline{d}$ 为差值的样本均数，S_d 为差值的标准差，$S_{\overline{d}}$ 为差值的标准误，n 为对子数。

例 8-22 ⬛ ••

为研究女性服用某降压新药后是否影响其血清总胆固醇含量，将 20 名女性按年龄配成 10 对。每对中随机抽取一人服用新药，一人服用安慰剂。经过一段时间后，测得血清胆固醇含量（mmol/L）结果如表 8-9。问新药是否影响女性血清胆固醇含量？

表 8-9 服用某降压新药对女性血清总胆固醇含量的研究（mmol/L）

配对号	新药组	安慰组	差值 d	d^2
1	4.4	6.2	-1.8	3.24
2	5.0	5.2	-0.2	0.04
3	5.8	5.5	0.3	0.09
4	4.6	5.0	-0.4	0.16
5	4.9	4.4	0.5	0.25
6	4.8	5.4	-0.6	0.36
7	6.0	5.0	1.0	1.00
8	5.9	6.4	-0.5	0.25
9	4.3	5.8	-1.5	2.25
10	5.1	6.2	-1.1	1.21
合计	-	-	-4.3 $(\sum d)$	8.85 $(\sum d^2)$

检验步骤如下：

1. 建立假设，确定检验水准

H_0：$\mu_d = 0$，即降压新药对女性血清总胆固醇含量无影响。

H_1：$\mu_d \neq 0$，即降压新药对女性血清总胆固醇含量有影响。

$\alpha = 0.05$。

2. 计算 t 值　先计算差值 d 和 d^2，由此得到：

$$\sum d = -4.3, \quad \sum d^2 = 8.85, \quad \bar{d} = \sum d / n = -0.43$$

$$S_d = \sqrt{\frac{\sum d^2 - \dfrac{(\sum d)^2}{n}}{n-1}} = \sqrt{\frac{8.85 - \dfrac{|-4.3|^2}{10}}{10-1}} = 0.882$$

$$S_{\bar{d}} = \frac{S_d}{\sqrt{n}} = \frac{0.882}{\sqrt{10}} = 0.279$$

根据公式 8-25，得：

$$t = \frac{\bar{d} - u_d}{S_{\bar{d}}} = \frac{|\bar{d} - 0|}{S_d / \sqrt{n}} = \frac{|-0.43|}{0.279} = 1.542, \quad v = 10 - 1 = 9$$

3. 确定 P 值　根据自由度 $v = 9$ 和 $t = 1.542$ 查 t 界值表，得 $0.1 < P < 0.2$。

4. 判断结果　按 $\alpha = 0.05$ 检验水准，不拒绝 H_0，差异没有统计学意义，尚不能认为降压新药对女性血清总胆固醇含量有影响。

例 8-23 ●

　　某研究机构技术革新，开创出一种简便法检测患者尿铅含量（μmol/L），希望能用该方法替代传统检测尿铅的常规法。研究者对 12 份患者的尿液样品分别用简便法和常规法进行检测，结果见表 8-10。问两法检测结果差别有无统计学意义？能否用简便法替代常规法？

表 8-10　两种方法检测患者尿铅含量（μmol/L）的结果

配对号	新药组	安慰组	差值 d	d^2
1	2.41	2.80	-0.39	0.1521
2	2.90	3.04	-0.14	0.0196
3	2.75	1.88	0.87	0.7569
4	3.23	3.43	-0.20	0.0400
5	3.67	3.81	-0.14	0.0196
6	4.49	4.00	0.49	0.2401
7	5.16	4.44	0.72	0.5184
8	5.45	5.41	0.04	0.0016
9	2.06	1.24	0.82	0.6724
10	1.64	1.83	-0.19	0.0361
11	1.06	1.45	-0.39	0.1521
12	0.77	0.92	-0.15	0.0225
合计	-	-	1.34（$\sum d$）	2.6314（$\sum d^2$）

本例的目的是为了用简便法替代常规法进行尿铅的检测，由于常规法的检测结果是公认可靠的，因此只有两种方法的检测结果无差别，才能用简便法替代常规法，也就是假设检验的目的是检验两种方法结果一致性，故检验水准 α 应定得大些。

检验步骤如下：

1．建立假设，确定检验水准

H_0：$\mu_d = 0$，即两种方法检测患者尿铅含量的结果相同。

H_1：$\mu_d \neq 0$，即两种方法检测患者尿铅含量的结果不同。

$\alpha = 0.2$。

2．计算 t 值　先计算差值 d 和 d^2，由此得到：

$$\sum d = 1.34, \qquad \sum d^2 = 2.6314 \qquad \bar{d} = \sum d/n = 0.112$$

$$S_d = \sqrt{\frac{\sum d^2 - \frac{(\sum d)^2}{n}}{n-1}} = \sqrt{\frac{2.6314 - \frac{1.34^2}{12}}{12-1}} = 0.475$$

根据公式 8-25，得：

$$t = \frac{\bar{d} - \mu_d}{S_{\bar{d}}} = \frac{|\bar{d} - 0|}{S_d/\sqrt{n}} = \frac{0.112}{0.475/\sqrt{12}} = 0.817, \quad v = 12-1 = 11$$

3．确定 P 值　根据自由度 $v = 11$ 和 $t = 0.817$ 查 t 界值表，得 $0.2 < P < 0.5$。

4．判断结果　按 $\alpha = 0.2$ 检验水准，不拒绝 H_0，两种方法的检测结果差别没有统计学意义，可以用简便法替代常规法用于尿铅的检测。

（三）两样本均数比较的 t 检验

在实际研究中，能进行配对设计研究的资料往往较少，更多的是两组资料的比较。目的是推断两样本均数各自代表的总体均数 μ_1 与 μ_2 是否相等。当两样本含量较小时，可用 t 检验。t 值的计算公式为：

$$t = \frac{|\bar{X}_1 - \bar{X}_2|}{S_{\bar{X}_1 - \bar{X}_2}} = \frac{|\bar{X}_1 - \bar{X}_2|}{\sqrt{S_C^2 \left(\frac{1}{n_1} + \frac{1}{n_2}\right)}}, \quad v = n_1 + n_2 - 2 \qquad \text{（公式 8-26）}$$

式中：$S_{\bar{X}_1 - \bar{X}_2}$ 是两个样本均数之差的标准误；S_C^2 是合并方差，其计算公式为：

$$S_C^2 = \frac{\sum X_1^2 - \frac{(\sum X_1)^2}{n_1} + \sum X_2^2 - \frac{(\sum X_2)^2}{n_2}}{n_1 + n_2 - 2} \qquad \text{（公式 8-27）}$$

或

$$S_C^2 = \frac{(n_1 - 1) S_1^2 + (n_2 - 1) S_2^2}{n_1 + n_2 - 2} \qquad \text{（公式 8-28）}$$

例 8-24

某地随机抽样检测 30 岁以上健康人与冠心病患者的血清胆固醇（mmol/L），结果如下。问健康人与冠心病患者血清胆固醇量有无不同？

健康人（20人）　4.4　5.1　5.2　6.1　3.9　4.2　4.3　4.6　5.2　4.1

　　　　　　　　4.3　3.5　3.9　4.4　5.7　4.3　6.4　4.4　3.0　5.0

冠心病患者（18人）　6.1　5.7　7.4　4.7　5.4　4.5　6.6　7.2　5.2　5.5
　　　　　　　　　4.6　5.1　6.5　5.6　4.3　5.9　7.2　5.7

检验步骤如下：

1. 建立假设，确定检验水准

H_0：$\mu_1 = \mu_2$，即健康人和冠心病患者血清胆固醇量的总体均数相同。

H_1：$\mu_1 \neq \mu_2$，即健康人和冠心病患者血清胆固醇量的总体均数不同。

$\alpha = 0.05$。

2. 计算 t 值

本例 $n_1 = 20$，$\sum X_1 = 92.0$，$\sum X_1^2 = 436.58$，$\overline{X}_1 = 4.6$

　　　$n_1 = 18$，$\sum X_2 = 103.2$，$\sum X_2^2 = 607.02$，$\overline{X}_2 = 5.7$

代入公式 8-27，计算合并方差，得：

$$S_C^2 = \frac{436.58 - 92^2/20 + 607.06 - 103.2^2/18}{20 + 18 - 2} = 0.76$$

代入公式 8-26 计算 t 值，得：

$$t = \frac{|\overline{X}_1 - \overline{X}_2|}{S_{\overline{X}_1 - \overline{X}_2}} = \frac{|\overline{X}_1 - \overline{X}_2|}{\sqrt{S_C^2 \left(\frac{1}{n_1} + \frac{1}{n_2}\right)}} = \frac{|4.6 - 5.7|}{\sqrt{0.76 \times (1/20 + 1/18)}} = 3.8828$$

$$v = n_1 + n_2 - 2 = 20 + 18 - 2 = 36$$

3. 确定 P 值　根据 $v = 36$ 和 $t = 3.8828$ 查 t 界值表，得 $P < 0.001$。

4. 判断结果　按 $\alpha = 0.05$ 水准，拒绝 H_0，接受 H_1，可认为冠心病患者与健康人血清胆固醇水平有差别。根据本资料，可以认为冠心病患者血清胆固醇量高于健康人。

（四）两大样本均数比较的 Z 检验

适用于两组样本含量都较大（$n_1 > 50$ 且 $n_2 > 50$）时完全随机设计的两样本均数的比较，此时是要检验两样本均数所代表的总体均数是否不等。检验统计量 Z 的计算公式为：

$$Z = \frac{\overline{X}_1 - \overline{X}_2}{\sqrt{\dfrac{S_1^2}{n_1} + \dfrac{S_2^2}{n_2}}}$$

（公式 8-29）

例 8-25

为了了解大学生的心理健康问题，随机抽取某省部分大学在校生 977 人，用 SCL-90 量表和惧怕否定量表进行测定，结果见表 8-11。问不同惧怕否定心理的在校大学生 SCL-90 量表的因子总分是否相同？

表 8-11　不同惧怕否定心理在校大学生 SCL-90 量表的因子总分的比较

分组	例数	均数	标准差
有惧怕否定心理	381	169.38	45.79
无惧怕否定心理	596	145.19	38.89

检验步骤如下：

1. 建立假设，确定检验水准

H_0：$\mu_1 = \mu_2$，即不同惧怕否定心理在校大学生 SCL-90 量表的因子总分均数相同。

H_1：$\mu_1 \neq \mu_2$，即不同惧怕否定心理在校大学生 SCL-90 量表的因子总分均数不同。

$\alpha = 0.05$。

2. 计算统计量

$$Z = \frac{\overline{X}_1 - \overline{X}_2}{\sqrt{(\frac{S_1^2}{n_1} + \frac{S_2^2}{n_2})}} \frac{169.38 - 145.19}{\sqrt{(\frac{45.79^2}{381} + \frac{38.89^2}{596})}} = 8.53$$

3. 确定概率 P 值 Z 检验双侧 0.01 水平界值 $Z_{0.01} = 2.58$，$8.53 > 2.58$，得 $P < 0.01$。

4. 判断结果按 $\alpha = 0.05$ 水准，$P < 0.01$，拒绝 H_0，接受 H_1，差别有统计学意义，可以认为不同惧怕否定心理在校大学生 SCL-90 量表的因子总分均数不同。

（五）假设检验应注意的问题

1. 要有严密的抽样设计 这是假设检验的前提。样本应该具有代表性，是从根据研究目的确定的同质总体中随机抽样获得。不同组间比较时，应达到组间的均衡性和可比性，即除了对比的处理因素外，其他可能影响结果的因素（如年龄、性别、病程、病情轻重等）在对比组间应尽可能相同或相近。

2. 选用的检验方法应符合其适用条件 应根据分析目的、资料特点、样本含量大小等选用符合条件的检验方法。如，数值变量资料常用 t 检验、Z 检验或方差分析等；分类变量常用的有 Z 检验、χ^2 检验等方法。上述各种检验方法都有各自使用前提条件，在学习中要特别注意。

3. 预先正确确定单侧检验或双侧检验 根据研究目的和专业知识确定进行单侧还是双侧检验。如分析比较新旧药物的疗效，事先不知哪种好、哪种差，分析目的在于确定两者有无差别，使用双侧检验；如果有充分理由认为新药不会比旧药差，分析的目的在于明确新药是否比旧药好，则用单侧检验。选择单侧或是双侧检验，应在统计分析工作开始前就确定。

4. 正确理解差别有无显著性的含义 当假设检验得出"拒绝 H_0"的结论，即差别有统计学意义，习惯上称为"差别有显著性"，对此不能理解为差别很大，也不能理解为所分析的指标在实际应用上有"显著效果"或"显著价值"。如：为分析某降压药降压效果，测得用药前后舒张压平均下降 0.936 mmHg，经配对 t 检验后，$P < 0.05$，由此得出"该药用药前后舒张压的改变有统计学意义"的结论，但并不意味着该药就有"显著疗效"。事实上 0.936 mmHg 的差值并无临床意义（有临床意义的差值应在 5 mmHg 以上）。因此，假设检验的结果只能反映两者是否相同或不同，差异的大小以及是否具有实际价值只能依据专业知识予以确定。

5. 假设检验的结论不能绝对化 假设检验的结论是根据 P 值的大小作出的，具有概率性，不是百分之百正确的。因此判断结论时不能用"肯定""一定"等绝对化词语。拒绝 H_0，可能犯 I 型错误；不拒绝 H_0，可能产生 II 型错误。另外，是否拒绝 H_0 不仅取决于被研究事物有无本质差异，也取决于抽样误差大小、α 的大小和单、双侧检验等。在报告结论时，最好能列出由样本算出的检验统计量值，尽量写出具体 P 值或 P 值的确切范围（必要时注明单侧还是双侧），如写成 $P = 0.032$ 或 $0.02 < P < 0.05$，以便信息使用者利用。

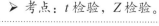

➢ 考点：t 检验，Z 检验。

自测题

一、A 型选择题

1. 对于最小组段无下限或最大组段无上限的频数分布资料，下列可用来描述其集中趋势的是
   A. 均数
   B. 标准差
   C. 中位数
   D. 四分位数间距
   E. 标准误

2. 下列哪项小时，表示用该样本均数估计总体均数的可靠性大
   A. 变异系数
   B. 标准差
   C. 标准误
   D. 极差
   E. 几何均数

3. 标准正态分布的均数与标准差分别为
   A. 0 与 1

   B. 1 与 0
   C. 0 与 0
   D. 1 与 1
   E. 1.96 与 2.58

4. 关于以 0 为中心的 t 分布，错误的是
   A. t 分布图是一簇曲线
   B. t 分布图是单峰分布
   C. 当 $n \to \infty$ 时，$t \to Z$
   D. t 分布图以 0 为中心，左右对称
   E. n 相同时，$|t|$ 越大，P 越大

5. 正态曲线下、横轴上，从均数 −1.96 倍标准差到均数的面积为
   A. 95%
   B. 45%
   C. 97.5%
   D. 47.5%
   E. 50%

二、名词解释

1. 中位数　2. 均数的抽样误差　3. 标准正态分布

三、问答题

1. 数值变量资料的频数表中，组段数的多少和什么有关？
2. 均数、中位数和几何均数的适用条件是什么？
3. 制订医学参考值范围时，应如何选择合适的计算公式？
4. Ⅰ型错误和Ⅱ型错误有何区别与联系？
5. 假设检验的注意事项有哪些？

（李　芳）

分类变量资料的统计分析

第九章数字资源

学习目标

1. 掌握三种常用相对数的概念、计算公式，熟悉相对数应用时应注意的事项。
2. 熟悉率的标准误计算，理解总体率的区间估计方法和 Z 检验。
3. 了解常用相对数指标的计算方法及意义，理解率的标准化思想。
4. 能正确选择公式进行四格表资料、行 × 列表资料和配对设计四格表资料的 χ^2 检验。
5. 具有严谨的统计逻辑思维能力和科学的工作态度。

 案例 9-1

在某次麻疹暴发过程中，甲地易感儿童 2000 人，发病 70 人；乙地易感儿童 1000 人，发病 40 人。

思考题：

1. 甲地比乙地发病数多了 30 个，能够认为这次麻疹暴发甲地更为严重吗？
2. 怎样才能正确比较两地麻疹暴发的严重程度？

在医学研究工作中，对事物进行定性分析得到的即为分类变量资料，可将观察单位按某种属性或类别进行分组后计算率、构成比、相对比等相对数指标，进行统计描述，随后根据资料性质和条件，进行不同类型的统计推断。

第一节 分类变量资料的统计描述

收集分类变量资料常见的数据形式是绝对数（absolute number），如采用某药物的治疗人数、有效和无效人数，某病某年在某地区的发病人数、治愈人数、死亡人数等，绝对数通常无可比性。比如某医师分析某年甲、乙两地麻疹的发病情况，甲地易感儿童 2000 人，发病 70 人；乙地易感儿童 1000 人，发病 40 人。若只用绝对数 70 和 40 比较会得出甲地发病情况比乙地严重的错误结论。实际上要正确比较两地发病的严重程度，需计算两地麻疹发病率 p 后再作比较。

$$p_{甲} = \frac{70}{2000} \times 100\% = 3.5\%$$

$$p_{乙} = \frac{40}{2000} \times 100\% = 4.0\%$$

由此可见，实际上麻疹发病情况乙地反而比甲地更加严重。这种由发病数与易感儿童数计算出来的发病率就属于相对数。分类变量资料常用相对数（relative number）进行统计描述。常用的相对数指标包括率、构成比、相对比。

一、常用相对数

（一）相对数及其意义和应用

1. 率（rate）　又称频率指标，表示在一定时期或一定范围内某现象的实际发生数与可能发生该现象的总数之比，用于说明某现象发生的频率或强度。计算公式为：

$$率 = \frac{某时期实际发生某现象的例数}{同时期可能发生该现象的总例数} \times K \qquad （公式\ 9\text{-}1）$$

式中 K 为比例基数，常用百分率（%）、千分率（‰）、万分率（1/万）、10 万分率（1/10万）等表示。比例基数的选择主要依据习惯用法或使计算结果保留 1 ~ 2 位整数，以便阅读。

例 9-1

某医院某年 12 192 例住院患者的医院内感染发生情况如表 9-1。试计算该医院各科室住院患者的医院内感染发病率。

表 9-1　某医院某年 12 192 例住院患者的医院内感染情况

科室①	住院人数②	医院内感染		
		发病人数③	发病率（%）④	构成比（%）⑤
内科	4604	101	2.19	46.1
外科	4082	72	1.76	32.9
妇产科	2937	39	1.33	17.8
耳鼻咽喉科	569	7	1.23	3.2
合计	12 192	219	1.80	100.0

各科室住院患者的医院内感染发病率计算结果见表 9-1 第④栏，各科室的发病率等于该科室第③栏数据除以第②栏数据。从计算结果可以看出，不同科室住院患者的医院内感染发病率，由该科室的医院内发病人数和住院患者数决定，不受其他科室医院内感染发病率的影响。医院内感染总发病率为医院内感染总发病人数除以住院患者总人数。

2. 构成比（constituent ratio）　指事物内部某一组成部分的观察单位数与该事物各部分的观察单位总数之比，用以说明事物内部各部分所占的比重或分布情况，常用百分数表示。计算公式为：

$$构成比 = \frac{某事物某一组成部分的观察单位数}{该事物各组成部分的观察单位总数} \times 100\% \qquad （公式\ 9\text{-}2）$$

例 9-2

求例 9-1 中某医院某年各科室住院患者医院内感染发病情况的构成情况。

按公式 9-2，计算结果见表 9-1 第⑤栏。只要利用第③栏数据就可以求得各科室的医院内感染发病构成比。从计算结果可见，该医院内各科室的医院内感染发病情况中，以内科的构成比最大，说明内科的医院内感染在该医院各科室的医院内感染患者中所占的比重最大。

由例 9-2 可见，构成比具有两个特点。一是各组成部分构成比的总和为 100% 或 1。在实际应用中，因计算过程中的小数取舍，可能导致构成比的合计不等于 100%，此时应对小数取舍做适当调整，使合计构成比为 100%。二是事物内部某一部分的构成比发生变化时，其他部分的构成比也相应发生变化。

3. 相对比（relative ratio） 是内在有联系的两个指标之比，用以说明两者的相对水平，常用百分数或倍数表示。计算公式为：

$$相对比 = \frac{甲指标}{乙指标} \qquad (公式 9-3)$$

甲、乙两指标可以是绝对数、平均数或相对数，应注意的是，两个指标的比值必须有实际意义，如生物学上的、逻辑学上的或其他为了某一目的而计算的，不能是任意两个数值的比值。习惯上，甲指标大于乙指标时结果用倍数表示，甲指标小于乙指标时结果用百分数表示。根据计算相对比的两个指标的性质，相对比包括：对比指标、关系指标和计划完成指标等。

例如全国第六次人口普查数据显示我国大陆男性人口总数为 686 852 572 人，女性人口总数为 652 872 280 人，由此可计算：

$$性别比 = \frac{男性人口数}{女性人口数} = \frac{686\ 852\ 572}{652\ 872\ 280} = 1.052$$

再如某年某地某医院护理人员为 1170 人，同年平均开放病床 650 张，病床数与护理人员之比为 $\frac{1170}{650} = 1.8$（张 / 人），即每名护理人员平均负责 1.8 张病床。

> ➤ 考点：常用相对数的种类（率、构成比及相对比）。

（二）常用的相对数指标

常用的相对数指标包括出生人口统计、死亡统计指标，疾病频率指标和动态数列等。

1. 出生率（birth rate） 是指某地某年出生人口数与本地平均人口数之比。

$$出生率 = \frac{某地某年出生人口数}{同期平均人口数} \times 1000‰$$

2. 死亡率（mortality rate，death rate） 是指在一定期间（一般为一年）内，某人群死亡总人数与该人群同期平均人口数之比。

$$死亡率 = \frac{某年某人群死亡总人数}{同年该人群平均人口数} \times K$$

式中比例基数 K 常用 1000‰、10 000/ 万、100 000/10 万。

分母中平均人口数可以用该年 7 月 1 日零时人口数或年初与年末人口数之和除以 2 来计算。

死于所有原因未经调整的死亡率称为粗死亡率（crude death rate，CDR），按不同人群特征及病种分别计算的死亡率称死亡专率（specific death rate）。常用的死亡专率主要有年龄别死亡率、死因别死亡率、新生儿死亡率等。

（1）年龄别死亡率（age-adjusted death rate）：是指某年某地某年龄别人口中死亡数与同年龄组平均人口数的比值。是按年龄分组计算的死亡率，表示该年龄组每 1000 人口中死于所有原因的人数。年龄别死亡率消除了人口的年龄构成不同对死亡水平的影响，故不同地区同一年龄组的死亡率可以直接进行比较。

$$年龄别死亡率 = \frac{某年某地某年龄组死亡人数}{同年该年龄组平均人口数} \times 1000‰$$

（2）死因别死亡率（cause-specific death rate）：指因某种原因（疾病）所致的死亡率，是分析死因的重要指标，反映各类病伤死亡对居民生命的危害程度。

$$死因别死亡率 = \frac{某年内某种原因死亡人数}{同年平均人口数} \times 100000/10 万$$

（3）新生儿死亡率（neonatal mortality rate）：是指某地某年内出生活产儿中不满 28 天的死亡人数与全年活产数的比值。新生儿死亡率是反映妇幼卫生工作质量的重要指标。

$$新生儿死亡率 = \frac{某年出生 28 天内的死亡数}{同年活产总数} \times 1000‰$$

3．死因构成（proportion of dying of specific cause）　指死于某死因者占全部死亡人数的百分比。

$$某种死因的构成比 = \frac{某种病因死亡的人数}{总死亡人数} \times 100\%$$

将各死因构成比从大到小排序所得位次即为死因顺位（cause of death cis-position），说明各死亡原因的相对重要性。

4．治愈率（cure rate）　是指接受治疗的患者中治愈的频率。主要用于疾病治疗效果的评价。

$$治愈率 = \frac{治愈患者数}{接受治疗患者数} \times 100\%$$

5．生存率（survival rate）　又称存活率，通常指某病患者或接受某种治疗措施的患者中，随访满 n 年后，尚存活的患者数所占的比例。主要用于研究慢性病的远期治疗效果。一般以确诊日期、出院日期或手术日期作为开始时间，终止时间通常为 1 年、3 年、5 年，此时计算的生存率称为 1 年、3 年或 5 年生存率。

$$n 年生存率 = \frac{随访满 n 年尚存活的病例数}{随访满 n 年病例数} \times 100\%$$

6．动态数列（dynamic series）　事物发展变化的一系列统计指标，按时间顺序排列起来，即为动态数列。动态数列可用于说明事物在时间上的变化和发展趋势，常用的分析指标有绝对增长量、发展速度、增长速度等。

例 9-3 ....

某医院 1991—1999 年医护人员数的发展变化资料如表 9-2 第①、第②栏，试作发展动态分析。

表 9-2　某医院 1991—1999 年医护人员发展动态

年份 ①	医护人员数 ②	绝对增长量		发展速度（%）		增长速度（%）	
		逐年 ③	累计 ④	定基比 ⑤	环比 ⑥	定基比 ⑦	环比 ⑧
1991	340	–	–	100.0	100.0	–	–
1992	370	30	30	108.8	108.8	8.8	8.8
1993	410	40	70	120.6	110.8	20.6	10.8
1994	480	70	140	141.2	117.1	41.2	17.1
1995	600	120	260	176.5	125.0	76.5	25.0
1996	770	170	430	226.5	128.3	126.5	28.3
1997	1000	230	660	294.1	129.9	194.1	29.9
1998	1280	280	940	376.5	128.0	276.5	28.0
1999	1590	310	1250	467.6	124.2	367.6	24.2

（1）绝对增长量（absolute quantity of increase）：报告期水平与基期水平的差，说明某事物在一定时期内增减的绝对量。根据所用基期水平的不同，可分为逐年绝对增长量和累计绝对增长量。

逐年绝对增长量是每一报告期水平与前一期水平之差，说明本年比上年的绝对增长量，见表 9-2 中第③栏。累计绝对增长量是每一报告期水平与一个固定时期的水平（一般用最初水平为固定的基期水平）之差，说明一段时期内总的增长量，见表 9-2 中第④栏。报告期累计绝对增长量等于从基期到报告期的各逐年绝对增长量之和。

（2）发展速度（speed of development）：报告期水平占基期水平的百分比，说明事物发展变化的程度，有定基比发展速度和环比发展速度之分。

定基比发展速度是以某一固定时期的水平为基期水平（一般用最初水平为固定的基期水平），表现事物在较长时期内总的发展速度，见表 9-2 中第⑤栏。环比发展速度是报告期水平与前一期水平之比，表明事物逐年的变化程度，见表 9-2 中第⑥栏。

（3）增长速度（speed of increase）：是绝对增长量与基期水平的比，说明报告期水平比基期水平增长的速度，有定基比增长速度和环比增长速度之分。

定基比增长速度是累计绝对增长量与某一固定时期水平（一般用最初水平）之比，说明事物在较长时间内总的速度变化，如表 9-2 第⑦栏。环比增长速度是逐年绝对增长量与前一期水平之比，说明事物的逐年变化速度，如表 9-2 中第⑧栏。

（三）相对数使用的注意事项

1. 计算相对数时分母不宜过小　计算相对数指标时如果分母太小，比如小于 20 时，抽样误差可能较大，所得相对数不稳定，容易使人错误判断。如某医生治疗 4 例某种晚期癌症患者，治愈 3 例，自认为治愈率达 75%，这是不可靠的。如确需报道，应采用绝对数描述，即"治疗 4 例，痊愈 3 例"。

2. 分析时不能以构成比代替率　构成比只能说明事物内部各组成部分所占的比重或分布，不能说明某现象发生的频率或强度。但在相对数的运用中，容易混淆率与构成比，常见错误是以构成比代替率。

例 9-4

某年某地恶性肿瘤普查统计资料如表 9-3，试分析哪个年龄段人群患病危险高。

表 9-3　某地居民各年龄组恶性肿瘤患病情况

年龄组（岁）①	人数②	肿瘤患者数③	构成比（%）④	患病率（1/10万）⑤＝③/②
< 30	633 000	19	1.3	3.0
30 ～	570 000	171	11.4	30.0
40 ～	374 000	486	32.6	129.9
50 ～	143 000	574	38.5	401.4
60 ～	30 250	242	16.2	800.0
合计	1 750 250	1 492	100.0	85.2

根据恶性肿瘤资料，从患病率来看，年龄越大，肿瘤发生概率就越高；但是从构成比看，"60 岁～"组的构成比反而降低了，这并不能说明 60 岁以上老年人随着年龄增长肿瘤发病机会反而降低了。因为该地 60 岁以上的老年人，尽管患病率明显增高，但是该年龄段的人口数要比低年龄段的人口数少许多，致使该年龄段的患者人数较少，因而占总患者数的比重就小多了。实际上，构成比比率容易计算求得，但要比较事物的发生强度，应正确计算率才对。

3．正确计算平均率或合计率　在计算观察单位数不等的几个率的平均率时不能将几个率直接相加后求平均值得到平均率，正确做法应是分别将分子和分母合计，再求出合计的率，即为平均率。

4．相对数比较时要注意可比性　影响相对数的因素较多，除研究因素不同之外，其他影响研究结果的因素应尽可能相同或相近，即在相同条件下比较才有意义。通常应注意：

（1）要比较的研究对象同质。即研究方法相同、观察时间相近以及地区、种族、民族、经济水平等客观条件要基本一致。

（2）对总率有影响的因素的内部构成要相同。若比较两个或若干地区的某病死亡率，要考虑比较资料的性别、年龄构成是否具有可比性；若比较两组的治愈率，要考虑两组资料的年龄、性别、病情、病程等的构成是否相同。若内部构成不同而影响可比性时，则不能直接进行总率的比较。只能按性别、年龄等分别进行率的比较或对率进行标准化处理后再作比较。

5．样本率（或构成比、相对比）进行比较时要做假设检验　在随机抽样的情况下，因为样本率、构成比或相对比都同样存在抽样误差，因此比较样本率或构成比、相对比时，不能仅凭表面数字大小下结论，而应进行差别的假设检验。

二、率的标准化法

当两个或多个率比较时，如果资料的内部构成不同且足以影响分析结果时，就需要按统一标准进行调整，其目的是统一资料的内部构成，使其具有可比性。这种按统一的标准对资料的内部构成进行调整，再进行合计率的比较的方法称为率的标准化（standardization）法。利用标准化法调整后的率称为标准化率（standardized rate），简称标化率，一般用 p' 表示。

例 9-5

表 9-4 为两所医院治疗某种传染病的资料，试比较其治愈情况。

表 9-4　某年某地两医院某传染病治愈率比较

病型	甲医院			乙医院		
	患者数	治愈数	治愈率（％）	患者数	治愈数	治愈率（％）
普通型	300	180	60	100	65	65
重型	100	40	40	300	135	45
暴发型	100	20	20	100	25	25
合计	500	240	48	500	225	45

从表 9-4 可见，甲、乙两所医院无论哪一种病型，都是乙医院的治愈率为高，但两院总治愈率却以甲医院为高。造成这个矛盾的原因是：两所医院某种传染病的患者病型构成比不同。甲医院普通型患者是乙医院的 3 倍，而乙医院重型患者是甲医院的 3 倍。两所医院普通型病例的治愈率均明显高于重型。尽管乙医院各型治愈率均较高，但因其重型患者远多于甲医院，因此治愈总人数却低于甲医院。两所医院总患者人数相同，因此甲医院总治愈率就高于乙医院。如果两院收治各型患者数相同，就不会出现这样的矛盾。

由此可见，在比较两个总率时，如果两者内部构成明显不同，就不能直接进行比较。比较两医院的治愈率，其目的是希望借此了解哪所医院治愈率高、治疗水平较高。但是治愈率的高低，除与治疗水平高低有关外，也与病型有关。从表 9-4 可见，两所医院治愈率都是普通型最高，重型次之，暴发型最低。在这里，比较两所医院的治愈率，治疗水平是被比较的因素，收治患者的病型是一个混杂因素。如果混杂因素在比较的两医院间影响不同，就会对总率产生干扰。标准化法就是把两所医院混杂因素的影响调整到相同的水平上进行比较，从而使混杂因素的影响在两医院间处于均衡状态，增强其可比性，从而才能得出正确的评价结论。

（一）标准化率的计算

1. 方法的选择　标准化率的计算方法常用的有直接法和间接法。当所收集资料已知各分组的治愈率（或死亡率、发病率、患病率等）时，可选用直接法。如例 9-4 资料已知甲、乙两所医院各病型的患者治愈率，可选用直接法；如已知甲、乙两所医院各病型的患者数和总治愈人数，但因不知道各病型的具体治愈人数，即缺乏各病型组的治愈率时，应选择间接法。本章仅介绍较常用的直接法。

2. 标准的选择

（1）选择有代表性的、较稳定的、数量较大的同类事物或人群数据或构成比作标准。如选择全国的、全省的、本地区的或本单位历年来积累的数据。

（2）用所比较的两组资料内部各相应小组的观察单位数之和或合并后的构成比作标准。

（3）选择所要比较的两组资料中任一组资料的观察单位数或构成比作标准。

3. 标准化率的计算

（1）以标准数为标准：可以标准人口数、标准患者数等为标准。如以例 9-4 甲、乙两院各型患者合计数为标准，则：

$$预期治愈数 = 某病型标准患者数 \times 该病型原治愈率$$
$$标准化率\ p' = 预期治愈数之和\ /\ 标准患者数之和$$

用公式表示：已知标准组人数时，　$p' = \dfrac{\sum N_i p_i}{N}$　　　　　（公式 9-4）

式中 N_i 为标准组各分组人数，N 为标准组合计人数，p_i 为被标化组各分组治愈率。

186

　　经标准化后（表9-5），甲医院对该传染病的标化治愈率为44.0%，乙医院标化治愈率为49.0%，乙医院高于甲医院，与甲、乙两所医院各病型的治愈率的比较结果是一致的。

表9-5　某年某地两医院传染病标化治愈率计算表

病型	标准患者数	甲医院		乙医院	
		原治愈率（%）	预期治愈数	原治愈率（%）	预期治愈数
普通型	400	60.0	240.0	65.0	260.0
重型	400	40.0	160.0	45.0	180.0
暴发型	200	20.0	40.0	25.0	50.0
合计	1000	−	440.0	−	490.0

$$甲医院标化治愈率\ p'_甲 = 440/1000 \times 100\% = 44.0\%$$
$$乙医院标化治愈率\ p'_乙 = 490/1000 \times 100\% = 49.0\%$$

　　（2）以标准构成比为标准：可以标准人口构成、标准患者构成等为标准进行率的标准化。如以例9-4两院各型患者合计数的构成比为标准，则：

$$分配治愈率 = 某病型原治愈率 \times 该病型标准构成比$$
$$标准化率\ p' = 分配治愈率之和$$

　　用公式表示：已知标准组各组构成比时，
$$p' = \sum \left(\frac{N_i}{N}\right) p_i \qquad （公式9-5）$$

式中 N_i/N 为标准组各组构成比，p_i 为被标化组各组治愈率。

　　甲、乙两所医院分别按标准组各病型构成计算出各病型分配治愈率，然后求和，即为甲、乙两所医院的标化治愈率（表9-6）。结果仍然得出乙医院的标化治愈率高于甲医院。

表9-6　某年某地两医院某传染病标化治愈率计算表

病型	标准构成比	甲医院		乙医院	
		原治愈率	分配治愈率	原治愈率	分配治愈率
普通型	0.4	60.0	24.0	65.0	26.0
重型	0.4	40.0	16.0	45.0	18.0
暴发型	0.2	20.0	4.0	25.0	5.0
合计	1.0	−	44.0	−	49.0

　　（二）应用标准化法的注意事项

　　（1）在对比两组（或多组）总率时，若影响总率大小因素的内部构成明显不同，就需要进行率的标准化处理。标准化法的目的是统一资料的内部构成，使对比组资料之间具有可比性。

　　（2）如遇到各对比组分组率大小明显交叉出现时，就不宜采用标准化处理，应采用分层分析等来平衡混杂因素的影响。

　　（3）相互比较的两组（或多组）资料计算标准化率时，一定要选用同一标准。选用的标准不同，算得的标准化率也不同。标准化率仅表明对比资料之间的相对水平，并不反映其发生的实际水平。

（4）样本标准化率同样会存在抽样误差，如要进行比较，应标准化后再做标准化率的假设检验，然后才能下结论。

第二节　分类变量资料的统计推断

分类变量资料在研究过程中同样也存在着抽样误差，我们必须首先进行准确测量后才能进行总体参数估计和假设检验。

一、率的抽样误差和区间估计

（一）率的抽样误差与标准误

从同一总体中随机抽取样本含量均为 n 的多个样本，所计算的样本率 p 与总体率 π 以及各个样本率之间，不一定完全相同，这种由于抽样而引起的误差称率的抽样误差。率的抽样误差大小用率的标准误（standard error of rate）来描述，记为 σ_p，其计算公式如下：

$$\sigma_p = \sqrt{\frac{\pi(1-\pi)}{n}} \qquad\qquad（公式 9-6）$$

式中：π 为总体率，n 为样本含量。

因为实际工作中总体率 π 通常是未知的，一般用样本率 p 来代替 π 进行估计，故率的标准误估计值 S_p 计算公式为：

$$S_p = \sqrt{\frac{p(1-p)}{n}} \qquad\qquad（公式 9-7）$$

率的标准误是描述率的抽样误差大小的指标。率的标准误越小，说明抽样误差越小，用样本率估计总体率的可靠性就越大；反之，率的标准误越大，用样本率估计总体率的可靠性就越小。

➤ 考点：率的抽样误差和率的标准误。

例 9-6 ▪

某地随机抽取 800 名 5 岁儿童，检查得蛔虫感染率为 43.75%。试计算该地 5 岁儿童蛔虫感染率的抽样误差。

已知：$n = 800$，$p = 43.75\%$

$$S_p = \sqrt{\frac{p(1-p)}{n}} = \sqrt{\frac{0.4375 \times (1-0.4375)}{800}} = 0.0175 = 1.75\%$$

故该地 5 岁儿童蛔虫感染率的标准误为 1.75%。

（二）总体率的区间估计

与总体均数的区间估计相似，总体率的区间估计就是按照一定的概率估计总体率可能存在的范围。可根据样本含量 n 和样本率 p 的大小，选择使用正态近似法或查表法估计其总体率 π 的 $(1-\alpha)$ 置信区间。

➤ 考点：总体率的置信区间。

1．正态近似法 当样本含量足够大（如 $n > 50$），且样本率 p 和 $1-p$ 均不太小如 np 或 $n(1-p)$ 均 ≥ 5 时，样本率 p 的分布近似正态分布，可用正态分布原理来估计总体率的置信区间。计算公式为：

$$(p - Z_{\alpha/2}S_p, \ p + Z_{\alpha/2}S_p) \tag{公式 9-8}$$

例 9-7

求例 9-5 中某地 5 岁儿童总体蛔虫感染率的 95% 置信区间。

将有关数据代入公式 9-8：

$$(0.4375 - 1.96 \times 0.0175, \ 0.4375 + 1.96 \times 0.0175) = (0.4032, 0.4718)$$

该地 5 岁儿童蛔虫感染总体率的 95% 置信区间为：40.32% ～ 47.18%。

2．查表法 当样本含量 n 较小（如 $n \leq 50$），且 p 或 $(1-p)$ 接近于 0 或 1，如 np 或 $n(1-p)$ 小于 5，可按二项分布的原理估计总体率的置信区间。根据样本含量 n 和阳性数 X 查附表 3 来处理。

例 9-8

某市随机抽查了 20 名献血者乙型肝炎表面抗原（HBsAg）携带情况，阳性者 5 人。求该市献血者 HBsAg 阳性率的 95% 置信区间。

查附表 3，在 $n = 20$ 横行与阳性数 $X = 5$ 纵行交叉处的数值为 9 ～ 49，即该市献血者 HBsAg 阳性率的 95% 置信区间为 9% ～ 49%。

特别提醒：附表 3 中 X 值只列出 $X \leq \dfrac{n}{2}$ 部分，当 $X > \dfrac{n}{2}$ 时，应以 $n-X$ 值查表，再以 100 减去查得的数值即为所求置信区间，如例 9-8。

例 9-9

某市某年随机抽查 4 岁儿童 50 名，患龋齿儿童有 41 人。求该地 4 岁儿童龋齿患病率的 95% 置信区间。

查附表 3，当 $n = 50$，$X = 41$ 时，这里 $X > \dfrac{n}{2}$，应先以 $n = 50$，$X = 50-41 = 9$，查表得 9 ～ 31，再用 100-9 = 91，100-31 = 69，即所求 95% 置信区间为 69% ～ 91%。

（三）率的 Z 检验

1．样本率与总体率比较 样本率与总体率比较的目的是推断样本率所代表的总体率 π 与某已知总体率 π_0 是否相等。当 π_0 远离 0 或 1，样本含量 n 足够大，$np > 5$，$n(1-p) > 5$ 时，样本率的抽样分布接近正态分布，可用 Z 检验计算其样本检验统计量。公式为：

$$Z = \frac{|p - \pi_0|}{\sigma_p} = \frac{|p - \pi_0|}{\sqrt{\pi_0(1-\pi_0)/n}} \tag{公式 9-9}$$

式中 p 为样本率，π_0 为已知总体率（常为理论值或标准值），n 为样本含量。

例 9-10 ▪

根据大量调查资料，城镇 35 岁及以上者高血压患病率为 18%。某项研究在某社区随机抽查了 35 岁及以上者 1528 人，315 人确诊为高血压。问该社区的高血压患病率与一般人群有无不同？

大量调查所得的率可视为已知总体率，本例已知总体率 $\pi_0 = 18\%$。

检验步骤：

（1）建立假设，确定检验水准

$H_0: \pi = \pi_0$，该社区高血压患病率与一般人群相同。

$H_0: \pi \neq \pi_0$，该社区高血压患病率与一般人群不同。

$\alpha = 0.05$。

（2）计算检验统计量值：本例 $n = 1528$，$\pi_0 = 18\%$，$p = 315/1528 = 0.206$ 代入公式，得：

$$Z = \frac{|p - \pi_0|}{\sqrt{\dfrac{\pi_0(1-\pi_0)}{n}}} = \frac{|0.206 - 0.18|}{\sqrt{\dfrac{0.18 \times (1-0.18)}{1528}}} = 269.16$$

（3）确定概率 P 值：本例 $Z = 2.661 > 1.96$，故 $P < 0.05$。

（4）作出推断结论：按 $\alpha = 0.05$ 的水准，$P < 0.05$，拒绝 H_0，接受 H_1，差异有统计学意义，可认为该社区的高血压患病率与一般人群不同。根据本资料，该社区的高血压患病率高于一般人群。

2．两样本率比较　两个样本率作比较的目的是推断两个样本各自代表的两总体率是否相等。当两样本的样本含量均较大，两样本率均不太小，如 n_1p_1、$n_1(1-p_1)$、n_2p_2、$n_2(1-p_2)$ 均大于 5 时，可采用 Z 检验，其公式为：

$$Z = \frac{|p_1 - p_2|}{s_{p_1-p_2}} = \frac{|p_1 - p_2|}{\sqrt{p_c(1-p_c)\left(\dfrac{1}{n_1} + \dfrac{1}{n_2}\right)}} \qquad \text{（公式 9-10）}$$

式中 p_1、p_2 分别为两个样本率，n_1、n_2 分别为两样本含量，$S_{p_1-p_2}$ 为两个样本率之差的标准误，p_c 为合并阳性率，$p_c = (X_1 + X_2)/(n_1 + n_2)$，$X_1$ 和 X_2 分别为两个样本阳性例数。

例 9-11 ▪

为研究某人群中 HIV 感染的性别差异，某研究人员分析了 486 例受检者。其中男性检测 274 例，感染 11 例；女性检测 212 例，感染 18 例。问 HIV 感染率是否有性别差异？

检验步骤：

（1）建立假设，确定检验水准

$H_0: \pi_1 = \pi_2$，男女 HIV 感染率相等。

$H_1: \pi_1 \neq \pi_2$，男女 HIV 感染率不等。

$\alpha = 0.05$。

（2）计算检验统计量值

$$p_1 = \frac{X_1}{n_1} = \frac{11}{274} = 0.0401$$

$$p_2 = \frac{X_2}{n_2} = \frac{18}{212} = 0.0849$$

$$p_c = \frac{X_1 + X_2}{n_1 + n_2} = \frac{11+18}{274+212} = 0.0597$$

$$Z = \frac{|p_1 - p_2|}{s_{p_1 - p_2}} = \frac{|p_1 - p_2|}{\sqrt{p_c(1-p_c)\left(\frac{1}{n_1} + \frac{1}{n_2}\right)}} = \frac{|0.0401 - 0.0849|}{\sqrt{0.0597 \times (1-0.0597) \times \left(\frac{1}{274} + \frac{1}{212}\right)}} = 2.067$$

（3）确定概率 P 值：本例 $Z = 2.067 > 1.96$，故 $P < 0.05$。

（4）作出推断结论：按 $\alpha = 0.05$ 的水准，拒绝 H_0，差异有统计学意义。可认为该人群男女 HIV 感染率不等。

二、χ^2 检验

χ^2 检验（chi-square test）或称卡方检验，是一种广泛应用的分类变量资料假设检验方法。实际工作中常用于推断两个或多个样本的率或构成比之间的差异有无统计学意义，还可用于两分类变量之间的关联性分析，以及频数分布的拟合优度检验等。

> 考点：χ^2 检验

（一）四格表资料的 χ^2 检验

例 9-12

某课题组进行药物预防流感试验，分别计算了两组的发病率（表 9-7）。试问该药是否有预防流感的效果？

表 9-7　某课题组试用某药预防流感的效果观察

组别	发病数		未发病数		合计	发病率（%）
试验组	14	(20)	86	(80)	100	14
对照组	30	(24)	90	(96)	120	25
合计	44		176		220	20

据表 9-7 可看出，用药组和对照组感冒发病率是不同的。出现这种差异的原因有两种：一种是由抽样误差造成的，即两组总体发病率没有差别，该药无预防效果；二是两组总体发病率确有差别，该药有预防效果。为了推断两总体发病率是否有差别，可进行 χ^2 检验。

两个率的比较形成了最简单的四格表（fourfold table）资料，试验组、对照组的发病数、未发病数是表内最基本的数据，其他数据都是由 2 行 2 列 4 个绝对数计算而来。表中括号内为理论频数。

1. χ^2 检验的基本思想　χ^2 检验要计算的统计量为 χ^2，其基本公式为：

$$\chi^2 = \sum \frac{(A-T)^2}{T}$$

（公式 9-11）

式中的 A 为实际频数（actual frequency），是试验组、对照组的实际发病数、未发病数14、86、30、90等。

式中的 T 为理论频数（theoretical frequency），是在无效假设即 $\pi_1 = \pi_2 = \cdots = \pi_k = \pi$ 成立的前提下，以各比较组的合计率作为 π 的估计值，用该估计值分别计算得来的一组数据（括号内）。T 的计算公式为：

$$T_{RC} = \frac{n_R n_C}{n} \qquad \text{（公式 9-12）}$$

式中 T_{RC} 表示第 R 行第 C 列格子的理论频数，n_R 为相应的行合计数，n_C 为相应的列合计数，n 为总例数。

χ^2 检验的基本思想是：如果检验假设 H_0：$\pi_1 = \pi_2$ 成立，两个率的差异仅是抽样误差引起的，相差应该不会太大，可用两样本的合计率 π 作为总体率的点估计值，在此基础上推算出每个格子的期望频数，即理论频数（T）。若 H_0 真的成立，由此而计算出来的理论频数（T）与样本观察到的实际频数（A）的差异一般情况下不会很大，故 χ^2 值有较大的机会是很小的。

由 χ^2 检验的基本公式可以看出，χ^2 值的大小，反映了实际频数与理论频数的吻合程度，吻合程度高，χ^2 值就小；反之，χ^2 值就大。χ^2 值的大小除了与 A 和 T 之间差异的大小有关外，还与 A 或 T 个数的多少（表中的格子数）有关，即与自由度有关。χ^2 检验自由度 v 的计算公式是：

$$v = (R-1) \times (C-1) = （行数 -1） \times （列数 -1） \qquad \text{（公式 9-13）}$$

可以证明，χ^2 值分布是一种连续型随机变量的概率分布，自由度 v 是它的唯一参数。故在 χ^2 检验时，可以查 χ^2 界值表（附表4），如果 $\chi^2 \geq \chi^2_{a,v}$，则 $P \leq \alpha$，根据小概率原理，就拒绝假设 H_0，从而作出接受 H_1 的统计推断；如果 $\chi^2 < \chi^2_{a,v}$，则 $P > \alpha$，则没有理由拒绝 H_0。

2. 四格表资料 χ^2 检验的方法和步骤

（1）建立假设，确定检验水准

H_0：$\pi_1 = \pi_2$，即试验组和对照组的流感发病率相同。

H_1：$\pi_1 \neq \pi_2$，即试验组和对照组的流感发病率不同。

$\alpha = 0.05$。

（2）计算检验统计量 χ^2 值：首先计算理论频数如下。

$$T_{11} = \frac{100 \times 44}{220} = 20 \quad T_{12} = \frac{100 \times 176}{220} = 80 \quad T_{21} = \frac{120 \times 44}{220} = 24 \quad T_{22} = \frac{120 \times 176}{220} = 96$$

使用基本公式计算 χ^2 值，

$$\chi^2 = \sum \frac{(A-T)^2}{T} = \frac{(14-20)^2}{20} + \frac{(86-80)^2}{80} + \frac{(30-24)^2}{24} + \frac{(90-96)^2}{96} = 4.125$$

（3）确定概率 P 值：四格表资料的自由度 $v = （行数 -1） \times （列数 -1） = (2-1) \times (2-1) = 1$。查 χ^2 界值表，得 $\chi^2_{0.05} = 3.84$，$\chi^2_{0.01} = 6.63$。本例 $\chi^2 = 4.125 > 3.84$，则 $P < 0.05$。

（4）作出推断结论：因为 $P < 0.05$，按 $\alpha = 0.05$ 水准，拒绝 H_0，接受 H_1，可以认为试验组和对照组的流感发病率差异存在统计学意义。可以认为试验组流感发病率低于对照组，该药有预防流感的作用。

3. 四格表资料 χ^2 检验专用公式 为简化计算，可采用四格表资料的专用公式计算：

$$\chi^2 = \frac{(ad-bc)^2 n}{(a+b)(a+c)(c+d)(b+d)} \qquad \text{（公式 9-14）}$$

式中 a、b、c、d 为四格表中 4 个实际数，n 为总例数。

本例中：

$$\chi^2 = \frac{(ad-bc)^2 n}{(a+b)(a+c)(c+d)(b+d)} = \frac{(14\times90-86\times30)^2\times220}{100\times120\times44\times176} = 4.125$$

结论同前。

4. 四格表资料 χ^2 检验的校正　χ^2 分布是连续型分布，而分类变量资料是不连续的，尤其在四格表资料分析时，在特殊情况下计算的 χ^2 值与理论拟合偏离较大，应进行连续性校正。

（1）当 $n \geq 40$ 且所有 $T \geq 5$ 时，四格表资料 χ^2 检验可使用 χ^2 基本公式或四格表资料 χ^2 检验专用公式。

（2）当 $n \geq 40$ 且出现 $1 \leq T < 5$ 时，四格表资料 χ^2 值计算需要校正，基本公式和专用公式的校正公式分别为：

$$\chi^2 = \sum \frac{(|A-T|-0.5)^2}{T} \tag{公式 9-15}$$

$$\chi^2 = \frac{(|ad-bc|-\frac{n}{2})^2 n}{(a+b)(a+c)(c+d)(b+d)} \tag{公式 9-16}$$

（3）如 $n < 40$ 或出现 $T < 1$ 时，应使用四格表资料的 Fisher 确切概率法计算，具体方法请查阅其他统计学书籍。

例 9-13 ┄┄┄┄┄┄┄┄┄┄┄┄┄┄┄┄┄┄┄┄┄┄┄┄┄┄┄┄┄┄┄┄┄┄┄

某医师用甲、乙两种疗法治疗胃溃疡，治疗结果如表9-8。问两种疗法的治愈率是否相等？

表 9-8　甲、乙两种疗法治愈率比较

疗法	治愈数	未愈数	合计	治愈率（%）
甲	14	1	15	93.33
乙	18	10	28	64.29
合计	32	11	43	74.42

检验步骤如下：

（1）建立假设，确定检验水准

$H_0: \pi_1 = \pi_2$，即两种疗法的治愈率相同。

$H_1: \pi_1 \neq \pi_2$，即两种疗法的治愈率不同。

$\alpha = 0.05$。

（2）计算 χ^2 值：$n > 40$，但有理论频数 < 5，在 χ^2 检验时应进行校正。

$$\chi^2 = \frac{(|ad-bc|-\frac{n}{2})^2 n}{(a+b)(a+c)(c+d)(b+d)} = \frac{(|14\times10-1\times18|-\frac{43}{2})^2\times43}{15\times28\times32\times11} = 2.94$$

（3）确定概率 P 值：$v = 1$，查 χ^2 界值表，得 $\chi^2_{0.05} = 3.84$。本例 $\chi^2 = 2.94 < 3.84$，则 $P >$

0.05。

（4）作出推断结论：按 $\alpha = 0.05$ 水准，$P > 0.05$，不拒绝 H_0，即两种疗法的治愈率差异无统计学意义。不能认为两种疗法的治愈率不等。

本例若不用校正公式，则 $\chi^2 = 4.33$，$P < 0.05$，结论刚好相反。可见，如符合校正计算条件，就应该采用校正公式计算。

（二）行 × 列表资料的 χ^2 检验

四格表资料即是最简单的行 × 列表（2×2 表），实际工作中行 × 列表又可分为 $R×2$ 表、$2×C$ 表和 $R×C$ 表。行 × 列表资料的 χ^2 检验可用于两个以上的率（或构成比）的比较。

行 × 列表资料的 χ^2 检验可用 χ^2 检验基本公式 9-11，但为简化计算，实际上一般使用下面的专用公式：

$$\chi^2 = n\left(\sum \frac{A^2}{n_R n_C} - 1\right) \qquad \text{（公式 9-17）}$$

式中 A 为每个格子的实际频数，n_R 和 n_C 是与实际频数对应的行合计数与列合计数，n 为总例数。

例 9—14 ■

某医院采用不同方案治疗慢性支气管炎，结果见表9-9。问三种治疗方案的疗效是否有差别？

表 9-9　三种方案治疗慢性支气管炎的疗效比较

疗法	有效	无效	合计	有效率（%）
西药组	57	30	87	65.52
中药组	24	20	44	54.55
中西医结合组	130	20	150	86.67
合计	211	70	281	75.09

本例为三个治疗方案总体有效率的比较，宜采用行 × 列表资料的 χ^2 检验。

（1）建立假设，确定检验水准

$H_0: \pi_1 = \pi_2 = \pi_3$，即三种方案疗效相同。

$H_1: \pi_1 \neq \pi_2 \neq \pi_3$，三种方案疗效不同或不完全相同。

$\alpha = 0.05$。

（2）计算检验统计量值：使用行 × 列表资料 χ^2 检验专用公式。

$$\chi^2 = n\left(\sum \frac{A^2}{n_R n_C} - 1\right) = 281 \times \left(\frac{57^2}{87 \times 211} + \frac{30^2}{87 \times 70} + \cdots + \frac{20^2}{150 \times 70} - 1\right) = 24.94$$

（3）确定概率 P 值：按 $v = (3-1)(2-1) = 2$，查 χ^2 界值表，得 $\chi^2_{0.005,2} = 10.60$，$\chi^2 > \chi^2_{0.005,2}$，故 $P < 0.005$。

（4）作出推断结论：因为 $P < 0.005$，按 $\alpha = 0.05$ 水准，拒绝 H_0，接受 H_1，差异具有统计学意义。可以认为该医院使用的三种治疗方案总体有效率不全相同。

例 9-15 ●·····

　　某肿瘤防治所调查了急性白血病与慢性白血病患者的血型构成情况，结果如表 9-10。问急慢性白血病患者的血型构成有无差别？

表 9-10　急性白血病与慢性白血病患者血型构成比较

分型	A	B	O	AB	合计
急性组	58	49	59	18	184
慢性组	43	27	33	8	111
合计	101	76	92	26	295

　　本例为两个构成比资料的比较，宜采用行 × 列表资料的 χ^2 检验。
　　（1）建立假设，确定检验水准
　　H_0：两者之间的血型构成情况无差别。
　　H_1：两者之间的血型构成情况不同或不全相同。
　　$\alpha = 0.05$。
　　（2）计算检验统计量值：使用行 × 列表资料 χ^2 检验专用公式。

$$\chi^2 = n\left(\sum \frac{A^2}{n_R n_C} - 1\right) = 295 \times \left(\frac{58^2}{184 \times 101} + \frac{49^2}{184 \times 76} + \cdots + \frac{8^2}{111 \times 26} - 1\right) = 1.84$$

　　（3）确定概率 P 值：$v = (4-1)(2-1) = 3$，查 χ^2 界值表，$\chi^2_{0.05,3} = 7.81$，$\chi^2 < \chi^2_{0.05,3}$，$P > 0.05$。
　　（4）作出推断结论：因为 $P > 0.05$，按 $\alpha = 0.05$ 的检验水准，不拒绝 H_0，即尚不能认为急慢性白血病患者之间的血型构成情况有差别。
　　行 × 列表资料 χ^2 检验的注意事项：
　　（1）行 × 列表资料 χ^2 检验要求各格子理论频数不应太小，否则将会产生偏倚。一般认为，各格子的理论频数不应小于 1，或 $1 \leq T < 5$ 的格子数不宜超过总格子数的 1/5。对于理论频数过小的处理方法有四种：①最好能增加样本含量，使理论频数增大；②将理论频数过小的与性质相近的邻行或邻列合理合并；③删除理论频数过小的行或列；④改用 Fisher 确切概率法。其中②③两种处理方法可能会损失信息和样本的随机性，不宜作为常规方法。
　　（2）当多个样本率（或构成比）χ^2 检验的结论为拒绝 H_0，只能认为各总体率（或总体构成比）之间差别有统计学意义，但不能说明任意两者之间都有差别。

 知识链接

　　当多个样本 χ^2 检验的结论为拒绝 H_0 后，不能直接使用四格表资料的 χ^2 检验法对多个样本率进行两两比较，否则将增加 I 型错误的概率。若要比较任两者之间有无差别，可采用行 × 列表的 χ^2 分割法等多重比较方法。

（三）配对设计四格表资料的 χ^2 检验
　　配对设计常用于两种检测方法或两种处理措施的比较。配对分类资料将观察单位一一配对，每一对观察单位分别观察某分类变量的表现，或对每一观察单位给予不同处理观察其结果，或同一观察单位先后给予两种不同处理观察其结果。然后将观察结果交叉排列成如表 9-11 格式。

配对设计四格表的 χ^2 值的计算公式为：

$$\chi^2 = \frac{(b-c)^2}{b+c} \qquad\qquad （公式 9-18）$$

$$\chi^2 = \frac{(|b-c|-1)^2}{b+c} \qquad\qquad （公式 9-19）$$

式中，b、c 表示有差异的对子数；$b+c \geq 40$ 时，用公式 9-18；$b+c < 40$ 时，使用校正公式 9-19；该检验的自由度 v 为 1。

例 9—16 ●

某研究机构分别用两种试剂检测 129 份 HBsAg 阳性血清，结果见如表 9-11。问两种试剂的检验结果有无差别？

表 9-11　两种试剂检测 HBsAg 阳性血清的检验结果

甲试剂	乙试剂		合计
	阳性	阴性	
阳性	80 (a)	10 (b)	90
阴性	28 (c)	11 (d)	39
合计	108	21	129

分析表中结果有四种情况：两种试剂检测均阳性的对子数为 a，两种试剂检测均阴性的对子数为 d，这是结果的相同部分；甲试剂检测阳性而乙试剂检测阴性的对子数为 b，乙试剂检测阳性而甲试剂检测阴性的对子数为 c，这是结果不同的部分。分析两种试剂检测结果的阳性率有无差别，只需考虑检测结果不同部分的差异。若两种试剂检测阳性率无差别，则总体的 $B=C$；但是由于抽样误差的影响，可能样本的 $b \neq c$，为此须进行假设检验。基本步骤如下：

（1）建立检验假设，确定检验水准

$H_0: B=C$，即两种试剂检测结果无差别。

$H_1: B \neq C$，即两种试剂检测结果有差别。

$\alpha = 0.05$。

（2）计算检验统计量值：本例 $b+c < 40$，用校正公式计算。

$$\chi^2 = \frac{(|b-c|-1)^2}{b+c} = \frac{(|10-28|-1)^2}{10+28} = 7.61$$

（3）确定概率 P 值：$v=1$，查 χ^2 界值表，$\chi^2_{0.05,1} = 3.84$，本例 $\chi^2 > \chi^2_{0.05,1}$，故 $P < 0.05$。

（4）作出推断结论：因为 $P < 0.05$，按 $\alpha = 0.05$ 的检验水准，拒绝 H_0，接受 H_1，即两种试剂检测的阳性率不同。

自测题

一、A 型选择题

1. 某病在某人群中男性发病率为 $P_1 = \dfrac{x_1}{n_1}$，女性发病率为 $P_2 = \dfrac{x_2}{n_2}$。则该人群男女合计发病率 Pc 为

  A. $Pc = \dfrac{x_1}{n_1} + \dfrac{x_2}{n_2}$

  B. $Pc = \dfrac{n_1 p_1 + n_2 p_2}{n_1 + n_2}$

  C. $Pc = \dfrac{p_1 + p_2}{2}$

  D. $Pc = \dfrac{p_1 + p_2}{n_1 + n_2}$

  E. $Pc = \sqrt{p_1 p_2}$

2. 反映某一事物发生强度的指标应选用

  A. 构成比

  B. 相对比

  C. 率

  D. 动态数列

  E. 绝对数

3. 计算麻疹疫苗接种后检查血清的阳性率，其分母应为

  A. 麻疹易感人数

  B. 麻疹感染人数

  C. 麻疹疫苗接种人数

  D. 麻疹疫苗接种后的阳转人数

  E. 检查抗体人数

4. 对相邻两县的结核病死率比较，计算标化率的作用是

  A. 消除两县总人数不同的影响

  B. 消除两县年龄组人口构成不同的影响

  C. 消除各年龄组死亡率不同的影响

  D. 消除两组的抽样误差

  E. 发现病死率影响因素

5. 对四个样本率作比较，当 $\chi^2 > \chi^2_{0.01,3}$，可认为

  A. 各总体率不同或不全相同

  B. 各总体率均不同

  C. 各总体率均大

  D. 各样本率不同或不全相同

  E. 各样本率均不相同

6. 四格表资料卡方检验使用校正公式的条件是

  A. $T < 5$，且 $n < 40$

  B. $T < 1$，且 $n \geqslant 40$

  C. $T < 5$，且 $n \geqslant 40$

  D. $T < 1$

  E. $n < 40$

7. 下列不属于 χ^2 检验的作用的是

  A. 两总体均数的比较

  B. 两个率的比较

  C. 两个构成比的比较

  D. 多个率或构成比的比较

  E. 两种属性或特征之间是否有联系

8. 属于四格表资料中四个格子的基本数字是

  A. 两个样本率的分子分母

  B. 阴性绝对数及其理论频数

  C. 阳性绝对数及其理论频数

  D. 两对实测数和理论频数

  E. 两对实测阳性绝对数和阴性绝对数

二、计算分析题

1. 在某地某年恶性肿瘤普查工作中，有部分资料整理如表 9-12。

表 9-12 某地某年恶性肿瘤普查资料

年龄（岁）	人口数	肿瘤患者数	构成比（%）	患病率（1/万）
0 ~	633 000	19	（ ）	（ ）
30 ~	570 000	171	（ ）	（ ）

续表

年龄（岁）	人口数	肿瘤患者数	构成比（%）	患病率（1/万）
40 ~	374 000	486	（　）	（　）
50 ~	143 000	574	（　）	（　）
60 ~	30 250	242	（　）	（　）
合计	1 750 250	1492	（　）	（　）

请根据上述资料：①填充表中的空白项；②分析哪个年龄组患恶性肿瘤情况最严重，哪个年龄组患者最多。

2．在《锑剂短程疗法治疗血吸虫病病例的临床分析》一文中，根据表 9-13 资料认为"其中 10 ~ 岁组死亡率最高，其次为 20 ~ 岁组"。这种说法是否正确？为什么？

表 9-13　锑剂治疗后死亡者年龄分布

性别	0 ~	10 ~	20 ~	30 ~	40 ~	50 ~	合计
男	3	11	4	5	1	5	29
女	3	7	6	3	2	1	22
合计	6	18	10	8	3	6	51

3．对甲、乙两矿区工人检查某职业病患病情况，得资料如表 9-14。试比较两矿区工人患病率。

表 9-14　两矿区某职业病患病情况

工龄（年）	甲矿区			乙矿区		
	检查数	患病数	患病率（‰）	检查数	患病数	患病率（‰）
0 ~	2220	5	2.25	750	1	1.33
5 ~	1980	6	3.03	900	2	2.22
10 ~	1400	12	8.57	1100	7	6.36
15 ~	700	7	10.00	950	10	10.53
合计	6300	30	4.76	3700	20	5.41

4．为了解某中药治疗原发性高血压的效果，将 70 名高血压患者随机分为两组。试验组 26 人用该药加辅助治疗，有效 21 人；对照组 44 人用安慰剂加辅助治疗，有效 20 人。问该药治疗原发性高血压是否有效？

5．某市调查不同环境污染与致畸变的情况，结果如表 9-15。问环境污染与婴儿畸形有无统计学联系？

表 9-15　某市不同污染地区出生婴儿畸形率

污染程度	畸形数	无畸形数	合计	畸形率（%）
重	114	3278	3392	3.36
中	444	40 103	40 547	1.10
轻	67	8275	8342	0.80
合计	625	51 656	52 281	1.20

6. 用两种不同的方法对 53 例肺癌患者进行检测，检测结果如表 9-16 资料（比较界值为 3.84）。问两种方法的检测结果有无差别?

表 9-16 两种方法检测肺癌的效果比较

甲法	乙法		合计
	+	−	
+	25	2	27
−	11	15	26
合计	36	17	53

（李灵轲）

第十章

线性相关和线性回归

第十章数字资源

学习目标

1. 熟悉线性相关与线性回归的概念、意义和分析步骤；回归方程、相关系数的计算及检验方法。
2. 了解线性相关与线性回归的应用及其注意事项。

案例 10-1

一般认为，青少年在生长发育过程中，身高越高的孩子，其前臂也较长。某医师通过周密设计，在中小学中随机抽取 36 名青少年，分别测量其身高（cm）和前臂长（cm）。

思考题：

1. 身高与前臂长之间是否存在联系？
2. 应如何进行统计分析？

此前的章节中研究的均为单变量资料的统计分析方法，如描述某一变量的统计学特征，或是对某变量在不同组别直接的差异进行比较。在医学研究中，有时会涉及分析变量与变量之间的关系问题，如年龄与血压的关系、体重与血脂的关系、污染严重地区空气 Pb 含量与人体血 Pb 含量的关系等。本章重点介绍如何对两个数值变量资料进行线性相关与回归分析。

第一节 线性相关分析

一、线性相关的概念

线性相关分析是描述两个定量变量之间是否具有直线关系以及相关的方向和密切程度的分析方法。如果两个随机变量中，一个变量由小到大变化时，另一个变量也相应地由小到大（或由大到小）变化，并且两变量组成的坐标点在直角坐标系中呈直线趋势，就称这两个变量存在线性相关关系。

线性相关的性质可由散点图直观说明。

在图 10-1 中，图 a 中的散点呈椭圆形分布，宏观而言两变量 X、Y 变化趋势是同向的，称为正相关（positive correlation）（$0 < r < 1$）；反之，图 b 中的 X、Y 呈反向变化，称为负相关（negative correlation）（$-1 < r < 0$）；图 c 中的散点在一条直线上、且 X、Y 是同向变化，称为

199

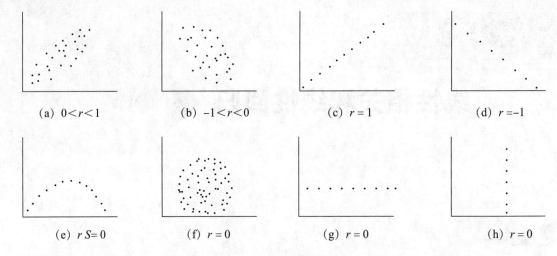

图 10-1　相关系数示意图

完全正相关（perfect positive correlation，$r=1$）；反之，图 d 中的 X、Y 呈反向变化，称为完全负相关（perfect negative correlation，$r=-1$）；图 e、图 f、图 g、图 h 中，两变量间无直线相关关系但可能存在曲线关系，或两变量间毫无联系，称为零相关（zero correlation，$r=0$）。正相关或负相关并不一定表示一个变量的改变是另一个变量变化的原因，有可能同受另一个因素的影响。

线性相关（linear correlation）又称简单相关（simple correlation），用于双变量正态分布（bivariate normal distribution）资料。一般说来，两个变量都是随机变量，不分主次，处于同等地位。

进行线性相关分析的目的是用相关系数（correlation coefficient）来描述两变量间相关的密切程度和方向。

二、相关系数的意义及计算

线性相关系数亦称积差相关系数（coefficient of product-moment correlation），用 r 表示样本相关系数，ρ 表示总体相关系数。它是说明具有线性关系的两变量间相关关系密切程度和相关方向的统计指标。

相关系数没有单位，其值 $-1 \leqslant r \leqslant 1$。当两变量呈同向变化时，$0 < r < 1$，为正相关；两变量呈反向变化时，$-1 < r < 1$，为负相关；$r=0$ 为零相关，表示两变量无直线相关关系；两变量呈同向或反向变化且 $|r|=1$，为完全相关。完全相关属相关分析中的特例，由于医学研究中影响因素众多，个体变异不可避免，很少呈现完全相关。$|r|$ 越接近 1，表明两变量直线相关的密切程度越高。r 的计算公式为：

$$r = \frac{\sum(X-\bar{X})(Y-\bar{Y})}{\sqrt{\sum(X-\bar{X})^2 \sum(Y-\bar{Y})^2}} = \frac{l_{XY}}{\sqrt{l_{XX}l_{YY}}} \qquad \text{（公式 10-1）}$$

式中 l_{XX} 为 X 的离均差平方和，l_{YY} 为 Y 的离均差平方和，l_{XY} 为 X、Y 的离均差积和。

$$l_{XX} = \sum X^2 - \frac{(\sum X)^2}{n} \qquad \text{（公式 10-2）}$$

$$l_{YY} = \sum Y^2 - \frac{(\sum Y)^2}{n} \qquad \text{（公式 10-3）}$$

$$l_{XY} = \sum XY - \frac{(\sum X)(\sum Y)}{n}$$
（公式 10-4）

例 10-1

某研究室研究两种检测试剂测量 HbA1c 结果的关系，分别用 A、B 两种试剂测得 11 名正常成人的 HbA1c，数据如表 10-1。试做线性相关分析。

表 10-1　两种试剂检测 11 名正常成人 HbA1c 的结果

编号	A 试剂	B 试剂
1	4.7	5.0
2	6.1	6.2
3	5.9	5.6
4	6.1	7.0
5	5.8	6.2
6	8.5	9.4
7	4.9	4.6
8	5.4	6.3
9	4.3	4.6
10	2.9	3.1
11	7.2	8.9

以试剂 A 测得结果作为 X，试剂 B 测得结果作为 Y，做散点图（图 10-2），散点图呈直线趋势，可进行线性相关分析。

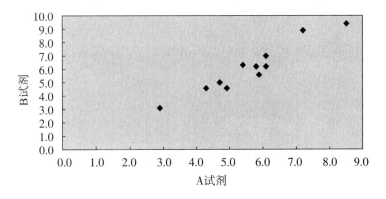

图 10-2　两种检测试剂检测 HbAlc 结果的关系

根据例 10-1 资料，计算两种检测试剂检测结果的相关系数（表 10-2）。

表 10-2　相关系数计算表

编号	A 试剂		B 试剂		xy
	x	x^2	y	y^2	
1	4.7	22.09	5.0	25.00	23.50
2	6.1	37.21	6.2	38.44	37.82
3	5.9	34.81	5.6	31.36	33.04
4	6.1	37.21	7.0	49.00	42.70
5	5.8	33.64	6.2	38.44	35.96
6	8.5	72.25	9.4	88.36	79.90
7	4.9	24.01	4.6	21.16	22.54
8	5.4	29.16	6.3	39.69	34.02
9	4.3	18.49	4.6	21.16	19.78
10	2.9	8.41	3.1	9.61	8.99
11	7.2	51.84	8.9	79.21	64.08
Σ	61.8	369.12	66.9	441.43	402.33

本例：$n = 11$

$$\sum x = 61.8，\quad \sum x^2 = 369.12，$$

$$\sum y = 66.9，\quad \sum y^2 = 441.43，\quad \sum xy = 402.33$$

$$l_{xx} = \sum x^2 - \left(\sum x\right)^2 / n = 369.12 - 61.8^2/11 = 21.92$$

$$l_{yy} = \sum y^2 - \left(\sum y\right)^2 / n = 441.43 - 66.9^2/11 = 34.56$$

$$l_{xy} = \sum xy - \left(\sum x\right)\left(\sum y\right) / n = 402.33 - 61.8 \times 66.9/11 = 26.47$$

$$r = \frac{l_{xy}}{\sqrt{l_{xx} l_{yy}}} \quad \frac{26.47}{\sqrt{21.92 \times 34.56}} = 0.96$$

表明分别使用 A、B 两种检测试剂的检验结果高度相关。

三、相关系数的假设检验

相关系数 r 是样本相关系数，存在着抽样误差。即使从 $\rho = 0$ 的总体做随机抽样，由于抽样误差的影响，所得 r 值也不一定等于零。因此当计算出 r 值后，也应做是否 $\rho = 0$ 的假设检验，以判断总体中两变量是否具有线性相关关系。常用 t 检验或查表法。

（一）t 检验

检验统计量 t 值的计算公式如下：

$$t = \frac{r - 0}{s_r} = \frac{r}{\sqrt{\dfrac{1 - r^2}{n - 2}}}$$

（公式 10-5）

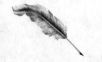

以自由度 $v = n - 2$ 查 t 界值表得出 P 值作出推断结论，若 $P \leq \alpha$，可以认为两变量具有线性相关关系，若 $P > \alpha$ 则无线性相关关系。

例 10-2

根据例 10-1 求得的 r 值，检验两种检测试剂的检测结果之间是否有线性相关关系。

（1）建立假设，确定检验水准

$H_0 : \rho = 0$。

$H_1 : \rho \neq 0$。

$\alpha = 0.05$。

（2）计算检验统计量值：已知 $n = 11$，$r = 0.96$。

$$t = \frac{r}{\sqrt{\dfrac{1-r^2}{n-2}}} = \frac{0.96}{\sqrt{\dfrac{1-0.96^2}{11-2}}} = 10.60$$

（3）确定概率 P 值：$v = n - 2 = 11 - 2 = 9$，查 t 界值表，得 $t_{0.05,9} = 2.262$，$t > t_{0.05,9} = 2.262$，故 $P < 0.05$。

（4）作出推断结论：按 $\alpha = 0.05$ 水准拒绝 H_0，接受 H_1，可以认为两种检测结果之间有线性相关关系。

（二）查表法

计算出相关系数之后，也可以查 r 界值表，作出推断结论。

根据例 10-1 求得的 $r = 0.96$，以 $v = 11 - 2 = 9$ 查附表 5 相关系数（r）界值表，得 $P < 0.001$，按 $\alpha = 0.05$ 水准拒绝 H_0，接受 H_1，故可以认为两种检测试剂的检测结果之间有线性相关关系。

四、线性相关分析的注意事项

（1）并非任何有联系的两个变量都属线性联系。一般在计算相关系数之前应首先利用散点图判断两变量间是否具有线性联系，以提示是否有必要进行线性相关分析。

（2）有些研究中，一个变量是随机变量，而另一个变量的数值却是人为选定的。如研究药物的剂量 - 反应关系时，一般是选定 n 种剂量，然后观察每种剂量下动物的反应，此时得到的观察值不是随机样本，算得的相关系数 r 会因剂量的选择方案不同而不同。故一个变量的数值为人为选定时不宜进行线性相关分析。

（3）进行线性相关分析时，要注意是否存在异常点。异常点即为一些特大或特小的离群值。有无异常点对相关分析的影响较大，有时甚至会得出截然相反的结果。

（4）线性相关分析要有实际意义，两变量相关并不代表两变量间一定存在内在联系。如根据儿童身高与小树树高资料算得的相关系数，即是时间变量与二者的潜在联系，造成了儿童身高与树高相关的假象。

═══════ 第二节　线性回归分析 ═══════

一、线性回归的概念

线性回归（linear regression）是分析两个数值变量间数量依存关系的统计分析方法。如果某一个变量随着另一个变量的变化而变化，并且它们的变化关系呈直线趋势，就可以用线性回归方程来定量地描述它们之间的数量依存关系，这就是线性回归分析。

线性回归分析中两个变量的地位不同，其中一个变量是依赖另一个变量而变化的，因此分别称为自变量（independent variable）和因变量（dependent variable），分别用 X 和 Y 表示。其中 X 可以是规律变化的或人为选定的数值（非随机变量）（此时称 I 型回归），也可以是随机变量（此时称 II 型回归）；Y 一般是依赖于 X 的变换而变化的。

线性回归分析的目的就是用线性回归方程来描述 Y 与 X 的数量依存关系。通常根据样本数据建立的线性回归方程的一般形式为：

$$\hat{Y} = a + bX \qquad\text{（公式 10-6）}$$

式中：$\hat{Y}$ 是与 X 对应的 Y 的估计值（Y 称实测值）。a 为截距（intercept），是回归直线与纵轴交点的纵坐标。b 为回归系数（coefficient of regression）即直线的斜率（slope）。回归系数 b 的统计意义是：X 每增（减）一个单位，Y 平均改变 b 个单位。

二、线性回归分析

（一）线性回归方程的确定

线性回归方程 $\hat{Y} = a + bX$ 中的 a 和 b 是两个待定常数，根据样本实测 (x, y) 计算 a 和 b 的过程就是求回归方程的过程。为使方程能较好地反映各点的分布规律，应该使各实测点到回归线性的纵向距离的平方和 $Q = \sum (y - \hat{y})^2$ 最小，这就是最小二乘法（least square method）原理。

1．求回归系数 b

$$b = \frac{\sum (X - \overline{X})(Y - \overline{Y})}{\sum (X - \overline{X})^2} = \frac{l_{XY}}{l_{XX}} \qquad\text{（公式 10-7）}$$

式中 l_{XY} 为 X、Y 的离均差积和，l_{XY} 为 X 的离均差平方和。

2．求截距　因为回归直线经过点 $(\overline{X}, \overline{Y})$，所以可用下面的公式求得 a：

$$a = \overline{Y} - b\overline{X} \qquad\text{（公式 10-8）}$$

线性回归方程也可用如下形式表示：

$$\hat{Y} = \overline{Y} + b\,(X - \overline{X})$$

例 10—3 ●

对例 10-1 资料进行线性回归分析。

（1）以试剂 A 测得结果作为 X，试剂 B 测得结果作为 Y，做散点图（图 10-2），提示呈直线趋势，可拟合线性回归方程。

（2）求线性回归方程

本例：

$$n = 11, \ \sum x = 61.8, \ \overline{x} = 5.62, \ \sum y = 66.9, \ \overline{y} = 6.08$$

$$\sum x^2 = 369.12, \sum y^2 = 441.43, \sum xy = 402.33$$

$$l_{xx} = \sum x^2 - (\sum x)^2 / n = 369.12 - 61.8^2/11 = 21.92$$

$$l_{xy} = \sum xy - (\sum x)(\sum y) / n = 402.33 - 61.8 \times 66.9/11 = 26.47$$

$$b = \frac{l_{xy}}{l_{xx}} = \frac{26.47}{21.92} = 1.2076$$

$$a = \overline{y} - b\overline{x} = 6.08 - 1.2076 \times 5.62 = -0.7067$$

线性回归方程是：$\hat{Y} = -0.7067 + 1.2076X$。

（二）回归直线的图示

为了进行直观分析或实际需要，可在 X 的实测值范围内任意取相距较远且容易读取的两个 X 值，代入所求线性回归方程算得对应的 $\hat{Y}$ 值。本例中可取 $X_1 = 3.0$，$X_2 = 8.5$，代入线性回归方程，算得 $\hat{Y}_1 = 2.9$，$\hat{Y}_2 = 9.6$。在图上确定（3.0，2.9）和（8.5，9.6）两个点，连接上述两点，见图 10-3。

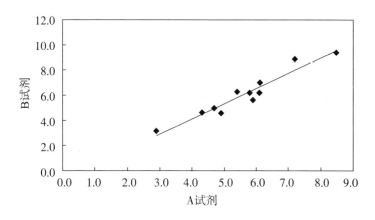

图 10-3　两种方法检查结果的回归直线

应该注意的是，所绘回归直线不应超过 X 的实测值范围，且所绘回归直线必然通过点（$\overline{X}$，$\overline{Y}$），将直线的左端延长与纵轴交点的纵坐标必等于截距 a，据此可判断拟合直线是否正确。

三、线性回归系数的假设检验

线性回归系数 b 是根据样本数据求得的，即使 X、Y 的总体回归系数 β 为零，由于抽样误差的原因，其样本回归系数 b 也不一定为零，因此需要对 b 进行假设检验，其目的是推断总体回归系数 β 是否为零。回归系数的假设检验方法有 t 检验、方差分析等，在此介绍 t 检验方法。

统计量 t 的计算公式为：

$$t = \frac{b - 0}{S_b} \tag{公式 10-9}$$

$$S_b = \frac{S_{Y,X}}{\sqrt{l_{XX}}} \tag{公式 10-10}$$

$$S_{Y,X} = \sqrt{\frac{\sum (Y - \hat{Y})^2}{n - 2}} \tag{公式 10-11}$$

$$\sum (Y - \hat{Y})^2 = \sum (Y - \overline{Y})^2 - \sum (\overline{Y} - \hat{Y})^2 = l_{yy} - \frac{l_{xy}^2}{l_{xx}} \tag{公式 10-12}$$

式中，S_b 为样本回归系数的标准误；$S_{Y,X}$ 为剩余标准差（residual standard deviation），它是指扣除了 X 对 Y 的线性影响后 Y 的变异，可用以说明估计值 $\hat{Y}$ 的精确性。$S_{Y,X}$ 越小，表示回归方程的估计精度越高。

回归系数的假设检验步骤：

H_0：总体回归系数 $\beta = 0$，即两种试剂的检测结果之间无直线关系。

H_1：总体回归系数 $\beta \neq 0$，即两种试剂的检测结果之间有直线关系。

$\alpha = 0.05$。

$$\sum(Y - \hat{Y})^2 = l_{YY} - \frac{l_{XY}^2}{l_{XX}} = 34.56 - \frac{26.47^2}{21.92} = 2.60$$

$$S_{Y,X} = \sqrt{\frac{\sum(Y - \hat{Y})^2}{n - 2}} = \sqrt{\frac{2.60}{11 - 2}} = 0.54$$

$$S_b = \frac{S_{Y,X}}{\sqrt{l_{XX}}} = \frac{0.54}{\sqrt{21.92}} = 0.1148$$

$$t = \frac{b - 0}{S_b} = \frac{1.2076}{0.1148} = 10.52$$

以自由度 $v = 11 - 2 = 9$ 查 t 界值表，得 $P < 0.01$，按 $a = 0.05$ 水准拒绝 H_0，接受 H_1，认为两种检测结果之间存在直线关系。

此外，也可以用相关系数的假设检验代替对回归系数的假设检验。因为对同一资料，相关系数的假设检验与回归系数的假设检验等价，相比较而言回归系数 b 的检验过程较为复杂，而相关系数 r 的检验过程相对简单。故对同一资料可以用相关系数 r 的检验来代替回归系数 b 的检验。

四、线性回归方程的应用

（一）描述两变量之间数量上的依存关系

线性回归方程定量表达了两个变量在数量上的依存关系，对回归系数 b 进行假设检验后，若 $P \leqslant \alpha$，可认为两变量间存在线性回归关系，则线性回归方程定量地表达了两个变量在数量上的依存关系。

（二）利用线性回归方程由一个容易测得的变量去推算另一个不易测得的变量

例如由唾液溶菌环的直径推算唾液中溶菌酶的含量，由头发中某种微量元素的含量去推算人体血液中该元素的含量，由年龄推算体重，由体重推算体表面积等。将自变量 X 代入回归方程，即可得到个体 Y 值的容许区间。

（三）利用线性回归方程进行统计控制

与（二）的过程相反，利用线性回归方程进行统计控制指的是为满足 Y 最高不超过或最低不低于限定的某一个数值时，X 应控制在多大。这是利用回归方程进行的逆估计，即规定 Y 值的变化范围，通过控制 X 的范围来实现统计控制的目标。

（四）应用线性回归的注意事项

（1）进行线性回归分析要有实际意义，不能忽视事物现象间的内在联系和规律，而随意把毫无关联的两种现象进行线性回归分析。如对儿童身高与小树的生长数据进行线性回归分析既无道理也无用途。此外，即使两个变量间存在线性回归关系，但也未必是因果关系，必须结合专业知识作出合理的解释和结论。

（2）进行线性回归分析时，一般要求因变量 Y 是来自正态总体的随机变量；自变量 X 可以是正态随机变量，也可以是精确测量和严密控制的值。若稍偏离要求时，一般对回归方程中参数的估计影响不大，但可能影响到标准差的估计，也会影响假设检验时 P 值的真实性。

（3）进行线性回归分析时，应先绘制散点图。若提示有线性趋势存在时，可做线性回归分析；若提示无明显线性趋势，则应根据散点分布类型，选择合适的曲线模型，或经数据变换后，转化为线性回归来解决。一般说来，在不满足线性条件的情形下建立直线回归方程可能毫无意义，而宜采用非线性回归分析。

（4）绘制散点图后，若出现异常点，则应及时复核检查。对由于测定、记录或数据录入等导致的错误，应予以修正和剔除。否则，异常点的存在会对回归方程中的截距、回归系数的估计产生较大影响。

（5）回归直线不能外延。线性回归的适用范围一般以自变量取值范围为限，在此范围内求出的估计值 $\hat{Y}$ 称为内插（interpolation），超过自变量取值范围所计算的 $\hat{Y}$ 称为外延（extrapolation）。一般应该避免随意外延。

五、线性相关与线性回归的区别与联系

（一）线性相关与线性回归的区别

1．资料要求不同　线性相关要求两个变量是双变量正态分布；线性回归要求因变量 Y 服从正态分布，而自变量 X 是能精确测量和严格控制的变量。

2．统计意义不同　线性相关反映两变量间的伴随关系，这种关系是相互的、对等的，不一定有因果关系；线性回归则反映两变量间在数量上的依存关系，有自变量与因变量之分，一般将"因"或较易测定、变异较小者定为自变量。这种依存关系可能是因果关系或从属关系。

3．分析目的不同　线性相关分析的目的是描述两变量间直线关系的密切程度及方向；线性回归分析的目的则是描述自变量与因变量间的数量依存关系。

（二）线性相关与线性回归的联系

1．变量间关系的方向是一致的　对同一资料，其 r 与 b 的符号一致。

2．假设检验等价　对同一样本，$t_r = t_b$。由于 t_b 计算相对复杂，实际中常以 r 的假设检验代替对 b 的检验。

3．r 与 b 值可相互换算　公式如下：

$$r = \frac{l_{XY}}{\sqrt{l_{XX} l_{YY}}} = \frac{l_{XY}}{l_{XX}} \sqrt{\frac{l_{XX}}{l_{YY}}} = b \sqrt{\frac{l_{XX}}{l_{YY}}} \qquad （公式10-13）$$

$$b = r \sqrt{\frac{l_{YY}}{l_{XX}}} \qquad （公式10-14）$$

4．用线性回归解释线性相关　相关系数的平方 r^2 称为决定系数（coefficient of determination）：

$$r^2 = \frac{l_{XY}^2}{l_{XX} l_{YY}} = \frac{l_{XY}^2 / l_{XX}}{l_{YY}} = \frac{SS_{回}}{SS_{总}} \qquad （公式10-15）$$

$SS_{回}$ 称为回归平方和，$SS_{总}$ 为 Y 的离均差平方和，也就是总的离均差平方和，则 r^2 为回归平方和与总的离均差平方和之比。回归平方和是引入相关变量后总平方和减少的部分，其大小取决于 r^2。回归平方和越接近总平方和，则 r^2 越接近 1，说明引入相关的效果越好；反之，则说明引入相关的效果不好或意义不大。

自测题

一、单项选择题

1. 对两数值变量资料进行相关分析，相关关系越强则
   A. 相关系数 r 越大
   B. 相关系数 r 越小
   C. 相关系数 r 绝对值越大
   D. 回归系数 b 绝对值越大
   E. 回归系数 $b = 0$

2. 对某资料进行线性相关与回归分析，回归系数 b 越大表示
   A. 相关系数 r 也较大
   B. 截距 a 也较大
   C. $\hat{y}$ 随 X 的数量变化也较大
   D. 假设检验的 P 值较小
   E. 假设检验的 P 值较大

3. 对同一资料进行线性相关与回归分析，可以出现
   A. $r < 0$ 时，$b < 0$
   B. $r > 0$ 时，$b < 0$
   C. $\rho = 0$ 时，$r = 0$
   D. $\rho < 0$ 时，$b < 0$
   E. $\rho > 0$ 时，$b < 0$

4. 对含有两个随机变量的同一批数值变量资料，既做线性回归分析，又做线性相关分析。相关系数检验的 t 值为 t_r，回归系数检验的 t 值为 t_b，二者之间的关系是
   A. $t_r > t_b$
   B. $t_r < t_b$
   C. $t_r = t_b$
   D. $|t_r| = |t_b|$
   E. 二者大小关系不能确定

5. 对某地 12 名一年级女大学生体重 x（kg）与肺活量 y（L）的资料分析，经检验两者间有线性相关关系，并做回归分析得回归方程为：$\hat{y} = 0.000419 + 0.058826x$。若体重以市斤为单位，则此方程
   A. 截距 a 改变
   B. 回归系数 b 改变
   C. 相关系数 r 改变
   D. a、b 改变
   E. b、r 改变

二、计算分析题

某研究组测量了 16 名 18～22 岁男大学生肺活量与身高，资料如表 10-3。试分析身高与肺活量之间的关系。

表 10-3　某研究组测量 18～22 岁男大学生肺活量与身高情况统计

编号	身高（m）X	肺活量（L）Y
1	1.742	4.650
2	1.718	4.278
3	1.714	4.420
4	1.712	4.379
5	1.720	4.365
6	1.704	4.222
7	1.709	3.973
8	1.729	4.290
9	1.708	4.022
10	1.698	4.077
11	1.714	4.318

续表

编号	身高（m） X	肺活量（L） Y
12	1.674	4.039
13	1.683	3.850
14	1.670	3.625
15	1.679	3.874
16	1.692	3.911

（李灵轲）

第三篇

人群健康研究的流行病学方法

流行病学概论

学习目标

1. 掌握流行病学的定义。
2. 熟悉流行病学的研究方法、流行病学的范围和内容。
3. 了解流行病学的发展及展望。

第一节 流行病学概述

案例 11-1

进入 21 世纪，冠状病毒成为人类健康的新威胁。SARS [严重急性呼吸综合征（"非典"），2002，病死率 9.3%，（775/8273）]、MERS [中东呼吸综合征，2012，病死率 34.4%，（858/2494）]，说明新发传染病的持续性出现已经成为常态。而已知的非常致命的埃博拉病毒，自 2013 年在西非地区肆虐后，已经导致 2 万多人感染，1 万多人死亡。以上提到的这些疾病都是人畜共患病，它们的天然宿主都是蝙蝠。持续的从蝙蝠到人和家畜的病毒传播不是偶然的——随着人口的不断增加，人为的自然环境破坏日趋严重，蝙蝠的栖息地遭到破坏，这些都可能是蝙蝠向其他物种传播病毒的原因。

思考题：

1. 如何理解流行病学是在跟传染病作斗争的过程中发展起来的？
2. SARS、MERS 流行带给我们什么启示？
3. 简述病原微生物与流行病学的关系。

一、流行病学的定义

为适应防病工作的需要及医疗卫生事业的发展，流行病学定义几经演变并不断被赋予新的含义，其研究范围和程度亦不断扩大和加深。目前，我国流行病学工作者将流行病学定义为："流行病学是研究人群中疾病与健康状况的分布及影响因素，并研究如何防制疾病及促进健康的策略和措施的科学"。所谓"分布"，简要地说就是有关疾病或健康的状态和事件在不同地区、不同时间、不同人群中发生的状况或特点。"影响因素"亦可称为危险因素，泛指病因。关于"健康"，世界卫生组织规范其含义为"不仅指没有疾病和不虚弱，而且包括躯体健康、心理健康、社会适应良好和道德健康 4 个方面"。换言之，对健康的理解已不仅限于生理方面，还应包括精神方面和社会方面。

流行病学以人群为对象，其研究范围不仅是疾病，还有人群的健康问题，从群体的观点、环境的观点去认识疾病和健康。从研究的病种看，它不仅研究传染病，还研究非传染病、慢性病及未明原因疾病，以及群体的一些异常现象，如车祸、吸毒等。从不同分布的分析比较中，探索疾病分布的影响因素、病因，设法消灭疾病，促进人群的健康。

> ➤ 考点：流行病学的定义，流行病学的研究对象。

流行病学是一门实用性很强的科学，是一门方法学，能为各个专业学科所用，并解决各自的问题。从以上定义我们可以看到，流行病学有三个方面的任务：首先是描述群体现象的分布，即时间分布、地区分布和人群分布，也就是通常所说的疾病三间分布。这种描述群体现象的分布，是分析性研究的基础。第二是运用流行病学原理和方法，探讨三间分布现象的影响和决定因素，揭示疾病的危险因素或病因。第三是着手制定疾病防制对策和措施，控制疾病，促进健康。流行病学的主要任务是研究病因。

二、流行病学的发展简史、用途

（一）流行病学发展简史

流行病学的发展史大体上分为三个阶段。

1. 形成前期　指人类有文明史以来至18世纪的漫长时期。在这一时期人类初步认识到疾病可能由外界物质所引起，并可能在人群中传播。在同疾病作斗争的过程中，认识到疾病是可以预防的，并采取了一定策略与措施来预防和控制疾病。

2. 形成期　18世纪末—20世纪初。在这一时期，流行病学以防治传染病为总任务，以独特的调查分析方法为特点，并结合具体措施形成一门独立科学，称为传统流行病学。它以首先在发达国家内取得了控制天花、古典型霍乱、鼠疫等烈性传染病，以及一批主要肠道和儿童呼吸道传染病的伟大成就而进入现代发展期。

3. 发展期　第二次世界大战后的20世纪40—50年代至今。流行病学的总任务由防治局限的传染病扩大为防治人群的一切疾病和促进健康状态。研究方法由传统的调查分析扩展为充分利用多种资料来源进行一整套完整的分析研究，尤其是与计算机的结合，促进了流行病学的快速发展。流行病学成为医学中当之无愧的重要学科。

（二）流行病学的用途

1. 疾病预防和健康促进　流行病学的目的是预防疾病，具体体现在疾病的三级预防思想及实践中，并首先在传染病和寄生虫病的预防中取得突破。在慢性非传染性疾病，例如癌症、心脑血管疾病和糖尿病等的预防控制中取得了一定的成绩。随着社会的发展，健康教育和健康促进逐渐成为疾病预防的重要内容。在制定促进人群健康的策略和措施、开展社区卫生服务和社区干预方面，流行病学发挥着重要的作用。

2. 疾病监测　疾病监测是长期、连续在一个地区收集并分析疾病的资料，以了解疾病的流行趋势及其影响因素。疾病监测的范围包括传染病、非传染病及其伤害等。

3. 疾病病因和危险因素研究　流行病学在研究疾病的病因和危险因素方面具有特殊的方法学意义和重要的实际意义。尽管许多疾病的病原体或致病因子是单一的，如传染病中的麻疹、天花、水痘、结核病等，但其发病和流行却往往并非由单一的致病因子所决定。如结核病的感染显然与暴露于结核分枝杆菌有关，但人体的营养、免疫水平和健康状态也可以影响结核病的发生和发展。

4. 疾病自然史研究　疾病在人群中有其发生的自然规律，称为人群的疾病自然史，简称疾病自然史。通过长期收集和分析疾病的资料，以了解疾病的发生、发展和消亡的规律。如研究正常人群中葡萄糖耐量试验，过一段时间后重复检验，根据其转归可判断糖尿病的亚临床状况，有助于早期发现和早期预防糖尿病。自然史研究既有理论意义也有实际意义。

5．疾病防制效果的评价　利用流行病学的方法可以评价各种干预措施的效果。如观察儿童接种某种疫苗后是否阻止了相应疾病的发生，考察一种新药物是否有疗效等。

> 考点：流行病学的用途。

第二节　流行病学的研究方法

一、流行病学研究方法的分类

流行病学研究方法大致可分为观察法、实验法和理论法三类。

（一）观察法

观察法（observational method）就是不对研究对象施加任何干预措施，观察人群在自然状态下疾病、健康状况及有关因素的分布特征。由于流行病学是在人群中进行研究，研究者难以全部掌握或控制所研究对象发生的条件，因此，观察法是很常用的，也是很重要的研究方法。

1．描述性研究（descriptive study）　又称描述流行病学，通过观察而正确、详细地记载疾病或健康状态按时间、地点、人群各种特征（如年龄、性别、职业、民族等）的分布特点，也可以包括可疑病因因子的分布特点。为了正确描述分布，必须有明确统一的诊断标准、准确的病例（或因子）数字以及人口数字。通过描述流行病学获得的资料也可对病因提出线索或假说，或对防制措施提出有效的建议。

2．分析性研究（analytical study）　又称分析流行病学，是针对所假设的病因或流行因素，进一步在选择的人群中探找疾病发生的条件和规律，验证所提出的假说。主要有两种：①从结果（疾病）开始去探找原因（病因）的方法称病例对照研究（case-control study）。此方法从时间上是回顾性的，所以又称回顾性研究。②从有无可疑原因（病因）开始去观察是否发生结果（疾病）的研究方法称队列研究（cohort study）。此方法从时间上是前瞻的，所以又称前瞻性研究。

流行病学研究时还需要广泛使用多种其他有关的技术与方法，在数量上有时超过临床所需。比如伤寒病，临床上培养出伤寒沙门菌即可诊断，流行病学有时还需要明确其噬菌体型或其他特征；临床上只需要从患者体内分离细菌，流行病学还要检查外界物品、土壤、水中的细菌。流行病学需要大量人群的检验结果，需要快速方法，以便在短时间内进行大量标本检验。所以，流行病学研究需要使用良好设备的多种实验为其服务。

（二）实验法

实验是指对研究对象有所"介入"并前瞻性地观察介入手段的效应。可以人为地控制条件，直接验证可疑病因与疾病之间是否有关联及是否为因果关联。流行病学中的实验法（experimental method）也称实验流行病学，它和一般医学基础学科的实验不同，主要在人群现场进行。人群现场是流行病学主要的、最大的实验室。实验性研究以人作为研究对象时又称为试验。根据研究对象不同，分为临床试验（clinical trial）和人群现场试验（community field trial）。后一类实验中对病因进行干预的又称干预研究（intervention study）。

（三）理论法

理论流行病学又称为数学流行病学，是以数学模型为工具，描述和研究制约人群疾病和健康状况分布诸要素间动态关系的动力学模式，探讨疾病流行的内在规律，预测疾病流行趋势，并评价预防措施和防制效果的一种流行病学研究方法。

　　流行病学的研究首先是描述性的研究，研究疾病的分布。由疾病的分布提供疾病病因的线索，进而进行病因的回顾性与前瞻性调查分析，以探索及证实病因。实验流行病学又更进一步验证病因及影响疾病分布的诸因素。通过描述、分析，实验流行病学的研究能较清楚地认识和掌握疾病的规律性。为了高度概括疾病的规律性，应用抽象逻辑思维更深入理解其规律的进一步发展趋势，反过来更好地指导实践，流行病学家提出了用数学符号或公式来反映病因、宿主和环境之间的关系，以科学的假设表示流行规律，从而提出数学模型。

　　事实上，各种流行病学研究方法在认识疾病病因的过程中，是互相联系补充的，不能机械地理解成描述性研究提出假设，分析性研究检验假设，实验性研究验证假设（图11-1）。

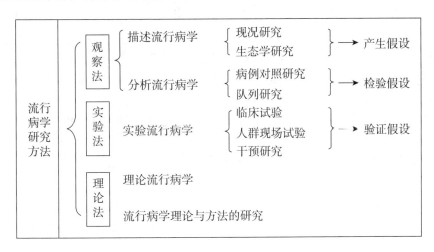

图11-1　流行病学研究方法

　　➤ 考点：流行病学的研究方法。

二、流行病学研究设计的基本内容

　　流行病学各种研究方法的设计内容和所经历的研究过程大体相同，即系统的研究思路、可操作性的工作方案。

　　1．查阅有关文献提出研究目的　明确此次研究将说明的科学问题（研究目的）是什么。研究目的应该是具体的，可望又可及的。

　　2．根据研究目的确定研究内容　研究内容过多、过细，超出了研究的需要是不可取的；但研究内容过少、过粗，无法说明研究目的将会毁掉整个研究。

　　3．结合具体条件选择研究方法　根据研究目的和内容选择合适的研究方法。

　　4．根据研究方法确定研究对象

　　（1）目标人群：即研究结果能够适用和推论到的人群。

　　（2）源人群：指目标人群中适合研究的人群，或能够产生合格的研究对象的人群。

　　（3）研究对象：来自源人群的直接用于研究的个体。

　　5．根据研究内容设计调查表格

　　（1）自评表：被调查者根据要求自己填写。

　　（2）他评表：调查者向调查对象提问或采集某些数据后由调查者填写。

　　6．控制研究过程保证研究质量　按照标准方法对调查员进行统一培训；确定方法后，在科研过程中都应保持一致，以保证信息的同质性；建立检查、监督机制。

7. 理顺分析思路得出正确结论　检查原始资料的完整性和准确性，理清分析思路。说明最关键的医学问题需要依赖于统计学、逻辑学和医学三方面知识的完美结合。

第三节　流行病学研究的范围和内容

一、描述疾病与健康状况的分布

流行病学的研究范围已经超出了疾病范畴，既研究一切疾病也研究健康。描述疾病和健康状况的分布是流行病学的重要研究内容。分布是指在不同时间、不同地区及不同人群（年龄、性别、种族、职业等）中疾病和健康状态的发生频率和动态变化，以便对社区和特定人群健康作出群体诊断。在流行病学方法中，描述性研究的方法可以把疾病或健康相关问题在不同时间、空间和人群的分布数量或频率及其特点展示出来，有助于确定这些疾病或健康问题的相对重要性和需要优先考虑的问题，同时发现需要特殊关注的易感人群。如我国多次进行的全国范围内的恶性肿瘤、糖尿病、高血压等流行病学调查，为了解相关疾病的分布特征及流行规律提供了大量的数据，从而为疾病的预防控制、健康促进及相关问题的研究提供重要依据。

二、探讨疾病的病因和影响疾病流行的因素

疾病病因是流行病学研究的主要内容和主要用途。许多疾病特别是一些慢性非传染性疾病的病因至今尚不完全明了，流行病学可以探讨疾病的病因以及影响流行的因素，从而制定预防或控制这些疾病的策略及措施。只有透彻了解疾病发生、发展和流行的原因才能更好地防制乃至消灭某一疾病。

无论是传染病还是慢性非传染性疾病，其发生发展均是由多种因素综合作用的结果，是多病因的。流行病学的主要用途就是发现这些病因或危险因素。有时，真正的病因尚未完全阐明，而诸多危险因素已被发掘，据此防制疾病仍可达到很好的效果。如霍乱的直接病因是霍乱弧菌，可以通过污染的水或不洁食物传播，适合于霍乱弧菌生长繁殖的水和食物是造成霍乱传播的危险因子，因此，注重饮水消毒和食品卫生可以有效地预防霍乱。流行病学工作不拘泥于找到直接病因或病原，若找到一些关键的危险因素或因子，也能在很大程度上解决疾病防制的问题。这是流行病学应用的一大特点。

三、用于临床诊断、治疗和估计预后

流行病学独特的研究方法使其研究范围进一步扩大。通过对疾病分布的正确认识，对疾病的临床症状体征及实验室检查结果的诊断价值的估计，以及对疾病自然史的准确了解，可以帮助临床医生对患者的病情作出迅速、准确地判断，这就首先需要临床医生从群体角度了解和认识疾病，这正是流行病学研究的基本任务。另外，临床上对疾病的治疗常有多种方案可供选择，不同药物和治疗方案的疗效和毒副作用如何，不能仅仅简单地依靠临床医生的经验判断，而应该采用严格的流行病学实验进行评价。临床医生经常需要对各种疾病的结局做出正确预测，以指导临床实践，这就需要对疾病自然史及影响预后转归因素的全面认识和了解，也必须应用流行病学的方法进行研究。

（一）应用流行病学知识认识疾病的自然史

许多种疾病的临床症状轻重变动较大，轻型患者很少到医院就诊。仅在医院内工作的医生经常见到的是症状比较重的，常把这些当作疾病的"典型"。应用流行病学方法可得到各种类型的病例，从而了解个体和群体疾病的过程和结局，即该病的自然史。

（二）判断某些实验室检查有无诊断价值

某人的某项实验室检查结果为阳性，该人患该病的可能性可以用流行病学方法加以判断。

（三）判断药物疗效及安全性

判断某种治疗方法（或药物）的疗效、某种药物（如口服避孕药、氯霉素）的安全性或某种新药的副作用，都要应用流行病学方法。

（四）选择治疗方案

对于任何病例，临床医生在选择治疗方案时，需要知道用不同治疗方案，患者好转的可能性大小或病死的危险性大小，需要知道各种治疗方法的治疗效果，否则不易作出正确的决定。医生选择治疗方法或提出建议时所需的这些资料，可用流行病学方法协助取得。

四、用于疾病的预防和控制

流行病学研究的终极目标就是预防、控制和消灭疾病及促进健康。疾病预防和控制主要从两方面考虑。一是要消灭疾病或预防疾病的发生；二是要控制疾病发生后的蔓延、病程的进展或减缓发展，减少并发症、后遗症，降低病死率。除了预防疾病的发生，流行病学在制定促进人群健康的策略和措施，开展社区卫生服务和社区干预方面发挥了重要的作用。目前有关健康的研究还处于兴起阶段，但越来越受到重视，必将成为今后的研究热点。

五、用于防制效果评价

流行病学作为临床医学研究的方法学，用于研究患者及其群体的诊断、治疗、预后以及预防保健的决策和评价，这是临床流行病学和循证医学研究的重要内容。

（一）筛检或诊断方法的评价

对筛检试验、诊断试验或其他诊断方法进行灵敏度和特异度等真实性、可靠性和收益的评价，将有助于正确地选用各种筛检试验或诊断试验，科学地解释试验的结果。

（二）临床疗效的评价

医学研究的目的之一是为了使患者得到最好的防治效果。科学地评价药物或临床疗法的疗效是目前临床流行病学的重要应用，这种应用不仅促进了循证医学的产生，还形成了有关临床疗效的整套评价原则。

（三）疾病预防和控制效果的评价

预防和控制疾病的任何药物、疗法或措施的效果都应当在人群的基础上进行检验和评价。没有经过流行病学考核的方法是不能轻易地应用于人群防制的。

第四节　流行病学与其他学科关系

医学各学科间存在着有机的纵横联系。基础医学、临床医学、预防医学三大医学门类虽从不同的角度去研究疾病和揭示生命的本质，但随着医学的发展，相互渗透和相互作用的学科越来越多。流行病学与许多学科间的联系日益密切。

流行病学需要足够的基础医学、临床医学、卫生学知识及技术为学科本身服务，特别是需要快速、高效、微量的测定技术。例如认识流感病毒变异规律有利于阐明流感流行特点，丰富的临床诊断技术有利于确定暴发疾病的诊断。另一方面，流行病学促进了基础医学和临床医学的发展。例如，确认霍乱经水传播 20 年后，在被污染的水中发现了霍乱弧菌；诊断试验方法的应用在一定程度上减少了临床漏诊和误诊。流行病学方法引入基础医学、临床医学及公共卫生领域中，极大地提高了科研质量。

一、流行病学与基础医学的关系

流行病学与基础医学之间的关系是非常密切的。在研究传染性疾病时，其与微生物学、免疫学和寄生虫学关系甚为密切，如研究流行性感冒在人群中的发生和流行规律，就必然要用微生物学、免疫学的知识和技术，探究人群流行与病原体特性和抗原结构变异的关系，用免疫学有关知识与技术，探究人群抗体型别及水平与疾病流行的关系。再如，欲控制和消灭血吸虫病的流行，就必须用寄生虫学的知识和技术探究病原体的生活史及其特征与疾病流行的关系，从而找出消灭钉螺的对策和措施。在病毒性肝炎的监测中，主要是借助免疫学的诸多技术和方法进行观察研究。另外，在非传染性疾病、慢性病的病理研究中，要应用病理解剖学、病理生理学和生物化学等知识和技术帮助研究等。正如上文提到的，一些基础医学学科的发展，亦要用到流行病学的知识和研究方法。例如，寄生虫学研究者近年来较多走出实验室，到人群中、到现场进行调查研究；生理学研究者亦深入人群和现场，探讨人群的各种生理指标正常值等。

二、流行病学与临床医学的关系

临床医学以出现症状的患者个体为研究对象，以明确个体患者的诊断和治愈患者为主要目的。流行病学则从群体宏观的角度研究医学问题，从疾病或健康状况在人群中的分布入手，研究其分布的原因及疾病发生发展的影响因素，是探索疾病病因、开展疾病防治、促进人群健康的重要方法学。流行病学的目标与医学整体的目标一致。

临床医生关注的对象是患者。首先要确定其关注对象是否患病；如果患病，判断的依据为何，其诊断方法是否可靠；对患者采用何种方法进行治疗，治疗的效果如何等。这些问题都可以用流行病学的方法进行观察、分析并解决。临床医生如能掌握、运用流行病学思维和研究方法，则有利于树立群体的观念，可以将对患者的观察扩大到对人群的观察。流行病学的群体诊断是对临床医学个体诊断的综合、分析和升华。反过来，临床医学的基本理论和方法、从健康到疾病的各个阶段的检测和诊断、疾病的各种不同的临床表现等知识可启发流行病学工作者的思维。因此，自20世纪80年代以来，临床流行病学这一流行病学的分支学科得到了长足发展，它是临床医生在临床研究和治疗中，创造性地将流行病学及卫生统计学的原理和方法与临床医学有机结合，用于研究患者及其群体的诊断、治疗、预后以及保健的决策和评价。临床流行病学的发展丰富了临床医学研究的方法学，从而深化了对疾病发生、发展和转归整体规律的认识，提高了对疾病的诊断和治疗水平。

因此，临床医学生学习流行病学有着重要的意义。流行病学的理论和方法可以帮助医学生树立整体医学观，促进实现医学模式的转变，即从单一的生物医学模式向生物 - 心理 - 社会医学模式转变，从一维的、以疾病为中心的模式向三维的或多维的、以患者为中心的模式转变；其次，学习流行病学可以帮助医学生在完整的背景（包括社会背景、社区背景、家庭背景、个人背景和疾病背景等）下观察、研究和解决患者的健康问题，从而实现由关心患者个体到关心患者群体的转变；另外，通过系统地学习流行病学，医学生能在更高的层次上完整地、全面地、系统地分析和解决疾病和健康问题。

三、流行病学与其他预防医学学科的关系

流行病学是预防医学的组成部分之一，与预防医学的其他学科相互渗透，相互补充，形成预防医学整体。

环境卫生科学的许多卫生标准或卫生措施的目的都在于预防疾病和促进健康，都需要以

流行病学资料为依据或借用流行病学方法进行研究；在流行病学研究中经常涉及生产条件和生活条件，这些因素又都是环境卫生科学的研究内容。因此，流行病学研究从研究设计、资料收集、抽样方法、样本大小及数据的整理与分析等，都需要运用统计学方法。正确应用统计学方法，有助于正确揭示疾病分布规律，判断预防效果，也可从数量上对流行过程各方面的特点加以说明。因此，流行病学与卫生统计学亦有着密切联系。

四、流行病学与其他学科的关系

由于流行病学研究领域的扩大，在进行流行病调查、分析流行过程和疾病分布规律时，有时还同环境科学、气象学、生物学等多种学科及技术方法有关。同时人们的健康受社会因素、行为因素及心理因素的影响愈来愈明显，因此，社会学、行为医学和心理学与流行病学的关系亦愈来愈密切。车祸、吸毒、性传播疾病、自杀等的流行病学研究，充分反映了流行病学与其他学科之间的密切关系。

第五节　流行病学的发展及展望

一、研究领域的扩大

近年来，流行病学研究的领域不断扩大，新技术与新理论的出现使流行病学家利用这些技术来探讨流行病学所关注的影响人群健康水平的各种问题。如利用分子生物学的方法描述外源性致病因素在机体内的代谢过程，探讨人体发生疾病的机制，同时还通过对代谢产物的测量，估计人体对致病物质的暴露程度。流行病学利用分子生物学理论和方法探讨人群中疾病发生和流行的病因，形成了分子流行病学。利用分子遗传学方法，研究环境与遗传因素对疾病发生的影响及其相互关系，形成了遗传流行病学。利用数学和数理统计原理，将疾病在人群中的现象进行量化与提炼，形成了数学流行病学。流行病学被许多学科所采用，派生了药物流行病学、职业流行病学、环境流行病学、临床流行病学等诸多分支。其中临床流行病学又包括肿瘤流行病学、心血管流行病学、糖尿病流行病学等。总之，流行病学分支越来越多、越来越细，发展迅速，应用广泛。

流行病学内容方面主要由研究疾病的分布特点、流行规律、防疫措施拓展到研究疾病监测、病因和卫生行政管理等。病因理论由单因论发展到多因论；因素研究由定性发展到定量；分析方法也相应地发展到多因素分析、分层分析、剂量－效应分析等。

二、研究方法的发展

随着流行病学研究范围不断扩大，其研究方法和技术也在不断发展和完善。首先，由以往针对传染病的单因素研究发展到现在针对非传染病和健康等问题的多因素研究。其次，为了更清晰地揭示疾病或健康状况与有关危险因素间的关系，以往的定性研究已经越来越不能适应要求，定量的研究方法成为必然趋势。另外，一方面随着生化、分子生物学等技术的发展，流行病学研究向更精细、纵深的方向探索；另一方面随着计算机技术和多元统计分析方法的飞跃发展，流行病学研究向大规模、多层次的宏观方向扩展，尤其是国际通用计算机软件如 SAS、EPI Info 和 SPSS 等近年来在流行病学领域广泛应用，使医学研究的信息量及样本量大大增加，极大地提高了研究效率。

自测题

一、A型选择题

1. 流行病学的主要任务是
   A. 研究传染病在人群中的分布
   B. 研究非传染病在人群中的分布
   C. 研究疾病与健康在人群中的分布
   D. 研究病因
   E. 研究慢性病在人群中的分布和影响分布的因素

2. 流行病学研究的终极目标是
   A. 研究慢性病在人群中的分布和影响分布的因素
   B. 研究病因
   C. 预防、控制和消灭疾病及促进健康
   D. 研究疾病与健康在人群中的分布
   E. 消灭传染病

3. 流行病学的研究范围是
   A. 慢性病
   B. 传染病
   C. 健康
   D. 亚健康
   E. 一切疾病和健康状态

4. 流行病学的研究方法包括
   A. 描述性研究、分析性研究、实验性研究
   B. 观察性研究、实验性研究、理论性研究
   C. 描述性研究、临床试验、人群现场试验
   D. 分析性研究、实验性研究、理论性研究
   E. 人群现场试验、描述性研究、分析性研究

5. 可以人为地控制条件，直接验证可疑病因与疾病之间是否为因果关联的方法是
   A. 分析性研究
   B. 描述性研究
   C. 实验性研究
   D. 理论性研究
   E. 病例对照研究

6. 关于流行病学的发展下面描述正确的是
   A. 流行病学是在同传染病的斗争中发展起来的，所以其研究领域局限于传染病
   B. 研究病因是流行病学的主要任务和终极目标
   C. 流行病学的研究范围扩大到预防、控制和消灭疾病及促进健康
   D. 流行病学研究一切疾病与健康状态在人群中的分布及其影响因素
   E. 流行病学研究领域不断扩大，研究方法和技术也在不断发展和完善

7. 对病因不明的疾病，描述性研究的主要任务是
   A. 确定病因
   B. 验证病因
   C. 寻找病因线索
   D. 检验病因
   E. 分析危险因素

8. 由于实验性研究是以人作为研究对象，所以需慎重考虑
   A. 医德问题
   B. 研究对象的样本量
   C. 研究工作的持续时间
   D. 开展研究工作的地区
   E. 实验对照的选择

9. 由果到因的研究方法是
   A. 现况调查
   B. 队列研究
   C. 病例对照研究
   D. 横断面研究
   E. 实验性研究

10. 关于流行病学实验性研究，下述错误的是
    A. 属于前瞻性研究
    B. 研究方向由因及果
    C. 评价指标是 *RR* 或 *OR*
    D. 随机分组
    E. 可以人为地控制条件

二、名词解释

1．流行病学　2．疾病自然史　3．临床流行病学　4．描述性研究　5．分析性研究

三、问答题

1．试述流行病学的三大任务。

2．试述流行病学的主要用途。

（周恒忠）

第十二章

疾病的分布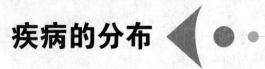

1. 掌握疾病的三间分布。
2. 熟悉疾病流行强度。
3. 了解疾病分布的常用测量指标。
4. 略述疾病三间分布的综合描述。

 案例 12-1

根据表 12-1 回答相关思考题。

表 12-1 2003 年全国 SARS 确诊病例职业别发病率

职业	发病人数	职业人口数（万人）	发病率（1/100 万）
医务人员	405	430.49	94.08
离退人员	412	4347.00	9.48
学生	281	22 525.00	1.25
农民	177	45 377.00	0.39
干部职员	266	3354.00	7.93
家务待业	222	7385.00	3.01
商业人员	147	6460.00	2.28

思考题：
SARS 高发的职业是什么？为什么？

第一节 疾病分布的常用测量指标

了解疾病与健康状态分布的特点是流行病学的首要任务。疾病与健康状态分布是指疾病或健康状态在不同人群、不同时间、不同地区的存在方式及其发生、发展规律。疾病与健康状态分布是描述性研究的主要内容，也是进行分析性研究的基础。通过现场调查，广泛收集资料，在科学归纳和分析比较的基础上，全面系统地描述疾病和健康状态在不同时间、不同地区和不同人群中的频率及分布特征是流行病学认识疾病与健康状态的基础和起点，进而探索流行规律及其影响因素，为制定防制疾病及促进健康的策略和措施提供科学依据。

定量研究人群中的疾病与健康状态是描述流行病学的基本任务。流行病学用相对数来描述疾病与健康状态的分布特征，常用的有比例、相对比和率三类指标。

（1）比例：是指分子包含于分母的分数，表示为 A/（A＋B），取值范围为 0～1，分子与分母来源于同一人群。可分为以下两种情况。

1）概率性比例：以在特定时间一定范围内人口数为分母，研究者所关注的疾病或健康事件在特定时间内发生的实际数量为分子，反映人群中疾病或健康事件的发生频率。如发病率、患病率、累积发病率、感染率等。

2）构成比：即某事件内部各个组成部分所占的比重，不是概率或强度指标。假定某事件由 A、B、C、D 等 n 个部分组成，其中 D 占总体 n 的比重可以表示为 D/n。常以百分数表示，如性别构成比、职业构成比、发病或死亡构成比等。

（2）相对比：是分子不包含于分母的分数，明显不同于比例，以 A/B 表示，反映两个独立的、互不包含事件的相对数量关系，说明 A 事件为 B 事件的倍数或百分之几。两个事件的单位可以相同，也可以不同。分子和分母可以是比例、比或率，流行病学研究中常用的相对比有发病率比、死亡率比等。

（3）率：是指描述离散事件某变量在单位时间内的瞬时改变量，反映事件发生的强度或密度。计算时分子是事件发生数，分母为人时数（观察人数乘以观察时间数），而非实际观察人数。流行病学调查研究中常用的发病密度、死亡密度等属于此类指标。而通常所用的发病率、患病率分母为人数而非人时数，注意区别。

下面从发病与患病频率、死亡频率两个方面介绍疾病和健康状态的测量指标。

一、发病与患病频率

（一）发病率

1. 定义　发病率（incidence rate）是指一定期间内，一定范围人群中某病新病例出现的频率。计算公式为：

$$发病率 = \frac{一定时间内某人群中某病新病例数}{同期该人群暴露人口数} \times K \qquad （公式 12-1）$$

K 可以是 100%，1000‰，10000/ 万，100000/10 万。

2. 计算发病率需考虑的因素

（1）新发病例数：即观察时间内的新发病例总数。若在观察期间内一个人多次发病时，则应计为多个新发病例数，如流感、腹泻等疾病在 1 年中可多次罹患。对难以确定发病时间的一些疾病可将初次诊断的时间作为发病时间，如恶性肿瘤、精神疾病等。

（2）观察时间：一般以 1 年为观察时间。

（3）暴露人口数：暴露人口是指在观察期内某地区人群中有可能发生该观察疾病的人数。对那些因患病或接受预防接种而在观察期内不可能患该病的人不应计入暴露人口，如在计算麻疹的发病率时，已患麻疹者或有效接种麻疹疫苗者不能计入分母。

（4）发病专率：可以按照不同人群、时间、地区的特征计算发病专率（specific incidence rate），但要注意分子和分母应来自同一总体。如麻疹发病率、女性乳腺癌发病率等。不同人群、地区的发病率资料由于年龄、性别等因素构成不同，不能直接进行比较，应采用标化发病率或发病专率进行比较。

（二）罹患率

罹患率也是测量某人群某病新病例发生频率的指标，多用于暴发，通常指在某一局限范围、短时间内的发病率。其计算公式与发病率相同，但它的观察时间较短，可以日、周、旬、月为单位，使用比较灵活，可理解为小范围短时期内的发病率。它的优点是能根据暴露程度较精确地测量发病频率，在食物中毒、职业中毒或传染病的暴发及流行中，经常使用该指标。计算公式为：

$$罹患率 = \frac{观察期间内某病新病例数}{同期暴露人口数} \times K \qquad （公式 12-2）$$

K 的取值常为 100%，1000‰。

（三）续发率

续发率也称二代发病率，指在传染病最短潜伏期到最长潜伏期之间，易感接触者中发病人数占所有易感接触者总数的百分比。计算公式为：

$$续发率 = \frac{潜伏期内易感接触者中发病人数}{易感接触者总人数} \times 100\% \qquad （公式 12-3）$$

常用于家庭内、病房、集体宿舍、托儿所、幼儿园班组中发生传染病时的流行病学调查。第 1 个病例出现后，在该病最短与最长潜伏期之间出现的病例称续发病例，又称二代病例。应注意在进行续发率的计算时，须将原发病例从分子及分母中去除。对那些在同一家庭中来自家庭外感染、短于最短潜伏期或长于最长潜伏期者均不应计入续发病例。续发率可用于比较传染病传染力的强弱，分析传染病流行因素及评价卫生防疫措施的效果。

（四）患病率

1. 定义　患病率（prevalence rate）也称现患率，是指某特定时间内总人口中某病新旧病例所占的比例。患病率可按观察时间的不同分为时点患病率和期间患病率两种。通常时点患病率的观察时间不超过 1 个月。而期间患病率所指的是特定的一段时间，通常为数月，但调查时间应尽可能短。公式如下：

$$时点患病率 = \frac{某一时点某人群中某病新旧病例数}{该时点人口数} \times K \qquad （公式 12-4）$$

$$期间患病率 = \frac{某观察期间某人群中某病的新旧病例数}{同期的平均人口数} \times K \qquad （公式 12-5）$$

K 可以是 100%，1000‰，10000/ 万，100000/10 万。

2. 影响患病率的因素

（1）影响患病率升高的主要因素包括：①新病例增加（即发病率增高）；②病程延长；③未治愈者的寿命延长；④病例迁入；⑤健康者迁出；⑥易感者迁入；⑦诊断水平提高；⑧报告率提高。

（2）影响患病率降低的主要因素包括：①新病例减少（即发病率下降）；②病死率升高；③病程缩短；④治愈率提高；⑤健康者迁入；⑥病例迁出。

3. 患病率与发病率、病程的关系　当某地某病的发病率和该病的病程在相当长时间内保持稳定时，患病率取决于两个因素，即发病率和病程。患病率、发病率和病程三者的关系是：

$$患病率（P）= 发病率（I）\times 病程（D） \qquad （公式 12-6）$$

二、死亡频率

（一）死亡率

死亡率表示在一定期间内，某人群中总死亡人数在该人群中所占的比例。是测量人群死亡危险最常用的指标。其分子为死亡人口数，分母为该人群年平均人口数。观察时间常以年为单位。公式如下：

$$死亡率 = \frac{某年某人群总死亡人数}{同年该人群平均人口数} \times K \qquad （公式12-7）$$

根据上式计算得出的死亡率也称粗死亡率。不同地区死亡率进行比较时，由于人口、性别、年龄构成不同，而存在人口构成差异。为消除人口构成不同对死亡率造成的影响，需将死亡率进行标化后才可进行比较，标化后的死亡率称为标化死亡率或调整死亡率。

死亡率是反映一个人群总死亡水平的指标，用于衡量某一时期，某一地区人群死亡危险性的大小。它既可反映一个地区不同时期人群的健康状况和卫生保健工作的水平，也可为该地区卫生保健工作的需求和规划提供科学依据。

（二）病死率

病死率（fatality rate）表示一定时期内因某病死亡者占该病患者的比例，表示某病患者因该病死亡的危险性。公式如下：

$$病死率 = \frac{某时期内因某病死亡人数}{同期某病的患者数} \times 100\% \qquad （公式12-8）$$

病死率表示某个疾病确诊患者的死亡概率，它可反映疾病的严重程度，也可反映医疗水平和诊治能力，常用于急性传染病，较少用于慢性病。值得注意的是病死率与死亡率不同，死亡率计算时分母为平均人口数，包括了所研究疾病的患者和非患者，而病死率的计算只与所研究疾病的患者有关。

> ➤ 考点：疾病分布的常用测量指标。

第二节 疾病流行强度

疾病流行强度指在一定时期内，某病在某地区某人群中发病率的变化及其病例间的联系程度。常用散发、暴发、流行及大流行表示，以发病率描述某种疾病在某地区人群单位时间内新发病例数量的变化特征，进而确定采取常规防制对策还是启动应急预案。

一、散发

散发是指发病率呈历年的一般水平，各病例间在发病时间和地点上无明显联系，表现为散在发生。散发一般是对于范围较大的地区而言。确定散发时多与当地近3年该病的发病率进行比较，如当年发病率未明显超过既往平均水平称为散发。

二、暴发

暴发是指在一个局部地区或集体单位中，短时间内突然出现很多症状相同的患者。这些人多有相同的传染源或传播途径。大多数患者常同时出现在该病的最短和最长潜伏期之间，如托幼机构的麻疹、手足口病、腮腺炎、甲型病毒性肝炎等疾病的暴发。

三、流行

流行是指在某地区某病发病率显著超过该病历年发病率水平。相对于散发，流行出现时各病例之间呈现明显的时间和空间联系，如 2009 年甲型 H1N1 流感的流行表现出明显的人与人之间的传播关系和地域间的播散特征。疾病的发病率高于当地平均发病率的 3 ~ 10 倍。当某地出现某种疾病的流行时，提示当地可能存在共同的传播因素。

四、大流行

某病发病率显著超过该病历年发病率水平，疾病蔓延迅速，涉及地区广，在短期内跨越省界、国界，甚至洲界，形成世界性流行，称为大流行。疾病世界大流行的危险始终存在，如流行性感冒、霍乱就有过多次世界性大流行。随着世界经济的快速发展，交通日益便捷，人群与物资流动的频度和速度之高是空前的，由此导致病原体和传染源的快速移动会使某种疾病短时间传遍全球。因而疾病大流行的危险始终存在，要提高认识，警钟长鸣。

➤ 考点：疾病流行强度。

课程思政

英国亚姆村黑死病的故事

17 世纪中期欧洲爆发烈性传染病——黑死病。不到一年，欧洲人口减少了一半。而英国以伦敦为中心的中南部是重灾区，但非常奇迹的是英国的北部却幸免于难，神奇究竟在哪里呢？可观看视频《英国亚姆村黑死病的故事》。

第三节　疾病的三间分布

由于致病因子、人群特征以及自然、社会环境等多种因素综合作用的影响，疾病在不同人群、不同地区以及不同时间流行强度不一，存在状态也不完全相同。疾病的分布既反映了疾病本身的生物学特性，也集中体现了与疾病有关的各种内外环境因素的效应及其相互作用的特点。疾病的流行特征通过疾病在人群、时间、地区的分布得以表现。疾病分布是流行病学研究的重要内容，是描述性研究的核心，是分析性研究的基础，是制定疾病防制策略和措施的依据。

一、疾病的人群分布

人群的一些固有特征或社会特征可构成疾病或健康状态的人群特征，这些特征包括：年龄、性别、职业、种族和民族、婚姻与家庭、行为生活方式、宗教信仰、流动人口等。研究这些相关特征，有助于探讨疾病或健康状态的影响因素或流行特征。

（一）年龄

年龄是人群最主要的人口学特征之一，几乎所有疾病的发生及发展均与年龄有相当密切的关系。一般来说，慢性病有随年龄增长发病率随之增加的趋势（如乳腺癌，图 12-1），急性传染病有随年龄的增加发病率下降的趋势。婴幼儿易患急性呼吸道传染病。出生后 6 个月内的婴儿体内因具有从母体获得的抗体，一般不易患传染病；但随着年龄增长，从母体获得的抗体逐渐减弱或消失，易患某些急性呼吸道传染病，如麻疹、百日咳、腮腺炎等。由于计划免疫的实施，急性传染病感染的年龄模式发生了变化。如麻疹发病高峰后延，可发生于大龄儿童、新入学的大学生、新入伍的战士中，且症状往往比年幼者重或不典型。风疹常见于青年人，军团病多见于老年人。随着致病因子的变化，疾病的年龄分布也在动态变化。如恶性肿瘤有年轻化趋势，尤其是肺癌、乳腺癌等；一些慢性病呈现发病年龄前移现象，尤其是糖尿病和高血压等。

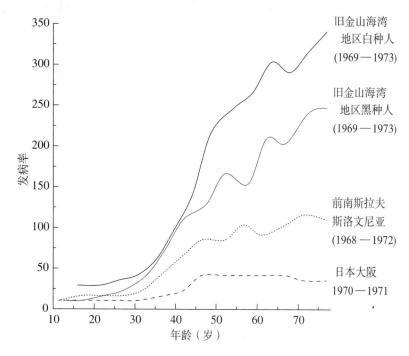

图 12-1　四组不同人群女性乳腺癌年龄别发病专率

（二）性别

　　某些疾病的死亡率与发病率存在着明显的性别差异，这种疾病的性别差异与男、女性的遗传特征、内分泌代谢、生理解剖特点和内在素质的不同以及致病因子暴露的特点有关。如在同年龄组中女性患心脏病的概率低于男性，这与妇女具有较高的雌激素水平有关。而多数疾病发生率的性别差异与暴露机会和暴露水平有关，如肺癌，男女发病率不同是由于男性吸烟者所占比例高于女性所致。通过疾病性别差异的分析，有助于探讨致病因素。

（三）职业

　　某些疾病的发生与职业密切相关，由于机体所处职业环境中的致病因素，如职业性的精神紧张程度、物理因素、化学因素及生物因素的不同可导致疾病分布的职业差异。石棉工人中间皮瘤、肺癌及胃肠癌的发生率高于其他职业人群。生产联苯胺染料的工人易患膀胱癌。矿工、建筑工人及农民易发生意外伤害和死于外伤。医务人员罹患经血液、呼吸道传播疾病的危险性高于一般人群。

（四）种族和民族

　　种族和民族是长期共同生活并具有共同生物学和社会学特征的相对稳定的群体。不同种族或民族由于长期受一定自然环境、社会环境、遗传背景的影响，如社会经济状况、风俗和生活习惯、遗传易感性，以及医疗卫生水平的影响等，疾病分布也显示出了差异性。黑种人中镰状细胞贫血发病率高于其他人群，中国人的鼻咽癌发病率高于其他地区人群，提示遗传因素的作用。日本人的胃癌发病率高于美国人，但移居美国后的日本人发病率降低，表明行为生活方式发挥重要作用。美国各族群的婴儿死亡率不同，黑种人高于白种人。

（五）婚姻与家庭

婚姻与家庭状况对人群健康状况有明显影响。国内外的许多研究证实，离婚者全死因死亡率最高，丧偶及独身者次之，已婚者最低。可见离婚、丧偶对精神、心理和生活的影响明显，可能是导致高发病或高死亡的主要原因。婚姻状况对女性健康有明显影响。婚后的性生活、妊娠、分娩、哺乳等对女性健康均有较大的影响。已婚妇女宫颈癌发病率显著高于单身妇女，未婚女性和高龄分娩者易患乳腺癌，而初次足月妊娠的年龄越小，妇女乳腺癌的发病率越低。近亲婚配使先天性畸形及遗传疾病增加，并可造成流产、早产和子女的夭折早亡，严重影响人口素质。

（六）行为生活方式

人类各种疾病的发生与其行为密切相关，健康行为有益于促进人群健康水平，吸烟、酗酒、吸毒、性乱等不良行为可增加某些疾病发生的危险。国内外研究显示吸烟与多种疾病的发生有密切关系，吸烟者的肺癌、喉癌、咽癌、食管癌、膀胱癌等疾病的死亡率均高于不吸烟者，而且存在剂量-反应关系。饮酒是肝硬化、高血压、脑出血等疾病的危险因素。有学者报道，每日饮酒量在 50 g 以上者，发生脑出血的危险性是不饮酒者的 6.8 倍。吸毒、不良性行为是性传播疾病的主要传播途径，如我国艾滋病的传播途径中不良性行为及静脉注射吸毒为主要传播方式。

（七）宗教信仰

宗教信仰对人群生活方式会产生一定影响，不同人群因宗教信仰不同，其生活方式也有明显差异，疾病的分布频率也呈现显著的差别。如犹太教有男性自幼"割礼"的教规，因此犹太人群中男性阴茎癌和女性宫颈癌发病率较低。伊斯兰教信徒不食猪肉，所以免除了患猪带绦虫病的危险。

（八）流动人口

我国正处于城市化进程中，流动人口较多，其具有生活和卫生防病条件差、人群免疫水平低、预防医疗组织不健全、流动性强等特点，对传染病在城乡间的传播起着纽带作用，是疾病暴发的高危人群。如疟疾、霍乱、鼠疫等的暴发多发生于流动人口中。流动人口是传染病特别是性传播疾病的高危人群，也是儿童计划免疫工作难于开展的特殊群体，故易形成儿童少年相关疾病高发态势，如麻疹、甲型肝炎等疾病的暴发，应重点关注。

二、疾病的时间分布

疾病频率随着时间的推移呈现出动态变化，这是由于随人群所处的自然环境、社会环境、生物学环境等因素的改变所致。通过疾病的时间分布可了解疾病的流行规律，为疾病的病因研究提供重要的线索，验证可疑的致病因素与疾病发生的关系，通过防制措施实施前后疾病频率的变化评价其效果。疾病的时间分布特征与变化规律可以从短期波动、季节性、周期性、长期趋势等几个方面进行归纳与描述。

（一）短期波动

短期波动一般是指持续几天、几周或几个月的疾病流行或疫情暴发，是疾病的特殊存在方式。其含义与暴发相近，区别在于暴发常用于少量人群，而短期波动常用于较大数量的人群。短期波动一般具有比较确定的原因，多数情况下是由于大量人群同时或持续暴露于某共同致病因素，致使人群中疾病的病例数在短时间内迅速增多。如集体食堂的食物中毒（图 12-2）、伤寒、痢疾和麻疹的暴发或流行，以及化学毒物中毒等。自然灾害、环境污染以及社会政治、经济、文化因素等也可导致疾病的短期波动。传染病和非传染病均可表现有暴发或短期波动。

（二）季节性

疾病在一定季节内呈现发病率增高的现象称为季节性。季节性是疾病非常重要的流行病学

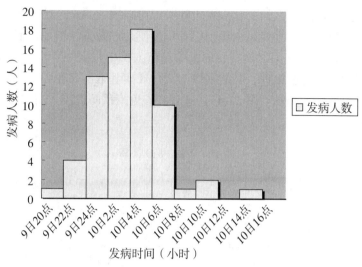

图 12-2　某单位食物中毒的时间分布

特征，许多疾病发病率呈现季节性升高和降低交替的特点。季节性有以下两种表现形式。

1．严格的季节性　在某些地区以虫媒传播的传染病发生有严格的季节性，发病多集中在少数几个月内，其余月份没有病例的发生，如我国北方地区流行性乙型脑炎发病高峰在夏秋季，其他季节无病例出现（图 12-3）。

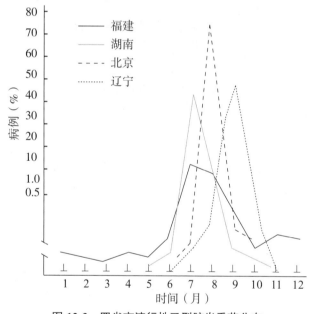

图 12-3　四省市流行性乙型脑炎季节分布

2．季节性升高　指一年四季均发病，但仅在一定月份发病率升高。如肠道传染病和呼吸道传染病，全年均有病例发生，但肠道传染病多见于夏秋季，而呼吸道传染病在冬春季高发。非传染病也有季节性升高的现象。如克山病，在东北、西北病区各型克山病患者多集中出现在 11 月—次年 2 月，占全年总发患者数的 80% ~ 90%，而西南病区却以 6—8 月为高峰，表现有明显的季节性。冠心病的发病和死亡均有季节性升高倾向，北京地区的急性心肌梗死死亡多发生于冬春季。出生缺陷也表现有季节性波动。国外研究报道，英、美、德、以色列等国无脑畸形在冬季多见；而北京、天津地区研究报告中枢神经系统缺陷在 9—10 月出现明显的高峰。但乙型病毒性肝炎、麻风、梅毒等传染病的季节性并不明显。

（三）周期性

疾病的周期性是指疾病频率按照一定的时间间隔，有规律地起伏波动，每隔若干年出现一个流行高峰的现象。疾病周期性的变化多见于呼吸道传染病，如流行性感冒、流行性脑脊髓膜炎、百日咳、水痘、白喉等。主要是由于易感者积累使人群易感性增加，形成发病率增高的现象。如麻疹，麻疹疫苗普遍使用以前，我国大中城市人群中每隔一年流行一次，但1965年对麻疹易感者实施了大面积疫苗接种，其周期性的流行规律基本不存在，但可观察到一定程度的周期性波动，甚至出现疫情暴发（图12-4），这对麻疹免疫预防提出了更深层次的要求。

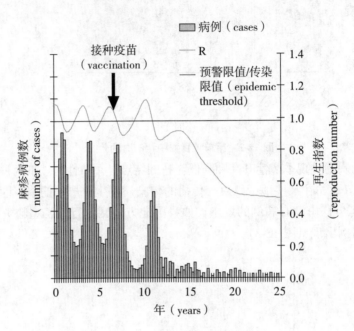

图 12-4　疫苗接种前后麻疹周期性流行变化图

（四）长期趋势

　　长期趋势也称长期变异或长期变动，是指在一个比较长的时间内，通常为几年或几十年，疾病的临床特征、分布状态、流行强度等方面发生的变化。有些疾病可表现出几年或几十年发病率持续上升或下降的趋势。

三、疾病的地区分布

　　疾病的分布特征与一定地域空间的自然环境、社会环境等多种因素密切相关。如地形、地貌、气温、风力、日照、雨量、植被、物产、微量元素等自然条件，以及社会环境中的政治、经济、文化、人口密度、生活习惯、遗传特征等。疾病在不同地区的分布特征反映出致病因子在这些地区作用的差别，其根本的原因是疾病危险因素的分布和致病条件不同。

　　疾病的地区分布可采用行政区划法对资料进行归纳和分析。在世界范围内可以洲、区域、国家等为单位，在一个国家可以省、市、县、乡等行政区域来划分，但往往人为划定的行政区域与自然环境因素的分布并不吻合，可能掩盖自然环境条件与疾病分布的内在生态关系。另一种方法是自然景观法，依山区、平原、湖泊、河流、草原及森林等自然边界或空间范围来收集和归纳资料。显然，这种方法能够比较好地揭示自然环境与疾病地区分布的关系，并能反映当地居民共同或独特的文化传统、风俗习惯和遗传背景的作用，以凸显致病因子的作用，但这种方法资料来源和调查实施的可行性较差。

　　疾病分布表现为国家间及国家内不同地区的分布和城乡分布的差别，某些疾病存在地区聚集性。

（一）国家间及国家内不同地区的分布

1. 疾病在不同国家的分布　某些疾病呈世界范围流行，但不同国家间流行强度差异较大。传染病和慢性非传染性疾病均可呈现国家间分布的差异性。如艾滋病已在全球广泛流行，但在撒哈拉南部非洲，人类免疫缺陷病毒（HIV）感染者占全球感染人数的2/3；霍乱多见于印度；病毒性肝炎在我国和亚裔人群高发。日本的胃癌及脑血管疾病的标化死亡率或年龄别死亡率居世界首位，而其乳腺癌、大肠癌及冠心病的标化死亡率或年龄别死亡率则最低。肝癌多见于亚洲、非洲，乳腺癌（表12-2）、肠癌多见于欧洲、北美洲。有些疾病只发生于世界某些地区。如黄热病只在非洲及南美洲流行。

表 12-2　世界若干国家与地区（1969—1973）女性乳腺癌年龄标化发病率（1/10 万）

国家与地区	发病率
阿拉美达（白种人）	76.1
夏威夷（夏威夷人）	66.2
萨斯喀彻温（加拿大）	62.8
以色列	60.8
萨尔区（德国）	50.6
爱沙尔（苏格兰）	50.1
挪威	49.6
丹麦	49.1
新墨西哥（美国）	32.4
萨拉戈萨（西班牙）	30.6
古巴	28.0
波多黎各（海地）	25.4
孟买	20.1
克拉科	19.6
布拉瓦约（南非黑种人）	13.8
大阪（日本）	12.1

2. 疾病在同一国家内不同地区的分布　疾病在同一国家不同地区的分布存在明显差别。如我国血吸虫病仅限于长江以南的地区。鼻咽癌多见于广东省；食管癌在河南省林州市高发；肝癌以江苏省启东高发；原发性高血压北方高于南方。我国HIV感染在新疆、云南、广东、广西、河南等省、自治区高发。

（二）城乡分布

由于生活条件、卫生状况、人口密度、交通条件、工业水平、动植物的分布等情况不同，因此在疾病的病种、死因顺位、发病率或死亡率等均表现出明显的城乡差异。

1. 城市　城市人口密度大、居住面积狭窄、人口流动性大和交通拥挤等，导致呼吸道传染病较易传播，如水痘、流行性脑脊髓膜炎和流行性感冒等常在大城市发生流行。城市的出生率相对稳定，青壮年所占比例较大，特别是大量农村人口涌入城市，使城市始终保持一定数量的某些传染病的易感人群，导致某些传染病可常年发生，并可形成暴发或流行，也常常呈现周期性流行的特点。城市工业较集中，车辆多，空气、水、环境较易受到污染，慢性病患病率明显较高，如高血压、肺癌及其他肿瘤的发病率城市高于农村。与空气污染或噪声有联系的职业性因素所致的疾病也多见于城市。城市的供水、排水设施完善，管理健全，饮用水的卫生水平较高，因此肠道传染病的流行受到限制；另外，城市中医疗卫生水平高，设施集中，医疗保健制度较健全，所以肠道传染病发病率较低，且疫情容易得到及时的控制。

2．农村 由于农村人口密度低，交通不便，与外界交往相对较少，呼吸道传染病不易流行，然而一旦有传染病传入，便可迅速蔓延，引起暴发和流行。农村卫生条件较差，人群更接近自然环境，所以肠道传染病、虫媒传染病及自然疫源性疾病，如痢疾、疟疾、流行性出血热、钩端螺旋体病等较易流行。一些地方病如地方性甲状腺肿、氟骨症等在农村的发病率高于城市。

近些年农村经济和人群生活水平发生了很大的改变，乡镇企业得以迅速发展，但发展的同时也导致农村的环境污染加剧。一些疾病如高血压、糖尿病和肿瘤发病率出现上升趋势。农村劳动强度大，劳动条件和防护条件较差，职业中毒和职业伤害时有发生。农村人口不断在城乡间的流动，也导致一些传染病发病率在城乡间的差异减小或消失。

（三）地区聚集性

患病或死亡频率高于周围地区或高于平时的情况称为聚集性。若某疾病表现为地区聚集性，提示致病因子存在，致病条件具备。研究疾病地区分布的聚集性对探讨病因、采取相应的预防策略和防制措施具有十分重要的意义。

1．地方性 由于自然因素或社会因素的影响，某种疾病经常存在于某一地区或只在一定范围人群中发生，而并非自外地输入时称为地方性。一般可有三种类型。

（1）统计地方性：由于生活条件、卫生条件和宗教信仰等社会因素使某一地区某些疾病发病率长期显著高于其他地区，与该地自然环境关联甚微，称统计地方性。如痢疾等肠道传染病流行，常发生于卫生条件和经济条件差、人群卫生习惯不良的地区。

（2）自然地方性：某些疾病受自然环境的影响只在某一特定地区存在的情况称为自然地方性。包括两种情况：一类是该地区有适合于某种病原体生长发育和传播媒介生存的自然环境，使该病只在这一地区存在，如血吸虫病和丝虫病等。另一类是疾病与自然环境中的微量元素分布有关，如地方性甲状腺肿和地方性氟中毒等。局限于某些特定地区内相对稳定并经常发生的疾病，也称地方病。广义上，由各种原因所致的具有地区性发病特点的疾病均属地方病，这类疾病表现为经常存在于某一地区或人群，并有相对稳定的发病率。一般意义上，地方病是一类由于自然地理环境中人体正常代谢所需的某些微量元素过多或者缺乏所致的疾病。如地方性氟中毒、地方性砷中毒、碘缺乏病、大骨节病等。

（3）自然疫源性：某些疾病的病原体在繁衍过程中不依赖于人，而在野生动物或家畜中传播，人是偶尔介入该环节时受到感染。这种情况称为自然疫源性，这些疾病称为自然疫源性疾病，如鼠疫、流行性出血热和森林脑炎等。

2．输入性疾病 又称外来性疾病，凡本国或本地区不存在或已消灭的传染病，从国外或其他地区传入时，称为输入性传染病。如艾滋病是在 20 世纪 80 年代初期由国外传入我国的。

四、疾病三间分布的综合描述

在流行病学研究和疾病防制实践中，应对患者人群、时间和地区分布资料进行综合分析，为全面获取有关病因线索、确定流行因素及制定防制对策提供依据；仅就某一个方面进行分析，尽管所述问题明确具体，但无法得出疾病流行状况的全貌，从而影响防制对策的制定。因此，在流行病学研究和疾病控制实践中，常可根据研究目的和实际需要选用人群、时间和地区的不同组合形式对分布资料进行综合分析。譬如，在暴发疫情的调查过程中，为了判断暴露时间和流行因素，常采用时间和地区或时间和人群相结合的分析方法，为深入认识疾病的分布特征和传播特点，进一步确定感染时间、流行因素、传播途径、播散范围等提供有力的依据。

移民流行病学是进行综合描述的一个典型。移民是指由原来居住地区迁移到其他地区，包括国外或国内不同省、市、自治区的现象。由于居住地变迁，气候条件、地理环境等自然因素的变化，生活方式、风俗习惯等社会因素的差异，移民人群疾病频率会发生程度不同的变化。移民流行病学是探讨疾病病因的一种方法。它是通过观察疾病在移民、移居地当地居民及原居地人群间的发病率或死亡率的差异，从而探讨疾病的发生与遗传因素或环境因素的关系。移民流行病学常用于肿瘤、慢性病及某些遗传病的病因和流行因素的探讨。

近百年来日本人移居美国者甚多，两国人民生活习惯、地理环境不同，因此研究日本移民的流行病学资料较多，现以表 12-3 所示资料为例。日本为胃癌高发区，而美国则是低发区，如以日本人胃癌死亡率为 100，可见非美国出生的日本移民为 55，在美国出生的日本移民为 48，而美国白种人为 18。日本移民胃癌死亡率高于美国白种人，而低于原居住国日本人，说明环境因素与胃癌的发生关系较大。同样，日本移民宫颈癌和脑血管疾病的死亡率远远低于日本本国人，而与美国白种人较接近。日本移民一旦脱离原住国环境，则宫颈癌和脑血管病的死亡率下降，说明环境因素与疾病联系较大。

表 12-3　日本人、在美国的日本移民、美国白种人一些疾病死因的标化死亡率比较（1959—1962）

疾病	日本人	日本移民		美国白种人
		非美国出生	美国出生	
食管癌（男）	100	132	51	47
胃癌（女）	100	55	48	18
肠癌（男）	100	374	288	489
乳腺癌（女）	100	166	136	591
宫颈癌	100	52	33	48
脑血管疾病	100	32	24	37
动脉硬化性心脏病	100	226	165	481

➢ 考点：疾病的三间分布。

● 自测题 ●

一、A 型选择题

1. 某城市暴发一新传染病，反映该病流行严重程度的指标是
   A. 发病率
   B. 患病率
   C. 死亡率
   D. 病死率
   E. 罹患率

2. 下列调查中可获得发病率指标的是

A. 对住院患者的调查
B. 对社区人群的调查
C. 对专科医院患者的调查
D. 对所有患者的调查
E. 对死亡病例的调查

3. 说明某现象发生强度的指标为
   A. 构成比
   B. 相对比

C．定基比

D．率

E．比

4．构成比用来反映

 A．某现象发生的强度

 B．两个同类指标的比

 C．某事物内部各部分占全部的比重

 D．某一现象在时间顺序的排列

 E．某病危害的严重性

5．关于相对数的论述，下列说法正确的是

 A．计算相对数时，分母的例数不应太少

 B．构成比和率都是相对数，因此其表示的实际意义是相同的

 C．若要将两个率合并，将各组率相加求和即可

 D．任何资料间都可进行率的直接比较

 E．相对数是指分子不包含于分母的分数

6．欲了解某地 35 岁及以上人口肥胖情况，抽样调查了 13 549 人，其中 1665 人患有肥胖，则 1665/13549×100% = 12.29%。该计算结果属于

 A．率

 B．标准化率

 C．构成比

 D．相对比

 E．比

7．某医院某日门诊患者数为 1000 人，其中内科患者 400 人。求得的 40% 是指

 A．率

 B．构成比

 C．相对比

 D．绝对数

E．治愈率

8．一个单位突然在一天内发生食物中毒病例数百名，此种情况称

 A．暴发

 B．散发

 C．流行

 D．大流行

 E．暴发流行

9．现况调查结果常用的指标为

 A．发病率

 B．死亡率

 C．患病率

 D．病死率

 E．治愈率

10．疾病流行是指

 A．某病在某地区的发病水平明显超过其他地区

 B．患病率大于 10%

 C．某种疾病的发病水平明显超过往年同期发病水平

 D．呼吸系统疾病的季节性升高

 E．发病率大于 10%

11．反映疾病严重程度的指标是

 A．发病率

 B．病死率

 C．死亡率

 D．感染率

 E．患病率

12．下列不属于疾病的时间分布变化规律的是

 A．短期波动

 B．季节性

 C．周期性

 D．不定期波动

 E．长期趋势

二、名词解释

1．发病率　2．患病率　3．死亡率　4．病死率　5．散发　6．暴发　7．流行
8．大流行　9．季节性　10．周期性　11．自然疫源性　12．地方病

三、问答题

1．比较发病率与患病率的区别及联系。

2．比较死亡率与病死率的区别。

3．以 SARS 为例进行三间分布综合分析。

（周恒忠）

第十三章

流行病学研究方法

======= **第一节 流行病学研究方法概述** =======

流行病学是一门医学应用学科，也是一门医学方法学。按照设计类型分为观察法、实验法和理论法三类，本章着重介绍观察法和实验法。

一、观察性研究

观察性研究（observational study）即观察法（observational method），指不对研究对象施加任何干预措施，观察人群在自然状态下疾病、健康状况及有关因素的分布情况。根据研究对象及研究内容的不同，观察法分为描述性研究和分析性研究两种。

 案例 13-1 ●

伦敦宽街的霍乱流行

1854 年秋季，伦敦宽街暴发霍乱，10 天内死亡 500 多人，暴发后的 6 天内发病严重街道有 3/4 以上的居民离去。英国医生 John Snow 集中精力调查发生疫情的地点和死亡病例，分析结果表明两个不同的供水公司供水区霍乱死亡率相差悬殊。对 1854 年 8 月 31 日至 9 月 2 日 3 天内的 89 例死亡病例做了详细调查并做了死亡病例标点地图，发现死亡病例集中分布在宽街水井周围。根据这种分布特点，John Snow 认为此次霍乱暴发与宽街供水站的水井有密切关系。进一步调查发现该水井被附近一下水道污染。根据这些现象，Snow 提出霍乱病原存在于肠道，随粪便排出污染饮水，人饮用被污染的水而被感染发病。封闭水井后，暴发即告终止。

思考题：

1. 1854 年秋季发生的霍乱流行的原因是什么？

2. 此次霍乱流行时病例分布有何特征？

（一）描述性研究

1. 概念 描述性研究（descriptive study）又称描述流行病学（descriptive epidemiology），是指利用已有资料或对特殊调查的资料包括实验室检查结果，按不同地区、不同时间及不同人群特征分组，把疾病或健康状态的分布情况真实地展现出来，为进一步的流行病学病因研究提供线索。描述性研究是流行病学研究的起点。

> ➤ 考点：描述性研究的概念。

2．特点

（1）描述性研究收集的大多是原始的信息资料。

（2）一般无需设立对照组，仅对人群疾病或健康状况进行客观反映。

（3）描述性研究中也有分析，将收集到的资料按照人群特征分组、比较、分析，提供病因线索。

3．分类　常见的描述性研究有现况研究、生态学研究、疾病监测、筛检等。

（二）分析性研究

1．概念　分析性研究（analytical study）也称分析流行病学（analytical epidemiology），是选择一个特定的人群，对描述性研究提出的病因或流行因素通过分析进一步验证。它与描述性研究最大的区别是设立对照组。

➤ 考点：分析性研究的概念。

2．分类　分析性研究根据设计类型分为病例对照研究和队列研究两种方法。病例对照研究按照是否患病将研究对象分为病例组和对照组，回顾性地收集并比较两组暴露水平有无差别；队列研究按照是否暴露于某因素将研究对象分为暴露组和非暴露组，前瞻性地观察两组发病率有无差别。两种方法的目的均是检验病因假设并估计因素与疾病的关联程度。

➤ 考点：分析性研究的分类。

二、实验性研究

实验性研究（experimental study）又称实验法（experimental method），指对研究对象进行人为干预，直接验证因素与疾病之间是否存在因果关联，也用于评价疾病防制措施的效果。实验法显著的特点是人为控制实验条件，结论更可靠。实验性研究分为临床试验和现场试验两种。

第二节　现况研究

 案例 13-2

幽门螺杆菌与胃癌

幽门螺杆菌（*Helicobacter pylori*，*Hp*）感染与多种上消化道疾病包括胃癌有关。中国幽门螺杆菌科研协作组从 2002 年 1 月至 2004 年 6 月对全国 19 个省、市、自治区一般人群 26 341 人 *Hp* 感染的危险因素、地理差异与 *Hp* 感染率等进行调查。结果显示 *Hp* 的总感染率为 56.22%，广东地区 *Hp* 感染率最低，为 42.01%；西藏 *Hp* 的感染率最高，为 84.62%。成人各年龄组、性别间无差异显著性。*Hp* 感染的危险因素可能与水源、职业、环境、生活条件、教育水平有关。吸烟、饮酒与 *Hp* 感染的关系需进一步研究。该研究数据显示我国一般人群 *Hp* 感染率相对较高，间接粪 - 口传播和生活条件是 *Hp* 感染的重要危险因素，初步结果显示多数在儿童期即被 *Hp* 感染。

思考题：

1．这是一个什么性质的流行病学研究？具体研究方法是什么？

2．本案例的研究对象是如何获得的？收集了哪些资料？进行了哪些分析？

3．本案例研究的意义或作用是什么？

一、现况研究的概念

现况研究又称现况调查，指在某一特定时间对某一特定范围内的人群，以个人为单位收集和描述人群的特征及疾病或健康状况的方法。由所收集的有关特征与疾病或健康状态的资料都是当时的情况而得名。又因它所用的指标主要是患病率，又称为患病率调查（prevalence study）。因所获得的描述性资料是在某一时点或在某一个短暂时间内收集的，客观地反映了这一时点的疾病分布以及人们的某些特征与疾病之间的关联，好似时间上的一个横断面，又称横断面研究（cross-sectional study）。

➤ 考点：现况研究的概念。

二、现况研究的目的和用途

1．了解疾病或健康状况于特定时间、地区及人群的分布特征　即通过对一个地区进行疾病或死亡及居民健康状况的调查、分析，找出该地区危害人群健康和生命最严重的病种和问题，以便确定该地区防病工作的重点和重点人群，为防治疾病提供依据。

2．为病因研究提供线索　现况研究将资料按照各种特征分组，了解人群的某些特征与疾病或健康状态之间的联系，为下一步病因研究提供线索。1988年上海甲肝暴发，通过现况研究发现食用毛蚶与甲肝有密切关联，提示毛蚶为可疑病因。

3．早期发现患者　通过现况研究，可达到早发现、早诊断和早治疗的疾病第二级预防目的。

4．疾病监测　长期系统地收集疾病信息，可以了解疾病发生、发展规律，为疾病的预防提供科学依据。

5．确定机体各项指标的参考值范围　临床医生在了解人体生理、生化、免疫等各项指标的正常值范围的基础上，对就诊者作出是否患病和病情严重程度的判断。机体各项指标的正常值范围的制定，需要应用现况研究的方法，选择一组有代表性的正常人进行测量、计算得出。

三、现况研究的特点

1．属于观察法　研究者只是客观地记录研究对象的情况，没有人为干预。

2．不设立对照　现况研究不事先设立对照组。

3．所用的指标主要是患病率　主要适用于慢性病的调查，不适用于患病率很低的疾病的调查。

4．不能区分暴露与疾病的时间先后关系　疾病或健康状况与发现的某些因素或特征是在一次调查中得到的，因而在病因分析时只能对病因提出初步线索，不能得出有关因果关联的结论。

5．出结果快，花费少。

四、现况研究的种类

根据调查研究的人群范围不同，现况研究可分为普查和抽样调查两种。

（一）普查

1．概念　普查（census）是指在特定时间内对特定范围人群中每一位成员所进行的调查或检查。特定时间应该较短，甚至可能是某时点。一般为 1～2 天或 1～2 周，大规模调查应在 2～3 个月内完成。特定范围人群可指某地区或具有某特征的人群，可以是某居民点的全体居民，也可以是某一地区某年龄组的所有人。

➤ 考点：普查的概念。

2．目的与用途

（1）了解疾病或危险因素的分布情况。如某人群的糖尿病、冠心病、乙型肝炎病毒感染情况等。

（2）了解某人群的健康水平或生长发育情况。如青少年生长发育情况、居民营养调查等。

（3）建立机体各项指标的医学参考值范围。

（4）早期发现患者，以便早期诊断、早期治疗。对于可普查、普治疾病，通过"三早"可提高治愈率，减少病残或减少劳动力丧失。如在女工较集中的工厂开展宫颈癌的普查、普治等。

（5）在疾病暴发或流行时，可利用普查来搜寻全部病例，也可用于了解该病流行的全貌。

3．必备条件

（1）普查的疾病患病率不能太低。

（2）普查一般要求对调查的疾病有比较简易而准确的检测手段和方法，并对调查发现的病例有可靠有效的治疗方法。

（3）普查必须考虑人力、物力和设备条件，有保证完成普查的可行性。

4．优点

（1）普查的调查对象是某人群的全部成员，确定调查对象较简单。

（2）普查能发现被调查人群的全部病例，使其能得到及时治疗。

（3）普查获得的资料能较全面地描述疾病的分布特征，有时还可揭示一定的规律，且不存在抽样误差。

（4）通过普查能普及医学知识，使社区人群对疾病及其防治知识有所了解。

（5）可以同时调查几种疾病。

5．缺点

（1）所获资料比较粗，准确性较差。

（2）由于工作量大，普查难以完成十分细致的工作，难免漏查调查对象。

（3）普查不适用于患病率很低的疾病，也不适用于无简易而准确的诊断方法的疾病。

（4）对于诊断后无法治疗的疾病及在人力、物力不足的情况下，不宜开展普查。

（5）普查耗费人力物力，成本高。

（6）只能获得患病率而得不到发病率资料。

（7）组织工作难度大，因参加调查人员多，调查技术与方法熟练程度不一，调查质量难以控制。

（二）抽样调查

1．概念　抽样调查（sampling survey）指按一定的概率或特定的方法抽取某研究人群中有代表性的一部分人进行调查。

➤ 考点：抽样调查的概念。

2．基本原理

（1）遵循随机抽样原则：用样本信息推断总体特征，要求样本具有好的代表性。而满足样本代表性的条件，则需要采用随机抽样的方法，使每个研究对象有同等的机会被抽中。

（2）样本含量适当：样本含量太少则抽样误差大，用样本信息推断总体特征，可靠性差；样本含量过多则浪费人力、物力、财力，且影响调查质量。

3．抽样方法　在流行病学调查中常用的抽样方法有单纯随机抽样、系统抽样、分层抽样、整群抽样和多级抽样等。

（1）单纯随机抽样（simple random sampling）：又称简单随机抽样。该方法是从总体 N 个研究对象中，利用随机数字表、抽签、抓阄等方法抽取 n 个对象组成样本。

单纯随机抽样是最基本、最简单的抽样方法。该方法简单易行、易被理解，但抽样前需先有一份研究对象的总名单，且名单中的每个个体均有编号。当总体数量大时，编号和抽样工作繁琐，抽到的个体分散，导致资料收集十分困难，可行性小。因此，在大型流行病学调查中的应用受到了限制，但它是理解和实施其他抽样方法的基础。另外，该方法不适用于个体差异很大的研究对象的抽样。

（2）系统抽样（systematic sampling）：又称机械抽样或等距抽样，指按一定比例或一定间隔，机械地每隔若干单位抽取一个单位的方法。

若研究对象已具备某种排序或编号，系统抽样比单纯随机抽样更为简单易行，而且样本在总体中分布均匀，通常抽样误差小于随机抽样，代表性较好。但是，由于抽到的个体分散，导致资料收集十分困难，大型流行病学调查中同样不适合选用此法。此外，若总体的编号有某种规律，且该规律与研究结果有关联，利用该编号进行系统抽样，必然会出现系统误差。

（3）分层抽样（stratified sampling）：指先按影响观察值变异较大的某种特征，把总体分成若干层（组），然后再在每层中进行随机抽样组成样本的方法。

分层抽样可以减少由各层特征不同而引起的抽样误差，是抽样误差最小的抽样方法。

（4）整群抽样（cluster sampling）：指先将总体划分成 K 个群组（如 K 个县、K 个乡、K 个家庭、K 个班级等），以群组作为抽样单位，从中随机抽取部分群组，被抽到的群组中所有成员作为研究对象的抽样方法。

整群抽样的优点是便于组织实施，易为群众接受；抽样和调查均比较方便，节省人力、物力。多用于大规模调查。选择的群组越多，误差越小。缺点是抽样误差较大，需增加样本量。一般情况下，在估算出的样本量的基础上，增加50%的例数。

（5）多级抽样（multistage sampling）：又称多阶段抽样。是进行大规模调查时常用的一种抽样方法，实质上是上述抽样方法的综合运用。

一般流行病学调查多采用先分层后整群的抽样方法，这种方式既利用了分层抽样误差最小的优点，同时兼顾了整群抽样易于组织的长处。一般的做法是，先从总体中抽取范围较大的单元，称为一级抽样单元（如县、市），再从中抽取范围较小的二级单元（如区、街），这就是二级抽样。还可依次再抽取范围更小的单元。如我国进行的营养与慢性病大规模现况研究大多采用此方法。

....

➤ 考点：流行病学调查中常用的抽样方法。

....

4．样本含量的估计　样本含量的大小是在抽样调查中必须考虑的问题，样本含量适当是抽样调查的基本原则，样本过大或过小都不恰当。样本大小主要取决于三个因素：

（1）对调查结果精确度和把握度的要求：容许误差越小，样本含量越大。

（2）预期患病率：如某病的患病率低，则样本含量大。

（3）总体内各变量变异大小：变异越大，样本含量越大。

若抽样调查的分析指标为计数资料，其样本含量可用下式估计。

$$n = \left(\frac{t_\alpha^2 pq}{d^2}\right)$$ （公式 13-1）

式中 n 为样本含量；α 为显著性水平，通常取 0.05；p 为估计现患率；$q = 1 - p$；d 为允许误差，即样本率与总体率之差；t_α 为显著性检验的统计量。

若抽样调查的分析指标为数值变量资料，则应按数值变量资料的样本估计公式来计算，公式如下：

$$n = \left(\frac{t_\alpha s}{d}\right)^2$$ （公式 13-2）

式中 n 为样本含量；α 为显著性水平，通常取 0.05；d 为允许误差，即样本均数与总体均数之差；s 为总体标准差的估计值；t_α 为显著性检验的统计量。

> 考点：样本含量的估计。

例 13-1

现拟调查血吸虫感染率，据过去资料估计血吸虫流行率 $p = 30\%$，设 $\alpha = 0.05$，$d = 0.1p$。问需调查多少人？

本例中 $p = 30\%$，$\alpha = 0.05$，$d = 0.1p$，按公式 13-1 计算：

$$n = \frac{t_\alpha^2 pq}{d^2} = 400 \times \frac{q}{p} = 400 \times \frac{0.7}{0.3} = 933 \text{（人）}$$

即需要 933 人。

例 13-2

现拟调查小学生血红蛋白含量，估计标准差为 3 g/d，希望 d 不超过 0.5 g/d，$\alpha = 0.05$。问需调查多少人？

本例中 $s = 3$，$d = 0.5$，$\alpha = 0.05$，按公式 13-2 计算：

$$n = \left(\frac{t_\alpha s}{d}\right)^2 = \left(\frac{2 \times 3}{0.5}\right)^2 = 144 \text{（人）}$$

即需调查 144 人。

5. 优点

（1）与普查相比，抽样调查省时、省力，费用低。

（2）调查的研究对象少，调查工作易做得细致、准确。

（3）应答率较高。

6. 缺点

（1）设计、实施与资料分析比较复杂。

（2）重复和遗漏不易发现。

（3）不适用于患病率低的疾病及变异过大的资料。

（4）抽样调查无法发现全部病例，达不到第二级预防的要求。

第三节 病例对照研究

案例 13-3

吸烟与肺癌关系的病例对照研究

人们在英国威尔士的死亡登记中发现，由肺癌导致的死亡例数显著增多。当时提出的原因主要有两种：①汽车尾气的排放、焦油路表面的灰尘及煤气厂和工厂中煤的燃烧而导致的大气污染；②吸烟。

吸烟与肺癌的关系首先从医务工作人员的临床观察得出。为了清晰揭示肺癌高发的真正原因，Doll 和 Hill 进行了吸烟与肺癌的病例对照研究。这项研究揭示了肺癌患者与非肺癌患者在吸烟方面存在差异，肺癌患者中吸烟者所占的比例比非肺癌患者中此比例高。

思考题：

1．何谓病例对照研究？其基本原理是什么？

2．病例对照研究有哪些类型？

3．病例对照研究的作用是什么？

一、病例对照研究的概念

病例对照研究（case-control study）是选择患有某病和未患该病的两组人群，分别作为病例组和对照组，调查其既往暴露于某种（或某些）可疑危险因素（或因子）的情况及程度，通过比较两组资料暴露比例的差异，以判断该暴露因子是否与该疾病有关联及其关联程度大小的一种观察性研究方法（图 13-1）。该研究以确诊为患有某种特定疾病的人作为病例组，以不患有该病但具有可比性的人作为对照组。

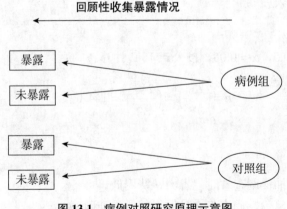

图 13-1 病例对照研究原理示意图

➤ 考点：病例对照研究的概念。

暴露（exposure）指研究对象曾经接触过某种因素、具有某种特征或处于某种状态，如曾经接触过某种化学物质或物理因素，具备性别、种族或职业特征等。这些因素或特征称为暴露因素或研究变量。

二、病例对照研究的特点

（1）属于观察性研究方法：研究者对研究对象不施加任何干预措施，只是客观收集研究对象的暴露信息。

（2）设立对照。

（3）观察方向由"果"及"因"。

（4）不能确实证明暴露与疾病的因果关系，可用于初步探索疾病的病因。

三、病例对照研究的用途

（1）广泛地探索疾病的可疑因素：疾病病因未明时，可广泛地筛选疾病的相关因素，经过分析提出病因线索。如在调查食物中毒的致病因素中，可以从食谱中逐一探索哪一种食物可能是导致中毒的因素。

（2）初步检验某个或某几个病因假说：在有病因假设的基础上，可将可疑病因作为研究因素，初步检验病因假设是否成立。此用途最为常见。

（3）为进一步研究疾病的病因提供线索。

（4）评价防制策略和措施的效果。

四、病例对照研究的实施

（一）确定研究目的，提出假设

1. 探索疾病的可疑危险因素　在对疾病了解不多时，可通过病例对照研究筛选可疑的危险因素。

2. 检验病因假设　根据描述性研究得出的病因假设，检验该假设是否是可疑病因。

（二）根据研究目的，选择研究类型

病例对照研究的类型有非匹配病例对照研究和匹配病例对照研究两种。

1. 非匹配病例对照研究　按照一定的原则在病例和对照人群中分别选取一定数量的研究对象，称为非匹配病例对照研究。

2. 匹配病例对照研究　选择对照时，要求某因素或某特征与病例保持一致，称匹配病例对照研究。匹配（matching）是指所选择的对照要求在某因素或特征上与病例保持一致。这些因素或特征称为匹配因素或匹配变量。匹配的目的有两个，一是为提高研究效率，减少样本量；二是为控制混杂因素。匹配的因素一般是已知的与研究结果有关的因素，匹配因素不宜过多。一旦某个因素作为匹配变量，它与疾病的关系不能分析，而且它与其他变量对疾病的交互作用也不能分析。匹配的同时还增加了选择对照的难度。把不必要的项目列入匹配，企图使对照与病例尽量一致，就可能徒然丢失信息、增加工作难度，反而降低了研究效率，这种情况称为匹配过度（over-matching），应注意避免。匹配分群体匹配和个体匹配两种方法。

（1）群体匹配：又称成组匹配或频数匹配，即要求对照组与病例组在匹配因素的比例上相同。如要求对照组与病例组的性别构成比基本相同。

（2）个体匹配：以病例与对照的个体为单位进行匹配，即选择一个病例的同时，选择一个或几个对照，表示为 $1:1$、$1:2$、$1:3$……$1:M$。$1:1$ 匹配又称配对。一个病例匹配的对照个数增加，统计学效率随之提高；但并不是越多越好，一般不超过 $1:4$。

（三）确定研究因素

在病例对照研究中，根据研究目的与研究所具备的条件确定研究因素。所确定的研究因素要全而精，必要的项目不能漏，而且要详尽调查。如研究吸烟与肺癌的关系，除调查是否吸烟外，还应调查开始吸烟的年龄、每日吸烟量、吸烟年限、烟草的种类、烟吸入深度、戒烟时间等。与研究无关的项目应剔除。每个研究因素都应有明确的定义，并尽可能采用国际或国内统一的标准。

（四）确定研究对象

在病例对照研究中，选择研究对象包括病例和对照。选择的基本原则：一是所选择的研究对象应具代表性，即选择的病例足以代表患者总体，对照应足以能代表产生病例的总体人群或源人群；二是要强调两组资料的可比性。

1. 病例的选择　病例指患有所研究疾病者，应该是患同一种疾病的患者。而且对病例患病部位和病理学类型、诊断标准要有明确的规定。

（1）疾病的诊断标准：一般按国际疾病分类（IDC）或国内统一的诊断标准选择病例。需要自定标准时，应尽量选择客观指标，还应注意控制诊断标准的假阳性率和假阴性率。

（2）病例的种类：①新发病例：由于刚刚发病，对疾病危险因素的回忆可能比较认真而新鲜，而且资料收集的时间与暴露时间接近，对暴露信息的回忆比较准确可靠；新发病例的各种行为习惯未受到患病的影响，回忆偏倚小，为首选病例类型。②现患病例：暴露信息久远，难免记忆不清，对既往暴露的回忆易受到疾病迁延和存活因素的影响，不易判断暴露因素与疾病的时间顺序，易产生现患 - 新发病例偏倚。③死亡病例：只能从医学记录或他人代述中获得其暴露信息，误差较大，尽量不选用。

（3）病例其他特征的规定：对病例人口学特征和其他外部特征应作出明确规定，如性别、年龄、民族等。如将某次研究中的研究对象的年龄限制在某一年龄组，从而避免年龄对研究结果的干扰。对病例和对照外部特征的规定，可以提高资料的可比性，但要注意研究结论的外推。

（4）病例的来源：一种是以医院为基础的病例，收集一所医院或多所医院在一定时期内诊断的所有病例或其随机样本作为研究对象。其优点是病例方便获得，合作好。缺点是代表性差，因为病例对医院及医院对病例均有选择性。另一种是以社区为基础的病例，在一定时期内通过常规登记或普查获得全部病例并从中随机抽取一部分人或全部作为研究对象。其优点是代表性好，缺点是病例难以获得，需要有完整的疾病登记资料。

➤ 考点：病例对照研究对象病例的选择。

----

2. 对照的选择　对照指未患所研究疾病者。在病例对照研究中，对照的选择更为复杂和困难，对照选择是否恰当是病例对照研究成败的关键。

（1）对照选择的原则：①对照组应与病例组来自同一总体；②采用相同诊断标准认为不患所研究疾病的人；③不患有与研究因素有关的其他疾病，如研究吸烟与肺癌的关系，不能用患有慢性支气管炎或肺气肿的患者作为对照组；④对照组与病例组有相似的暴露于所研究因素的可能性。

（2）对照的来源：①同一或多所医疗机构中诊断的其他病例；②与病例居住在同一街区或同一住宅区中的健康人或非该病病例；③社会团体人群中的健康人或非该病病例；④病例的配偶、同胞、亲戚、同班同学或同事等；⑤社区人口中的健康人或非该病病例。

（五）估计样本含量

样本含量是研究设计中必须考虑的问题，病例对照研究中，对照组的例数应大于等于病例组的例数。影响样本含量的因素主要有四个：①研究因素在对照人群中的暴露率（P_0）；②预期暴露于该因素造成的相对危险度（RR）或比值比（OR）；③希望达到的检验显著性水平，即Ⅰ型错误的概率（α）；④希望达到的检验把握度（$1-\beta$），β为统计学假设检验Ⅱ型错误的概率大小。以上四个因素确定以后，可用公式计算，确定样本含量的大小。

> ➤ 考点：病例对照研究样本含量的估计。

（六）收集资料

病例对照研究回顾性地收集暴露信息，按照研究设计的要求，完整、准确、及时地收集原始资料。资料一般采用专门制定的调查表，在研究现场以询问的方式获得；有些情况下辅以查阅档案、采集样品进行化验或实地查看并加以记录等手段来收集资料。无论采用何种方法收集资料，都应严格实行质量控制，以保证资料的准确性和可靠性。

（七）整理和分析资料

1．资料的整理　对获得的原始资料，必须经过核查、检错、验收、归档等步骤，在分析资料之前纠正可能存在的错误，以保证资料的正确性和完整性。然后根据资料的类型，将原始资料分组、归纳、或编码、输入计算机并建立数据库，以便进行下一步的分析和研究。

2．资料的分析

（1）统计描述

1）描述研究对象的一般特征：如病例组和对照组的性别、年龄、民族、职业、居住地、文化程度等。其目的是了解本研究所选择的研究对象代表了哪种特征的有限总体。

2）均衡性检验：通过病例组和对照组研究对象一般特征资料的均衡性检验，判断资料的可比性。

（2）统计推断：病例对照研究资料的统计推断主要是比较病例组和对照组的暴露比例，从而判断暴露因素与所研究疾病有无关联及其关联强度的大小。

1）非匹配、频数匹配病例对照研究资料分析

①将资料整理成四格表形式，见表13-1。

表 13-1　非匹配、频数匹配病例对照研究资料整理表

暴露史	病例组	对照组	合计
有	a	b	$a+b$
无	c	d	$c+d$
合计	$a+c$	$b+d$	n

②统计学假设检验：利用χ^2检验推断病例组和对照组暴露率的差异是否有统计学意义，见公式13-3。

$$\chi^2 = \frac{(ad-bc)^2 n}{(a+b)(c+d)(a+c)(b+d)} \quad \text{（公式 13-3）}$$

若两组差异有统计学意义，说明该暴露与疾病的关联不是由抽样误差造成的。

③估计暴露与疾病的关联强度：相对危险度（relative risk，RR）是暴露组与非暴露组发病率之比，其值的大小反映暴露与疾病关联强度的大小。但在病例对照研究中无法计算发病率，因此无法得出相对危险度，只能以OR估计RR，并以此估计暴露与疾病的关联强度。比值比（odds ratio，OR）也称优势比或交叉乘积比，指病例组与对照组的暴露比值之比。

比值（odds）指某事物发生的概率与不发生的概率之比。在病例对照研究中：

$$病例组的暴露比值 = \frac{a/(a+c)}{c/(a+c)} = a/c \qquad (公式13-4)$$

$$对照组的暴露比值 = \frac{b/(b+d)}{d/(b+d)} = b/d \qquad (公式13-5)$$

$$OR = \frac{病例组的暴露比值}{对照组的暴露比值} = \frac{a/c}{b/d} = \frac{ad}{bc} \qquad (公式13-6)$$

OR 值的含义与 RR 值的含义相同：如果 $OR = 1$，表明暴露与疾病无关联，该暴露因素为无关因素；如果 $OR > 1$，表明暴露与疾病之间为正关联，即暴露使疾病危险性增加，该暴露因素为危险因素；如果 $OR < 1$，为负关联，表明暴露使疾病危险性减小，该暴露因素为保护因素。

由于病例对照研究多为抽样调查，调查得到的比值比是暴露与疾病关联强度的一个点估计值，存在抽样误差，因此需要按一定的概率估计 OR 的置信区间。Miettinen 法估计 OR 的 95% 置信区间的计算公式为：

$$OR\,95\%CI = OR^{(1 \pm 1.96/\sqrt{\chi^2})} \qquad (公式13-7)$$

➤ 考点：病例对照研究资料的统计分析。

例 13-3

Doll 与 Hill 报告的吸烟与肺癌关系的病例对照研究资料整理见表 13-2。

表 13-2　吸烟与肺癌的病例对照研究

暴露史	肺癌患者	对照	合计
有	688	650	1338
无	21	59	80
合计	709	709	1418

分析如下：

将表 13-2 的数据代入公式 13-3 得：

$$\chi^2 = \frac{(ad-bc)^2 n}{(a+b)(c+d)(a+c)(b+d)} = \frac{(688 \times 59 - 650 \times 21)^2 \times 1418}{1338 \times 80 \times 709 \times 709} = 19.13$$

查 χ^2 界值表，得 $P < 0.001$，两组的暴露比例差异有统计学意义，提示吸烟可能与肺癌有关联。

按公式 13-6 计算 OR 值：

$$OR = \frac{ad}{bc} = \frac{688 \times 59}{650 \times 21} = 2.97$$

按公式 13-7 计算 OR 的 95% 置信区间：

$$OR\ 95\%\ CI = OR^{(1\pm1.96/\sqrt{\chi^2})} = 2.97^{(1\pm1.96/\sqrt{19.13})} = 1.83 \sim 4.90$$

OR 的 95% 置信区间不包括 1，说明吸烟与肺癌有关联，吸烟者患肺癌的危险性为不吸烟者的 2.97 倍。

2）1∶1 匹配病例对照研究资料分析：1∶1 匹配病例对照研究中，根据每对研究对象的暴露情况表现为四种不同的组合：两者皆暴露、两者皆不暴露、病例暴露而对照无暴露和对照暴露而病例无暴露。

①将资料整理成四格表形式，见表 13-3。

表 13-3　1∶1 匹配病例对照研究资料整理表

对照	病例		合计
	有暴露史	无暴露史	
有暴露史	a	b	$a + b$
无暴露史	c	d	$c + d$
合计	$a + c$	$b + d$	n

②统计学假设检验：1∶1 匹配病例对照研究，利用配对资料的 χ^2 检验推断病例组和对照组暴露率的差异是否有统计学意义。公式为 McNemar 公式：

$$\chi^2 = \frac{(b - c)^2}{b + c} \tag{公式 13-8}$$

若两组差异有统计学意义，说明该暴露与疾病的关联可能不是由抽样误差造成的。

③估计暴露与疾病的关联强度

$$OR = c / b \tag{公式 13-9}$$

$OR\ 95\%CI$ 使用公式同公式 13-7。

五、病例对照研究的优缺点

1．优点

（1）特别适用于罕见病的研究。

（2）收集资料后可在短时间内得到结果，对于慢性病可以较快地得到危险因素的估计。

（3）省时、省钱、省人力，较易于组织实施且所需样本较少。

（4）既可检验有明确假设的危险因素，又可广泛探索尚不够明确的众多因素。一次调查可同时研究一种疾病与多个因素的关系。

2．局限性

（1）不适用于研究人群中暴露比例很低的因素，因为所需样本量大，不易做到。

（2）选择研究对象时，难以避免选择偏倚。

（3）获取既往信息时，难以避免回忆偏倚。

（4）混杂因素的影响较难控制。

（5）有时难以判断暴露与疾病的时间先后。

（6）一般不能计算发病率，不能分析相对危险度，亦不能证实某因素与某疾病的因果关系。

➤ 考点：病例对照研究优点、局限性。

第四节　队列研究

案例13-4

已有描述性研究和多项病例对照研究表明接触石棉粉尘者肝癌的发病风险明显增高。为确定石棉粉尘与肝癌死亡的关系，某学者于1977年1月以某市石棉厂接触石棉粉尘1年以上工人4035人、不接触石棉粉尘的该市食品加工厂工人6456人为调查对象，以肝癌死亡为观察指标，开展了30年的随访研究。研究内容包括：姓名、性别、出生年月日、职业史、既往史、工种、工龄、死亡原因、死亡年月等。调查开始后，每年走访调查对象，及时填写变更情况，还通过该市CDC获取该市居民肝癌死亡率数据。

思考题：

1. 该研究采用何种流行病学研究方法确定接触石棉粉尘与工人肝癌死亡的因果关系？

2. 如何选择研究对象？如何分组？在研究中主要收集哪些资料？

3. 以何指标分析接触石棉粉尘与工人肝癌死亡是否存在关联？该研究可以得出何结论？

一、队列研究的概念

队列（cohort）原意是古罗马军团中的步兵队，或指一队士兵。流行病学借用该名词命名两种人群：其一是泛指暴露于某因素或具有共同特征的一群人，即研究中通常所称的队列，如某个时期进入某工厂工作的一组人群。其二是指特定时间内出生并按此出生时期确定的一组人，称为出生队列（birth cohort）。

队列研究（cohort study）是选定暴露及未暴露于某因素的两组人群，追踪其各自的发病结局，比较两组发病结局的差异，从而判定暴露因子与发病有无因果关联及关联大小的一种观察性研究方法（图13-2）。这里的结局主要是可能与暴露因子有关的结局。队列研究又称前瞻性研究（prospective study）、发病率研究（incidence study）、随访研究（follow-up study）和纵向研究（longitudinal study）。

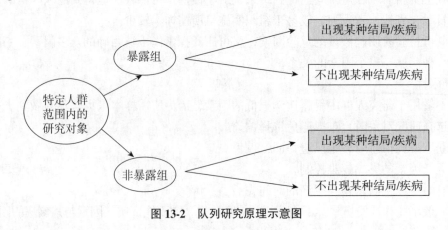

图13-2　队列研究原理示意图

▶ 考点：队列研究的概念。

研究开始时，研究对象必须是未患研究结局疾病的人群。暴露于某研究因素的研究对象称为暴露组；未暴露于该研究因素的研究对象称为非暴露组或对照组，它应该是除了未暴露于某因素之外，其余各方面都尽可能与暴露组相同的一组人群。

二、队列研究的特点

1．属于观察性研究方法　暴露是在研究开始之前已客观存在的，研究者对研究对象不施加任何干预措施，只是客观收集研究对象的发病结局。

2．设立对照。

3．观察方向由"因"至"果"　研究开始已知研究对象的暴露信息，研究过程中追踪其发病结局，研究方向是纵向的。

4．能验证暴露与疾病的因果关系　由于观察前切实知道暴露在先，疾病发生在后，故从时间关系上符合因果联系的一般规律。

三、队列研究的用途

1．检验病因假设　队列研究是由因至果的研究，因此它的主要用途是深入检验一个或多个病因假设。如当研究吸烟与肺癌关联的一个假设时，同时还可以研究吸烟与心脏病、慢性支气管炎的关联等多个假设。

2．评价自发的预防效果　有时在人群中可以发现一种与暴露致病作用相反的情况，即负向作用，而出现预防效果。这种负向作用并不是人为的而是自发的，这种现象被称为人群的自然实验。如：前瞻性观察吸烟致肺癌的作用时，有部分吸烟者主动戒烟，结果发现戒烟人群的肺癌发病率较吸烟人群的肺癌发病率有所下降。

3．描述疾病的自然史　队列研究的研究方向是前瞻性的，可以观察人群从暴露到发生疾病直至出现各种结局的全貌，了解疾病的自然史。

➤ 考点：队列研究的用途。

四、队列研究的实施

（一）明确研究目的

1．检验病因假设　由于队列研究检验病因假设的能力较强，因此深入检验病因假设是队列研究的主要用途和目的。一次队列研究可以只检验一种暴露和一种疾病之间的因果关联（如吸烟与肺癌），也可以同时检验一种和多种结局之间的关联（如可同时检验吸烟与肺癌、心脏病、慢性支气管炎等的关联）。

2．评价预防效果　有些暴露有预防某结局发生的效应，如大量摄入蔬菜可预防肠癌的发生，戒烟可减少吸烟者发生肺癌的危险等，对这种暴露因素的随访研究实际上就是对其预防效果的评价。但这里的预防措施（如摄入蔬菜和戒烟）不是人为给予的，而是研究对象的自发行为。这种现象被称为"人群的自然实验"。

3．研究疾病的自然史　临床上观察疾病的自然史只能观察单个患者从发病到痊愈或死亡的全过程；而队列研究可以观察人群从暴露于某因素后，疾病逐渐发生、发展、直至结局的全过程，包括亚临床阶段的变化与表现，这个过程多数伴有各种遗传和环境因素的影响。队列研究不但可了解个体疾病的全部自然史，而且可了解全部人群疾病的发展过程。

4．新药的上市后监测　新药上市前虽然经过了三期临床试验，但由于三期临床试验的样本量和观察时间有限，且观察人群是特定的，有些药物的不良反应可能没有被发现。在药物应用于临床后的一段时间内，进行严格的新药上市后监测可认为是较三期临床试验样本量更大和观察时间更长的队列研究。

（二）根据研究目的，选择研究类型

根据研究对象的分组和进入队列的时间不同，队列研究可分为前瞻性队列研究、历史性队列研究、双向性队列研究三种类型（图13-3）。

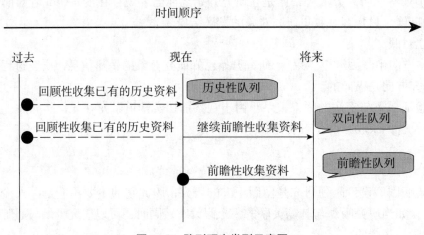

图 13-3　队列研究类型示意图

1．前瞻性队列研究（prospective cohort study）　研究对象的确定与分组是根据研究开始所获得的现实材料，研究的结局需要前瞻观察一段时间才能得到，而不是在研究开始时已知的。它所需观察时间往往很长，由观察者定期随访获得资料。该方法可以直接获得暴露与结局的第一手资料，信息准确。但研究时间长，费时、费力，所需样本量大，影响可行性。

2．历史性队列研究　研究对象的确定和分组是根据研究开始时已掌握的历史材料和历史上有记载的暴露情况而做出的，研究的结局在研究开始时已经从历史资料中获得。暴露到结局的方向是前瞻性的，但工作的性质是回顾性的。历史性队列研究可在短时间内完成资料的收集和分析，若有完整准确的历史资料可使用该法。

3．双向性队列研究　在历史性队列研究之后，继续进行一段时间的前瞻性队列研究。

（三）研究因素的确定

队列研究中，暴露因素为研究因素。有关内容与病例对照研究基本一致，不同之处在于队列研究的研究因素往往是单一的。研究因素还可以根据剂量不同，分为多个级别的一组研究因素。

（四）确定研究结局

结局（outcome）指观察中出现了预期结果的事件。结局是队列研究观察的终点。结局不仅限于发病，还可以是死亡和各种化验指标达到某一水平。此外，结局不仅限于一个，可以有多个可能与暴露有关的结局，如吸烟作为暴露因素，其结局可以是肺癌，还可以是冠心病、慢性支气管炎。

结局变量的确定，除应给出明确而统一的疾病诊断标准以便严格遵守外，还要注意一种疾病往往有多种表现，如轻型和重型、不典型和典型、急型和慢型，用一种严格的标准来规定结局恐会丢掉一些信息。妥善的办法是，既按国际或国内统一的标准判断结局，又按自定标准判断，以便记录下其他可疑症状或现象供以后分析。

（五）确定研究对象

在队列研究中，选择研究对象包括暴露人群和非暴露人群。研究对象的选择需遵循代表性原则。

1. 暴露人群的选择　暴露人群有两种形式：一种是特殊暴露人群或高危人群，另一种是一般人群。

（1）特殊暴露人群或高危人群

1）职业人群：常为首选对象。在某些职业中常存在特殊暴露因子，它在职业人群中引起疾病或死亡比一般人群高得多，便于证实暴露因素与疾病的关联。如研究某化学物质对人体造成功能的影响时，以接触该化学物质的职业人员为暴露人群。

2）特殊暴露人群：如选择原子弹爆炸的受害者、接受过放射线治疗的人，以研究放射线与白血病的关系。

（2）一般人群

1）一般居民：选择某地区的全体人群或其无偏样本，选择其中暴露于欲研究因素的人作为暴露人群。

2）有组织的特殊人群团体：选择有组织的人群作为一般人群的特殊形式，如工会会员，或机关、团体和学校的成员。其优点是便于有效地收集随访资料。

2. 对照人群的选择　选择对照的原则是在满足代表性的基础上，尽可能保证与暴露人群的可比性。

（1）内对照：研究人群中包含暴露与非暴露两种人群时，就可将其中暴露于所研究因素的人群作为暴露组，未暴露于该因素的人群作为对照组。这种对照称为内对照。优点是较易选择对照，且较易实现组间均衡可比。

（2）特设对照：也叫外对照。当选择特殊暴露人群作为暴露组时，往往需要在该人群之外寻找对照组。其优点是观察随访时可免受暴露组的影响，缺点是需费力气去另外组织一项人群工作。使用外对照时，应注意比较组的可比性问题。

（3）总人口对照：以该地区总人口的发病或死亡与暴露组比较。可看作是不设对照，因为它实际上并未与暴露组平行设立对照组，而是利用了整个地区的现成统计资料。其优点是对比资料容易得到；缺点是资料比较粗糙，往往不十分精确或缺乏欲比较的细目。

（4）多重对照：用上述两种或两种以上的形式选择的人群同时作为对照组，目的是减少一种对照带来的偏倚，增强结果的可靠性。

（六）样本含量的估计

一般来说，队列研究的样本含量比病例对照研究大，且对照组的例数不宜小于暴露组的例数，一般采取等量的做法。影响样本含量的因素主要有：①一般人群（对照人群）中所研究疾病的发病率（P_0）；②暴露组与对照组人群发病率之差（$d = P_1 - P_0$），d 越小，所需样本量越大；③希望达到的检验显著性水平即 I 型错误的概率（α）；④希望达到的检验把握度（$1 - \beta$），β 为统计学假设检验 II 型错误的概率大小。以上四个因素确定以后，可用公式计算，确定样本含量的大小。队列研究属于随访研究，存在一定程度的失访，通常按 10% 的失访率估计样本含量，即计算出的样本量再加 10% 作为实际的样本量。

（七）资料的收集

队列研究前瞻性地收集暴露信息和发病结局，按照研究设计的要求，完整、准确、及时地收集资料。资料一般采用专门制定的调查表，在研究现场以询问的方式获得，有些情况下辅以查阅档案，采集样品进行化验，或实地查看并加以记录等手段来收集资料。无论采用何种方法收集资料，都应严格实行质量控制，以保证资料的准确性和可靠性。

1. 基础资料的收集　在研究对象被选定之后，必须详细收集其在研究开始时的基本情况、暴露信息和年龄、性别、婚姻状况、文化程度等人口学资料，这些资料称为基线资料或基线信息（baseline information）。这些信息一方面作为划分暴露组和对照组的依据，另一方面作为评价资料可比性的依据。基线资料获取的方式有：

（1）查阅记录或档案：查阅现有记录和档案可以客观地了解研究对象暴露于某因素的性质和剂量，如通过查阅工厂的工作档案获取暴露信息。

（2）访问研究对象或其他能够提供信息的人：通常利用调查问卷由调查员询问研究对象获得相关信息，也可由研究对象自行填写问卷获得资料。

（3）对研究对象进行测定或检查。

（4）收集环境资料：环境资料包括家庭环境、居住环境、工作环境、区域环境等。对于暴露信息的获取，有时需对环境进行调查与检测。

2．随访　随访是队列研究的关键环节。随访的对象、内容、方法、随访次数、时间间隔、随访者等都直接与研究工作的质量有关。

（1）随访的对象：所有被选定的研究对象，无论是暴露组还是对照组都一律同等地同时间进行随访，都坚持追踪到观察终止期。有时还需对失访者进行补访。未能追访到的，应尽量了解其原因，以便进行失访原因分析，估计有无偏差产生。

（2）随访的内容：随访的内容与获取基线资料时的完全一样，需使用相同的调查问卷进行随访。

（3）随访的方法：随访的方法有面谈、电话访问、问卷调查、定期体检、环境与疾病的监测、有关记录的收集等。随访方法一旦确定，在整个随访过程中应保持不变。

（4）随访次数和随访间隔：随访次数与间隔根据不同疾病的潜伏期、疾病的自然史及已暴露时间的具体情况来确定。

观察终点（end-point）：指一个对象出现了预期的结果，到了这个观察终点，就不再对这个对象继续随访。研究对象患其他疾病或死于其他疾病不应视为观察终点，应视为失访。观察终止时间：指整个研究工作观察的截止时间。终止时间直接决定了观察期的长短。终止时间应该以暴露因素作用于人体直至产生结局的一般潜伏期为依据，在此原则上尽量缩短观察期，以节约人力和物力，并减少失访。

（5）随访者或调查员：随访由经专门培训的调查员进行，也可依靠实验室的技术人员进行测定，还可依靠临床医生进行终点判断。随访者的工作责任心、认真的工作态度在很大程度上可减少信息偏倚和失访偏倚，保证研究质量。

（八）资料的整理和分析

1．资料的整理　整理资料的原理同病例对照研究。在此不再赘述。

2．资料的分析

（1）率的计算：根据研究人群数量的多少、人口的稳定程度等资料特点，可计算以下两种率。

1）累积发病率（cumulative incidence，CI）：适用于观察期间比较稳定，且能在较长一段时间内固定维持观察的人群。

$$累积发病率 = 观察期间发病人数 / 观察开始时队列人数 × 比例基数$$

2）发病密度（incidence density）：若观察人口不稳定，如研究对象不能同时进入队列、中途迁出、死于其他疾病、中途加入队列等情况，使不同研究对象之间观察时间长短不一，此时用人时数作为分母更为恰当，此种发病率称为发病密度。

$$发病密度 = 观察期间发病人数 / 观察人时数$$

计算人时的时间单位可长可短，主要根据观察期的长短而定，周、月、年皆可。

$$人时数 = 观察人数 × 观察时间$$

常用的单位是人年。例如，1 人观察了 5 年为 5 人年；5 人观察了 1 年也是 5 人年。

计算人时的方法有①精确法；②近似法；③寿命表法。详细内容参考有关书籍。

（2）率差异的显著性检验：暴露组和对照组的发病率差异显著性检验利用 χ^2 检验，从而判断暴露因素与所研究疾病之间的因果关联是否由抽样误差造成的。

队列研究资料整理表见表 13-4。

表 13-4 队列研究资料整理表

组别	病例	非病例	合计	发病率
暴露组	a	b	$a+b=n_1$	a/n_1
对照组	c	d	$c+d=n_0$	c/n_0
合计	$a+c=m_1$	$b+d=m_0$	$a+b+c+d=t$	–

（3）估计暴露与疾病的关联强度

1）相对危险度（relative risk，RR）也叫率比（rate ratio）或危险比（risk ratio），是反映暴露与疾病关联强度大小的指标。其值为暴露组与非对照组发病率（死亡率）之比，计算公式为：

$$RR = \frac{I_e}{I_0} = \frac{a/n_0}{c/n_0}$$ （公式 13-10）

其中 I_e 为暴露组的发病率（死亡率），I_0 为对照组的发病率（死亡率）。

相对危险度的值为从零到无穷大。RR 在 0～1 之间，该暴露因素是保护因素，值越小，说明因素和疾病的关联强度越大；1～正无穷大，该暴露因素为危险因素，值越大，说明因素和疾病的关联强度越大。RR 大小与关联强度的强弱关系见表 13-5。

表 13-5 相对危险度与关联强度

相对危险度	关联强度
0.9～1.0，1.0～1.1	无
0.7～0.8，1.2～1.4	弱
0.4～0.6，1.5～2.9	中等
0.1～0.3，3.0～9.9	强
＜0.1，10.0～	很强

RR 值为点估计值，存在抽样误差，其 95% 置信区间可参考病例对照研究有关内容。

2）归因危险度（attributive risk，AR）：又称特异危险度或率差（rate difference，RD），是暴露组发病率（死亡率）与对照组发病率（死亡率）之差。

$$AR = I_e - I_0 = (a/n_1) - (c - n_0)$$ （公式 13-11）

AR 表示发病危险特异地归因于暴露因素的程度。对于暴露人群而言，消除了这个暴露因素就可减少这个数量的发病概率。若 AR = 10%，说明暴露组由于对某因素的暴露造成了暴露者中 10% 的人发生或死于某病。

相对危险度与归因危险度的意义：二者同为估计暴露与疾病关联强度的指标；RR 说明个体在暴露情况下是非暴露情况下所致疾病的危险程度的倍数，具有病因学意义；AR 则是对于人群而言，暴露组在暴露情况下比非暴露情况下增加暴露因素所致疾病的超额数量，消除暴露因素，就可以减少这一数量的疾病，具有疾病预防和公共卫生学意义。

例 13-4

表 13-6 给出了吸烟与肺癌和吸烟与心血管疾病的队列研究资料，试分析 RR 与 AR 的作用。

表 13-6　吸烟者与非吸烟者死于肺癌和心血管疾病的 RR 与 AR（1/10 万人年）

疾病	吸烟者死亡率	非吸烟者死亡率	RR	AR
肺癌	50.12	4.69	10.7	45.43
心血管疾病	296.75	170.32	1.7	136.43

吸烟者与非吸烟者相比，患肺癌的危险比患心血管疾病的危险性大得多，具有病因学意义。但是人群心血管疾病死亡率高于肺癌，吸烟人群由于吸烟的原因，使人群心血管疾病的死亡率提高了 136.43/10 万人年，即若吸烟人群不再吸烟，可以降低这么高的死亡率，具有疾病预防和公共卫生上的意义。

五、队列研究的优缺点

1. 优点

（1）较适用于常见病。

（2）研究开始时按照是否暴露于某因素分组，由因至果观察，因果现象发生的时间顺序合理，论证因果关系的能力强。

（3）直接获得暴露组与对照组的发病率或死亡率，可直接估计 RR，所得结果真实可靠。

（4）一次调查可观察多种结局。

（5）暴露因素的作用可分等级，便于计算剂量 - 反应关系。

（6）可研究疾病的自然史。

2. 局限性

（1）不适于发病率很低的疾病病因研究。

（2）耗时，耗人力、物力、财力。

（3）研究的设计要求高，实施复杂，暴露人年计算工作量繁重。

（4）由于观察时间长，易发生失访偏倚。

（5）每次只能研究一个或一组暴露因素，有多个病因的疾病不适合用该法。

➤ 考点：队列研究优点、局限性

第五节　筛　检

一、筛检的概念

筛检（screening）又称筛查，指应用快速、简便的检验、检查或其他方法，从表面健康的人群中查出某病的可疑患者，以便进一步诊断和治疗的一种方法。筛检所用的各种手段和方法称为筛检试验（图13-4）。筛检试验不是诊断试验，仅仅是一种初步检查。对筛检试验阳性者，必须进一步进行确诊，以便对确诊患者采取必要的治疗措施。筛检试验的目的是发现可疑患者，以便早期诊断、早期治疗。

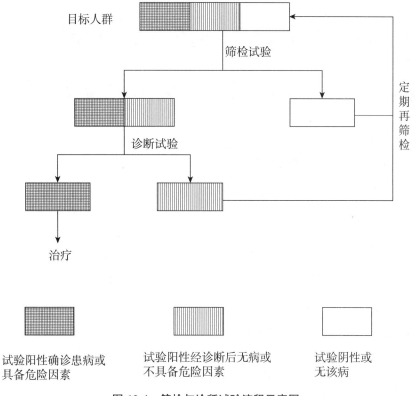

图 13-4　筛检与诊断试验流程示意图

> ➤ 考点：筛检试验的概念、目的。

诊断（diagnosis）指通过详尽的检查及调查等方法收集信息、经过整理加工后把筛检发现的可疑患者区分为患者和非患者的方法。用于诊断的各种检查及调查的方法称为诊断试验。诊断试验中确诊的患者需接受治疗。其目的是对患者病情做出及时、正确的判断，以便采取相应有效的治疗措施。

二、筛检的特点

筛检不具有临床确诊的目的和价值。筛检的对象是表面健康的人群。从疾病的防治过程看，属于第二级预防的范畴。从筛检的实施方面看，筛检强调检测方法快速、简便、经济、安全、费用低廉。筛检的目的有：①发现可疑患者，做到早诊断、早治疗；②发现高危人群，以预防疾病的发生；③识别疾病的早期阶段，帮助了解疾病的自然史；④开展流行病学监测，了解疾病的患病率及其趋势，为公共卫生决策提供科学依据。

三、决定筛检计划的应用原则

筛检有一定的适用范围，即使疾病适合筛检，还要有适当的筛检试验作保证。同时应考虑到筛检涉及的人多，必须权衡筛检的可行性、社会伦理问题、估计成本效益等方面。决定筛检能否进行的原则是：

（1）筛检的疾病应当是当地目前最重要的公共卫生问题之一。

（2）筛检的目标人群可以界定。

（3）筛检的疾病应当有可识别的早期症状、体征以及生理、生化、免疫或病理学改变。

（4）筛检的疾病应有有效的诊断和治疗方法而使筛检阳性者获得进一步确诊、治疗和指导。

（5）有适宜的筛检方法。筛检试验必须简单、灵敏度高、特异度高、安全无害、群众乐于接受、价格低廉。

（6）应考虑整个筛检、诊断、治疗的成本与收益问题，满足成本低效益高。

（7）当地应有一定的卫生资源。

（8）制定保密措施，起到保护筛检对象的作用。

➤ 考点：筛检试验的应用原则。

四、筛检试验的评价和结果解释

理想的筛检试验应是对人体无害、操作简便、出结果迅速可靠而费用低廉的。同时要考虑到试验的真实性、可靠性和收益三个方面。

（一）真实性

真实性（validity）又称为准确度（accuracy）和效度，指测量值与实际值符合的程度，即正确地判定受试者有病与无病的能力。

将待评价筛检试验的结果与被测对象的客观实际进行同步盲法比较，用于评价待测评试验对疾病诊断的真实性和价值。判定筛检试验结果阳性与阴性的界值称为截断值；判断被测对象实际有病、无病的方法称为金标准（gold standard）。主要评价指标有灵敏度、特异度、假阳性率、假阴性率、约登指数、粗一致性。

 知识链接

截断值（cut off value）是试验判定受试者阳性与阴性的界值，即确定某项指标的正常值，以区分被测对象为正常或异常。理想的截断值要使真实性最好，尽可能没有漏诊和误诊，但多数情况下是难以达到的。根本的原因是许多试验是用定量或半定量方法判定阳性和阴性，而患者与正常人的测量值大多有重叠现象，漏诊和误诊不能完全避免。

金标准是目前医学界公认的诊断疾病最可靠的方法，如病理学检查、特殊影像学检查、微生物培养等。金标准不是一成不变的，它随着医学的发展不断更新。如金标准选择不当，则可造成错分偏倚，影响对试验的正确评价。一些较难诊断的疾病可能没有真正意义上的金标准，或金标准复杂且昂贵甚至使受检者遭受痛苦或冒一定风险，此时可选一种相对公认的诊断方法作金标准。

评价筛检试验的真实性，需要首先选择金标准，同时选取目标人群的随机样本作为研究对象，用金标准和待测试验同时盲法测定研究对象。金标准将研究对象分为患者和非患者，筛检试验将研究对象分为"阳性"和"阴性"两组。结果整理成如下四格表（表13-7）

表 13-7　评价筛检试验真实性的资料整理表

试验	金标准		合计
	患者	非患者	
阳性	a（真阳性）	b（假阳性）	$a+b$
阴性	c（假阴性）	d（真阴性）	$c+d$
合计	$a+c$	$b+d$	$a+b+c+d=N$

1．灵敏度与假阴性率

（1）灵敏度（sensitivity）：又称真阳性率，指在金标准确诊的患者中待评价试验检测为阳性人数所占的比例，即一项筛检试验能将实际患病的人正确地判定为患者的能力。

$$灵敏度 = \frac{a}{a+c} \times 100\% \qquad （公式 13-12）$$

（2）假阴性率（false negative rate）：又称漏诊率，指在金标准确诊的患者中待评价试验检测为阴性人数所占的比例，假阴性率 = 1 - 灵敏度。

$$假阴性率 = \frac{c}{u+c} \times 100\% \qquad （公式 13-13）$$

2．特异度和假阳性率

（1）特异度（specificity）：又称真阴性率，指在金标准确诊的非患者中待评价试验检测为阴性人数所占的比例，即一项筛检试验能将实际无病的人正确地判定为非患者的能力。

$$特异度 = \frac{d}{b+d} \times 100\% \qquad （公式 13-14）$$

（2）假阳性率（false positive rate）：又称误诊率，指在金标准确诊的非患者中待评价试验检测为阳性人数所占的比例，假阳性率 = 1 - 特异度。

$$假阳性率 = \frac{b}{b+d} \times 100\% \qquad （公式 13-15）$$

3．约登指数（Youden's index）　又称正确指数，表示筛检试验发现真正患者与非患者的总能力，其值为灵敏度与特异度之和减去 1。约登指数取值范围为 0 ~ 1，且值越大，真实性越好。

$$约登指数 = \frac{a}{a+c} + \frac{d}{b+d} - 1 \qquad （公式 13-16）$$

4．粗一致性（crude agreement）　指试验所检出的真阳性和真阴性例数之和占受试人数的百分比，反映试验结果与金标准诊断结果的符合程度。该值越大，真实性越好。

$$粗一致性 = \frac{a+d}{a+b+c+d} \times 100\% \qquad （公式 13-17）$$

（二）可靠性

可靠性（reliability）又称可重复性、精确度和信度。指在相同条件下对相同人群重复试验获得相同结果的稳定程度。可靠性越高，说明试验结果受随机误差影响越小。

1．影响可靠性的因素

（1）受试者个体本身的生物学差异：受试者的各种生理、生化、免疫学等指标受各种因素的影响，使同一受试对象被同一测量者用同一种方法在不同时间测量时，测得的结果出现差异。

（2）试验方法或仪器、试剂的差异：用筛检试验重复测量受试者时，若使用的仪器、设备型号不同，或使用的试剂不是同一批次，测量的外界环境的温度、湿度存在差异，则会导致测量结果的差异。

（3）观察者差异：①同一观察者在不同的时间，用同一种方法对同一受试者进行测量，测量结果可能会出现差异；②不同观察者用同一种方法对同一受试者进行测量，测量结果也可能会出现差异。这种差异主要是由于观察者责任心不强、技术不熟练所致。

2．提高可靠性的方法　在开展筛检前须先熟练掌握试验方法、步骤、使用条件；选择同型号的仪器、设备；选择同批次的试剂；测量环境尽量一致；严格训练工作人员，提高其工作责任心。尽可能减少各种变异。

3．评价可靠性的指标　包括变异系数、符合率、Kappa值等。

（1）变异系数：该指标适用于定量资料的可靠性分析。变异系数越小，可靠性越好。

$$变异系数 = \frac{测定值均数的标准差}{测定值均数} \times 100\% \qquad （公式 13\text{-}18）$$

（2）符合率：又称观察一致率，指两次筛检结果相同的人数占受试者总数的百分比。适用于分类资料的可靠性分析。可靠性评价的资料归纳表见表13-8。

表 13-8　可靠性评价的资料归纳表

第二次试验	第一次试验		合计
	阳性	阴性	
阳性	a	b	$a+b$ （r_1）
阴性	c	d	$c+d$ （r_2）
合计	$a+c$ （c_1）	$b+d$ （c_2）	$a+b+c+d = n$

$$符合率 = \frac{a+d}{n} \times 100\% \qquad （公式 13\text{-}19）$$

例 13–5 ⟶

64名研究对象填写人格诊断问卷（PDQ-4），第一次填写完成后3～6周进行第二次填写，回收问卷结果整理如表13-9。问该检查方法的可靠性如何？

表 13-9　64 名研究对象两次填写 PDQ-4 问卷的结果

第二次试验	第一次试验		合计
	阳性	阴性	
阳性	19	6	39
阴性	2	37	25
合计	21	43	64

将数据代入公式13-19得：

$$符合率 = \frac{a+d}{n} \times 100\% = \frac{19+37}{64} \times 100\% = 87.5\%$$

符合率为 87.5%，可靠性较高。

（3）Kappa 值：该值表示不同观察者对同一批结果的判定和同一观察者在不同情况下对同一批结果判定的一致程度。适用于分类资料的可靠性分析。它在判断两次测量的一致性时，考虑了机遇因素对试验一致性的影响。

$$\text{Kappa 值}(K) = \frac{实际一致率}{非机遇一致率} = \frac{P_O - P_C}{1 - P_C} = \frac{\dfrac{a+d}{n} - \dfrac{r_1 \times c_1 \times r_2 \times c_2}{n^2}}{1 - \dfrac{r_1 \times c_1 + r_2 \times c_2}{n^2}} \times 100\% \quad \text{（公式 13-20）}$$

式中，P_O 为观察一致性，P_C 为机遇一致性

Kappa 值越高一致性越好。0.4 ~ 0.6 为中度一致；0.6 ~ 0.8 为高度一致；> 0.8 为有极好的一致性。

（三）收益

评价一项筛检试验的优劣，不仅要考虑其真实性、可靠性，还需考虑其收益。对筛检收益的评价最终需要成本效益分析、成本效果分析和成本效用分析，在此仅介绍反映筛检收益的预测值。

预测值（predictive value）又称诊断价值，表示筛检试验结果判断正确的概率。预测值包括阳性预测值和阴性预测值两种。

1. 阳性预测值（positive predictive value，PV+）　指筛检阳性者中真阳性人数所占的比例，即指筛检阳性者中患该病的可能性。

$$PV+ = \frac{a}{a+b} \times 100\% \quad \text{（公式 13-21）}$$

2. 阴性预测值（negative predictive value，PV-）　指筛检阴性者中真阴性人数所占的比例，即指筛检阴性者中不患该病的可能性。

$$PV- = \frac{d}{c+d} \times 100\% \quad \text{（公式 13-22）}$$

根据 Bayes 定理，患病率、灵敏度、特异度与预测值的关系以下列公式表达。

$$PV+ = \frac{灵敏度 \times 患病率}{灵敏度 \times 患病率 + (1-特异度) \times (1-患病率)} \quad \text{（公式 13-23）}$$

$$PV- = \frac{特异度 \times (1-患病率)}{特异度 \times (1-患病率) + (1-灵敏度) \times 患病率} \quad \text{（公式 13-24）}$$

一般情况下，试验的阳性预测值越高，阴性预测值就越低，反之亦然；试验的灵敏度越高，阴性预测值也就越高；试验的特异度越高，阳性预测值也就越高；人群现患率越高，试验的阳性预测值也就越高。因此，当阳性预测值较高时，临床医生更有理由将阳性结果判断为患者，而当阴性预测值较高时，临床医生更有理由将阴性结果判断为非患者。

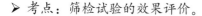

➤ 考点：筛检试验的效果评价。

五、提高筛检效率的方法

实际工作中，研究者最关心的是利用现有的筛检试验提高筛检效率。一般可通过以下手段实现。

（一）选择患病率高的人群

如前所述，当灵敏度和特异度一定时，试验的阳性预测值随患病率的升高而升高。将试验应用于患病率较高的人群，可以使新发现的病例数增加，降低试验成本，从而提高试验效率。

（二）优化试验方法

选择合适的截断值，选用客观的试验指标，试验步骤和条件的标准化等，可以有效提高试验的真实性，从而提高筛检试验的效率。

（三）联合试验

联合试验指采用多项试验方法检测同一种疾病。一项筛检试验的灵敏度和特异度受截断值、所筛查疾病的患病率等的影响，不同试验的灵敏度、特异度不同。有的试验灵敏度高特异度低，有的试验灵敏度低但特异度高。联合试验可以达到提高灵敏度或特异度的目的，从而提高筛检效率。联合试验有以下两种。

1. 串联试验（serial trail） 又称系列试验，指同时采用多项试验时，只有全部试验呈现阳性结果时才视为阳性。串联试验可以提高特异度和阳性预测值，减少误诊率；但灵敏度降低，漏诊率升高。当多项试验的特异度均不理想、进一步确诊费用高且不安全、误诊可能造成严重后果时采用此法。

2. 并联试验（parallel trail） 又称平行试验，指同时采用多项试验时，只要有一项试验结果为阳性即视为阳性。并联试验可以提高灵敏度和阴性预测值，减少漏诊率；但特异度降低，误诊率升高。在临床工作中，医生希望尽可能发现患者、需要灵敏度较高的试验，但目前几种试验灵敏度均不理想、试验漏诊后果严重时采用此法。

第六节 实验性研究

一、实验性研究的概念

流行病学实验性研究又称实验流行病学（experimental epidemiology）或流行病学实验。该方法是将来自同一总体的研究人群随机分为实验组和对照组，实验组给予某种实验因素，对照组人群不给予该因素，然后前瞻性地随访两组人群的结局（疾病发生、疾病治愈、健康状况等）并比较其差别程度，以评价实验因素效果的一种前瞻性研究方法。其原理见图 13-5。

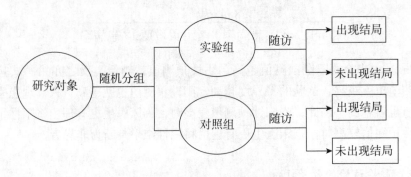

图 13-5 实验性研究原理示意图

➢ 考点：实验性研究的概念。

二、实验性研究的分类

实验性研究根据研究目的和研究对象的性质不同，分为两种类型。

（一）临床试验

临床试验（clinical trial）是在医院或其他医疗照顾环境下进行的试验。该试验以临床个体为研究对象，常用于对某种药物或治疗方法的效果进行检验和评价。

（二）现场试验

现场试验（field trial）又称干预试验，是在社区或现场环境下进行的试验。根据试验中干预对象的基本单位不同，分为社区试验和个体试验。

1．社区试验（community trial）　是以尚未患所研究疾病的人群作为研究对象，以社区整体为实施单元，试验组给予某干预措施，对照组不给该措施，然后随访两组人群疾病的发生情况，从而评价干预措施的效果。

2．个体试验（individual trial）　将未患所研究疾病的人群随机分为两组，以个体为施加预防措施的基本单位，试验组的每个个体均接受该预防措施，对照组的个体均不接受该措施，随访观察两组人群结局的发生情况，从而评价预防措施的效果。

➢ 考点：实验性研究的分类。

三、实验性研究的特点

1．前瞻性研究　实验性研究中资料的收集是前瞻性的，通过随访研究对象获得信息。

2．施加干预　实验性研究区别于观察性研究最主要的特征。

3．随机分组　研究对象是来自一个总体的抽样人群，并在分组时采取严格的随机分配原则，使每位研究对象有同等机会进入试验组或对照组。

4．设立平行对照　必须有严格的平行对照组，并做可比性检验。

➢ 考点：实验性研究的特点。

四、实验设计的基本要素

实验设计的三个基本要素为受试对象、研究因素和效应指标。

（一）受试对象

实验研究中，根据研究目的选择研究对象，应制定严格的选择标准，同时还应规定纳入和排除标准。选择研究对象时，应遵循以下原则。

1．被选择的对象应该从实验研究中可能受益　如评价某种疫苗的预防效果，应选择易感人群作为研究对象。

2．已知实验对其有害的人群，不应作为受试对象　如研究新药的疗效时，孕妇、儿童不能作为受试对象。

3．只选择依从者作为研究对象　依从性指研究对象能服从试验安排，并能坚持配合到底的现象。若研究对象不能遵守试验规则，或中途退出实验，将会给实验结果带来偏倚。

4．应保证研究对象的代表性　入选的研究对象在年龄、性别等方面能够代表其目标人群，以保证研究结论具有推广价值。

（二）研究因素

实验研究中的干预措施即为研究因素，是实验研究必不可少的基本要素之一。研究因素可以是生物的、化学的、物理的以及社会、心理的，如某种药物、某种治疗方法、某种疫苗。在实验设计阶段，应严格制定出研究因素的使用强度包括使用的总量、次数、每次的用量、疗程以及实施的常规制度和实施方案等，在实验过程中，不得随意变动。

（三）效应指标

研究因素施加于受试对象后出现的结局，需经随访观察进行测量，因此涉及效应指标的选择问题。作为效应指标，最重要的条件是确实能反映出研究因素的效应，也就是指标的特异性，此外，研究因素作用于研究对象可产生多种结局，应尽量选择关联性大的指标，同时还要考虑指标的客观性。

值得注意的是，研究因素作用于研究对象可能带来正、反两方面的作用——治疗、预防作用和不良反应。

五、实验性研究的设计原则

周密的研究设计可以使实验性研究有步骤地顺利进行，并最大限度地减少误差，取得准确可靠的结果。设计时应遵循以下原则。

（一）对照原则

对照是指在实验研究中使受试对象的处理因素和非处理因素的试验效应的差异有科学的对比。

1. 设置对照的意义

（1）科学评定干预措施的效果。

（2）排除非研究因素对试验效应的影响或干扰。

（3）是确定干预措施不良反应的可靠方法。

2. 对照的形式

（1）有效对照：也称标准疗法对照，指以公认或习惯的标准方法、标准值或正常值作为对照。这种方法易为对照所接受。

（2）安慰剂对照（placebo control）：安慰剂是感官形状与试验药物相似但完全没有药理作用的类似物。给对照组施加安慰剂，目的是排除心理因素对研究结果的干扰。此种对照形式在临床试验中使用较为普遍。

（3）空白对照（blank control）：指不给予对照组任何干预措施。如观察某种新疫苗的预防效果，或者药物对自愈性疾病的真正疗效时，对照组往往采用空白对照。

（二）随机原则

随机是将研究对象随机分配到试验组和对照组中去。随机化分组使研究对象有同等的进入到实验组和对照组的机会，理论上可使已知和未知的影响结局的非研究因素在两组间均衡分布，消除选择偏倚和混杂偏倚的影响。常用的随机化分组的方法有以下几种。

1. 简单随机分组（simple randomization） 采用抛硬币、抽签、随机数字表等手段进行简单分组。

2. 分层随机分组（stratified randomization） 根据研究对象的特征，选定某些可能影响研究结果的因素（如年龄、性别、病程等）将研究对象分层，然后每层内的研究对象再采用简单随机分组的方法分组。分层的目的是为了提高主要混杂因素在两组分布的均衡，但应注意，只有对研究结果有影响的那些非研究因素才需要列为分层的标志，否则分层太多，反而会造成偏倚。

3．区组随机分组（block randomization） 先将研究对象分为例数相等的若干区组，每个区组内研究对象的个数一般是组数的整数倍，然后再对每一区组内的个体进行随机化分组。这种分组方法能够保证各组人数相等，对于临床试验，便于逐渐累积临床病例。

（三）重复原则

重复是消除非处理因素影响的一个重要手段。在保证试验结果具有一定可靠性的条件下，要对样本含量做出科学估计，以满足数据处理的要求，并节约人力、物力和财力。样本含量过小，会降低研究结果的可靠性与精确性；样本含量过大，会造成人力、物力、财力和时间的浪费。

（四）盲法原则

盲法（blinding，masking）是一种蒙蔽治疗分组的措施，就是在治疗和追踪随访期间，对每一个研究对象的治疗分组保密，使参与研究的人员（包括研究对象、医生、资料收集人员和统计分析人员）不知道分组情况。

在临床试验中，若研究对象和研究者知道分组情况，则会由于主观因素的作用而产生信息偏倚，盲法可有效地避免这种偏倚。应用盲法的基本原则是不让受试对象和（或）研究人员知晓哪些人接受的是处理措施，哪些人接受的是对照措施。一般可将盲法分为三种类型。

1．单盲（single blind） 只有研究者知道分组情况，研究对象不知道自己接受何种措施。优点是避免了受试对象主观因素对研究结果的影响；研究者可以更好地观察了解研究对象，必要时可以及时处理研究对象可能发生的意外问题，使研究对象的安全得到保障。缺点是避免不了研究者方面带来的偏倚。

2．双盲（double blind） 研究者（干预措施执行者及结果测量者）和研究对象均不知道每个对象的分组情况。需要有第三者来负责安排、控制整个试验。优点是可以有效避免研究者和研究对象主观因素对试验结果的影响。缺点是方法复杂，较难实行。一旦研究对象在试验过程中发生事先未预料到的意外反应，需要采取紧急医疗措施时，负责此项试验研究的第三者若不能及时查出此对象所在的组别，将耽误对研究对象处理的时机。

3．三盲（triple blind） 即研究者、研究对象和负责资料分析与报告者均不知道分组情况。可以更客观地对结果作出评价，但设计复杂，执行难度大，还存在医德方面的争议，在实际工作中使用并不普遍。

六、实验性研究的优缺点

1．优点

（1）研究者根据研究目的，预先制定实验设计，人为控制研究对象的条件和干预措施，可对结果进行标准化评价。

（2）通过随机分组，可以平衡实验组与对照组中已知和未知的混杂因素，可比性好。

（3）由于实验组和对照组是同步观察，外部因素的干扰对两组同时起作用，对结果影响较小。

（4）有助于了解疾病的自然史，并且可以获得一种干预与多种结局的关系。

（5）实验性研究为前瞻性研究。在整个试验过程中，通过随访将每个研究对象的反应和结局自始至终观察到底，且实验组和对照组同步进行比较，因此可以验证因果关系。

2．缺点

（1）整个实验设计和实施条件要求高、控制严、难度大，在实际工作中有时难以做到。

（2）由于对研究对象有关条件控制过严，被研究人群及其所处的环境和状况，可能有别于目标人群，因而对一般人群缺乏代表性，影响实验结果推论到总体。

（3）研究人群数量较大，随访时间长，实验研究要求严格，因此依从性不易做得很好，影响实验效应的评价。

（4）研究费时间、费人力、花费高。

（5）试验研究中，有时对对照组的处理存在医德方面的争议。

七、临床试验

（一）概念

临床试验是按实验法的原理，运用随机分配的原则将患者分为实验组和对照组，试验组给予某临床干预措施，对照组不给予该措施或给予安慰剂，经过一段时间同等地观察后比较各组效应的差别，判断临床干预措施效果的一种前瞻性研究。

（二）临床试验的设计类型

临床试验可分为随机对照临床试验、同期非随机对照临床试验、历史对照临床试验、自身前后对照临床试验、交叉设计对照试验。

1．随机对照临床试验（randomized controlled clinical trial） 又称随机对照试验（randomized controlled trial，RCT）该方法是典型的按照实验法的原则设计的研究类型。其优点是随机分组、各组观察条件一致、结果可靠性最好；缺点是研究对象多，对照组的处理方法经常会发生医德方面的争议。

2．同期非随机对照临床试验 该方法是由研究者指定而不是随机分配研究对象进入试验组和对照组。其优点是易被患者和医生接受，也可避免来自患者的偏倚；缺点是资料的可比性差，易使结论产生偏倚。

3．历史对照临床试验 该方法是将一组患者作为试验组接受新疗法，其疗效与过去某时期用某疗法治疗的同类患者相比较，以判断新疗法的效应。其优点是免去了随访对照组的工作，不会出现医德方面的争议；缺点是比较组间存在差异，不同时期的经济、治疗、护理、诊断等条件的不同可造成疗效的差别。

4．自身前后对照临床试验 该方法是将一组患者试验前后的指标作比较，说明干预措施的效果，不设对照。其优点是消除了研究对象的个体差异对疗效的影响，节省了研究对象；缺点是仅适用于病程长且病情稳定的疾病的疗效评价。

5．交叉设计对照试验 该方法是将研究对象随机分为 A 组和 B 组，首先 A 组接受试验措施，B 组为对照，一个疗程后，两组经过一个洗脱期再交换处理措施，继续观察一个疗程后比较措施的效果。其优点是既有同期的随机对照，又有自身对照，理论上是最严格、最合理的试验类型；缺点是仅适用于病程长且病情稳定的疾病的疗效评价，应用范围窄。

（三）临床试验效果的分析评价指标

1．有效率

$$有效率 = （治疗有效例数 / 治疗总例数） \times 100\%$$

2．治愈率

$$治愈率 = （治愈例数 / 治疗总例数） \times 100\%$$

3．n 年生存率

$$n 年生存率 = （n 年存活的例数 / 随访满 n 年的例数） \times 100\%$$

➤ 考点：临床试验的概念及设计。

第七节 流行病学研究的偏倚及其控制

一、偏倚的概念

偏倚（bias）是指在流行病学研究的设计、实施、分析等阶段发生的系统误差。偏倚可存在于任何研究类型中，如现况研究、病例对照研究、队列研究，甚至在实验性研究中偏倚同样会出现。

二、偏倚的种类

在流行病学研究中易出现且对观察结果有较大影响的偏倚可以分为选择偏倚、信息偏倚和混杂偏倚三类。

（一）选择偏倚

由于研究对象的确定、诊断、选择等方法不正确，使被选入研究的对象与未选入对象之间存在特征上的差异，由此造成的偏倚称为选择偏倚（selection bias）。这种偏倚常发生在研究的设计阶段。

常见的选择偏倚有入院率偏倚、现患病例 - 新发病例偏倚、检出症候偏倚、无应答偏倚、易感性偏倚、失访偏倚等。

（二）信息偏倚

信息偏倚（information bias）也称观察偏倚、测量偏倚，指收集资料阶段由于测量暴露或结局材料的方法有缺陷、测量工具使用不当等原因，使收集到的信息不准确，造成对研究对象的归类错误。信息偏倚多发生在资料收集阶段。

常见的信息偏倚有回忆偏倚、报告偏倚、诊断怀疑偏倚、暴露怀疑偏倚、测量偏倚、发表偏倚等。

（三）混杂偏倚

在流行病学研究中由于一个或多个混杂因素的存在，掩盖或夸大了研究因素与疾病之间的真实联系，称为混杂偏倚（confounding bias）。

混杂因素（confounding factor）又称混杂因子，与研究的因素和研究的疾病均有关。若在比较的人群组中分布不均，可以掩盖或夸大因素和疾病之间的真正联系。混杂因素必须满足下列三个条件：

（1）必须与所研究因素有关。

（2）必须与所研究疾病有关。

（3）必须不是研究因素与研究疾病因果链上的中间环节。

三、偏倚的控制方法

偏倚的控制是流行病学研究质量控制的一个重要环节。偏倚可以发生在研究设计、实施阶段，大多数的偏倚可以在这两个阶段得到控制。有些偏倚，如混杂偏倚也可以在资料分析阶段进行控制。

1. 选择偏倚的控制　包括设计阶段采用随机化方法选择研究对象、明确研究对象的入选标准和排除标准、保证研究对象的代表性。

2. 信息偏倚的控制　包括设计阶段对暴露因素采用客观的指标、明确的定义，制定统一明确的疾病诊断标准，调查表项目应易于理解和回答；资料收集阶段严格培训调查员，使用盲法进行调查，使用统一型号的测量仪器且使用前校准，统一检测方法，统一试剂批次，尽量说服动员研究对象合作。

3．混杂偏倚的控制　包括设计阶段采用随机化、限制和匹配的方法；资料分析阶段利用分层分析、多因素分析方法控制。

● 自测题 ●

一、A 型选择题

1．描述性研究主要适用于
 A．疾病分布调查
 B．疾病危险因素研究
 C．疾病自然史研究
 D．病因研究
 E．药物疗效研究

2．某地开展痛风普查，10 万人中发现痛风患者 400 例。据此可计算的频率指标是
 A．发病率为 400/10 万
 B．患病率为 400/10 万
 C．罹患率为 400/10 万
 D．累积发病率为 400/10 万
 E．感染率为 400/10 万

3．以下描述属于普查优点的是
 A．适合患病率较低疾病的调查
 B．确定调查对象比较简单
 C．调查的精确性高，不容易出现漏查
 D．统一的调查技术可以有效保证调查质量
 E．能够验证病因假设

4．在对疾病情况了解不多的时候，往往从哪类研究开始着手
 A．实验性研究
 B．分析性研究
 C．理论流行病学研究
 D．实验室检测
 E．描述性研究

5．某地区进行学龄儿童流脑疫苗接种率调查，首先将该地区各县分为好、中、差三类，然后在每类中随机抽 1/10 的学龄儿童进行调查。这种抽样方法属于
 A．多级抽样
 B．系统抽样

 C．分层抽样
 D．整群抽样
 E．单纯随机抽样

6．队列研究属于
 A．实验性研究
 B．描述性研究
 C．相关性研究
 D．分析性研究
 E．理论性研究

7．在队列研究中，结局的确切概念是指
 A．观察期限的终止时间
 B．统计学检验结果
 C．随访的结果
 D．研究队列中存在的混杂结果
 E．观察中出现了预期结果的事件

8．队列研究的特点不包括
 A．多数情况下要计算发病密度
 B．多用于罕见疾病
 C．可直接计算发病率
 D．因素可分为几个等级，便于分析剂量 - 反应关系
 E．因素与疾病的关联强度用 RR 表示

9．病例对照研究中最佳的病例组为
 A．死亡病例和新发病例
 B．新发病例
 C．死亡病例和现患病例
 D．现患病例
 E．死亡病例

10．在研究冠心病危险因素的病例对照研究中，所选择的对照不能包括
 A．高血压患者
 B．消化性溃疡患者
 C．胆结石患者
 D．白内障患者

E．骨折患者

11．病例对照研究中匹配设计是为了控制
- A．选择偏倚
- B．失访偏倚
- C．混杂偏倚
- D．信息偏倚
- E．测量偏倚

12．评价筛检试验真实性的指标不包括
- A．灵敏度
- B．特异度
- C．粗一致性
- D．Kappa 值
- E．约登指数

13．流行病学实验中研究对象的随机分组是为了
- A．避免研究者偏倚
- B．增加参与研究对象的依从性
- C．平衡实验组和对照组已知和未知的混杂因素
- D．使实验组和对照组都受益
- E．增加参与研究对象的可靠性

14．下列属于流行病学实验性研究优点的是
- A．省时、省钱、省力，可进行罕见病的研究
- B．易于控制失访偏倚，实验结果易推论至全人群
- C．能够早发现、早诊断、早治疗患者
- D．可平衡和控制两组的混杂因素，提高两组的可比性
- E．研究工作易于组织实施

15．流行病学中的偏倚分为
- A．住院偏倚，测量偏倚，转诊偏倚
- B．选择偏倚，混杂偏倚，信息偏倚
- C．测量偏倚，混杂偏倚，回忆偏倚
- D．住院偏倚，测量偏倚，信息偏倚
- E．信息偏倚、回忆偏倚、选择偏倚

二、名词解释

1．现况研究　2．普查　3．抽样调查　4．病例对照研究　5．队列研究　6．筛检
7．流行病学实验性研究　8．偏倚

三、问答题

1．简述流行病学方法的分类。
2．抽样研究中常用到的抽样方法有哪些？
3．简述病例对照研究的特点。
4．简述队列研究的特点。
5．队列研究暴露人群的选择有哪些？
6．简要评价筛检试验的优劣。
7．简述实验性研究的特点。
8．简述实验设计的基本要素。
9．实验性研究的设计原则有哪些？
10．偏倚的控制方法有哪些？

（高淑红）

第十四章

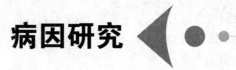

病因研究

第十四章数字资源

学习目标

1. 掌握病因的概念及因素与疾病因果关联推断标准；建立病因假设的依据、方法及步骤。
2. 了解病因概念的发展。
3. 能够将寻找病因的方法应用于实践中。

案例 14-1

　　1972 年 7 月下旬，上海市郊县突然发生大量皮炎病例，病例总数以 10 万计，流行过程约为 3 个月。该病主要出现皮疹、丘疹症状，奇痒难忍，持续数日可自愈。7 月初发病，7 月下旬至 8 月中旬达流行高峰，之后病例减少，9 月下旬出现一个流行余波。患者主要是工人和农民，外来商船的海员靠岸后次日亦患病。卫生部门组织医学科研人员组成皮炎调查组，深入现场调查并进行临床观察、试验，分析了不同人群皮炎的罹患率、患者的生活环境以及当时的自然条件，终于找到了这次皮炎流行的病原体和流行因素，并研究制定了相应的防制对策。

　　思考题：

　　1. 谁发生了皮炎？事件发生的地点是哪里？事件发生的时间是何时？

　　2. 请从病因推断的基本过程阐述如何揭示皮炎流行的病原体和流行因素。

　　病因研究不仅关系到疾病的诊断和治疗，更决定着疾病预防策略和措施的制定。因此，基础医学、临床医学和预防医学都非常重视疾病的病因研究。基础医学和临床医学从发病机制的微观角度阐述病因，预防医学则从宏观的角度研究疾病的病因。流行病学研究的主要任务是了解疾病的发生，探讨疾病的病因，制定相应的防制措施。

第一节　病因概述

一、病因概念的发展

　　随着科学的发展和医学模式的转变，人们对疾病病因的认识也在不断发展。人类对疾病病因的认识经历了以下三个阶段。

　　（一）古代的病因观

　　远古时代，科学极不发达，人类无法解释疾病现象，于是将疾病的发生归因于上帝、天意、鬼神，形成了迷信的病因观。随后，人们通过长期的观察发现某些现象与疾病之间有一定的联系，则认为这些现象就是病因。如天气寒冷时，人们容易感冒，就认为寒冷是感冒的病因。公元前 5 世纪，现代医学之父 Hippocrates（希波克拉底）在其所著的 *On Airs, Waters and Places* 中指出，人所处的外部环境（季节、地区、水等）与疾病发生有着密切的关系。与此同时，我国祖先创立了阴阳五行说，提出疾病的发生与外环境物质——金、木、水、火、土密切相关。人们将疾病的发生与外环境的物质联系起来，形成了朴素唯物主义的疾病病因观。

（二）特异病因学说

1557 年 Cardano 指出，"疾病的种子是能繁殖其本身的微小动物"。16 世纪末，意大利学者 Fracastora 提出了"疾病与特异的传染物有关"。这是生物学病因的萌芽。19 世纪，由于微生物学的发展，德国学者科赫（Robert Koch）等人首先证明了某些动物和人类的疾病是由微生物感染所引起的，不同的微生物可导致不同的疾病，特异病因学说就此诞生。在特异病因学说的思想指导下，人们把病因归纳为：生物因素、物理因素、化学因素。

（三）多因论学说

人类在长期的防病、治病过程中逐渐认识到单一致病因子并不总是足以引起疾病发生。特异病因学说不能解释慢性病的病因，即使是传染病也不能解释其发生流行的原因。自 20 世纪以来，许多学者提出了多病因学说，人们冲破了单病因论的束缚，加速了疾病防制的进程。在多因论思想的指导下，有关学者提出了以下具有代表性的因果模型。

1．流行病学三角模型　从 19 世纪末至 20 世纪中叶，流行病学三角模型（图 14-1）逐渐发展成熟。该模型强调病因、宿主、环境是疾病发生的三要素，这三个要素各占等边三角形的一个角，疾病的发生与否是三要素相互作用的结果。在正常情况下，三者通过其相互作用保持动态平衡，人们呈健康状态。一旦三者中的一个要素发生变化，且强度超过了三者所能维持平衡的最高限度时，平衡即被破坏，疾病发生。该模型的特点是表明致病因子、宿主、环境必须同时存在，否则疾病不会发生。三者任何一个要素发生变化均可破坏平衡，发生疾病。该模型对疾病病因的解释明显优于单病因学说，但其缺点是将三要素放在同等重要的角度进行分析，不适用于解释慢性非传染性疾病的发生与流行。

2．轮状模型　三角模型将病因、宿主和环境截然分开，不能很好地解释疾病的发生。20 世纪 80 年代，人们提出了疾病的轮状模型（图 14-2）。该模型强调了环境与机体的密切联系。各种因素分别被置于层次不同的圆环之中。机体占据轮轴的位置，其中的遗传物质作为内核有重要作用；外围轮子表示环境，环境包括生物环境，理化环境和社会环境，机体生活在环境之中，而病因存在于机体和环境之中。轮状模型各部分的相对大小可随不同的疾病而有所变化。如在胰岛素依赖性糖尿病中遗传内核较大，而在麻疹中宿主（免疫状态）和生物环境（空气传播）部分较大。这种概念比三角模式更接近实际，更有利于疾病病因的探讨及疾病的防制。

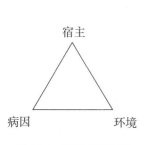

图 14-1　流行病学三角

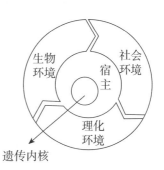

图 14-2　轮状模型

3．疾病因素模型　疾病因素模型（图 14-3）将病因分为两个层次：外围的远因和致病机制的近因。外围的远因包括社会经济因素、生物学因素、环境因素、心理行为因素和卫生保健因素。流行病学研究的病因主要指外围的远因。该模型在病因分类上操作性强，具有较强的实践指导意义。

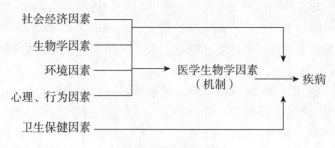

图 14-3　疾病因素模型

4．病因网络模型　按疾病因素模型提供的框架寻找多方面的病因，这些病因相互存在联系，串起来构成一条病因链，多个病因链交错连接形成一张病因网，称为病因网络模型。该模型有利于人们对疾病的病因作系统的研究和探索。

二、病因的概念

病因的概念是复杂的，流行病学从宏观、群体的角度研究病因，强调疾病的多因论。Lilienfeld（1980）认为：那些能使人们发病概率增加的因素，就可以被认为是病因，当它们中的一个或多个不存在时，疾病频率就下降。在此病因概念的基础上，病因有如下分类。

（一）直接病因和间接病因

引起疾病的诸多因素与疾病之间作用方式复杂，有些因素可直接引起疾病（直接病因），又可通过其他因素间接引起疾病（间接病因）。其作用模式为：设 X_1、X_2 分别为两个病因，Y 为疾病。$X_1 \rightarrow X_2 \rightarrow Y$ 表示 X_1 导致 X_2，X_2 导致 Y。此时 X_2 为直接病因，X_1 为间接病因。X_1 通过 X_2 而间接引起疾病。科学研究可以关注那些更直接的因素，而预防疾病的实践活动必须兼顾所有直接和间接的因素。如乙型肝炎的发生与乙肝病毒感染、免疫力低下、营养不良、疲劳、居住拥挤、遗传等许多因素有关（图 14-4）。

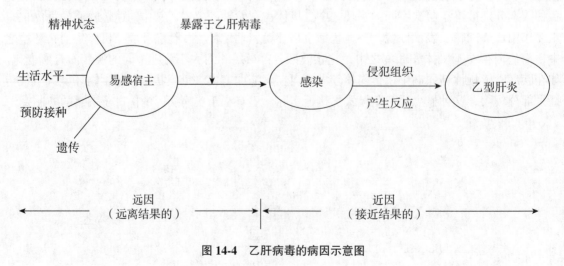

图 14-4　乙肝病毒的病因示意图

（二）充分病因和必要病因

1．充分病因　指有该病因存在，相应疾病就一定会发生。据多因论的观点，导致疾病发生的原因不是单一因素，而是由一群或一组因素共同作用的结果。这个因素群被称为充分病因。也可理解为必然导致疾病发生的最低限度的一组因素。人类各种疾病的病因中，只有个别疾病可以找到充分病因，如电击、烧伤。大多数疾病，尤其是慢性非传染性疾病，其充分病因并未完全明了，一般只证实或初步证实充分病因中的一个或几个因素。有的疾病充分病因不止一个。

2. 必要病因　指没有该病因存在，相应疾病就不会发生。如没有结核分枝杆菌的感染，结核病就不会发生。绝大多数传染病、地方病、职业病都有一个比较明确的必要病因，而大多数慢性非传染性疾病目前尚未发现必要病因。

充分病因和必要病因存在局限性，有的疾病既找不到充分病因，也找不到必要病因。如对吸烟与肺癌关系的认识，吸烟既非肺癌的充分病因，也非肺癌的必要病因。但是，研究证明，随着吸烟量、吸烟年限的增加或减少，肺癌的发生率也随之增加或减少，因而认为吸烟是肺癌的病因之一，而且以戒烟为主的预防肺癌的综合措施已取得初步效果。因此，在实际工作中，应当放弃对充分病因和必要病因的追求，而对病因的充分性和必要性进行概率测量，同时针对其采取干预措施，这将有利于控制或消灭疾病。

第二节　病因的研究方法

一、临床研究

病因未明疾病一般是临床医师最先碰到，对一种病因不明的疾病，临床医师从临床的角度，通过对患者一般暴露特征及症状的问诊、应用专业知识、结合辅助检查结果和自身实践经验，同时细心观察患者的临床特征，往往能为病因研究提供非常有价值的线索，提出病因假设。如临床医师很容易注意到肺癌患者大多是男性，如果他们还能注意到这些患者多数都吸烟，则可能提出吸烟与肺癌有关的假设。临床病因研究往往处于病因研究的初级阶段，但快速发展的循证医学，为临床病因学研究提供了更为有效的手段。

二、实验研究

实验研究是病因研究的重要方法。这里谈到的实验研究指的是基础医学实验研究。实验研究根据已提出的病因假设选择适宜的方法，主要从微观角度探讨疾病的发病机制、利用动物实验进行验证。如在吸烟与肺癌的病因研究过程中，曾经先后在香烟的烟和焦油里证实有苯并（α）芘、砷和一氧化碳等 25 种以上的化学致癌物，并且，让狗吸入香烟也成功地使狗发生肺癌。这些结果都强有力地支持了吸烟肺癌学说。但在解释实验研究结果时，要考虑各种原因造成的误差。同时，从动物实验的结果推论到人时要慎重。

三、流行病学研究

从群体角度探讨疾病的病因是流行病学研究的主要任务之一，在病因学研究中占有举足轻重的地位。

（一）描述性研究提出病因假设

对疾病病因的探讨，首先从描述性研究入手，通过对疾病时间、地区、人群这三间分布的描述，总结疾病现象，提出初步的病因假设。在形成病因假设的思维、分析和推理中，常应用19 世纪著名哲学家 J. S. Mill 的逻辑推理方式。

1. 求同法（method of agreement）　根据被研究现象出现的若干不同的场合中，只有一个相关因素相同，进而确定这唯一的相同因素与被研究现象有关联。如在某学校发生的一次伤寒暴发流行中，发现所有的病例均在该学校的饭堂就餐，每个病例进食的食物不尽相同，但都喝过豆浆，则豆浆可能是导致此次伤寒暴发的原因。

2．求异法（method of difference） 根据被研究现象出现和不出现的两个场合中，其余相关因素都相同，只有一个相关因素不同，从而确定这一差异因素与被研究现象有关联。如肺癌发病率高的人群与发病率低的人群的吸烟率不同，因而提出吸烟可能是肺癌的病因假设。

3．共变法（method of concomitant variation） 被研究现象出现的若干场合中，在其余相关因素不变的情况下，某一因素发生不同程度的变化时，被研究现象也随之发生相应的变化。如人均烟草消耗量越高的地区，人群中肺癌发病率也越高，提示吸烟与肺癌可能有关。

4．类推法（method of analogy） 当一种病因未明疾病的分布与另一种病因明确的疾病分布相似时，则推测这两种疾病的病因可能一致。如非洲的 Burkitt 淋巴瘤的分布与黄热病的分布一致，因而推测 Burkitt 淋巴瘤可能也是一种由埃及伊蚊传播的病毒性疾病。

5．排除法（method of exclusion） 也称剩余法，是通过对假设的排除而产生假设的方法。如果已经知道复合因素 T 是复合现象 S 的原因，并知道 T 的一部分 A、B、C 是 S 的一部分 a、b、c 的原因，就可以推出 T 的剩余部分 D 是 S 的剩余部分 d 的原因。

在病因假设的逻辑推理过程中，不仅要灵活运用上述方法，而且必须具备有关生物学、医学及其他学科的知识与经验。

（二）分析性研究检验假设

描述性研究提出病因假设之后，利用流行病学分析性研究设立对照组，检验病因假设。常用的分析性研究方法有病例对照研究和队列研究两种。病例对照研究属于回顾性研究，可行性好，但检验病因假设的论证强度低；队列研究属于前瞻性研究，可行性差，但检验病因假设的论证强度高。

（三）实验性研究验证假设

无论是通过描述性研究、分析性研究，还是通过实验研究或临床医学研究方法获得的病因假设，最终仍需回到人群中，用实验流行病学的方法进行验证。由于实验性研究需要具备的条件比较严格，故一般情况下使用的实验方法多数是干预实验或类实验。

第三节 病因推导

病因推导是确定所观察到的关联是否为因果关联的过程。

一、因素与疾病关联判断

流行病学在探讨疾病病因时，首先需要确定因素与疾病是否有关联；如有关联，进一步确定是何种关联。关联是流行病学的一个术语，指两个或两个以上事件或变量间有无关系。当两个变量之间有关联时，并不一定存在因果关联。因果关联的推断不能单凭经验主观武断，也不能凭空做数字逻辑游戏，而是需要大量的流行病学资料，需要严密的推理，需要排除抽样误差、虚假关联和间接关联的可能，同时根据各种实验室检查结果和公认的医学理论，才能进行因果推论。关联的分类总结如图 14-5 所示。具体的步骤是：对暴露与疾病提出病因假设→是否有统计学关联（排除偶然关联）→是否有偏倚（排除虚假关联）→是否有时间先后顺序（确定因果关联）。

（一）统计学关联

确定因素及疾病之间是否存在因果关联，首先要确定两者之间是否有统计学关联。此时，需要通过统计学假设检验排除抽样误差造成的可能性，即排除偶然因素的干扰。

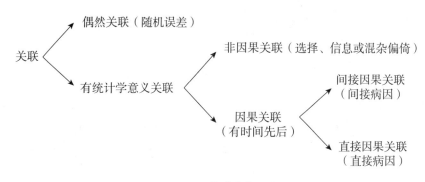

图 14-5 关联分类总结

（二）非因果关联

1. 虚假关联 因素和疾病之间存在统计学关联，并不一定存在因果关联。需要进一步排除选择偏倚、信息偏倚、混杂偏倚等的干扰，即排除虚假关联。例如，妇女使用雌激素而导致阴道出血，求医后，检出了早期子宫内膜癌；当用这样的患者作研究时，造成了雌激素与子宫内膜癌有关联的错误结论。这种虚假关联的产生是选择研究对象不当造成的。

2. 间接关联 若两类毫不相干的疾病与某因素均有关联，则这两类疾病会呈现明显的统计学关联，这种关联称间接关联。如有调查发现，有伤寒病史者的痢疾发生率明显高于无伤寒病史者，提示伤寒病史可能与以后发生痢疾相关。显而易见，这两者均受到个人卫生习惯及公共卫生状况的影响，两者之间并无真正的因果关联。

（三）因果关联

排除了偶然关联、虚假关联、间接关联之后，若能确定因素与疾病的时间先后顺序，根据因果关联的判断标准进行判断，最终才能确定因果关联。

二、常用的因果关联推断标准

随着流行病学对病因复杂性认识的不断加深及慢性病病因研究的开展，流行病学判断疾病病因的标准也在不断发展之中。目前常用的因果推断标准有以下几条。

1. 关联的强度 因素与疾病的关联强度（*RR* 或 *OR*）越大，因果关联的可能性就越大。但要注意的是，并非一个弱关联就一定不具有因果关联，如有研究显示吸烟与急性心肌梗死的 *RR* 约为 2，但现已证实，吸烟与急性心肌梗死存在因果关联。

2. 关联的重复性 也称为关联的一致性。因素与疾病之间因果关系的研究在不同人群、不同时间、不同地区、由不同的研究者用不同类型的研究方法进行研究，得出了相同的结果，可以加强因果关联的说服力。

3. 关联的时间性 也称为关联的时间顺序，是指如果怀疑病因 X 引起疾病 Y，则 X 需要发生于 Y 之前。这在因果判断中是必要条件。流行病学研究方法在确定时间先后顺序上力度不同，实验性研究和队列研究最强，病例对照研究次之，横断面研究较差。

4. 剂量 - 反应关系 随着某暴露因素剂量的增加，人群中某病的发病率也随之增大，称两者之间存在剂量 - 反应关系。因素与疾病之间存在剂量 - 反应关系，则该因素与疾病之间存在因果关系的可能性大。但有些因素表现为"全有""全无"的形式，不能根据无剂量 - 反应关系否认因果关系的可能性。

5. 关联的合理性 因素与疾病的关系，客观上不要与现有理论知识矛盾，符合生物学原理和疾病自然史，即在科学上言之有理；主观上研究者要从自己的知识背景出发，支持因果假设的把握度。如由于曾经在香烟的烟或焦油里证实有苯并（α）芘、砷等多种致癌物，再设想化学物质随烟雾进入并沉积于呼吸系统的组织和细胞，引起癌变。

6. 实验证据　在因果关系的判断中，如果有实验证据，则会提高说服力。

· 自测题 ·

一、A 型选择题

1. 通常用于建立病因假说的研究是
   A. 描述性研究
   B. 队列研究
   C. 病例对照研究
   D. 随机对照试验
   E. 现场试验

2. 幽门螺杆菌结合部位在胃窦细胞，它可随胃窦细胞进入十二指肠引起炎症、削弱黏膜，使其易于遭受酸的损伤，由此支持幽门螺杆菌是十二指肠溃疡的发病原因。这一推理运用了因果关联推断标准中的
   A. 关联的一致性
   B. 实验证据支持
   C. 关联的强度
   D. 关联的时间顺序
   E. 关联的合理性

3. 关于因果关联的叙述，下列错误的是
   A. 先因后果是判断因果关联的必要条件
   B. 联系强度越大，存在因果关联的可能性越大
   C. 无剂量 - 反应关系表明不存在因果关联
   D. 联系的一致性好，说明存在因果关联的可能性大
   E. 因素和疾病存在统计学关联时，不一定存在因果关联

4. 现代流行病学中病因的定义为
   A. 对疾病发生必不可少的因素
   B. 疾病发生机制中的生物因素
   C. 存在时一定会引起疾病的因素
   D. 使疾病发生概率或风险升高的因素
   E. 直接引起疾病发生的因素

5. 在病因研究的轮状模型中，强调宿主与下列哪种因素的关系
   A. 环境因素
   B. 遗传因素
   C. 化学因素
   D. 物理因素
   E. 生物因素

6. 下列论证因果关联能力最强的研究设计是
   A. 实验性研究
   B. 横断面研究
   C. 生态学研究
   D. 历史性队列研究
   E. 病例对照研究

7. 疾病因素模型将因素分为
   A. 生物学因素和非生物学因素
   B. 宿主因素和环境因素
   C. 必要病因和充分病因
   D. 可预防因素和不可预防因素
   E. 外围的远因和致病机制的近因

8. 病因研究寻找的关联是
   A. 间接关联
   B. 因果关联
   C. 虚假关联
   D. 统计学关联
   E. 偶然关联

9. 静脉注射吸毒是人类免疫缺陷病毒感染的
   A. 不充分且不必要病因
   B. 必要病因
   C. 直接病因
   D. 充分且必要病因
   E. 无法判断

二、问答题

1．简述 Mill 逻辑推理的方法。

2．简述病因研究的方法。

3．简述常用的因果关联的推断标准。

（高淑红）

第十五章

传染性疾病的预防与控制

第十五章数字资源

📌 **学习目标**

1. 掌握传染病流行的基本条件、传播途径及常见传染病的预防与控制。
2. 熟悉传染病的流行过程及区分传染病的分类。
3. 能运用相关知识对常见传染病和新发传染病进行防制。

随着人类社会经济的发展，医学科学技术的进步，人类的传染病防制工作取得了巨大的成就，传染病发病率和死亡率都已明显下降，许多重大的传染病已得到有效控制，有些甚至已经消灭或接近消灭。尽管如此，传染病防制工作仍然需要得到高度重视，不容松懈。近年来，全球传染病疫情出现新的变化，一些新的传染性疾病流行、暴发事件不断发生，如重症急性呼吸综合征（SARS）、人感染高致病性禽流感、埃博拉出血热、登革热等传染病的发生使我们更加重视传染病对人类健康和生存的威胁，传染病的预防形势严峻。

 案例 15-1

1918 年西班牙暴发大流感，是历史上死亡人数最多的一次瘟疫。1918—1919 年，这场席卷全球的大流感夺去了 2000 万～4000 万人的生命，这个数字是第一次世界大战造成死亡人数的 3 倍。病毒迅速从欧洲传播至全世界，几乎没有一个国家能够幸免：在太平洋的西萨摩亚群岛，20% 的人死于非命；在印度，大约有 1200 万人丧生；当"西班牙流感"跨越大西洋来到美国时，疫情达到了顶峰：由于病毒的肆虐，墓地管理员异常忙碌。当时美国人的平均寿命也因"西班牙流感"减少了 10 岁。

思考题：

1. 什么是传染病？传染病传播的环节是什么？
2. 如何预防和控制传染病？
3. 查阅资料，了解近 10 年发生在全球的重大传染病疫情。

第一节 传染病的预防与控制概述

一、传染病的概念

传染病（communicable diseases）是指由各种病原体引起的，并在适宜条件下能在人与人、动物与动物或人与动物之间相互传播的一类疾病。这种病原体可以通过感染的人、动物或储存宿主直接或间接（经由中介的动物、昆虫、植物宿主或其他环境因素）传染给易感宿主。

传染病流行病学（infectious diseases epidemiology）是研究传染病在人群中发生、发展和分布的规律，以及制定预防、控制和消灭传染病的对策和措施的科学。

自 1854 年 John Snow 对伦敦霍乱流行进行流行病学研究开始，100 多年来人们对传染病的预防控制已取得了举世瞩目的成就。然而，一些古老的传染病如结核病等还未能有效控制，新的传染病又不断出现。根据 WHO 发布的报告，自 20 世纪 70 年代以来，在全球范围内已先后发现 30 多种新发传染病，如艾滋病、军团病、SARS、MERS 等。WHO 曾表示，人类正面临着有史以来最严重的疾病负担，这就是传染病、慢性非传染病和伤害。SARS 和 MERS 的流行告诫我们，人类与传染病的斗争远没有结束。

二、传染病的流行过程

（一）传染病流行过程的基本条件

传染病流行过程（epidemic process）是指传染病的病原体从感染的机体排出，经一定的传播途径，又侵入易感者形成新的传染，不断地发生、发展的过程。它与传染过程不同，是在人群中发生的，表现为群体现象。传染病的传播和流行必须具备三个基本条件，即传染源、传播途径及易感人群。这三个环节相互依赖、相互联系，缺少其中任何一个环节，传染病的流行就不会发生。它在人群中无论是在时间还是空间上的表现，常常会受到社会因素和自然因素的影响，不是一种纯生物学现象。各种传染病的薄弱环节各不相同，在预防中应充分利用，更好地预防各种传染病。

1. 传染源（source of infection） 是指体内有病原体生长、繁殖并且能排出病原体的人和动物，包括患者、病原携带者和受感染的动物。传染源的存在是发生传染病的首要条件。感染者排出病原体的整个时期称为传染期（communicable period）。传染期的流行病学意义在于它是决定传染病患者隔离期限的重要依据，对疫源地是否需要消毒和消毒期限以及追踪传染来源提供依据。传染源的种类主要有以下几种：

（1）患者：患传染病的患者是重要的传染源，其体内有大量的病原体，又具有利于病原体排出的临床症状如咳嗽、腹泻等；另外，有些无病原携带者的传染病，患者是唯一的传染源，如麻疹、水痘等。患者作为传染源的意义因其发病类型、病程和活动范围不同而有所不同，主要取决于各阶段排出的病原体的数量和频度。

传染病的病程一般分为潜伏期、临床症状期和恢复期。由于各期排出病原体的数量和频度各不相同，其作为传染源的意义也不同。患者的活动范围大，则作为传染源的意义大。

1）潜伏期（incubation period）：指病原体侵入机体到最早出现临床症状这一段时间。不同传染病的潜伏期长短不一，短至数小时，长至数十年。即便是同一种传染病，其潜伏期也不尽相同，但每种传染病的最短、最长和平均潜伏期是相对恒定的。潜伏期长短受病原体的数量、毒力、侵入途径和机体状态等方面的影响。有些传染病在潜伏期即有传染性，而有些传染病在潜伏期不具传染性或传染性很小。

潜伏期的流行病学意义：①根据潜伏期判断患者受感染时间，用于追踪传染源、查找传染途径。②根据潜伏期确定接触者的留验、检疫和医学观察期限。一般为平均潜伏期加 1 ~ 2 天，危害严重者按该病的最长潜伏期予以留验和检疫。③根据潜伏期确定免疫接种时间。如被狂犬咬伤时，于 72 h 内注射抗狂犬病血清效果较佳；而麻疹要在接触后 5 日内注射免疫球蛋白，否则效果不佳。④根据潜伏期评价预防措施效果。一项预防措施实施后经过一个潜伏期，如果发病数明显下降，则可认为可能与措施有关。⑤潜伏期长短还可影响疾病的流行特征。一般潜伏期短的疾病，一旦流行，常呈暴发，且疫情凶猛。而潜伏期长的传染病流行持续时间可能较长。

2）临床症状期（clinical stage）：该期是传染病患者表现出特异性症状和体征的时期，其作为传染源的意义最大。但重症或典型患者易于诊断，如及时住院隔离治疗，其传染源也可得到及时控制。轻型或非典型患者由于其临床表现或病程经过与一般典型患者不同，容易被忽视、误诊，其作为传染源的意义常比典型患者更重要。有些疾病临床表现呈慢性或迁延性，患者可持续排出病原体，对周围健康人群的威胁时间延长，其传染源意义亦大，如肺结核等。

3）恢复期（convalescent stage）：是机体遭受的各种损害逐渐恢复到正常状态的时期，一般不再起传染源的作用。但有些传染病临床症状消失后的一段时间内仍可排出病原体，继续作为传染源，如乙型肝炎、痢疾、伤寒、白喉等。

（2）病原携带者（carrier）：是指没有任何临床症状而能排出病原体的人。体内携带细菌者称带菌者，体内携带病毒者称带毒者，体内携带寄生虫者称带虫者。带菌者、带毒者和带虫者统称为病原携带者。常因为其无症状与体征而未被发现、隔离，故其是更重要的传染源。按其携带状态和疾病分期的关系分为三类。

1）潜伏期病原携带者（incubatory carrier）：指在潜伏期内携带病原体的人。只有少数传染病存在这种病原携带者，如麻疹、白喉、痢疾、水痘、霍乱等，多在潜伏期后期排出病原体。因此这类传染病如能及时发现并加以控制，对防止疫情的发展与蔓延具有重要意义。

2）恢复期病原携带者（convalescent carrier）：指临床症状消失后继续携带和排出病原体者，如伤寒、白喉、乙肝等。临床症状消失后，3 个月内仍有病原体排出的称为暂时性病原携带者，超过 3 个月的称为慢性病原携带者。少数人甚至可终身携带。慢性病原携带者往往呈现间歇排出病原体现象，因此病原学检查至少连续 3 次阴性，才可认为病原携带状态已经解除。如对慢性病原携带者管理不善，往往可引起疾病暴发或流行。

3）健康病原携带者（healthy carrier）：指整个感染过程中均无明显临床症状与体征而排出病原体者。如白喉、脊髓灰质炎、流脑、乙脑等常有健康病原携带者，可成为非常重要的传染源。

病原携带者作为传染源的意义，不仅取决于其排出的病原体数量、携带病原体的时间长短，更重要的是其职业、个人卫生习惯及社会活动范围、环境卫生条件和防疫措施等。在饮食服务行业、供水企业、托幼机构等单位工作的病原携带者对人群的威胁非常严重。对这些工作人员的定期病原学检查和病后随访具有极其重要的流行病学意义。

（3）受感染的动物：人类罹患以动物为传染源的疾病，统称为自然疫源性疾病或人畜共患病，如鼠疫、森林脑炎、钩端螺旋体病、狂犬病、炭疽、血吸虫病、布鲁菌病、流行性出血热等。

动物作为传染源的意义主要取决于人与受感染动物的接触机会和密切程度、动物传染源的种类和密度，以及环境中是否有适宜该病传播的条件。此外，还与人们的卫生知识和生活习惯等有关。作为传染源的动物，通常以鼠类等啮齿类动物最为重要。人畜共患病的患者作为传染源的意义一般不大。近年来，由于家养宠物造成的传染病发生屡见报道，如 2003 年 6 月美国第一次发生"猴痘"暴发，就是家养宠物鼠造成的。

2．传播途径（route of transmission）　指病原体从传染源排出后，侵入新的易感宿主之前，在外环境中所经历的全部过程。参与传播病原体的媒介物称为传播因素或传播媒介。传播途径即为传播因素的组合。一种传染病可通过一种或多种途径传播，传播途径可分为水平传播和垂直传播两类。常见的传播途径有以下几种。

（1）经空气传播（air-borne infection）：是呼吸道传染病的主要传播途径，其方式包括经飞沫、经飞沫核和经尘埃传播。

1）经飞沫传播：患者呼气、说话、咳嗽、喷嚏时经口鼻将含有大量病原体的飞沫排入环境。大的飞沫迅速降落到地面,小的飞沫在空气中短暂停留,局限于传染源周围。因此,经飞沫传播只能累及传染源周围约 2 m 以内的密切接触者,在一些拥挤的公共场所较易发生。对环境抵抗力较弱的病原体经此方式传播,如流感病毒、脑膜炎奈瑟菌、百日咳鲍特菌等。

2)经飞沫核传播:飞沫在空气悬浮过程中,由于失去水分而形成以蛋白质为外壳的微粒,内含病原体,称为飞沫核。飞沫核可以气溶胶的形式悬浮数小时甚至更长,漂流至远处。耐干燥的病原体如白喉棒状杆菌、结核分枝杆菌等,可经飞沫核传播。

3)经尘埃传播:含有病原体的飞沫或分泌物落在地面,干燥后形成尘埃。当尘埃重新悬浮于空气中,易感者吸入后即可感染。凡对外界抵抗力较强的病原体如结核分枝杆菌和炭疽芽孢杆菌芽孢均可经尘埃传播。

经空气传播传染病的流行特征为:①传播广泛,传播途径易实现,发病率高;②冬春季高发;③少年儿童多见;④在未免疫预防人群中发病率常有周期性升高;⑤常与居住条件和人口密度有关。

(2)经水传播(water-borne infection):经水传播的传染病包括许多肠道传染病和某些寄生虫病。其传播的方式包括经饮用水和经疫水传播。

1)经饮用水传播:饮用水被污染可由自来水管网破损、污水渗入所致,也可因粪便、污物等污染水源所致。经饮用水传播的疾病常呈暴发。其流行特征为:①病例分布与供水范围一致,有饮用同一水源史;②在水源经常受到污染处病例终年不断;③除哺乳婴儿外,发病无年龄、性别、职业差别;④停用污染水源或采取消毒、净化措施后,暴发或流行即可平息。

2)经疫水传播:经疫水发生的传播通常是由于人们接触疫水时,病原体经皮肤、黏膜侵入机体,如血吸虫病、钩端螺旋体病等。其流行特征为:①患者有疫水接触史;②发病有季节性、职业性和地区性;③大量易感者进入疫区接触疫水时可致暴发或流行;④加强疫水处理和个人防护,可控制新病例发生。

(3)经食物传播(food-borne infection):所有的消化道传染病、某些寄生虫病、个别呼吸道传染病(结核病)及少数人畜共患病(炭疽、布鲁菌病)等,都可以通过污染食物传播。食物传播的作用与病原体的特性、食物性质、污染程度、食用方式及人们生活习惯有关。当食物本身含有病原体或生产、加工、运输、贮存及销售的某个环节受到病原体污染时,可引起传染病的发生与流行。1988 年 1—3 月上海市发生甲型肝炎流行,其原因就是人们生吃或者半生吃了受甲型肝炎病毒污染的毛蚶。

经食物传播的传染病流行特征有:①患者有进食某一食物史,不食者不发病;②一次大量污染可致暴发;③停止供应污染食物后,暴发可平息。

(4)接触传播(contact infection):主要有下列传播方式。

1)直接接触传播:指在没有外界因素参与下,传染源与易感者直接接触的一种传播途径,如性传播疾病、狂犬病等。

2)间接接触传播:指易感者接触了被传染源的排出物或分泌物等污染的日常生活用品所造成的传播,又称为日常生活接触传播。被污染的手在接触传播中起着重要作用。许多肠道传染病、体表传染病及某些人畜共患病常可通过间接接触传播。间接接触传播传染病的流行特征:①一般呈散发,可在家庭及同室成员之间传播;②流行过程缓慢,无明显季节性;③发病与个人卫生习惯不良、卫生条件较差有关;④加强对传染源管理及严格消毒制度,注意个人卫生,可减少此类疾病传播。

(5)经媒介节肢动物传播:其传播方式包括机械携带传播和生物性传播。

1)机械携带传播:指媒介生物与病原体之间没有生物学依存关系,媒介生物对病原体仅起机械携带作用,节肢动物通过接触、反吐、排便等方式,污染食物或餐具,使接触者感染。

2)生物学传播:即病原体必须在节肢动物体内经过一段时间的发育繁殖,完成其生命周期的某个阶段（外潜伏期）后才具有传染性，随之感染易感者。如很多经吸血性节肢动物传播的传染病（疟疾、流行性乙型脑炎、登革热等）。

经节肢动物传播传染病的流行特征：①地区分布明显，病例分布与传播该病的节肢动物分布一致；②有一定的季节性，其发病率升高与特定节肢动物活动季节相一致；③有些疾病具有职业特征，暴露机会多的人群发病较多，如森林脑炎多见于林区伐木工人或林区居住者，患者多见于儿童和青壮年；④其发病率与特定节肢动物媒介密度呈正相关，控制主要虫媒后则发病率明显下降。

（6）经土壤传播：是指易感人群通过各种方式接触了被污染的土壤所致的传播。传染源的排泄物、分泌物和尸体处理不当等，都可以直接或间接污染土壤。一些能形成芽孢的病原体（如炭疽芽孢杆菌、破伤风梭菌等）污染土壤后可保持传染性达数十年之久。有些寄生虫（如蛔虫、钩虫）卵从宿主排出后，需在土壤中发育一段时间，才具有感染易感者的能力。

经土壤传播疾病的意义主要与病原体在土壤中的存活时间、个体与土壤接触的机会和个人卫生习惯有关。

（7）医源性传播：是指在医疗、预防工作中，由于未能严格执行规章制度和操作规程，而人为地造成某些传染病的传播。一种类型是由于实施治疗、检查、检疫、预防时所用器械被污染或消毒不严格而引起传播。另一种类型则是由于使用了不洁或受污染的血液、生物制品或药物而引起传播。如患者在输血时感染艾滋病等。

（8）垂直传播：是指在围生期病原体通过母体传给子代，也被称为母婴传播或围生期传播。主要传播方式有三种：

1）经胎盘传播：病原体通过胎盘屏障使胎儿宫内感染。常见的如风疹、乙型肝炎、梅毒、艾滋病等。

2）上行性感染：病原体通过宫颈口抵达绒毛膜或胎盘引起胎儿宫内感染。如白念珠菌、单纯疱疹病毒感染等。

3）分娩时传播：分娩过程中胎儿在通过严重感染的产道时可被感染。如淋球菌、疱疹病毒感染等。

许多传染病可通过一种以上途径传播，以哪一种途径传播取决于病原体自身的流行病学特征和病原体所处环境的流行病学特征。

3. 易感人群　是指有可能发生传染病感染的人群。人群作为一个整体对传染病的易感程度称为人群易感性（herd susceptibility）。人群易感性的高低取决于该人群中易感个体所占的比例。相反，人群免疫性是以人群中免疫人口占全部人口的百分比来衡量的。易感率高，则传染病易于发生和传播，该病流行可能性大。当人群中免疫人口比例增加时，免疫个体构筑的"屏障"可阻断传染病的流行。

（1）导致人群易感性升高的主要因素有：

1）新生儿增加：出生后 6 个月以上的婴儿，其源自母体的抗体逐渐消失，而获得性免疫尚未形成，缺乏特异性免疫，所以对许多传染性疾病易感。

2）易感人口迁入：某些地方病或自然疫源性疾病的流行区，当地居民病后或隐性感染而获得对该病的免疫力。非流行区居民迁入可使流行区的人群易感性增高。

3）免疫人口免疫力的自然消退：有些传染病如天花、麻疹等病后有长期免疫力，有的能维持终身。而一般传染病病后或人工免疫后，免疫人口免疫力逐渐下降，最后又成为易感者，使人群易感性增高。

4）免疫人口的死亡：免疫人口的死亡可相对地使人群易感性升高。

5）病原体发生变异：人们对病原体的新变异株缺乏免疫力，普遍易感。

（2）导致人群易感性降低的主要因素有：①计划免疫：预防接种可提高人群对传染病的特

异性免疫力，是降低人群易感性的重要措施。②传染病流行：一次传染病流行后，人群中易感者因发病或隐性感染而获得免疫力。这种免疫力可以持续较短时间，也可以是终身免疫，因病种而不同。③人群一般抵抗力的提高。

> ➢ 考点：传染病传播流行的三个环节。

（二）疫源地与流行过程

1．疫源地（infection focus）　是指传染源向其周围传播病原体所能波及的范围。一般把控制范围较小的疫源地（如只有一个传染源）称为疫点，较大范围的疫源地称为疫区。在实际工作中，常以病家或病家附近几户作为疫点，疫区在农村一般指一个村、一个乡或毗邻乡；城市以一个或几个居委会或一条街道为疫区范围。

疫源地常随病种及时间变动。其范围大小取决于：①传染源存在的时间；②传染源活动的范围；③疾病的传播方式；④周围人群的免疫状况和环境条件。

疫源地消灭的条件是：①传染源已被移走（住院、死亡、移居）或治愈；②传染源播散在环境中的病原体被彻底消灭；③所有易感者经过该病的最长潜伏期没有新感染发生。

2．流行过程　任何一个疫源地都是前一个疫源地的发展，同时又是新疫源地发生的基础。在传染病流行病学中，一系列相互联系、相继发生的疫源地构成了传染病的流行过程。疫源地是流行过程的基本单位。一旦疫源地全部消灭，流行过程即告中断，则传染病流行终止。

（三）影响传染病流行过程的因素

传染病的流行依赖于传染源、传播途径和易感人群三个环节的连接和延续，任何一个环节的变化都可能影响传染病的流行和消长。传染病的流行既是生物现象，也是社会现象。其三个环节的连接往往受到自然因素和社会因素的影响和制约。

1．自然因素　自然因素十分复杂，其中气候、地理因素是影响传染病流行过程最主要的自然因素。

（1）自然因素对传染源的影响：尤其以动物为传染源时，气候和地理因素可通过促进或抑制传染源的活动而影响流行过程。如流行性出血热的传染源黑线姬鼠，栖息在潮湿、多草地区。黄鼠有冬眠习性，多在春夏之交繁殖，秋季密度达到高峰，而在寒冷季节冬眠，从而决定了黄鼠鼠疫及其引起的人间鼠疫流行季节为4—10月。又如长江流域湖沼地区有适合钉螺生长的地理、气候环境，就形成了血吸虫的地区分布特点。

（2）自然因素对传播途径的影响：尤其是节肢动物作为传播媒介时，自然因素的影响明显。媒介生物的地理分布、季节消长、活动能力及其病原体在媒介生物体内的发育、繁殖等均受自然因素制约。因此，疟疾、流行性乙型脑炎等传染病有明显的地区性和季节性。

（3）自然因素对易感人群的影响：自然因素能影响人们的受感染机会。如气候炎热，人们喜食生冷、瓜果、凉拌菜等，易发生肠道传染病。寒冷季节人们多在室内活动，增加飞沫传播机会，易发生呼吸道疾病。

2．社会因素　社会因素包括社会制度、经济文化、风俗习惯、宗教信仰、卫生设施、人口密度、医疗卫生状况、社会安定等。社会因素对传染病流行的三个环节都可以造成一定程度的影响。

（1）社会因素对传染源的影响：抗生素和杀虫剂的滥用使病原体和传播媒介耐药性日益增强，从而使耐药性病例增加，如1981—1995年，美国对抗生素出现耐药性的病例从2%上升到25%。我国建立了各级疾病预防和控制机构、卫生防疫机构和传染病医院，保证了传染病的及时报告、隔离和治疗，极大地控制了传染病在我国的流行。

（2）社会因素对传播途径的影响：传播途径受社会因素影响最为明显。人口增加、贫穷、营养不良、居住环境拥挤、卫生条件恶劣、不良风俗习惯、缺乏安全的饮水和食物，是传染病滋生与发展的温床。全球旅游业的急剧发展，有助于传染病的全球性蔓延。环境破坏造成生态环境的恶化，森林砍伐改变了媒介昆虫和动物宿主的栖息习性，均可导致传染病的蔓延和传播。

（3）社会因素对易感人群的影响：最明显的作用是计划免疫。通过预防接种可提高人群免疫力，以控制传染病的传播和流行，最后消灭传染病。如全球通过种痘等措施消灭天花。而战争、动乱、难民潮和饥荒使人们抵抗力降低，促进了传染病的传播和蔓延。

三、传染病的防制策略与措施

传染病肆虐数千年，对人类健康和生命危害十分严重。20世纪，人类在传染病的预防和控制方面取得了重大成就。然而，近年来全球传染病发病率大幅度回升，流行、暴发事件不断，一些被认为早已得到控制的传染病卷土重来，同时又新发现了数十种传染病。2003年全球的"SARS"危机，以及艾滋病的发生和流行，使我们重新认识到传染病对人类健康和生存的威胁。因此，目前和今后一个相当长的时期内，传染病的预防和控制仍是世界各国的突出重点工作。

（一）传染病的预防控制策略

1. 预防为主　加强人群免疫、改善卫生条件、加强健康教育和增强体质是预防疾病的根本方法。

2. 加强传染病的监测　传染病监测是疾病监测之一，内容包括传染病发病、死亡，病原体类型、特性，媒介昆虫和动物宿主种类、分布和病原体携带状况，人群免疫水平及人口资料等。

3. 传染病的全球化控制　回顾人类历史，传染病对人口、经济、技术、宗教、国家甚至文明有至关重要的影响。继1980年宣布全球消灭天花后，1988年WHO启动了全球消灭脊髓灰质炎行动，2001年WHO发起了全球终止结核病合作伙伴的一系列行动。针对艾滋病、疟疾和麻风的全球性策略，也在各国不同程度地展开。2003年全世界密切合作，对人类战胜SARS起到了至关重要的作用。越来越多国家、政府、国际组织对于健康的重要性有了认识，形成多层次的全球公共健康合作框架。

（二）传染病的预防措施

传染病的预防措施是指疫情出现之前进行的经常性的、有效的多种预防工作，是针对可能存在病原体的环境、物品、动物、媒介昆虫等或者对可能受病原体威胁的人群所采取的措施。

1. 改善卫生条件　保持饮水卫生，加强食品卫生监督，实施污水、污物、粪便无害化处理。医院和公共场所卫生管理以及预防性环境杀虫、灭鼠等，是预防传染病的根本措施。

2. 健康教育　通过各种媒体宣传，提高人们的健康知识水平和自我保健能力，改变不良卫生习惯和行为。如宣传饭前便后洗手，宣传安全性行为知识与艾滋病预防知识等，是一种低成本高效果的传染病防治方法。

3. 卫生检疫　卫生检疫简称检疫（quarantine），分为国境卫生检疫、国内卫生检疫和疫区检疫。国境卫生检疫是指国境卫生检疫机关依照有关法规，对出入境人员、交通工具、货物、行李和邮件等实施医学检查、卫生检查和必要的卫生处理，防止传染病由国境传入或传出的综合措施。我国规定的检疫传染病是鼠疫、霍乱和黄热病以及国务院确定和公布的其他传染病。

4. 免疫预防　免疫预防是控制具有有效疫苗免疫的传染病发生的重要策略。预防接种是保护易感人群的最有效措施之一。

（三）传染病的控制措施

传染病控制措施是指在传染病发生后，为及时有效地控制疫情，消除传染病在人群中继续蔓延所采取的措施。

1．传染病报告　是传染病监测的手段之一，也是控制和消除传染病的重要措施。

（1）报告病种类别：根据我国 2004 年修订的《中华人民共和国传染病防治法》规定，法定报告传染病分为甲、乙、丙三类共 37 种。

甲类传染病：鼠疫、霍乱。

乙类传染病：传染性非典型肺炎（SARS）、艾滋病、病毒性肝炎、脊髓灰质炎、人感染高致病性禽流感、麻疹、流行性出血热、狂犬病、流行性乙型脑炎、登革热、炭疽、细菌性和阿米巴性痢疾、肺结核、伤寒和副伤寒、流行性脑脊髓膜炎、百日咳、白喉、新生儿破伤风、猩红热、布鲁氏菌病（布鲁菌病）、淋病、梅毒、钩端螺旋体病、血吸虫病、疟疾。

丙类传染病：流行性感冒、流行性腮腺炎、风疹、急性出血性结膜炎、麻风病、流行性和地方性斑疹伤寒、黑热病、包虫病、丝虫病、除霍乱、细菌性和阿米巴性痢疾、伤寒和副伤寒以外的感染性腹泻病。

2008 年 5 月卫生部将手足口病列入丙类传染病进行管理。2009 年 4 月将甲型 H1N1 流感列入乙类传染病进行管理。至此，我国法定报告传染病为三类 39 种。

上述规定以外的其他传染病，根据其暴发、流行情况和危害程度，需要列入乙类、丙类传染病的，由国务院卫生行政部门决定并予以公布。

（2）报告人及报告时限：凡执行职务的医疗保健人员、卫生防疫人员皆为疫情责任报告人。责任报告人发现传染病患者、病原携带者、疑似患者应依法向当地疾病预防控制机构报告疫情。

责任报告单位对甲类传染病和乙类传染病中传染性非典型肺炎、人感染高致病性禽流感、艾滋病、肺炭疽、脊髓灰质炎患者、病原携带者或疑似患者，城镇应于 2 h 内、农村应于 6 h 内通过传染病疫情监测信息系统进行报告。对其他乙类传染病患者、疑似患者及伤寒和副伤寒、痢疾、梅毒、淋病、乙型肝炎、白喉、疟疾的病原携带者，城镇应于 6 h 内、农村应于 12 h 内通过传染病疫情监测信息系统进行报告。对丙类传染病和其他传染病，应当在 24 h 内通过传染病疫情监测信息系统进行报告。

2．针对传染源的措施

（1）患者：针对患者的措施应做到早发现、早诊断、早报告、早隔离、早治疗。只有做到"五早"，才能尽快管理传染源，防止传染病在人群中传播蔓延。早发现、早诊断的关键是提高医务人员业务水平和责任感，充分调动基层卫生人员的主观能动性，普及群众防病知识和提高识别传染病的能力。甲类传染病患者、病原携带者及乙类传染病中的传染性非典型肺炎、人感染高致病性禽流感、艾滋病、肺炭疽患者和病原携带者，必须实施隔离治疗。必要时可请公安部门协助。乙类或丙类传染病患者，根据病情采取必要的治疗和控制传播措施。传染病疑似患者必须接受医学检查、随访和隔离措施，不得拒绝。

（2）病原携带者：对病原携带者应做好登记、管理和随访至其病原体检查 3 次阴性后。在饮食、托幼和服务行业工作的病原携带者须暂时离开工作岗位，久治不愈的伤寒或病毒性肝炎病原携带者不得从事餐饮、食品、幼教等相关职业。艾滋病、乙型和丙型病毒性肝炎、疟疾病原携带者严禁献血。

（3）接触者：凡与传染源有过接触并有可能受感染者都应接受检疫。检疫期为最后接触日至该病的最长潜伏期。①留验：即隔离观察。甲类传染病接触者应留验。②医学观察：乙类和丙类传染病接触者可正常工作、学习，但需接受体检等医学观察。③应急接种：对于潜伏期长的传染病如麻疹，对接触者可进行预防接种。④药物预防：对某些有特效药物防治的传染病，必要时可用药物预防，如服用乙胺嘧啶或氯喹预防疟疾等。药物预防只用于密切接触者。

（4）动物传染源：对有经济价值的动物可隔离治疗，无经济价值的动物可杀灭。有些传染病的动物尸体应焚烧或深埋。此外还要做好家畜和宠物的预防接种和检疫工作。

3. 针对传播途径的措施　因各类传染病传播途径不同，采取的措施也各不相同，社区医务人员尤应注意。如对于肠道传染病，应加强被污染物品和周围环境的消毒；对于呼吸道传染病，通风和空气消毒至关重要；艾滋病预防应大力推荐使用避孕套，杜绝吸毒和共用注射器；杀虫是防止虫媒传染病传播的有效措施；鼠类是许多疾病的储存宿主，是多种传染病的传染源，应予以消灭。

消毒（disinfection）是用化学、物理、生物的方法杀灭或消除环境中致病性微生物的一种措施。一般分为预防性消毒和疫源地消毒。

（1）预防性消毒：对可能受到病原微生物污染的场所和物品进行的消毒，如空气、饮水及乳制品消毒。

（2）疫源地消毒：分为随时消毒和终末消毒。①随时消毒是对疫源地患者的排泄物、分泌物及其所污染的物品及时进行的消毒。②终末消毒是当传染源痊愈、死亡或离开后进行的一次性彻底消毒。只有对外界抵抗力较强的致病性病原微生物才需要进行终末消毒，如霍乱、鼠疫、伤寒、结核、炭疽、白喉、病毒性肝炎等。

4. 针对易感人群的措施

（1）免疫预防：包括主动免疫和被动免疫，其中计划免疫是预防传染病流行的常规措施，而被动免疫是传染病突发事件时保护易感者的应急措施，如注射丙种球蛋白预防麻疹等。高危人群应急接种可以及时制止传染病大面积流行。

（2）药物预防：在特殊条件下也可作为应急措施，一般情况下不提倡药物预防。

（3）个人预防：针对传染病的不同传播途径进行个人预防，如戴口罩、勤洗手等，都可起到个人防护作用。在2003年上半年的SARS流行期间，全世界针对易感人群的防护措施主要是戴口罩。

第二节　常见传染病的预防与控制

一、艾滋病

艾滋病又称获得性免疫缺陷综合征（acquired immunodeficiency syndrome，AIDS），是由人类免疫缺陷病毒（human immunodeficiency virus，HIV）引起的慢性传染病。本病主要经性接触、血液及母婴传播。HIV主要侵犯、破坏辅助性T淋巴细胞，导致机体细胞免疫功能严重缺陷，最终并发各种严重机会性感染和肿瘤。本病传播迅速、发病缓慢，病死率高达95%～100%。艾滋病目前已居世界四大主要死因之一，也是全球重大公共卫生问题之一。已发现艾滋病病毒分为HIV-1和HIV-2两种变型。世界各地AIDS多由HIV-1所致。HIV-1基本只存在于非洲西部部分地区。HIV-1的毒性与传染性均高于HIV-2。

（一）流行特征

自1981年美国首次报道AIDS以来，至少199个国家和地区发现HIV-1感染者，已夺取超过3000万人的性命，使它成为史上最具破坏力的传染性疾病之一。截至2016年，世界上仍有3670万人感染艾滋病毒，其中儿童210万，15岁及以上女性1780万。HIV-1感染以非洲、美洲和欧洲为主。亚洲HIV感染者快速增加，已逾1000万，日本、东南亚等均有报道。我国于1985年发现首例AIDS，现在已进入流行的快速增长期。据中国疾病预防控制中心、联合国艾滋病规划署、世界卫生组织联合评估，截至2018年底，我国估计存活艾滋病感染者约

125 万。截至 2018 年 9 月底，全国报告存活感染者约为 85 万，死亡 26.2 万例，估计新发感染者每年 8 万例左右，全人群感染率约为 9 / 万。主要经性传播和注射毒品传播，部分病例经采供血传播。近 5 年的数据显示，在 15 ~ 24 岁群体中，通过性传播感染艾滋病的比例占 96%，其中男男同性传播占 57%。

1．人群分布

（1）年龄：主要是儿童和青壮年。全世界新感染 HIV 者中有 10% 是 15 岁以下的儿童。我国 20 ~ 39 岁感染者占全国总感染人数的近 80%。

（2）性别：美国 HIV 感染者男女比例为 11.6∶1，非洲为 1∶1，我国为 5.2∶1。

（3）职业：我国的 HIV 感染者几乎分布于所有的职业，但以农民、归国劳工、无业者及个体户为主，高校学生群体艾滋病感染率有逐年增长的趋势。我国西南、西北地区 HIV 感染者主要是以吸毒人员为主，中部地区以流动人口或职业献血者等为主，东南沿海地区和大城市主要以性病患者、暗娼等为主，大学生群体中以男性同性恋为主。

2．时间分布　艾滋病自发现以来，其在全球范围内感染、发病和死亡的人数随时间推移迅速增长。艾滋病在我国的流行可分以下三个阶段。

第一阶段（1985—1988 年）：传入期。全国只报告了 19 例 HIV 感染者。该阶段以发现少数外国患者为特征，病例集中在沿海城市。其中浙江省发现的 4 名 HIV 感染者是因使用进口凝血因子Ⅷ而造成的。

第二阶段（1989—1993 年）：播散期。该阶段以局部小流行为特征，以 1989 年 10 月在云南省发现 146 名吸毒人员感染 HIV 为标志。在归国人员、性病患者和妓女中也发现少量的 HIV 感染者。

第三阶段（1994 年至今）：增长期。开始于 1994 年下半年，以 HIV 的传播超出云南省为标志。在吸毒者、各地商业性献血员中发现的 HIV 感染者数量急剧上升。1995 年四川、1996 年新疆、1997 年广西相继报告与吸毒有关的 HIV 感染者迅速增加，同时，通过性接触传播的 HIV 感染也在增加。

3．地区分布　全世界各大洲均发现艾滋病存在，但 95% 以上的 HIV 感染者来自发展中国家。非洲是艾滋病流行最早的地区，也是重灾区，感染者占全球的 2/3 以上。HIV 从 20 世纪 80 年代开始侵犯亚洲，特别是南亚和东南亚地区已逐步成为艾滋病流行的重点地区，印度有 410 万感染者，泰国有 80 万。在东欧和中亚，直到 20 世纪 90 年代中期还未发现严重的艾滋病流行，但现在估计有 27 万感染者。在北美，仅 1998 年就有 7.5 万人新感染了艾滋病，北美和西欧地区感染者数量近 140 万。

我国 31 个省、直辖市和自治区均发现 HIV 感染者，主要分布于云南、新疆、河南、广西、四川、河北等省、自治区。多发生于各地区的某一特殊范围内，主要在农村。云南、西北地区的感染者数量约占发病总数的 70%，东南沿海地区占 20% 左右。

（二）危险因素

艾滋病主要通过三种途径传播：性接触传播、血液传播和母婴传播。联合国艾滋病规划署（UNAIDS）将 HIV/AIDS 的危险定义为：一个人由于其自身的行为方式而感染 HIV 的概率。

1．不安全性行为　不安全性行为是指一个人在不了解对方 HIV 感染状况的情况下进行无保护的性交行为。HIV 可存在于男性的精液和女性的宫颈、阴道分泌物中。精液含 HIV 量（100 万 ~ 1000 万 /ml）远高于阴道分泌物，男传女的概率高于女传男 2 ~ 3 倍，但在性传播疾病高发区，两者无显著差别。与发病率有关的因素包括性伴数量、性伴的感染阶段、性交方式和性交保护措施等。

异性性接触是目前 HIV 传播的主要方式。据 WHO 估计，全球 HIV 感染者中通过异性性接触感染达 75% 以上。当初以同性恋和静脉吸毒传播为主的欧美国家、以性接触传播为主的非洲和以外来输入为主的亚洲，现今 HIV/AIDS 传播正在或已经转为以异性性接触传播为主。目前我国报告的 HIV 感染者中，性接触感染占 80%，卖淫、嫖娼及同性性行为是经性接触传播 HIV 的重要途径。

2. 静脉注射方式的药物滥用　艾滋病病毒大量存在于感染者的外周血中。各国大量的研究证明，共用未经消毒的注射器、针头是经血液传播 HIV 的高危险行为。以此方式传播 HIV 的效率很高。目前全球有 5% ~ 10% 的感染者是由于静脉药瘾者互用注射器而引起的，这种方式是中东、北非、东欧、中亚、东亚及太平洋地区 HIV 的主要传播方式。我国目前报告的 HIV 感染者中约有 10% 是通过注射毒品感染的。

3. 母婴垂直传播　感染 HIV 的母亲可通过胎盘、产道、乳汁等将病毒传染给胎儿或婴儿。目前认为 HIV 阳性孕妇中 11% ~ 60% 会发生母婴传播。母婴传播是目前儿童感染 HIV 的主要传播途径。全球婴儿和儿童 HIV 感染者中有 90% 以上是通过垂直传播造成的。

4. 合并其他性传播疾病　艾滋病属于性传播疾病的一种。尤其是生殖器有局部溃疡的性病，如梅毒、生殖器疱疹、软下疳等，其 HIV 传染性较未患性病者的危险性高 3 ~ 8 倍。

5. 诊疗器械污染　直接接触受到 HIV 污染的诊疗器械，极易在患者间或患者与医护人员之间传播艾滋病。1988 年苏联某医院曾因使用消毒不严格的注射器，造成该医院 27 名幼儿和 4 名母亲感染 HIV。国外有医护人员被 HIV 污染的针头刺伤或破损皮肤受污染而感染的报道。接受 HIV 感染者的器官移植、人工授精、血液或血液制品等，均可感染 HIV。

6. 人口流动　人口流动已成为艾滋病传播的危险因素之一。外出务工、旅游等人员容易发生卖淫、嫖娼、吸毒等艾滋病危险行为，也使干预措施的实施难度增加。我国每年流动人口达 8000 万 ~ 1.2 亿左右，约占劳动人口的 15%，男性占流动人口 60% 以上，且多为青壮年，受教育程度一般较低，因而对 HIV 流行蔓延有很大的影响。

目前无证据表明艾滋病可经食物、水、昆虫或生活接触传播。

（三）预防

1. 第一级预防

（1）健康教育：健康教育被认为是最经济、最可靠、效果最明显的干预措施。通过多种形式开展宣传教育，提高人们的艾滋病危险意识，了解艾滋病的危害性、传播途径和预防方法等知识，降低发生艾滋病危险行为的频率。

（2）立法和行政措施：我国于 1986 年成立了预防艾滋病工作组，1987 年制定了《全国预防艾滋病规划》，1988 年由国务院批准，卫生部、外交部、公安部、国家教育委员会、国家旅游局、中国民用航空局、国家外国专家局联合发布施行《艾滋病监测管理的若干规定》，1989 年国家颁布《中华人民共和国传染病防治法》，将艾滋病定为乙类传染病。种种立法和法规为艾滋病的预防提供了保证，同时也可运用法律、行政手段严厉打击卖淫、嫖娼、吸毒、贩毒、非法地下采血等行为，杜绝有偿献血，堵源截流，预防艾滋病的传播蔓延。

（3）消毒：医疗器械可用加热消毒（高压蒸汽、干燥空气烘箱、煮沸）和化学消毒法（环氧乙烷气体、2% 戊二醛溶液、0.5% 次氯酸钠）。物体表面可用 1% 次氯酸钠溶液或 2% 戊二醛溶液擦洗。

2. 第二级预防

（1）早发现：进行主动监测，各省、市、自治区确定重点地区，建立高危人群监测点，有条件的地区对非高危人群（如孕妇）也开展监测，以观察艾滋病的发展动态。各地建立艾滋病咨询中心、咨询门诊及热线电话，医患之间进行交流。对可疑感染者，实行自愿血样检测，并对检查结果严格实行保密制度。对 HIV 阳性者不歧视。

（2）早诊断：有利于感染者采取措施推迟发病时间，另外也可帮助感染者改变行为，避免将 HIV 传染给其亲属等周围人群。

（3）早报告：按《中华人民共和国传染病防治法》和《艾滋病监测管理的若干规定》中的要求进行报告。

3. 第三级预防　目前对艾滋病的药物治疗仍在研究和探索中。临床研究证明，早期抗病毒治疗是关键，既能缓解病情，又能预防或缓解艾滋病相关疾病的发生。抗 HIV 药物分三类，即核苷类似物逆转录酶抑制剂、非核苷类似物逆转录酶抑制剂和蛋白酶抑制剂。鉴于使用一种抗病毒药物易诱发 HIV 突变，因而目前主张联合用药。研究表明，联合用药能延缓发病并延长患者生命。另外，根据患者的具体情况，可施以免疫重建、并发症治疗和对症支持治疗。

二、结核病

 案例 15-2 ▪ ─────────────────────────────────────

　　患者，男性，30 岁，咳嗽 3 个月，偶有咳痰带血，乏力，体重下降，无发热。查体双侧颈淋巴结蚕豆大，稍硬，无触痛，右上肺少许湿啰音。诊断结论：肺结核。

　　思考题：

　　1. 一般情况下，具有哪些症状就可以怀疑患了结核病？进一步确诊需要做哪些检查？

　　2. 结核病的预防对策与措施有哪些？

▪ ─────────────────────────────────────

结核病（tuberculosis）是由结核分枝杆菌引起的全身慢性传染病。结核分枝杆菌可侵犯全身各个器官，其中以肺结核最常见。早在公元 3 世纪以前，我国古代医学就已认识到该病是一种极为严重的慢性传染病，病因可能是"痨虫"，称之为"肺痨"。1882 年德国细菌学家 Koch 发现并证明结核分枝杆菌为结核病的病原菌，结核病的病因及其发生机制得以明朗。

（一）结核病疫情现状

1. 全球疫情　经过百年努力，人类对生物病因所致疾病的预防和控制取得了前所未有的胜利，如许多国家和地区在 20 世纪 70 年代左右，将结核病患病率控制到了历史最低点。然而自 1985 年以来，由于各国忽视对本病的控制、政府承诺和经费投入不足、防治网络不健全、人口流动增加、耐药结核增多及结核分枝杆菌与艾滋病合并感染等原因，结核病在全球死灰复燃。不仅成为严重的公共卫生问题，也是影响各国发展的重大社会和经济问题。1993 年 WHO 宣布"结核病全球紧急状态"。目前全世界有 1/3 的人（约 20 亿）感染过结核分枝杆菌，现患结核病例 2000 万人，年新发病例 800 万～1000 万人，每年约有 300 万人死于结核病，占各种病因死亡数的 7%，占各类传染病死亡数的 19%。3% 新病例与 HIV 感染有关。结核病的流行状况与经济水平有关，其高流行与国内生产总值（GDP）的低水平相对应。95% 的结核病例及 98% 的结核病死亡发生在发展中国家。75% 的患者年龄在 15～50 岁。世界卫生组织把印度、中国、俄罗斯、南非、秘鲁等 22 个国家列为结核病高负担、高危险性国家。全球 80% 的结核病例集中在这些国家。这些国家结核病的控制无疑将对全球的结核病形势产生重要影响。

2. 我国疫情　我国是 22 个结核病高负担国家之一，我国 1/3 左右的人口已感染结核分枝杆菌，受感染人数超过 5.5 亿。我国现有肺结核患者约 500 万，主要集中在 25 岁及以上人群；其中涂阳肺结核患者 150 万；每年约有 13 万人死于结核病，平均死亡年龄为 55.2 岁。据研究，受结核分枝杆菌感染的人群中，10% 会发展为结核病。如果不采取有效的控制措施，在未来的 10 年，我国可能有近 5000 万的感染者发生结核病。当前的结核病疫情特点如下：

（1）高感染率：目前全年龄组结核分枝杆菌感染率为 44.5%，全国约 5.5 亿人受到了结核分枝杆菌感染，感染率比全球人口感染率高 1/3。城市人群感染率高于农村。

（2）高患病率：活动性肺结核和涂阳肺结核（传染性肺结核）的患病率分别为459/10万和66/10万，估算全国现有活动性肺结核患者约499万（80%在农村），其中传染性肺结核患者72万。

（3）高耐药率：2010年调查显示，我国结核分枝杆菌分离菌株的总耐多药率为6.8%，广泛耐药率为2.1%。在假设活动性肺结核患者的耐多药率与涂阳肺结核患者的耐多药率相同的条件下，与2000年相比，总耐多药率虽然下降了3.9个百分点，但仍高于全球的平均水平。估算我国现有15岁及以上耐多药肺结核患者33.9万，广泛耐药患者10.5万。

（4）新发患者多：按照WHO的估计，我国每年新发活动性肺结核患者130万例，其中传染性肺结核58万例。

（5）公众结核病防治知识知晓率较低：我国公众对结核病防治核心信息的总知晓率为57.0%，结核病防治知识知晓水平的特点是随年龄的增加而递减，15～59岁年龄组知晓率最高为66.5%，60岁及以上老年人的知晓率最低，仅为47.2%；不同地区结核病防治知识知晓率水平不同，城镇居民的知晓率稍高于乡村，西部地区人群的知晓率最低，东部地区次之，中部地区较高。

（6）地区分布差异明显：西部地区和农村患者多。结核病疫情在经济不发达的中西部地区最高，比经济发达的东部沿海省份高2倍；全国大约80%的肺结核患者在农村。肺结核是我国农村因病致贫、因病返贫的主要疾病之一。

（7）HIV/AIDS的出现将加快结核病流行：全球3%结核病新病例与HIV感染有关。当前，我国结核分枝杆菌感染率高，而艾滋病的流行进入快速增长期，二者形成双重夹击的严重威胁，形势非常严峻。

（二）发病因素

1. 病原体　结核病的病原体为结核分枝杆菌，包括人型、牛型、鸟型和鼠型等类型。对人致病的主要是人型（标准株H37Rv），牛型少见。结核分枝杆菌需氧、无鞭毛、无芽孢、无运动力，生长缓慢，培养4～6周繁殖成菌落。不易着色、着色后可抵抗酸乙醇脱色，故称抗酸杆菌。对外界抵抗力强，能在潮湿处生存20周以上；烈日曝晒2 h，5%～12%甲酚皂溶液接触2～12 h、70%乙醇接触2 min或煮沸1 min能被灭活。其菌体结构复杂，主要是脂质、蛋白质和多糖。脂质占50%～60%，其中的蜡质约占脂质总量的50%，其作用与结核病的组织坏死、干酪液化、空洞发生以及结核变态反应有关。菌体蛋白质以结合形式存在，是结核菌素的主要成分，诱发皮肤变态反应。多糖与血清反应等免疫应答有关。

2. 传染源　结核病的传染源主要是痰涂片结核菌检查阳性的肺结核患者。正规化疗2～4周后，随着痰菌排量减少而传染性降低。

3. 传播途径　以空气传播为主。肺结核患者咳嗽、喷嚏、大声说话，播散含结核分枝杆菌的飞沫，健康人吸入可致感染。痰干燥后结核分枝杆菌随尘埃吸入也可感染。患者污染物传播机会少。饮用带结核分枝杆菌的牛奶致肠道感染、母婴传播及经皮肤伤口感染均罕见。

4. 易感人群　人群普遍易感，婴幼儿、青春期后期及老年人发病率高。糖尿病、硅肺病、百日咳以及过度劳累、妊娠等易诱发结核病。恶性肿瘤、肾移植、肝移植或AIDS等患者好发结核病。

结核分枝杆菌可引起多种部位的结核病，如肺结核、脑结核、肠结核、肾结核、骨结核、子宫内膜结核等。自然环境因素中的气候、地理条件，生活方式、健康状况，社会环境中的生活条件、经济状况、居住条件、人口密度等都可影响结核病的疫情。

（三）预防策略与措施

1. 制定完善的结核病控制策略　世界卫生组织在1993年宣布"结核病紧急状态"后，就制定了现代结核病控制策略（DOTS），"政府承诺、经费投入，发现并督导治疗传染性肺结核患者，建立完善的药品供应和监督评价系统"。DOTS 被普遍认为是所有卫生干预中费用最低、效益最好的策略。对患者来说，DOTS 策略可以保证其在不住院条件下得到规律治疗，提高治愈率，防止细菌产生耐药性，减少复发机会；对家人和社会来说，可以减少结核病的传染。因此，接受 DOTS 治疗管理是结核患者的一种最佳选择。DOTS 策略作为全球结核病防治工作的一致行动纲领，包括五个要素：①政府对结核病控制规划的承诺；②对所有可疑结核病症状者进行痰涂片显微镜检查；③对所有传染性结核患者在正确的管理方式下使用标准短程化疗方案进行治疗；④有规律不间断的抗结核药品供应系统；⑤有督导及评估的监测系统。其中，政府的承诺是首要因素。

我国 2011 年制定了《全国结核病防治规划（2011—2015 年)》，要求以科学发展观为统领，遵循深化医药卫生体制改革的目标和要求，坚持以人为本、预防为主、防治结合、依法防治、科学防治。健全政府组织领导、部门各负其责、全社会参与的结核病防治机制。因地制宜、分类指导、稳步推进，全面实施中国结核病控制策略。2017 年国务院办公厅印发《"十三五"全国结核病防治规划》，提出到 2020 年，结核病防治服务体系进一步健全，实现及早发现并全程规范治疗结核病患者，人民群众享有公平可及、系统连续的结核病防治服务，结核发病和死亡人数进一步减少。明确患者及早发现、规范治疗管理、关怀救助、重点人群防治、服务体系建设等系列具体量化指标。要求地方各级人民政府要高度重视结核病防治工作，将其纳入当地经济社会发展规划，定期组织对本地区结核病防治工作的监督检查；各有关部门要按照职责分工，加强统筹协调，加强宣传教育、科研与国际合作，多措并举，扎实有序推动各项工作。

2．人群预防

（1）疾病的筛检：利用结核菌素试验，确定感染状态。

（2）控制传染源：早发现、早诊断、早治疗痰菌阳性肺结核患者，加强本病防治知识宣传。直接督导下短程化疗（DOTS）是控制本病的关键。

（3）切断传播途径：教育人们培养良好的卫生习惯，不随地吐痰，保持室内空气流通。患者的痰用 2% 甲酚皂或 1% 甲醛（2 h 可杀灭结核分枝杆菌）消毒，污染物阳光曝晒。

（4）提高人群抵抗力：新生儿出生时或 1 岁以内接种卡介苗（BCG）后可获免疫力，但不提倡复种。免疫力较 BCG 更强的疫苗，如重组牛结核分枝杆菌疫苗、DNA 疫苗、减毒分枝杆菌疫苗等尚在研究中。另外，增强非特异性抵抗力、加强体质锻炼、合理营养对预防结核分枝杆菌感染也有很重要的积极意义。

（5）化学药物预防：对儿童、青少年或糖尿病、硅肺病、HIV 感染者等有感染结核分枝杆菌好发因素而结核菌素试验阳性者，酌情预防用药。如异烟肼（INH）300 mg/d，儿童 5 ~ 10 mg/（kg·d），1 次顿服，疗程 6 ~ 12 个月。疑耐 INH 结核分枝杆菌感染可用氧氟沙星（OFLX）和乙胺丁醇（EMB）预防。

三、性传播疾病

性传播疾病（sexually transmitted disease，STD）简称性病。是一类由性行为或者类似性行为接触为主要传播途径的，可以引起泌尿生殖器官及附属淋巴系统病变的疾病。另外，也有生殖器以外皮肤对皮肤、皮肤对黏膜、黏膜对黏膜的直接接触传染，可涉及全身重要器官的病变，使口咽部、肛门、直肠等部位受累，是严重危害人群身心健康的传染性疾病。

以往经典的性病主要包括：梅毒、淋病、软下疳、性病淋巴肉芽肿以及腹股沟肉芽肿五类。目前的 STD 有 20 余种，包括：病毒感染所致的生殖器疱疹、尖锐湿疣、艾滋病、甲型肝炎、乙型肝炎、巨细胞病毒感染、传染性单核细胞增多症；衣原体感染所致的非淋菌性尿道炎、性病淋巴肉芽肿；细菌感染所致的淋病、软下疳、细菌性阴道炎、腹股沟肉芽肿；真菌感染所致的阴部白念珠菌感染、股癣；螺旋体感染所致的梅毒；原虫、寄生虫感染所致的疥疮、滴虫性阴道炎、阿米巴感染；昆虫类感染导致的阴虱。细菌、病毒、衣原体、支原体、螺旋体、放线菌等绝大多数病原微生物均可以通过性接触传播引起相应的疾病。我国卫生部于1991 年规定了 8 种法定管理的性传播疾病：艾滋病、淋病、梅毒、软下疳、性病淋巴肉芽肿、非淋球菌性尿道炎、尖锐湿疣、生殖器疱疹。

（一）流行特征

性传播疾病由于其特殊性，漏报现象比较严重，发病率、患病率难以统计。整体来说发展中国家 STD 发病较高，城市化较快的地区发病较高。尤其我国大中城市、东南沿海开放城市的发病率上升较快，近年来发病趋势逐渐向内地、农村扩展。我国 STD 主要集中在 20 ～ 39 岁年龄组，男性多于女性。

（二）传染源

STD 患者及其病原携带者是主要的传染源。

（三）传播途径

1．与性相关的行为　95% 经过性接触传播；此外，接吻、边缘性性行为也可传播某些 STD。

2．非性相关的行为　如果皮肤有破损，通过直接接触患者的病变部位或其含有病原体的分泌物可导致感染。另外，还有血液传播、母婴传播等。

3．人群易感性　人群普遍易感，几乎没有年龄、性别的差异。人群对 STD 没有先天性免疫力，后天的获得性免疫力亦不稳定。因此，感染 STD 之后，可能反复发作、迁延不愈。

（四）预防策略与措施

1．策略　建立健全的预防控制工作的领导机构和组织保障部门，增加财政投入。全社会共同参与，可以充分发挥非政府组织，即各类民间群众团体组织，在预防性病、制止卖淫嫖娼中的积极作用。制定性病防治技术标准和防治工作规范，制订具体行动计划，强化立法管理及制定配套政策。开展广泛持久的健康教育，使人们了解性病的危害与预防措施，提高其对性病的防范意识。尤其针对高危人群，开展性病监测工作。

2．措施　STD 的预防主要包括针对传染源、传播途径和易感人群三个环节的措施以及 STD 的监测。针对传染源的措施主要包括积极发现、管理患者，流行病学防治和规范化的 STD 诊疗；针对传播途径的措施主要包括通过改变不安全性行为来预防和控制经性接触传播的 STD，切断医源性感染、经血传播和日常生活接触传播，防止母婴传播；针对易感人群的措施主要包括加强宣传教育、提高群众自我保护意识和预防接种两个方面。STD 的监测是为了及时掌握 STD 的流行特征，了解其传染的来源及影响因素，为制定防制措施提供依据。根据《全国性病监测方案（试行）》的要求，我国对淋病、梅毒、生殖道衣原体感染、生殖器疱疹以及尖锐湿疣五类疾病开展监测。

➤ 考点：常见传染病的危险因素、传播途径及防制措施。

第三节　免疫规划

一、预防接种

预防接种是指根据疾病预防控制规划，利用预防性生物制品，按照国家规定的免疫程序，由合格的接种技术人员给适宜的接种对象进行接种，提高人群免疫水平，以达到预防和控制传染病发生和流行的目的。预防接种是控制和消除传染病的有效手段之一，是国家贯彻预防为主方针、保护易感人群的重要措施。用于预防接种的生物制品统称为免疫制剂。

预防接种的种类：

1．人工主动免疫　是指用病原微生物或其代谢产物制成的生物制品，接种人体后使机体产生特异性免疫。它是免疫预防的主要方法。接种时间一般要求在传染病流行前数周进行，从而使机体有足够的时间产生免疫反应。

2．人工被动免疫　将含有抗体的血清或其制剂直接注入机体，使机体立即获得抵抗某种传染病的能力的方法。常用制剂有：①免疫血清：指抗毒素、抗菌和抗病毒血清的总称。其在体内停留和作用时间都较短。只有过敏试验阴性者方可使用。②丙种球蛋白：是由健康产妇的胎盘与脐带血或健康人血制成的，可用于预防甲型肝炎、麻疹等。

3．被动主动免疫　在注射破伤风或白喉抗毒素的同时，接种破伤风或白喉类毒素疫苗，使机体迅速获得自身特异性抗体，产生持久的免疫。

二、免疫规划

免疫规划又称计划免疫（planned immunization），是指根据疫情监测和人群免疫状况，按规定免疫程序，有计划地对易感人群进行的预防接种。

我国免疫规划工作的主要内容是儿童基础免疫，即对 7 周岁及以下儿童进行卡介苗、脊髓灰质炎三价疫苗（脊灰疫苗）、百白破混合疫苗和麻疹疫苗免疫接种，以及以后的适时加强免疫，即"接种四苗，预防六病"。1992 年卫生部决定添加乙型肝炎疫苗接种，并在部分地区增加对乙型脑炎、流行性脑脊髓膜炎等的免疫接种工作。为有效预防和控制传染病，促进公共卫生事业和社会经济的协调发展，保障人民群众身体健康，经国务院批准，从 2007 年起，国家扩大免疫规划疫苗范围，在现行全国范围使用的国家免疫规划疫苗基础上，将甲肝疫苗、流脑疫苗、乙脑疫苗、麻疹腮腺炎风疹联合疫苗（麻腮风疫苗）、无细胞百白破疫苗纳入国家免疫规划，对适龄儿童实行预防接种；并根据传染病流行趋势，在流行地区对重点人群进行流行性出血热疫苗、炭疽疫苗和钩端螺旋体疫苗接种。目前我国实施的儿童基础免疫程序见表 15-1。

表 15-1　儿童基础免疫程序

疫苗名称	接种对象月（年）龄	接种剂次	间隔时间
乙肝疫苗	0、1、6 月龄	3	出生后 24 h 内接种第 1 剂次，第 1、2 剂次间隔 28 天
卡介苗	出生时	1	卡介苗接种时间不得超过 2 个月
脊灰疫苗	2、3、4 月龄，4 周岁	4	第 1、2、3 剂次间隔 28 天
百白破疫苗	3、4、5 月龄，18～24 月龄	4	第 1、2、3 剂次间隔 28 天
白破疫苗	6 周岁	1	—
麻风疫苗	8 月龄	1	—
麻腮风疫苗	18～24 月龄	1	
乙脑减毒活疫苗	8 月龄、2 周岁	2	
A 群流脑疫苗	8～18 月龄	2	第 1、2 剂次间隔 3 个月
A+C 群流脑疫苗	3 周岁、6 周岁	2	第 1、2 剂次间隔 3 年
甲肝减毒活疫苗	18 月龄	1	—

三、预防接种的效果评价

（一）接种率的监测与评价

为完善接种率监测报告系统，提高报告数据的及时性和准确性，加强信息管理与信息利用，我国制定了《全国常规免疫接种率监测方案》，其目的是满足计划免疫工作规范化与科学化管理的需要。接种率监测与评价工作应将接种率报告与接种率调查相结合，评价内容包括：是否有常规接种率报告；根据出生率推算接种率，并与报告接种率比较；近年来本地区或临近地区病例的发生情况及分布；必要时开展抽样调查。评价的主要指标有建卡率和累计接种率。

（二）免疫学效果评价

通过测定接种后人群抗体阳转率、抗体平均滴度和抗体持续时间来评价预防接种的免疫学效果。

（三）流行病学效果评价

流行病学效果评价可以用随机对照双盲的现场试验结果来计算疫苗保护率和效果指数。

$$疫苗保护率（100\%）=\frac{对照组发病率-接种组发病率}{对照组发病率}\times100\% \qquad （公式15-1）$$

$$疫苗效果指数=\frac{对照组发病率}{接种组发病率} \qquad （公式15-2）$$

第四节　新发传染病

一、新发传染病的定义

新发传染病是指由新出现（发现）的病原体，或经过变异而具有新的生物学特性的已知病原体所引起的人和动物传染性疾病。根据 WHO 发布的报告，自 20 世纪 70 年代以来在全球范围内已先后发现了 30 余种新发传染病，其中在我国已发现存在的有十几种。根据新发传染病被发现的过程，可分为三类：一类是某些疾病早已存在，但未被认识为传染病，近年才发现其病原体并被确认为传染病，如幽门螺杆菌引起的胃溃疡；第二类是确认了已知传染病的病原体，如丙型肝炎病毒（HCV）等；第三类是某些过去并不存在，但目前在人类中存在的传染病，如艾滋病。这些传染病尽管对人类危害程度差别很大，但大多数或因其无特效防治手段而出现高致死率，或因其传播广泛而危及众多人群，或因其易变为慢性而预后严重。因此我们必须提高警惕，并加紧研究防制对策。

新发传染病的特点：

（1）缺乏特效治疗和免疫预防。

（2）容易造成医院内感染的暴发流行，对医务人员容易造成直接伤害。

（3）动物源性：有关研究资料显示在新发传染病中 75% 是动物源性的，60.3% 是人兽共患传染病。

（4）人群对新发传染病缺乏免疫力。

（5）新的病原体带来的往往是全球性的传染，而不是独立的事件。

（6）疫情发生初期，不能充分认识，易使大众产生恐慌心理，不利于社会稳定。

（7）新发传染病的生物学性状、传播因素及传播规律等方面尚缺乏足够的认识，传播迅速、容易产生暴发或者流行。

二、新发传染病的流行特征及影响因素

（一）新发传染病的流行特征

1. 病原体种类多样性　新发传染病的病原体种类有多种，包括衣原体、病毒、螺旋体、朊病毒、细菌等。另外，病原体的宿主种类也多种多样。研究发现，很多新发传染病病原体与

动物有一定的关联，75% 左右的新发传染病为人兽共患传染病，比如猫抓病、马尔堡出血热、禽流感等。

2．传播感染方式多变　新发传染病的传播途径有很多种，常见的有以下五种：①呼吸道传播方式，比如禽流感、MERS 等；②虫媒传播方式，比如莱姆病、寨卡病毒病；③消化道传播方式，比如诺如病毒感染、霍乱等；④血液、体液传播方式，比如丙型病毒性肝炎等；⑤接触传播方式，比如猫抓病、埃博拉出血热等。

3．人类对新发传染病普遍易感　人类对于很多新发传染病缺乏特异性免疫。另外，人类社会发展迅速，区域之间的交通十分便利，这也为新发传染病的传播提供了有利条件。

4．人类对于传染病的认识不足　目前，在新发传染病防治方面，很多人对于传染病的分类、防治知识了解不够深入，普通大众缺乏有效的宣传教育，医疗机构缺乏有效的预防控制措施，政府部门如果没有得到专业人士的明确意见，也无法作出具体的防制决策。

5．社会经济发展损失　根据国家统计局的分析，2003 年 SARS 疫情传播，造成我国内地经济损失 933 亿元人民币。另外，甲型 H1N1 流感的流行、MERS 的暴发等，都对世界各地的医药产业、旅游产业等造成了巨大的经济损失。

（二）新发传染病的影响因素

1．经济发展　经济发展能有效地改善人群健康状况，无论是用平均预期寿命、婴儿死亡率还是用传染病患病率来衡量都是如此。全世界每年因传染病死亡的 1700 万人中，绝大多数不合比例地分布在发展中国家。没有一定的经济条件，最有效的生物医学手段也不能解决问题。经济发展常常造成环境污染、生态破坏和城市化，也是导致新发传染病产生和流行的重要原因。随着森林的大面积开发，工业和生活污染的加剧，自然环境必然受到影响，使人类接触到一些以往很少接触的传染病虫媒和带病动物而遭受感染。一些病媒动物被迫迁移到人口密集的地区和城市里，最后引起新发传染病和原有传染病的流行和暴发。

2．气候变化　当气候条件发生改变时，可能影响传染病的进化和传播。温度和湿度是疾病传播最重要的因素。蚊媒传播疾病的发生对气候变化敏感，气候的改变常常会导致媒介地理分布（如孳生地、水源、植被等）和数量（成熟周期、叮咬率、生存率等）的改变，影响病原体繁殖和传播，而影响疾病的发生及播散。许多重要传染病的发生主要取决于媒介对外部的气温和湿度的敏感性。另外气候变化所致的人口迁移和对卫生设施破坏能间接影响疾病传播。恶劣气候对农业影响所致的营养不良，以及紫外线辐射增加对人体免疫系统的潜在改变，也可能使人体对传染病的易感性进一步增加。

3．社会因素　新发传染病的发生和出现还与社会因素有关。随着人类社会发展，如人口快速增长、城市化、大规模移民、战争和地区冲突、抗生素滥用等，都大大促进了新病原体出现和传播的速度。

4．生活方式　影响新发传染病发生的复杂因素中，人类本身生活方式的改变，如生活电器化、性乱行为、吸毒、猎食野生动物、个人卫生习惯、国际旅行、户外探险等行为对于传染病向新的人群传播起到重要作用。

三、新发传染病的预防控制策略与措施

（一）新发传染病的三级预防策略

1．第一级预防　即生态学预防。改善环境，保持人类与自然的和谐；减少人类与野生动物接触的机会，从而延缓自然界微生物变异的过程；减少人类微生物与动物微生物交叉感染导致的病原体变异的机会。

2．第二级预防　即加强监测和国境卫生检疫。加强疾病监测工作，确保疫情报告网络的畅通，在疫情或者可疑患者出现时，能够及时上报有关卫生行政管理部门和当地政府，提供新

发传染病的准确信息，使政府部门能够及时采取措施。加强国境卫生检疫，防止新发传染病由国外传入和由国内传出，建立新发传染病病原学诊断实验室系统。开展对新发传染病控制的相关研究，包括诊断方法和技术的发展、分子流行病学分析等。

3．第三级预防　即控制流行。防止新发传染病的流行与蔓延传播，采取有效的预防控制措施，将生命财产损失降到最小。

（二）新发传染病的防控措施

一般将新发传染病的防控纳入突发急性传染病的防控措施中。

（1）加强政府的领导，建立健全有效应对突发急性传染病的应急处置机制、指挥协调机制。

（2）提高对突发急性传染病暴发的早期预警能力，建立预警体系。各级医疗机构逐步建立症状监测报告系统，建立健全突发急性传染病应急处置预案体系，加强应对突发急性传染病的基础准备。

（3）建立应对突发急性传染病的联防联控机制，卫生部门要与相关部门进行信息沟通，及时获取国内外疫情信息，掌握突发急性传染病的动态。突发急性传染病多来源于动物或由国外传入，因此要建立和完善卫生、农业、林业、国境卫生检疫等部门的协调合作机制。

（4）搭建突发急性传染病科研攻关的技术平台，以病原微生物、预防性疫苗、治疗药物和检测方法作为主要方向，开展基础研究和应用研究，建立病原分子分型数据库。

（5）加强专业技术队伍建设，提高突发急性传染病应急处置能力。成立突发急性传染病咨询专家组，建立突发急性传染病专家库，组建应急队伍。建立突发急性传染病应急处置培训基地、制订突发急性传染病培训计划，开展培训工作和应急演练。对医疗机构医务人员广泛开展有关突发急性传染病的发现、报告、防护、密切接触者管理的全员培训，提高发现、报告和处置突发急性传染病的意识和能力。

（6）加强健康宣传教育，提高人们对突发急性传染病的认知和防范能力，鼓励公众积极配合突发急性传染病的预防控制工作。

自2003年SARS全球流行以来，各种传染病突发公共卫生事件频繁发生，给我国传染病的防制提出了更高的要求。我国基层医疗卫生机构传染病的防制工作还处于初级阶段，社区传染病发病情况及流行特点的研究对传染病的防制有着重要的意义。突发传染病和新发传染病与生物威胁、生物恐怖有着不可分割的联系，越来越成为威胁人类生命健康的重大公共卫生问题。因此需加强常见和新发传染病的研究，对我国传染病防制提出前瞻性的应对措施和宏观指导策略，提升我国传染病的防控能力和防制水平。

自测题

一、A 型选择题

1．传染源是指
A．体内有病原体的人
B．体内有病原体的人和动物
C．体内有病原体繁殖的人和动物
D．体内有病原体繁殖并能排出病原体的人和动物
E．能排出病原体的人和动物

2．我国法定报告的甲类传染病是
A．炭疽、鼠疫
B．伤寒、霍乱

C．鼠疫、肺结核
D．霍乱、鼠疫
E．炭疽、霍乱

3．使人群易感性升高的因素是
A．病原体毒力减弱
B．易感人口的迁入
C．计划免疫
D．传染病流行后免疫人口的增加
E．人群一般抵抗力提高

4．发现甲类传染病或疑似患者，报告时

限最长不应超过

A．2 小时

B．6 小时

C．12 小时

D．15 小时

E．24 小时

5．传播途径是指

A．病原体更换宿主在外界环境下所经历的过程

B．传染病在群体或个体间的传播

C．病原体由母亲到后代间的传播

D．传染病在人群中发生的过程

E．病原体侵入机体，与机体相互作用、相互斗争的过程

6．下列均可经水传播的疾病是

A．伤寒、霍乱、钩虫病

B．血吸虫病、甲型肝炎、钩端螺旋体病

C．伤寒、霍乱、出血热

D．霍乱、痢疾、斑疹伤寒

E．甲型肝炎、戊型肝炎、恙虫病

7．传染源不包括

A．病原携带者

B．传染病患者

C．受感染的动物

D．隐性感染者

E．有血吸虫尾蚴的钉螺

8．从病原体侵入机体到临床症状出现的这段时间为

A．病原侵入期

B．前驱期

C．潜伏期

D．传染期

E．无症状期

9．构成传染过程必须具备的因素是

A．病原体、易感机体

B．寄生虫、中间宿主、终末宿主

C．患者、污染物、易感者

D．传染源、传播途径、易感人群

E．微生物、媒介及宿主

10．下列不属于经空气传播传染病特点的是

A．具有冬春两季节升高的现象

B．在未经免疫的人群中，发病呈周期性升高

C．在未经免疫预防的城市人群中，儿童常被感染

D．在交通不便的山区发病呈典型的周期性现象

E．易感者在人群中的比例是决定流行强度的重要因素之一

11．传染病患者传染性最强的时期是

A．潜伏期

B．潜伏期末

C．临床症状期

D．症状消失期

E．恢复期

12．疫源地消毒可分为

A．隔日消毒和终末消毒

B．隔日消毒和随时消毒

C．随时消毒和终末消毒

D．三日消毒和终末消毒

E．三日消毒和随时消毒

二、名词解释

1．传染病　2．传染源　3．潜伏期　4．传播途径　5．易感人群　6．疫源地

三、问答题

1．简述传染病及构成传染病传播流行的三个环节。

2．什么是疫源地？疫源地范围大小如何确定及其意义是什么？疫源地消灭的条件是什么？

3．甲型病毒性肝炎传播的危险因素有哪些？

4．艾滋病的主要传播途径是什么？其危险因素有哪些？

5．简述传 SARS 的流行特征和预防。

（陈春蓉）

第十六章

第十六章数字资源

慢性非传染性疾病的
预防与控制

学习目标

1. 掌握慢性非传染性疾病的概念、特点及其流行特征。
2. 熟悉慢性非传染性疾病的危险因素及其预防控制策略与措施。
3. 能运用相关知识对心脑血管疾病、恶性肿瘤和糖尿病进行防制。

自 20 世纪 50 年代以来,由于医学模式的转变和疾病谱的改变,传染病的发病率及死亡率得到了明显的控制,各类非传染病(包括原因不明疾病)的发病率和死亡率明显上升,成为当今世界最突出的医学课题。据 WHO 统计,2011 年全球有 5500 万人死亡,其中因非传染性疾病死亡的达到了 2/3,这一数字高于 2000 年时的 60%。从绝对数量上来讲,因非传染性疾病而死亡的人占总死亡人数的比率在高收入国家、中高收入国家、中低收入国家和低收入国家分别是 87%、81%、56% 和 36%。在非传染病中,对人类健康和生命威胁最严重的疾病有心血管疾病、脑血管疾病和恶性肿瘤,是人类的"三大杀手"。WHO 指出,慢性非传染性疾病在很大程度上可以通过有效的干预措施进行预防,比如控制共同的主要危险因素包括使用烟草、不良饮食、有害使用酒精等。

第一节　慢性非传染性疾病概述

 案例 16-1

大庆糖尿病预防研究

1986 年,中日友好医院、大庆市第一人民医院和美国疾病预防控制中心合作,在黑龙江省大庆市启动了"中国大庆糖尿病预防研究"。33 家医疗机构对 110 660 人进行基线筛查,将其中诊断为糖耐量减低者(IGT)(血糖 7.8 ~ 11.1 mmol/L)577 人随机分为对照组和 3 个干预组(运动干预组、饮食干预组、运动和饮食综合干预组),干预时间为 6 年,期间每间隔 2 年进行一次糖尿病发病情况检查。2006 年再次进行 20 年跟踪随访调查。研究结果表明:综合生活方式干预组在积极干预 6 年间,糖尿病发病率降低了51%。在 20 年的随访研究中,干预组糖尿病的发病率比对照组降低 43%,发生糖尿病比对照组晚 3.6 年,且其效果可以持续到强化干预后 14 年之久;干预组心脑血管疾病死亡率降低 26%。

　　思考题：

　　1．本项研究结果对慢性病防制有何启示？

　　2．慢性病的主要危险因素有哪些？

　　3．慢性病预防工作应如何开展？

一、慢性非传染性疾病的概念及特点

　　慢性非传染性疾病（noninfectious chronic diseases，NCDs）简称慢性病，不是特指某种疾病，而是一类起病隐匿、病情持续时间长、发展缓慢、病因复杂，且某些病因尚未完全确认的疾病的总称。慢性病的范围极为广泛，包括一切因生活方式和环境因素造成的，可以通过良好生活方式和环境因素改善进行外因调控的疾病。慢性病主要包括心脑血管疾病、恶性肿瘤、慢性呼吸系统疾病、糖尿病和口腔疾病，以及内分泌、肾、骨骼、神经等疾病。常见的有心脑血管疾病、恶性肿瘤、慢性阻塞性肺疾病和糖尿病等。

　　慢性非传染性疾病具有如下特点：

　　1．属于常见病、多发病　《中国自我保健蓝皮书（2015—2016）》指出，中国居民慢性病患病率由 2003 年的 123.3‰ 上升到 2013 年的 245.2‰，10 年增长了一倍。中国确诊的慢性病患者已超过 2.6 亿人，据估计目前这一数据已超过 3 亿。慢性病死亡占中国居民总死亡的构成比上升至 85%。

　　2．发病隐匿，潜伏期长，病程长，并发症多　慢性病是致病因子长期作用，器官损害逐渐积累而成。因此，慢性病的起始症状往往比较轻微，大部分患者是在急性发作或者症状较重时才被检出疾病。

　　3．病因复杂，具有个体化特点　慢性病往往是多因素致病，多种因素相互关联，共同影响，呈现出个性化的特点。随着科学研究的不断深入和大量人群调查结果的公布，慢性病之间的关联性越来越多地被证实，如肥胖与胰岛素抵抗，胰岛素抵抗与糖尿病和心脑血管疾病，高血压与心脏病和糖尿病等。疾病的控制策略由单因素控制向综合因素控制转变。

　　4．临床治疗效果欠佳　慢性病的治疗效果一般不佳，且并发症多，致残率和病死率高，预后较差。

　　5．可以有效防控　国内外研究资料表明，实施慢性病综合防控策略措施，尤其是推行健康生活方式及加强生活方式干预，可以有效地防控慢性病。如果消除慢性病危险因素，约 75% 的心脏疾病、脑卒中和 2 型糖尿病及 40% 的癌症将能够得以预防。

二、慢性非传染性疾病的流行特征

　　（一）全球慢性非传染性疾病流行状况

　　慢性非传染性疾病已成为全球范围内的重要致死原因，由其导致的负担在世界范围内迅速增加。WHO 发布的《2017 世界卫生统计报告》指出，2015 年估计全球有 5600 万人死亡，其中死于慢性非传染性疾病者 4000 万人，占总死亡人数的 70%，高于 2000 年时的 60%。同时，高血压、糖尿病等慢性病正在给世界各国、尤其是中低收入国家带来越来越沉重的负担。如在中低收入国家，特别是在非洲，许多国家 40% 以上的成年人都患有高血压。

　　慢性非传染性疾病在不同收入水平国家的致死比率呈现出一定的差异。因非传染性疾病而死亡的人数占总死亡人数的比率在高收入国家为 87%，在中高收入国家为 81%，在中低收入国家为 56%，在低收入国家为 36%。

随着人的平均寿命不断延长，老龄人口持续增加，慢性非传染性疾病的流行趋势将越来越严峻。WHO 预计，到 2030 年，全球死于非传染性疾病的人口将增至 5500 万人。

（二）我国慢性非传染性疾病流行状况

1．主要慢性病患病率或发病率不断上升　据《中国居民营养与慢性病状况报告（2015年）》，2012 年我国 18 岁及以上成年人高血压患病率为 25.2%，糖尿病患病率为 9.7%；《中国2 型糖尿病防治指南（2017 年版）》报告我国成人糖尿病患病率为 10.9%，与 2012 年相比，患病率呈上升趋势；40 岁及以上人群慢性阻塞性肺疾病患病率为 9.9%。2013 年全国肿瘤登记结果分析显示，我国癌症发病率为 235/10 万，肺癌和乳腺癌分别位居男、女性发病首位；10 年来我国癌症发病率呈上升趋势。

2．主要慢性病死亡在死因构成中所占比例不断增加　2012 年我国居民慢性病死亡率为533/10 万，占总死亡人数的 86.6%。心脑血管疾病、癌症和慢性呼吸系统疾病为主要死因，占总死亡的 79.4%，其中心脑血管病死亡率为 271.8/10 万，癌症死亡率为 144.3/10 万（前五位分别是肺癌、肝癌、胃癌、食道癌、结直肠癌），慢性呼吸系统疾病死亡率为 68/10 万。

三、慢性非传染性疾病的危险因素

慢性病是一类与不良行为和生活方式密切相关的疾病。心脑血管疾病、恶心肿瘤、糖尿病及慢性呼吸系统疾病等常见的慢性非传染性疾病都与吸烟、饮酒、不合理膳食、静坐等几种共同的危险因素有关（表 16-1），且各种危险因素之间及它们与慢性病之间的内在关系已经基本明确（图 16-1）。

表 16-1　主要慢性病的共同危险因素

危险因素	心脑血管疾病	糖尿病	恶性肿瘤	慢性呼吸道疾病
吸烟	√	√	√	√
饮酒	√	—	√	—
不合理膳食	√	√	√	√
静坐生活方式	√	√	√	√
肥胖	√	√	√	√
高血压	√	√	—	—
高血糖	√	√	√	—
血脂异常	√	√	√	—

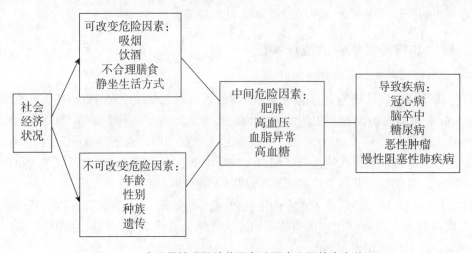

图 16-1　常见慢性病及其共同危险因素之间的内在关系

四、慢性非传染性疾病的预防控制策略与措施

制定慢性病防治策略措施应以三级预防为主线，防治结合、全程管理，涵盖全人群、高危人群、社区康复和健康促进策略等四个方面。根据国务院办公厅发布的《中国防治慢性病中长期规划（2017—2025年)》，慢性病预防控制要坚持统筹协调、共建共享、预防为主、分类指导原则。我国慢性病防制策略与措施重点如下。

1. 加强健康教育，提升全面健康素质

（1）开展慢性病防治全民教育：建立健全健康教育体系，普及健康科学知识，教育引导群众树立正确健康观。深入推进全民健康素养促进行动、健康中国行等活动。

（2）倡导健康文明的生活方式：全面加强幼儿园、中小学营养均衡、口腔保健、视力保护等健康知识和行为方式教育，实现预防工作的关口前移。发挥中医治未病优势，大力推广传统养生健身法。推进全民健康生活方式行动，开展"三减三健"（减盐、减油、减糖、健康口腔、健康体重、健康骨骼）等专项行动。

 知识链接

"三减三健"专项行动

"三减三健"是指减盐、减油、减糖、健康口腔、健康体重、健康骨骼，该行动是全民健康生活方式行动的重要内容之一。其中减盐、减油、减糖行动以餐饮从业人员、儿童青少年、家庭主厨为主，健康口腔行动以儿童青少年和老年人为主，健康体重行动以职业人群和儿童青少年为主，健康骨骼行动以中青年和老年人为主。通过传播核心信息，提高群众对少盐、少油、低糖饮食与健康关系的认知，帮助群众掌握口腔健康知识与保健技能，倡导群众天天运动、维持能量平衡、保持健康体重的生活理念，增强群众对骨质疏松的警惕意识和自我管理能力。通过开展培训、竞赛、评选等活动，引导餐饮企业、集体食堂积极采取控制食盐、油脂和添加糖使用量的控制措施。在职业场所开展健步走、减重比赛等体重控制及骨质疏松预防活动，协助提供个性化健康指导与服务。

2. 实施早诊早治，降低高危人群发病风险

（1）促进慢性病早期发现：加强慢性病第二级预防，以血压、血糖、血脂、体重、肺功能、粪便隐血等指标监测为重点，推进居民健康体检，促进慢性病早期发现。逐步将临床可诊断、治疗有手段、群众可接受、国家能负担的疾病筛查技术列为公共卫生措施。

（2）开展个性化健康干预：开设戒烟咨询热线、运动指导门诊，逐步开展超重肥胖、血压血糖升高、血脂异常等慢性病高危人群的患病风险评估和干预指导。

 知识链接

慢性病筛查干预与健康管理项目

早期发现和干预：癌症早诊早治，脑卒中、心血管病、慢性呼吸系统疾病筛查干预，高血压、糖尿病高危人群健康干预，重点人群口腔疾病综合干预。

健康管理：居民健康档案、健康教育、慢性病（高血压、糖尿病）患者健康管理、老年人健康管理、中医药健康管理。

3．强化规范诊疗，提高治疗效果

（1）落实分级诊疗制度：优先将慢性病患者纳入家庭医生签约服务范围，推进高血压、糖尿病、心脑血管疾病、肿瘤、慢性呼吸系统疾病等患者的分级诊疗。

（2）提高诊疗服务质量：建设医疗质量管理与控制信息化平台，全面实施临床路径管理，规范诊疗行为，优化诊疗流程。

4．促进医防协同，实现全流程健康管理　加强慢性病防治机构和队伍能力的建设；疾病预防控制机构、医院和基层医疗卫生机构要建立健全分工协作、优势互补的合作机制，推进慢性病防、治、管整体融合发展；建立健康管理长效工作机制，明确政府、医疗卫生机构和家庭、个人等各方在健康管理方面的责任，完善健康管理服务内容和服务流程。

5．完善保障政策，切实减轻群众就医负担　从完善医保和救助政策、保障药品生产供应两方面入手：一方面医保救助政策要充分发挥引导防治重心下沉和兜底困难人群的作用；另一方面药品生产供应要以提高药物可及性为主要目标，通过降低药品价格、完善用药目录等，满足患者用药需求。

6．控制危险因素，营造健康支持性环境

（1）建设健康的生产生活环境：推动绿色清洁生产，改善作业环境，严格控制尘毒危害，强化职业病防治，整洁城乡卫生，优化人居环境，加强文化、科教、休闲、健身等公共服务设施建设。

（2）完善政策环境：加快各地区控烟立法进程，加强食品安全和饮用水安全保障工作，推进营养立法。

（3）推动慢性病综合防控示范区创新发展：以国家慢性病综合防控示范区建设为抓手，强化政府主体责任、落实各部门工作职责、提供全人群全生命周期慢性病防治管理服务。

 知识链接

健康支持性环境建设项目

健康环境建设：大气污染防治、污水处理、重点流域水污染防治等环保项目、卫生城镇创建、健康城镇建设，慢性病综合防控示范区建设。

危险因素控制：减少烟草危害行动、贫困地区儿童营养改善项目、农村义务教育学生营养改善计划。

7．统筹社会资源，创新驱动健康服务业发展　鼓励、引导、支持社会力量开展慢性病防治服务，促进慢性病全程防治管理服务与居家、社区、机构养老紧密结合，推动互联网创新成果应用，探索慢性病健康管理服务新模式。

8．增强科技支撑，促进监测评价和研发创新　建立国家、省级和区域慢性病与营养监测信息网络报告机制，逐步实现重点慢性病发病、患病、死亡和危险因素信息实时更新；系统加强慢性病防治科研布局，结合慢性病防治需求，推进科技成果转化和适宜技术应用。

➤ 考点：慢性病的特点、危险因素及预防控制措施。

第二节　常见慢性非传染性疾病的预防与控制

一、心脑血管疾病

（一）概述

心脑血管疾病（cardiovascular diseases）是一组以心脏和血管异常为主的循环系统疾病，包括心脏和血管疾病、肺循环疾病以及脑血管疾病，是当今严重危害人类健康和生命的一组疾病。世界卫生组织 2013 年发布的统计结果显示，在过去的 10 年中，世界 10 大死因的前 2 名分别是冠心病（12.9%）和脑卒中（11.4%）。在我国，1957—1996 年的 40 年中，心血管疾病的死亡率增加了 1.5 倍，《中国卫生年鉴（1992）》记载了我国部分县、市心脏病死亡率是（64.65 ~ 85.07）/10 万，脑血管疾病死亡率是（103.79 ~ 122.69）/10 万；而 1998 年中国卫生年鉴记载的心脏病死亡率为（72.21 ~ 99.99）/10 万，脑血管疾病死亡率为（112.03 ~ 134.88）/10 万。在 6 年中，心脏病和脑血管疾病的死亡率分别增高了 11.69%（县）、17.54%（市）和 7.94%（县）、9.94%（市）。近 20 年我国心脑血管疾病患病率处于持续上升阶段，患病总数已达 2.3 亿，平均每 5 个成年人中就有 1 人患有心脏疾病。全国每年死于心血管疾病的患者有 350 万。中国脑卒中发病率排名世界第一，比美国高出一倍。我国第三次国民死因调查结果表明，脑卒中已经升为中国第一位死因，近 20 年监测结果显示，脑卒中年死亡人数逾 200 万，年增长速率达 8.7%。

心脑血管疾病的发病率、致残率及死亡率都高，由此造成患者本人及家庭成员身心的极大痛苦及经济负担，同时也加重了社会负担。每年全国因心脑血管疾病死亡人数达百万以上，在存活的患者中有 75% 不同程度地丧失了劳动能力，40% 可发生严重致残。自改革开放以来，心脑血管疾病在我国的流行特征出现相应变化，主要体现在：①发病年龄提前，青壮年人群的发病与患病水平明显升高；②心脑血管疾病已不再是城市或经济发达地区人口所特有的"富贵病"；③需要终身治疗，医疗费用上涨过快；④与发达国家不同，在我国脑血管疾病的发病率、患病率与死亡率高于冠心病。在心脑血管疾病中，致死最严重的，发生比例最大的是冠心病和脑卒中。

（二）冠心病和脑卒中的分布及危险因素

冠心病（coronary artery heart disease）是冠状动脉粥样硬化性心脏病的简称，是由于冠状动脉功能性或器质性改变而引起的冠状动脉血流和心肌需求不平衡所导致的心肌缺血性心脏病。其中以心绞痛和心肌梗死最常见。

1. 冠心病的分布

（1）地区分布：全世界不同的国家和地区冠心病的发病率和死亡率有很大的不同，差别可达 10 ~ 15 倍。芬兰、英国、美国、荷兰等欧美国家是高发国，日本、希腊为低发国。我国仍属于冠心病的低发国家，但一直呈上升趋势，再加上我国人口基数特别大，因此发病和死亡人数仍居多。在同一国家的不同地区冠心病的发病率和死亡率也不尽相同，在我国北方高于南方，城市高于农村。

（2）时间分布：冠心病的发生与死亡均有一定的季节性，国内外报道冠心病的死亡和病情恶化以及诱发心肌梗死或心绞痛的好发时间都在冬季和早春。从长期趋势来看，一些发达国家近年来冠心病的死亡率呈下降趋势，而我国呈现上升趋势。中国在近 14 年内，男性冠心病事件年龄标化发病率增加 67%，平均每年增加 2.1%。

（3）人群分布

1）年龄分布：冠心病是中老年的好发疾病，随年龄增长其发病率、患病率和死亡率均上升。一般认为 40 岁以下发病甚少，40 岁后每增加 10 岁，患病率增高 1 倍。但近年来研究表明冠心病患病年龄有提前趋势，应予以重视。

2）性别分布：冠心病男性发病率和死亡率明显高于女性，到中年时约高 3 倍。女性发病较男性平均晚 10 年，发病多为心绞痛；男性发病多为心肌梗死和猝死。但女性在更年期后发病明显增加，到老年时接近男性水平。

3）职业分布：脑力劳动者发病率较体力劳动者高，在长期精神紧张和注意力高度集中以及承受较大工作压力的职业人群中发病更高，发病比约为（2 ~ 3）∶1。

4）种族与民族分布：冠心病有明显的种族和民族差异。在美国冠心病死亡危险黑种人高于白种人，亚洲黄种人低于白种人，中国、日本冠心病发病率比欧美国家低。在我国，蒙古族、藏族和哈萨克族冠心病发病率高于汉族，而苗族、布依族低于汉族。

2. 冠心病的主要危险因素

（1）高血压：高血压是发生冠心病的重要因素，无论是舒张压还是收缩压，都会使冠心病的危险性升高。其机制可能是血压升高能加速动脉粥样硬化而促发冠心病。国内外报道认为高血压与冠心病存在正相关关系，血压越高，患冠心病的相对危险度越大，发病率也越高。并且开始患高血压的年龄越早，以后患冠心病的概率就越大。

知识链接

美国一项研究表明，血压超过 160/90 mmHg 者比血压在该水平以下者的冠心病患病率高 2.3 倍；舒张压超过 94 mmHg 者患冠心病的危险性比正常血压者高 3.6 倍。在美国 Framingham 地区对 5209 例 30 ~ 60 岁男性的 16 年随访研究发现，心力衰竭、动脉粥样硬化性血栓性脑梗死、冠心病和间歇性跛行 4 种主要心脑血管疾病的患病率，均随血压升高而增加。上海工厂工人的队列研究结果提示，男性高血压患者发生冠心病的相对危险度为 3.87，女性为 4.21。

（2）遗传因素：冠心病有明显的遗传倾向，直系亲属（尤其是父母）有冠心病史者，发生冠心病或心肌梗死的概率比无家族史者高 5 ~ 12 倍。而且研究证明父母发生冠心病的年龄越早，子女患病年龄前移现象越明显。

（3）高脂血症和高胆固醇血症：脂质代谢紊乱是冠心病最重要预测因素，血清总胆固醇水平、低密度脂蛋白胆固醇的水平和冠心病发病率、死亡率呈正比。血清胆固醇水平升高的年龄越小，发生冠心病的危险性越大。研究表明，低密度脂蛋白胆固醇（LDL-C）是动脉粥样硬化斑块的主要成分，而高密度脂蛋白胆固醇（HDL-C）有拮抗作用，与冠心病呈负相关。因此可以用血清总胆固醇（TC）含量与高密度脂蛋白胆固醇（HDL-C）含量的比值作为冠心病的预报指标。如饮食中动物脂肪（含饱和脂肪酸）过多，就会提高 LDL-C/HDL-C 的比值，使冠心病的危险度升高。现已发现载脂蛋白 A（Apo A）和载脂蛋白 B（Apo B）对冠心病的预测性分别优于 HDL-C 和 LDL-C。

（4）行为生活方式

1）吸烟：吸烟与冠心病存在明显联系且随吸烟量增加，其发生的危险性上升。与老年人相比，年轻吸烟者心肌梗死危险性增加了 400%。戒烟可使冠心病发病危险性降低，戒烟时间越长者，冠心病死亡率也越低。戒烟 1 年后冠心病发病危险性降低一半，戒烟 10 年以上者其危险性接近不吸烟者。

2）高盐饮食：高盐饮食与冠心病也有联系，因食盐摄入量与血压水平之间存在正相关关系，所以能使患冠心病的危险性增高。

3）高脂饮食：冠心病高发地区人们的饮食往往倾向于高热量、较多的动物脂肪、较高胆固醇，从而易患本病。

4）缺乏体育锻炼：缺乏体力活动的人患冠心病的相对危险度是正常活动量者的 1.5～2.4 倍，且与冠心病的危险性呈等级相关。

5）大量饮酒：不仅能使血压升高，而且使凝血时间缩短，促进血栓形成，使冠心病的相对危险度上升。

6）糖尿病与肥胖：现在最新观点认为，患了糖尿病就等同于患了冠心病，糖尿病的代谢异常会引发冠心病。许多资料表明，糖尿病患者较非糖尿病患者冠心病的发病率高 2～4 倍；肥胖尤其短期内体重迅速增加者，常伴有高血压、高脂血症及高胆固醇（LDL 升高）血症。故认为它们是冠心病的易患因素。

 知识链接

　　中华医学会糖尿病学分会于 2007—2008 年对全国 14 个省市 46 239 人进行流行病学调查，结果显示，中国人群糖尿病（包括已诊断及未诊断）和糖尿病前期（包括空腹血糖受损和糖耐量受损）的年龄标化患病率分别为 9.7%（男、女性分别为 10.6% 和 8.8%）和 15.5%（男、女性分别为 16.1% 和 14.9%）。据此估算，全国约有 9240 万人患有糖尿病（男性 5020 万，女性 4220 万），1.482 亿人处于糖尿病前期（男性 7610 万，女性 7210 万）。上述数据表明，糖尿病已成为中国的重要公共卫生问题，亟须确定有针对性的糖尿病防制策略。

7）生活生产环境与个性特征：噪声、忧虑、心理创伤、精神紧张、工作压力过大等使冠心病发病率升高；急躁、进取心强、对工作专一、有竞争性和紧迫感的 A 型性格也使冠心病的发病率增高，其机制尚不清楚。

8）危险因素的联合作用：冠心病是由多种因素引起的疾病。同时具备的危险因素越多，发病的危险性越大，各危险因素的联合作用方式又以协同作用最为多见。

3．脑卒中的分布

脑卒中（stroke）又称为脑血管意外或中风，是指迅速发生的局部或全身脑血管异常所造成的突发性神经功能损害。主要包括脑梗死（脑血栓形成）、脑出血、蛛网膜下腔出血、脑栓塞四种。

（1）地区分布：不同国家和地区脑卒中的分布差异很大，脑卒中的分型构成在不同国家及地区分布也存在差异。俄罗斯、立陶宛、芬兰、中国、日本等国的脑卒中发病率和死亡率都较高，一些欧美国家和非洲国家较低，高低相差 3～5 倍。我国属于脑卒中高发国家，其发病率由东南向西北递增，东北地区发病率最高，并且城市明显高于农村。国内北方人群脑梗死的发病高于南方，脑出血的比例南方高于北方，也远远高于欧美国家。

（2）时间分布：世界各国脑卒中的发病率和死亡率近几十年来呈现下降趋势，发达国家更加明显。我国及一些东欧国家死亡率仍呈现升高现象，我国目前脑卒中发病率排名世界第一，并以每年 8.7% 的速度上升，原因可能与我国老年人口比例增高以及环境和精神紧张有关。

（3）人群分布

1）年龄分布：脑卒中发病率和死亡率随年龄增加而上升，尤以 45 岁后增长更为明显。有资料表明，我国 75 岁以上年龄组发病率为 65～74 岁组的 1.6 倍，为 55～64 岁组的 4 倍，为 45 ～ 54 岁组的 8 ～ 9 倍，为 35 ～ 44 岁组的 30 ～ 50 倍。

2）性别分布：脑卒中的发病率和死亡率是男性高于女性，世界各国的发病率男女之比多数为（1.5 ～ 2.3）：1。

3）职业分布：一般脑力劳动者较体力劳动者发病率高，经济收入较高的人群比经济收入较低的人群发病率低，户外重体力劳动者发病率又比一般劳动者高，精神紧张的职业人群发病率较其他人群明显升高。

4）种族与民族分布：中国、日本较欧美国家发病率高，美国的黑种人比白种人脑卒中发病率和死亡率均高约 2 倍。在我国汉族高于其他少数民族。

4．脑卒中的主要危险因素

（1）高血压：高血压是脑卒中最主要的危险因素。在任何年龄组，血压升高程度与脑卒中的发病危险性均呈现正相关关系。假如以血压正常者的发病危险性为 1，则高血压患者的相对危险度为 13.1，严重高血压患者为 36.8。研究发现脑卒中的发病率和患病率的地理分布与高血压的地理分布一致，并且在控制人群高血压的危险因素和发病率后，脑卒中的发病率和死亡率以及相对危险度都随之下降。

（2）心脏病：心脏病与脑卒中的关系十分密切。在任何血压水平上，有心脏异常如风湿性心脏病、冠心病、肺心病、心律失常等患者，脑卒中的危险性均比无心脏病者高 2 倍以上。

（3）短暂性缺血性发作（TIA）：多数学者认为 TIA 为各型脑卒中的危险因素。TIA 是指在 24 h 内可完全恢复的局部脑神经功能缺失。约有 1/3 脑卒中患者曾有过 TIA 病史，TIA 与脑梗死关系密切。有 TIA 病史者，患完全性脑卒中的危险性比正常人高 6 倍。

（4）高同型半胱氨酸（HCY）：我国原发性高血压患者中约 75%（约占人口数的 2%）伴有 HCY 增高（即 H 型高血压），而高血压和高 HCY 两因素同时存在时可使脑卒中发生风险增加 12 倍以上。

（5）行为生活方式：不良的行为生活方式可能是通过升高血压，导致脑血管舒缩功能受影响、血流调节不良等使脑卒中发生的危险性升高。

1）吸烟：吸烟与脑卒中有关，据 Framingham 的 16 年随访研究资料，吸烟量较大的男性发生脑卒中的危险性是非吸烟者的 3 倍，而且吸烟与脑梗死的年龄标化率呈剂量 - 反应关系。

2）高盐、高脂饮食。

3）大量饮酒：据报道大量饮酒易发生脑出血和脑梗死。

（6）糖尿病和肥胖：糖尿病目前认为是脑卒中（尤其是缺血性脑卒中）的重要危险因素。有证据表明，女性糖尿病患者发生脑梗死的危险性大于男性，接受胰岛素治疗的患者危险性大于未接受治疗者。肥胖者易合并高血压、冠心病、糖尿病等，可引起脑卒中的危险性增高，因此也是发生脑卒中的一个易患因素或称为间接危险因素。

此外，心脑血管疾病为心身疾病，因此社会心理因素的影响应引起足够的重视。

（三）心脑血管疾病的防制

我国心脑血管疾病的防制工作仍然任重道远。脑卒中在发达国家已开展大量防控工作，取得了显著的效果，近 40 年脑卒中发生率降低了 42%，但发展中国家还在不断上升。心脑血管疾病的防制应遵循综合治理的原则，既要有群体策略，又要以高危人群为重点。采用"病因预防、社会预防、个体预防、从小预防"的方针，落实三级预防的措施，才能够取得较好的效果。

1．第一级预防 又称病因预防。心脑血管疾病现认为是多种因素的联合作用所引起。由于心脑血管疾病的病因较为复杂，不像传染病那么清楚，因此，目前无法针对某一特定因素加以预防，必须采取综合性措施。对可能的致病因素进行干预和控制仍是最积极、最有效、最根本的预防。《维多利亚宣言》指出，保证健康心脏的主要措施有：合理膳食、戒烟限酒、适量运动和心理平衡。

（1）高血压的控制：高血压不仅是最常见、最重要的心血管疾病，还是冠心病和脑卒中最直接、最明显的危险因素。因此降低人群的血压水平是预防心脑血管疾病的关键。国内外大量资料已证明，群体防治高血压对预防心脑血管疾病有重要意义，而且也获得了较好的效果。据估算人群舒张压平均降低 0.4 kPa，我国每年将减少 40 万例脑卒中的发病。因此高血压应早期、严格、持久控制，特别要定期进行人群体检，及早发现无症状的高血压患者。

（2）健康教育：健康教育是心脑血管疾病第一级预防的重要环节，也是全社会参与的一项活动。通过健康教育，在改变知识结构和信念的基础上，加强冠心病、脑卒中等心脑血管疾病的科学预防知识宣传和普及，使全人类充分认识心脑血管疾病的危害及危险因素，进而自觉地改变不健康的行为和生活方式，达到促进健康的目的。对心脑血管疾病而言，健康教育要求每一个人养成"戒烟限酒、少吃盐、合理膳食、经常运动、调整心理、适应环境"的健康生活方式，并且从儿童时期抓起。由于心脑血管疾病是一类慢性病，它的有关病变和危险因素起源于生命早期，因此决不能误认为从中年开始预防就可以万事大吉，必须从小预防。

（3）合理膳食：合理膳食是预防心脑血管疾病的重要措施。根据 WHO 专家委员会的推荐，膳食预防应做到：①控制体重，避免肥胖；②控制碳水化合物摄入，摄入量占总能量的48% 即可；③控制总脂肪和饱和脂肪酸的摄入量，使多不饱和脂肪酸、单不饱和脂肪酸及饱和脂肪酸各占总能量摄入量的 10%；④控制胆固醇摄入量，每日不超过 300 mg；⑤控制食盐摄入量，每日在 5 g 以下。提倡适当增加蛋白质，宜多食豆类及其制品；少量多餐，避免晚餐过饱；增加蔬菜和水果的摄入，它们是维生素、矿物质、纤维素的良好来源，还有利于降低体重。

（4）改进生活方式：生活方式与心脑血管疾病有密切的联系。吸烟及大量饮酒都会使心脑血管疾病的危险性升高，因此最好不吸烟或戒烟；不饮酒或限制饮酒，每日饮酒量不超过50 ml（1 两白酒）；适量饮用茶水，茶水能利尿，而且茶碱、鞣酸可吸附脂肪并有收敛作用；加强体育锻炼能增强心血管的功能，可延缓动脉粥样硬化、改善呼吸功能、减轻体重。

（5）调整心态：性格类型、精神紧张、心理素质等均是心脑血管疾病的危险因素，所以积极调整心理状态，学会调整自己的情绪，正确对待来自社会、家庭、学习和工作中各种问题，培养完整的人格素质等，同样在预防心脑血管疾病中起积极的作用。

2．第二级预防　即早发现、早诊断、早治疗。第二级预防的基本措施是定期体检，对高危人群筛检并定期随访，早期发现患者并及早治疗。

高血压是一种隐匿性疾病，患者因无明显症状多数不去就医。为此，国家卫生健康委倡导35 岁以上成人每年应至少测量一次血压；医疗机构建立制度，对 35 岁以上成人就诊时常规测量血压，以早期发现高血压。美国心脏协会为早期筛检出无症状冠状动脉疾病的患者，对影响公共安全的职业人群、久坐作业者、进行剧烈运动者、有两个以上危险因素的人群，若年龄超过 40 岁，进行运动后的心电图检查。对临界高血压者，要定期血压随访；对高血压患者，根据血压情况进行临时随访，建立家庭病床或住院治疗。对心脑血管疾病的高危人群要建立健康档案，进行定期检查和随访。

脑卒中的第二级预防须针对原因，治疗可逆性病因，纠正所有可干预的危险因素，预防脑卒中再次发生。其中包括控制血压、血糖、血脂、肥胖，抗血小板聚集，抗血凝，手术治疗，介入治疗以及改变生活方式等，以预防或降低脑卒中再次发生的危险性，提高生活质量，提高总体生存率。

3．第三级预防　又称临床预防。主要是指对患者所采取的各种治疗措施，包括常规治疗和重症抢救，预防并发症，减少残疾，并进行心理和功能康复治疗。防止复发、延长寿命也是第三级预防的措施。

心脑血管疾病的防制在三级预防策略基础上，还要重视人群监测工作，重视建立完善的信息监测系统，建立发病、死亡和危险因素数据的信息网络，重视早期发现患者及高危人群的筛检，真正做到把钱花在前面，有效降低发病率和死亡率，防控心脑血管疾病。

二、恶性肿瘤

（一）概述

恶性肿瘤是由 100 多种不同部位的肿瘤组成的一类疾病。近几十年来，恶性肿瘤在大多数国家总体发病率和病死率呈上升趋势。目前，恶性肿瘤已成为一类严重危害人民生命和健康的常见病、多发病。世界卫生组织（WHO）报告 2008 年全球癌症新发病例约为 1270 万，癌症死亡例数为 760 万；其中发展中国家的癌症新发病例和死亡病例分别占到 56% 和 64%。2014 年发布的最新版的《世界癌症报告》显示 2012 年全世界共新增 1400 万癌症病例并有 820 万人死亡；并且预测全球癌症病例将呈现迅猛增长态势，由 2012 年的 1400 万人，逐年递增至 2025 年的 1900 万人，到 2035 年将达到 2400 万人。报告还显示，非洲、亚洲和中南美洲的发展中国家癌症发病形势最为严峻。其中，中国新增 307 万癌症患者并造成约 220 万人死亡，分别占全球总量的 21.9% 和 26.8%。全国每 6 min 就有 1 人被确诊为癌症，每天有 8550 人成为癌症患者，每 7 ~ 8 人中就有 1 人死于癌症。我国最为常见和危害性严重的恶性肿瘤按死亡率排列为胃癌、肝癌、肺癌、食管癌、大肠癌、白血病、子宫颈癌、鼻咽癌、乳腺癌。

庞大人口基数令中国癌症死亡数居世界第一，随着我国经济建设的发展，工业化、城市化的加速，雾霾污染严重，各种致癌因素不断增多，不良生活习惯、饮食结构的改变、人口增加、人口老龄化等问题，使我国恶性肿瘤的危害日趋严重。如何进一步采取有效的防制措施来控制恶性肿瘤的上升势头，一直是政府及卫生部门关注的问题。

（二）恶性肿瘤的分布

1. 人群分布

（1）年龄：任何年龄均可患癌症，一般来说，随着年龄的增长，癌症死亡率上升，老年人发生癌症的危险性最高。恶性肿瘤发病率全国 35 ~ 39 岁年龄段为 87.07/10 万，40 ~ 44 岁年龄段几乎翻番，达到 154.53/10 万；50 岁以上人群发病占全部发病的 80% 以上，60 岁以上癌症发病率超过 1%，80 岁达到高峰。但近 20 年数据显示，我国癌症发病呈现年轻化趋势，包括乳腺癌、肺癌、结肠癌、甲状腺癌等发病年龄均低于此前年龄。各年龄的高发癌也不同，儿童时期致死最多的是白血病，其次是脑瘤、恶性淋巴瘤；青壮年时期最常见的是肝癌和白血病；中年和老年期则以胃癌、食管癌、肺癌、肝癌和宫颈癌为主。乳腺癌的两个发病高峰是青春期和更年期。

（2）性别：恶性肿瘤在男女间发病率有所不同。除女性特有的恶性肿瘤以外，一般来说，恶性肿瘤男性比女性多发，约为 1.99∶1。女性比男性高的只有胆囊、甲状腺、乳腺及生殖系统恶性肿瘤。有些部位的恶性肿瘤男女发病的性别比例较高，如喉癌为 10.5∶1，支气管癌 6.79∶1，食管癌 4.77∶1，舌癌 4.0∶1，口腔癌 4.0∶1。这种性别比例关系可以为病因研究提供线索。肿瘤死亡率亦男性高于女性，男女比例为 1.68∶1。

（3）职业：恶性肿瘤的职业因素早就为人们所注意。职业性皮肤癌与职业的关系很早就已明确，其致癌原主要为煤焦油和石油产品，它们所含的致癌物质主要是苯并（α）芘及其他多环芳烃类物质。职业性膀胱癌主要发生在染料化工厂以及橡胶、电缆制造、纤维印刷等部门的人群中。肺癌与职业的关系也比较肯定，如接触石棉、砷、铬、镍的工人以及接触放射性矿（如铀矿）的工人患肺癌都明显升高。

（4）种族和民族：世界上有高加索人种、蒙古人种和尼格罗人种等，每个人种又有不同民族。恶性肿瘤的种族和民族差异十分明显，如原发性肝癌多见于非洲斑图族；口腔癌多见于印度人；宫颈癌在以色列犹太人中很少见。恶性肿瘤的种族和民族差异究竟是易感性不同造成的，还是生活习惯不同造成的，有待进一步研究。

（5）移民：移民是一类遗传性相对稳定，已经脱离原籍旧环境，甚至生活习惯、饮食习惯也有改变的特殊人群。对国内外移民恶性肿瘤发病率或死亡率的比较分析有助于鉴别恶性肿瘤病因的环境因素和遗传因素。如胃癌与肠癌的移民研究，日本胃癌发病率高于美国，相差约5倍。1890—1924年移居夏威夷的日本人，其胃癌死亡率较本国人低，在美国出生的第二代日本人比第一代的胃癌更低；而肠癌却相反。这些结果均提示环境因素对胃癌、肠癌的发生有密切关系，而遗传因素则影响较小。

2. 时间分布　近年来，无论是发达国家还是发展中国家，恶性肿瘤的发病和死亡均呈明显上升的趋势。1975年，世界恶性肿瘤新发病例数为590万，死亡数为380万；1980年，分别上升为635万和400万；到1985年分别为760万和500万；2008年为1270万和760万；2012年为1400万和820万，WHO预测2025年新发病例数将逐年递增至1900万人，到2035年新发病例数将达到2400万人。2002年全世界死于恶性肿瘤者约为702万，占死亡总数的13%。新中国成立初期，恶性肿瘤居我国死因的第9位，20世纪70年代已上升为第3位，20世纪80年代死亡人数已增加至70年代中期的1.3倍。自1990年以来，在我国城市居民的死亡原因中，恶性肿瘤已跃居第1位（占死亡总人数的20%以上），在农村居民死亡原因中亦高居第2位。2002年恶性肿瘤无论是在城市还是在农村，均在死因谱中占首位（分别占全死因的23.53%和20.67%），死亡率分别为135.38/10万和84.34/10万。2012中国新增癌症病例高居世界第一位。在肝、食管、胃和肺等四种恶性肿瘤中，中国新增病例和死亡人数均居世界首位。

造成世界各地大部分恶性肿瘤发病率上升的主要原因如下：

（1）人口老龄化：随着全球经济发展、医疗条件改善、传染病得到有效控制以及居民营养保健水平的提高，死亡率降低，人群的平均预期寿命延长，加上不少国家还伴随有出生率的下降，人口老龄化进程加快。恶性肿瘤高年龄组比例增加与人口老龄化和平均寿命延长密切相关。

（2）行为生活方式的变化：随着社会经济的发展，人们的生活模式、食物结构、饮食习惯和行为特征等都会发生相应的变化，如吸烟、酗酒、高脂肪饮食、焦虑、紧张等现象增多。这些变化促使部分恶性肿瘤发病的危险性上升及少数恶性肿瘤危险性下降。

（3）环境的改变：工业化和城市化的过程，往往伴随着生态环境的改变，空气、水、土壤的污染，臭氧层、自然生态平衡的破坏，食品污染等。这都使人群恶性肿瘤发病的危险性增加。

3. 地区分布　世界各个国家或地区、各个民族都有肿瘤发生。恶性肿瘤广泛分布于世界各地。美国于1950—1969年调查了全国各州恶性肿瘤的死亡率，发现每个州都有癌症的发生，无一例外。我国幅员辽阔，人口众多，各地各民族都分布有恶性肿瘤。

虽然恶性肿瘤在世界各国分布广泛，但在不同国家、不同地区和不同民族各类恶性肿瘤的发病率和死亡率存在很大的差别，高、低发地区之间的发病率相差可达10倍乃至数百倍。在同一国家内，不同地区恶性肿瘤分布也是不同的。如美国东部地区恶性肿瘤死亡率明显高于西部地区，而东部地区内也不均匀；我国也有类似情况。各类恶性肿瘤普遍分布于各国，却又相对地集中于某些地区，有些恶性肿瘤有非常明显的地区性分布特点，这可能与其病因学特点有关。有些恶性肿瘤的高发区或相对高发区相当明显。每一个国家或地区，都有各自恶性肿瘤的特点，有些恶性肿瘤高发，有些恶性肿瘤低发。如日本胃癌高发，乳腺癌、肠癌较少见；北美国家，如美国和加拿大则相反，乳腺癌、肠癌高发，胃癌、肝癌较少见。英国以肺癌为高发。肝癌多见于亚洲、非洲和欧洲东南部。在我国，肝癌在华东长江口地区及广西一些地区多见。胃癌在甘肃、青海、宁夏、上海等地较为突出。食管癌死亡率则以河南、河北、山西三省交界地区为最高。肺癌死亡率在北京、天津、上海、东北三省及浙江沿海地区死亡率较高。宫颈癌的死亡率以内蒙古、山西、陕西等地为高。鼻咽癌在世界大多数国家较为罕见，而我国华南地区及东南亚国家相对高发。

肿瘤的分布在城乡之间也有差别。如我国由于城市在经济、卫生、生活条件等方面较农村为优，因此，在食管癌、胃癌、肝癌、宫颈癌等方面，城市死亡率低于农村。其中以食管癌表现最明显，农村死亡率为城市的 2 倍多。但另一方面，城市受大气污染和其他方面因素的影响，肺癌、乳腺癌、膀胱癌、肠癌等的死亡率大大高于农村。在我国，恶性肿瘤死亡率最高的是上海和江苏，最低的是云南、贵州、湖南、广西等地区。

恶性肿瘤的地区分布可为病因研究提供线索，在高发区进行某种恶性肿瘤筛检，可以早期发现、早期诊断、早期治疗患者，对提高生存率起着关键作用。

（三）恶性肿瘤的危险因素

1. 环境因素　WHO 的调查资料表明，80% ~ 90% 的人类癌症与环境有关，其中最主要的是化学因素。

（1）化学因素：环境中的化学致癌物主要来自烟草、食品、药物、饮用水以及工业、交通和生活污染等。2019 年 WHO 国际癌症研究机构（IARC）在专题报告中将致癌物分类作出更改，将原来的四类五组（1 类、2A 类、2B 类、3 类和 4 类）和简化为三类四组（1 类、2A 类、2B 类和 3 类），将原来的第 3 类（不可分类）和第 4 类（对人很可能不致癌）合并。IARC 根据新提交的研究资料，不定期调整和更新致癌物清单。IARC 公布的各类致癌物如表 16-2。

表 16-2　IARC 公布的致癌物

类别	数量	定义	分类标准
1 类	120 种	对人具有致癌性	有足够的证据证明对人类具有致癌性；人类暴露有强有力的证据，同时在实验动物中显示出重要的致癌物特征和足够的致癌性证据
2A 类	83 种	对人很可能致癌	进行至少两次下列评价，包括至少一次涉及人体和人体细胞或组织的评价：①人类致癌性证据有限，②实验动物有足够的致癌证据；③强有力的证据显示具有致癌物质的关键特征。这类物质或混合物对人体致癌的可能性较高，在动物实验中发现充分的致癌性证据，对人体虽有理论上的致癌性，但实验性的证据有限
2B 类	314 种	对人可能致癌	存在下列评价之一的情况：①人类致癌性证据有限；②动物实验中有足够的致癌证据；③强有力的证据表明具有致癌物的关键特征（无论是暴露于人类还是人体细胞）
3 类	500 种	对人的致癌性尚无法分类	不属于以上任何类别的因素、动物实验和人类致癌性证据均不足时，通常归入此类别；当有强有力的证据表明在实验动物中有致癌性机制但不能在人类身上起作用、在人类身上的证据不足时，也可归入此类别

（2）物理因素：物理致癌因素很多，如电离辐射、紫外线、慢性灼伤、机械性和外伤性刺激等。

1）电离辐射：在物理致癌因素中，电离辐射最为重要。接触电离辐射（X 射线、γ 射线）可引起人类多种恶性肿瘤，如急性和慢性粒细胞性白血病、其他类型急性白血病、多发性骨髓瘤、恶性淋巴瘤、骨肉瘤、皮肤癌、肺癌、甲状腺癌、乳腺癌、胃癌、胰腺癌、肝癌、喉癌、脑癌、神经细胞瘤、肾细胞瘤及鼻窦癌等。典型的电离辐射致癌见于在 1945 年 8 月日本广岛长崎原子弹爆炸后的幸存者中，其白血病发病率明显增高，1950—1954 年达到高峰，而且距爆炸中心越近，接受辐射剂量越大者，白血病发病率越高。

2）紫外线：长期受强烈日光照射的海员、渔民、农民、牧民等在暴露部位可发生皮肤癌。患者多为老年男子，平均年龄在 70 岁以上。病初为色素沉着和角化增生，继之发生癌变。

3）慢性灼伤：灼伤瘢痕可发生鳞状细胞癌。印度一些地方居民有倒吸烟的习惯，即将点燃端置入口内，因而炙烫腮部，日久发生白斑，衍生为癌。印度口腔癌高发，可能与此有关。

4）机械性与外伤性刺激：由锐齿、龋齿、义齿长期刺激，发生黏膜白斑、溃疡，可能癌变。手指、脚跟和腰部等容易受摩擦处的黑痣，癌变趋势也比较大。

（3）生物因素：在人类恶性肿瘤中，已有证据证明乙型肝炎病毒和丙型肝炎病毒与原发性肝癌、EB病毒与鼻咽癌的关系比较密切，幽门螺杆菌是胃癌的致病因子，人乳头状瘤病毒16型和18型是宫颈癌的致病因子。在一定条件下，病毒基因可部分或全部整合到宿主细胞染色体中，从而导致细胞癌变。

2．行为生活方式

（1）吸烟：卷烟烟雾中包括了3800多种已知的化学物质。有害成分包括尼古丁等生物碱、胺类、腈类、酚类、醛类、烷烃、醇类、多环芳烃、脂肪烃、杂环化合物、羟基化合物、氮氧化合物、一氧化碳、重金属元素镍、铬、镉、钋及有机农药等，潜在性致癌物至少有40种。经流行病学调查、病理学研究和实验研究已确定吸烟是致癌的重要原因之一。1/3的恶性肿瘤与吸烟有关。许多研究报告证实，吸烟者发生多种恶性肿瘤的危险性显著高于不吸烟者。与吸烟关系最强的是肺癌，据Hammond等调查发现，每天吸烟半包至一包，一至两包及两包以上者鳞癌死亡率比不吸烟者分别增高8.4倍、18倍和21倍。吸烟年龄越早，数量越多，发生肺癌的机会越大，其间有明显的正相关关系。吸烟不仅害己，而且危害他人。其周围人群包括妻儿，由于长期被动吸烟，肺癌的发病率也明显高于一般人。吸烟除导致肺癌外，还可导致口腔、咽、喉、食管、膀胱等多种癌症。

（2）饮酒：国内外很多文献报道饮酒与口腔癌、咽癌、喉癌、食管癌、胃癌、直肠癌有联系。长期饮酒可形成肝硬化继而导致肝癌的发生。现已证实，乙醇确为乙型肝炎病毒、丙型肝炎病毒及化学致癌物的促进因素，因而与肝癌有关。德国、美国和欧洲曾在啤酒和威士忌中检出过有致癌性的亚硝胺类物质。亦有报道酒类饮料中存在着其他已知或潜在的致病原，如多环芳烃等。

（3）膳食因素：膳食与癌症的关系一方面是食物中含有致癌物或被致癌物污染，另一方面是由于膳食不平衡导致营养失调，从而失去了正常食物营养成分的保护作用。

当食物过于精细、膳食纤维含量少、脂肪（尤其是胆固醇）与蛋白质含量多时，肠道中菌群的代谢产物可能直接作用于肠壁，致使发生结肠癌的机会显著高于食物中含大量膳食纤维及较少胆固醇者。当食物中长期缺乏微量元素硒、铁和维生素C，发生食管癌及胃癌的危险性增加。长期缺碘或碘过多与甲状腺癌有关。喜食酸菜、腌菜者发生肝癌和食管癌的机会增加。热饮、热食习惯与食管癌有关。

食物烹调不当可产生亚硝胺、杂环胺类、多环碳氢化合物和糖醛呋喃类致癌物质。有研究显示，摄入某些烟熏食品，患胃癌的危险性增加。储存的蔬菜、水果中易存在高浓度的亚硝胺。

食用色素中的致癌物质有二甲氨基偶氮苯（可致肝癌、胆管癌、皮肤癌、膀胱癌）、邻氨基偶氮甲苯（可致肝癌、肺癌、膀胱癌、肉瘤）、碱基菊橙（可致肝癌、白血病、网状细胞肉瘤）等。香料及调味剂中具致癌作用的有黄樟素（可致肝癌、肺癌、食管癌）、单宁酸（可致肝癌、肉瘤）及甘素（可致肝癌）。黄曲霉菌污染米、麦、高粱、玉米、大豆，产生黄曲霉毒素，其中AFB1致癌作用强。烟熏、炙烤及高温烹调食物时由于蛋白质热解，特别在烧焦的鱼、肉中可产生有致突变和致癌性的多环有机化合物（如多环芳烃、杂环胺）。据估算，50 g熏肠所含致癌物苯并（α）芘量相当于一包香烟烟雾中所含的量。一盒油浸熏制鱼的苯并（α）芘量相当于60包香烟或1年内所吸入空气中致癌物的数量。油被连续和反复加热会促进致癌物及辅致癌物生成。

（4）药物：国际癌症研究机构（IARC）宣布的确认致癌物中，目前已证实可诱发恶性肿瘤的药物有多种，如咪唑嘌呤、环磷酰胺、己烯雌酚、绝经后的雌激素治疗、非甾体雌激素、复方口服避孕药等。

（5）饮用水污染："藻类毒素"正日益受到各国科学家的重视。20世纪90年代初，日本学者报道了饮水中藻类毒素与肝癌有关的动物实验，随后我国学者也证实了这点。目前已证实，藻类毒素与黄曲霉毒素同时存在有联合致癌作用。

3. 社会心理因素　人是生活在社会环境中的有各种心理活动的高级动物，社会心理因素刺激主要通过中枢神经、内分泌和免疫系统对机体产生作用，从而影响健康。社会心理因素刺激会引起人的情绪反应，作用于大脑皮质、下丘脑等中枢神经，引起自主神经调节紊乱；神经介质（去甲肾上腺素、5-羟色胺）释放，可直接作用于器官、内分泌腺体，导致内分泌紊乱、免疫功能降低，诱发恶性肿瘤。特殊的生活史引起的感情和精神状态与恶性肿瘤的发生可能有关。长期精神刺激和心理紧张在癌症的发生中起着不可忽视的促进作用。精神心理紧张是普遍存在的，除天灾、人祸外，主要来自生活紧张事件，如丧失亲人、人际关系紧张、事业失败、工作学习紧张等，尤其是生活中巨大精神刺激引起的恶劣情绪或持久的消极情绪，往往是癌细胞的"激活剂"。调查发现癌症发病之前，大多数癌症患者有焦虑、失望、抑郁、压抑和愤怒等心理经历。

据研究，C型性格被认为是易患癌症型性格。这种性格的人情绪比较压抑，惯于自我克制，且往往因过度压抑，体验着较多的忧郁和绝望的情绪倾向。

4. 遗传因素　癌症与遗传有一定关系。欧美国家妇女中最常见的乳腺癌有约30%的病例有遗传倾向；我国多见的鼻咽癌的遗传倾向比较明显。在我国肝癌、食管癌高发地区也发现了一定数量的高发家族。国外对一些家族进行长期的调查研究（1895—1970年），发现有血缘亲属650余人中已有96人患恶性肿瘤，其中父母之中有一个人患结肠癌，则其子女就有50%的可能患结肠癌；若母亲患乳腺癌，女儿患癌的风险也会增加。此外胃癌、肝癌、肺癌以及宫颈癌等恶性肿瘤都有类似的报道。

（四）恶性肿瘤的防制

1. 第一级预防

（1）健康教育：加强防癌健康教育，提高人群对恶性肿瘤危险因素的认识和自我保护能力。在生产和生活中自觉避免和减少与危险因素的接触，改变不良生活行为。戒烟、严格控制饮酒，合理使用医药用品，消除职业致癌因素。合理膳食，多食富含维生素的蔬菜和水果及粗粮，以植物性食物为主要的膳食，少食盐腌制品，不食变质食物，不食烧焦的食物。加强运动，保持正常体重避免过度肥胖，减少太阳曝晒。多参与社会活动，保持良好的心态。健康教育和行为干预应使广大群众特别是青少年了解各种不良行为和生活方式与肿瘤的关系，让群众自觉地与不良生活习惯作斗争；有关部门也要采取一些积极措施，逐步改变群众的不良生活习惯。要加强精神卫生保健知识教育，让群众懂得自我心理调节的必要性及方法，做好社区保健和自我保健工作。

（2）改善环境，消除环境致癌因素：防止和消除环境污染、保护和改善环境是预防肿瘤的重要措施之一。例如，近年来肺癌的增加被认为与吸烟、大气污染和室内空气污染有关。为保护大气，有些国家限制致癌物的排放，并制定了大气和车间空气最高容许浓度。为使环境清洁、保障健康，在医院、剧院、幼儿园、学校、公共汽车等公共场所禁止吸烟；改革工艺，综合利用，减少工业"三废"的排放；合理使用农药，减少农药残留；加强粪便、垃圾的无害化处理，尤其是医院中的污水和垃圾的妥善处理；改进生活炉灶，减少油烟的产生。另外，我国许多城市如北京、上海等采取限制小排量汽车以减少交通污染。

消除职业性致癌因素，对已明确的致癌物应尽可能予以消除，如停止生产、采用代用品、改革工艺。暂时不能取消或取代的，应在严格监控下，加强自动化和密闭化措施，尽量防止工人接触；对接触致癌因素的职工，应定期体检，以便及早发现问题，及时解决。对存在致癌物或可疑致癌物的地区，应定期监测，尽力防止其污染环境，并且有完善的防污应急预案。

2. 第二级预防　高危人群的筛检与监测，是癌症的第二级预防措施。其内容包括癌症早期筛检、高危人群监测和自我监护。

（1）癌前筛检：①乳腺癌的筛检：30 岁以上妇女应推行乳房自我检查，40 岁以上妇女应每年做一次临床检查，50～59 岁妇女每 1～2 年应进行 X 线片检查，可与每年一次临床检查相结合。应注意 30 岁以上初孕、12 周岁以前月经初潮、50 岁以后绝经、肥胖、高脂膳食、有卵巢患病史及患子宫内膜炎等高危人群。②宫颈癌的筛检：妇女从有性生活开始起应每 2～3 年进行一次宫颈脱落细胞涂片检查。③结肠、直肠癌的筛检：40 岁以上人群应每年进行一次直肠指诊，50 岁以上人群，特别是有家族肿瘤史、家族息肉史、息肉溃疡史及结肠直肠癌病史者，应每年进行一次粪便隐血试验，隔 3～5 年进行一次结肠镜检查。

（2）高危人群监测：高危人群如癌症高发地区或有明显家族史者，因职业而接触致癌源者以及有癌前病变者，通过检测以达到早期检出的目的。

（3）自我监护：由于人体所患癌症 75% 以上发生在身体易于发现的部位，因此普及群众自我保健知识及技术，是早期发现肿瘤的有效措施。应注意常见肿瘤的十大症状：

1）身体任何部位如乳腺、颈部、腹部发现不断增大的肿块。

2）身体任何部位如舌、颊、皮肤等处没有外伤而发生溃疡，尤其经久不愈者。

3）不正常的出血或分泌物，如中年以上妇女出现不规则阴道流血或分泌物增多。

4）进食时胸骨后闷胀、灼痛、异物感或进行性加重的吞咽不顺。

5）久治不愈的干咳、声音嘶哑或痰中带血。

6）长期消化不良，进行性食欲减退、消瘦又未能找出原因。

7）大便习惯改变或有便血。

8）鼻塞、鼻出血、单侧头痛或伴有复视。

9）赘生物或黑痣突然增大或有破溃、出血或原有的毛发脱落。

10）无痛性血尿。

若发现这些问题，应及早到医院进行检查和处理。

3. 第三级预防　应注重综合治疗、术后康复、体能支持、疼痛治疗、临终关怀等。要加强生理心理、营养和锻炼指导，提高生活质量，延长生命。

三、糖尿病

（一）概述

我国最早的医书《黄帝内经》中就记载了"消渴症"这一病名。汉代名医张仲景《金匮要略》之消渴篇对"三多"症状亦有记载。唐朝初年，我国著名医家甄立言首先指出，消渴症患者的小便是甜的。

现代医学研究表明，糖尿病是由于胰岛素分泌不足或胰岛素作用不足（靶组织对胰岛素敏感性降低）引起的以高血糖为主要特点的全身性代谢紊乱性疾病。临床上分四型，其中 2 型糖尿病占糖尿病患者的 90% 以上，是预防与健康教育的重点。

（二）糖尿病的分布

中国是全球糖尿病患者人数最多的国家，根据已有的全国性调查，过去 30 年中，中国糖尿病患病率急剧增加：1980 年不到 1%，2001 年为 5.5%，2008 年为 9.7%，2013 年为 10.9%，2018 年为 10.4%。老年人、男性、城市居民、经济发达地区居民、超重和肥胖者的糖尿病患病率更高。2013 年的调查中，估计中国糖尿病前期的患病率为 35.7%，远高于 2008 年调查估计的 15.5%。同样，老年人、男性、超重和肥胖者的糖尿病前期患病率更高。另外，农村居民

312

的糖尿病前期的患病率比城市居民高，年轻人糖尿病的患病率在增加。

（三）糖尿病的危险因素

1．遗传因素 1型糖尿病具有遗传易感性。研究显示，2型糖尿病也有很强的家族聚集性。据国外调查统计，约35%的2型糖尿病患者的双亲有一方或双方都患有糖尿病。

2．病毒感染 病毒感染一直被认为是可能引起糖尿病发生的启动因子。已知与糖尿病有关的病毒有柯萨奇病毒、腮腺炎病毒、风疹病毒、巨细胞病毒等。

3．超重与肥胖 是2型糖尿病重要的危险因素。2型糖尿病患者中约60%超重或肥胖。研究表明，向心性肥胖（腹型肥胖）患者发生糖尿病的危险性最高。若肥胖与家族史结合起来，则协同增加患2型糖尿病的危险性。我国11省市调查发现，体重指数（BMI）≥25的超重和肥胖者患糖尿病的概率是正常体重者的2.6倍。

4．饮食结构不合理和体力活动不足 高能量饮食、脂肪摄入过多、缺少膳食纤维等可增加糖尿病的发病危险性。缺乏体力活动容易使脂肪在体内积累，也可降低外周组织对胰岛素的敏感性，损害葡萄糖耐量而直接导致糖尿病。

5．社会经济状况 社会经济状况是2型糖尿病发生的一个综合危险因素。发达国家的糖尿病患病率高于发展中国家；即使在不发达的国家，富裕阶层糖尿病的患病率也明显高于贫穷阶层。

6．妊娠 有研究表明，患妊娠糖尿病的妇女以后发生显性糖尿病的比例相当高，某15年随访研究结果显示，累积发病率高达35%～40%。妊娠期糖尿病与后代患2型糖尿病也有关。

7．其他 自身免疫病，高血压，长期过度紧张，以及影响糖代谢的药物如利尿剂、皮质激素、类固醇类口服避孕药的使用等也是糖尿病的危险因素。

（四）糖尿病的防制

1．第一级预防 糖尿病的第一级预防主要通过健康教育，普及糖尿病预防知识，改变人们的不良行为方式来实现。

（1）健康教育：世界卫生组织糖尿病专家委员会第二次报告中指出，"教育是有效的治疗和医学预防的基础。有效治疗的目的在于争取糖尿病患者短期和长期的身体健康，并有益于医院病床的有效使用和卫生经济的改进"。在人群中开展多种形式的健康教育是糖尿病预防的重要措施。糖尿病教育的内容包括糖尿病基础知识、饮食控制、体育锻炼、降糖药物的使用、低血糖的预防与处理、尿糖和血糖的自我监测等。

（2）保持健康的心理和生活方式：积极参加有益健康的社交活动，保持乐观稳定的情绪，克服各种心理紧张和压力，保持有利于健康的生活方式，戒烟、戒酒，防止和纠正肥胖等。

（3）合理营养与膳食指导：膳食结构要合理，以植物性食物为主，动物性食物为辅；能量来源以粮食为主，避免能量摄入过多，维持理想体重；食物多样，粗细粮搭配，多吃富含膳食纤维的食物；保证蛋白质、碳水化合物、维生素和矿物质的摄入，少吃高脂肪、高糖和高胆固醇食物。

（4）参加适当的体育锻炼：参加适当的体育活动，有助于减肥，降低血糖，提高胰岛素的敏感性，增强器官功能，在心理、生活上有充实感和欣快感。

（5）控制高血压及注意药物的使用：对有高血压、高脂血症的个体，在控制体重的同时，注意治疗高血压，纠正血脂异常，膳食中特别要注意控制脂肪和食盐的摄入量。

2．第二级预防 通过体检、医院门诊检查等方式对高危人群进行筛检，及早发现无症状糖尿病患者，及早进行诊断和治疗，以减少和延缓糖尿病的发生。

3．第三级预防 对已确诊糖尿病的患者应进行综合性治疗，以减少或延缓糖尿病并发症的发生和发展，降低病死率和死亡率，提高患者的生活质量。

4．健康管理 糖尿病健康管理中的基本健康信息的收集、对生活习惯的评估及对心脑血管疾病绝对风险的预测与评估同心脑血管疾病相似。糖尿病的健康管理主要是针对危险因素展开，它包括三项关键内容：合理的营养和膳食指导、加强体重管理、适当的体育锻炼和体力劳动。

（1）合理的营养和膳食指导：科学合理的膳食指导是糖尿病健康管理的基本手段。

（2）加强体重管理：肥胖尤其是向心性肥胖容易引起胰岛素抵抗及代谢紊乱，被认为是代谢综合征的基础病变。控制超重和肥胖，保持理想体重，是糖尿病预防及健康管理的关键。饮食过量和缺乏体育锻炼是造成肥胖的主要原因，因此，减轻体重的方法是减少能量的摄入和积极参加体育锻炼及适当的体力劳动等。为了加强体重管理，应当提倡家中购买体重计，养成经常称量体重的习惯，使肥胖者敏感意识到体重增加和减肥的效果。肥胖者合理减肥速度应控制在每月 1 ～ 2 kg 为宜。

（3）适当的体育锻炼和体力劳动：体力活动及运动可以消耗血糖，减少体内脂肪蓄积，提高胰岛素的敏感性，改善机体的代谢功能。适当的体力活动不仅是预防糖尿病的有效措施，而且对控制血糖、血压、血脂及体重均有诸多益处。因此，运动对全面降低心脑血管疾病的综合风险非常重要。

（4）糖尿病高危人群管理：①对发现的高危人群，尤其是有糖调节受损史或超重肥胖者，建立档案，定期随访和管理；②利用社区门诊、上门随访等方式给予个体化生活方式指导，开具健康教育处方，进行危险因素干预；③定期开展高危因素评估，每年至少检测空腹血糖、餐后 2 h 血糖各 1 次，有条件者每 3 年进行 1 次口服葡萄糖耐量试验。

（5）糖尿病患者分级管理：①常规管理：针对血糖控制达标、无并发症和（或）合并症或并发症和（或）合并症稳定的患者，至少 3 个月随访 1 次，监测病情控制和治疗情况，开展健康教育、非药物治疗、药物治疗和自我管理指导；②强化管理：针对血糖控制不达标、有并发症和（或）合并症或并发症和（或）合并症不稳定的患者，至少 1 个月随访 1 次，严密监测病情控制情况，有针对性地开展健康教育、行为干预和自我管理技能教育，督促规范用药，注意疗效和不良反应，提出并发症预警与评价。

➤ 考点：糖尿病的常见危险因素及预防控制措施。

慢性病是严重威胁我国居民健康的一类疾病，它不仅对人类的身心健康造成巨大危害，而且已成为影响国家经济社会发展的重大公共卫生问题。慢性病的发生和流行与行为、环境、经济、社会、人口等因素密切相关。慢性病的防治应坚持预防为主、统筹协调、共建共享、分类指导原则，其防治策略涵盖全人群、高危人群、社区康复和健康促进策略等四个方面。预防为主就是要加强行为和环境危险因素控制，强化慢性病早期筛检和早期发现，推动由疾病治疗向健康管理转变。健康管理的核心就是促进人们建立健康的行为和生活方式。

● 自测题 ●

一、A 型选择题

1. 慢性病种类很多，不包括
   A. 心脑血管疾病
   B. 恶性肿瘤
   C. 糖尿病
   D. 慢性阻塞性肺疾病
   E. 肺结核

2. 位于死因顺位、疾病谱前列的疾病是
   A. 传染病
   B. 营养缺乏病
   C. 消化系统疾病
   D. 慢性病
   E. 白血病

3．慢性病的主要危险因素不包括
  A．烟草使用
  B．不良饮食
  C．缺乏运动
  D．有害使用酒精
  E．人群易感性
4．慢性病防治的重点应放在
  A．第一级预防
  B．第二级预防
  C．第三级预防
  D．第一、第二级预防
  E．第二、第三级预防
5．属于不可改变的危险因素是
  A．吸烟
  B．酗酒

C．遗传
D．高血压
E．肥胖
6．慢性病的特点不包括
  A．起病隐匿、病程长
  B．病因复杂、具有个体化特点
  C．发病率、死亡率低
  D．属于常见病、多发病
  E．诊疗费用高、临床疗效欠佳
7．属于糖尿病第三级预防措施的是
  A．健康教育
  B．合理营养
  C．综合治疗
  D．健康体检
  E．保持健康的生活方式

二、名词解释

1．慢性病　2．心脑血管疾病　3．糖尿病

三、问答题

1．慢性病的特点有哪些？
2．冠心病的危险因素有哪些？
3．脑卒中的危险因素有哪些？
4．心脑血管疾病的防制措施有哪些？
5．恶性肿瘤的危险因素有哪些？
6．糖尿病的危险因素有哪些？

（陈春蓉）

第四篇

预防保健策略与措施

第十七章

卫生保健策略

 学习目标

1. 掌握2000年人人享有卫生保健、初级卫生保健的概念，我国的卫生方针。
2. 熟悉初级卫生保健的内容与意义，联合国千年目标，"健康中国2030"。
3. 了解我国的医疗卫生体制改革及医疗保障体系。
4. 复述初级卫生保健的含义。

案例 17-1

2017年，陕西、安徽率先出台公立医疗机构药品采购"两票制"方案，规范药品流通环节，净化流通环境。2019年，北京、天津、上海、重庆、厦门、成都、西安等城市开展国家组织药品集中采购和使用试点，中选25个药品平均降价52%，最高降价96%。

思考题：

1. 结合以上案例，试述我国医疗卫生体制改革取得的成效。
2. 谈谈我国卫生策略对你及周围人群健康的影响。

第一节　全球卫生策略

一、全球卫生战略目标

WHO 在总结几十年卫生服务提供方式、效果和经验的基础上，经过几年的调查研究和分析，针对世界各国面临的问题，于1977年在第30届世界卫生大会通过了一项全球性战略目标——"2000年人人享有卫生保健"（health for all by the year 2000，HFA/2000），指出 WHO 和各国政府的主要卫生目标应该是到2000年世界上所有的人都达到在社会和经济生活两方面都富有成效的那种健康水平，即达到身体上、精神上和社会适应性上的完好状态，使人们能够有效地工作，积极参加所在社区的社会生活。1978年 WHO 和联合国儿童基金会联合召开会议，发表了著名的《阿拉木图宣言》，明确提出初级卫生保健是实现上述目标的基本策略和途径。1988年第41届世界卫生大会再次声明，"人人享有卫生保健"将作为2000年以前及以后的一项永久性目标。

WHO 提出了"2000年人人享有卫生保健"的战略目标，旨在改变卫生资源分配严重不公平，缩小卫生保健的差距，使人人能够享有基本卫生保健服务。目标的重点是使发展中国家人人能够得到最基本的卫生保健服务。

1998 年第 51 届世界卫生大会上，WHO 成员国发表了题为"21 世纪人人享有卫生保健"的宣言。其总目标是：使全体人民增加预期寿命和提高生命质量，在国家间和国家内部促进卫生公平（health equity），使全体人民获得可持续的卫生服务。

具体目标为：

（1）到 2005 年，增加人人享有卫生保健的机会，采用健康公平指标。

（2）到 2010 年，消灭麻风病；全体居民获得终生的综合、基本、优质的卫生服务；建立适宜的卫生信息系统；实施政策研究和体制研究的机制。

（3）到 2020 年，确定孕产妇死亡率、婴儿死亡率、5 岁以下儿童死亡率和平均预期寿命的具体目标；全球疾病负担大大减轻，与结核、艾滋病、烟草、暴力相关的疾病发病和残疾上升趋势得到控制；消灭麻疹、丝虫病和沙眼；部门间行动的协调加强，重点在安全饮水、环境卫生、营养和食品卫生以及住房环境方面；社区建立综合健康行为促进计划并予以实施。

基本策略包括：

（1）与贫困作斗争：在全球采取行动，包括如下各项措施。①减少债务，扩大对贫穷国家和人们的贷款；②提高食品的安全性；③改善公共卫生基础设施和基本初级卫生保健服务；④控制阻碍经济发展的一些疾病；⑤授予妇女权利；⑥鼓励创造就业机会。

（2）全方位促进健康：在家庭、学校、工厂、社区采取措施促进健康的生活方式，创造益于健康的生活环境。通过健康教育和技能训练，提高自我保健能力。

（3）部门间的协调、协商和互利：政府的各部门，包括农业、住房、能源、供水卫生、劳动、交通运输、贸易、财政、教育、环境、司法和外交等部门，应作出有利健康的决定。对健康产生直接或间接影响的所有部门的政策需要进行分析和加以调整，以提供最大机遇促进和保护健康。卫生系统和教育部门更有力地联合行动可迅速地促进健康状况的全面改善。

（4）将卫生列入可持续发展计划：要使发展可持续，必须使当代和后代得益。要使健康成为发展的中心，健康必须在可持续发展计划中获得最优先考虑。特别是促进和保护人类健康和幸福是发展的主要理由。阻止或预防环境严重恶化的公约和行动将有益于后代的健康。在环境影响评估中采用健康指标将改进发展的决策。

二、初级卫生保健

（一）概念

《阿拉木图宣言》的第六条对"初级卫生保健"作出了如下定义：初级卫生保健（primary health care，PHC）是一种基本的卫生保健，它依靠切实可行、学术上可靠而又受社会欢迎的方法和技术；它通过个人和家庭的充分参与而达到普及，其费用是国家和社区依靠自力更生和自主精神在各个发展阶段中有能力负担的；初级卫生保健是国家卫生系统的中心职能和主要焦点，是国家卫生系统和整个社会发展的组成部分；是个人、家庭和社区与国家卫生系统保持接触的第一环，它使卫生保健尽可能接近于人民生活和工作场所，是卫生保健进程的首要步骤。第一，从居民角度来看，初级卫生保健是一种必不可少的、人人都能享有和充分参与的、费用负担得起的卫生保健；第二，从技术方法上看，是切实可行的、学术上可靠的、为社会和社区的个人及家庭所乐于接受的卫生保健；第三，从卫生系统看，初级卫生保健为全体居民提供最基本的卫生保健服务，是体现卫生工作为人民服务宗旨的重要方面，是国家卫生体制的基础和组成部分；第四，从政府部门来看，初级卫生保健是各级政府的职责，是基层政权的重要组成部分，它通过组织动员人民群众充分参与和各有关部门的协调行动而得以实现；第五，从社会与经济发展来看，初级卫生保健是社会经济发展的重要组成部分和原动力，也是社会进步、经济发展的目的之一。

对初级卫生保健的认识概括为以下几点：

1. 初级卫生保健的服务对象　是全体居民，它使卫生保健服务最大限度地深入到人们工作和生活的场所。

2. 初级卫生保健的方法　是经过实践检验的、有科学依据的、社会上能够接受的、费用是个人和政府支付得起的方法与技术。

3. 初级卫生保健的承担者　除了卫生部门外还包括政府及各个相关部门，并且将通过个人、家庭和社区的广泛参与才能实现。

4. 初级卫生保健工作的重点　预防疾病，增进健康，控制和消除一切危害人民健康的各种致病因素。

5. 初级卫生保健的目的　使全体人民公平地获得基本的卫生保健服务，从而促使社会成员达到与社会经济发展水平相适应的最高可能的健康水平。

综上所述，我们给出初级卫生保健的简明定义：初级卫生保健是指最基本的、人人都能得到的、体现社会平等权利的、人民群众和政府都能负担得起和全社会积极参与的卫生保健服务。

（二）内容

根据《阿拉木图宣言》，初级卫生保健致力于解决居民中的主要卫生问题，主要包括四个方面的活动：促进健康，预防保健，合理治疗，社区康复。

1. 促进健康　包括健康教育、保护环境、合理营养、饮用安全卫生水、改善卫生设施、开展体育锻炼、促进心理卫生、养成良好生活方式等。

2. 预防保健　在研究社会人群健康和疾病的客观规律及它们和人群所处的内外环境、与人类社会活动的相互关系的基础上，采取积极有效的措施，预防各种疾病的发生、发展和流行。

3. 合理治疗　及早发现疾病，及时提供医疗服务和有效药品，以避免疾病的发展与恶化，促使疾病早日好转痊愈，防止带菌（虫）和向慢性发展。

4. 社区康复　对丧失了正常功能或功能上有缺陷的残疾者，通过医学的、教育的、职业的、心理的功能恢复，促进其康复。

➤ 考点：初级卫生保健的主要内容。

初级卫生保健的具体内容根据不同的国家和居民团体可有所不同，但至少应包括以下八项：对当前主要卫生问题及其预防和控制方法的宣传教育；增进必要的营养，供应充足的安全饮用水；提供基本的清洁卫生环境；开展妇幼保健工作，包括计划生育；主要传染病的预防接种；对地方病的预防和控制；常见病及外伤的恰当处理；基本药物的提供。1981年又增加一项：使用一切可能的方法，通过影响生活方式控制自然、社会心理环境来防治非传染性疾病和促进精神卫生。

（三）意义

初级卫生保健的重要意义主要有四个方面。

1. 全人类获得最高可能健康水平的关键所在　初级卫生保健是作为实现"2000年人人达到最高可能健康水平"目标的基本途径和策略而提出来的，是实现这一目标的关键。如前所述，世界卫生组织经过对世界各国卫生保健方法和效果的调查以及对世界卫生状况的分析，认为必须采用新的观念和新的方法，使整个卫生体系发生一场变革。这种新的观念就是"卫生工作要为所有人的健康服务"，达到使人民在身体上、精神上和社会适应性方面的完好状态和最高可能的健康水平。而实现这一观念的新的方法，就是初级卫生保健。

2．对卫生保健工作的根本性变革 同过去传统的卫生保健工作比较，初级卫生保健使卫生工作发生了质的变化。其特征主要表现在四个方面：①体现了卫生服务的普及性，明确了卫生服务的对象和范围。卫生服务的对象不仅仅是患者，还应包括保健者和介于健康与疾病二者之间的亚健康人群。②初级卫生保健在性质上与单纯卫生服务不同，它强调增进健康的活动，并且在增进健康活动中，不仅卫生系统中的卫生专业人员参加，还强调广大人民群众的充分参与。③初级卫生保健改变了卫生投资的重点，使过去多数卫生资源集中投放在为少数人口服务的高、精、尖技术和医疗服务的状况得到改观，把更多的资源投入在预防工作和增进健康活动中；尤其重视对卫生服务利用偏低人群的资源优先分配，充分体现卫生资源分配与利用的公正性原则。④进一步明确保障和增进人民健康的责任不能只限于卫生领域，还涉及政治、经济、文化、生产等各个领域。要求各个有关部门为促进人类健康共同采取行动，各方尽责，共同受益。

3．社会经济发展的组成部分 初级卫生保健揭示了卫生发展与社会经济发展的关系。当代人们对卫生发展与社会经济发展之间关系的认识正是受阿拉木图会议及其文件的启迪。卫生发展对社会和经济发展是必不可少的，改善卫生与社会经济状况的行动应该是互相支持而不是互相竞争，初级卫生保健对社会发展的贡献体现在初级卫生保健通过改善卫生状况、提高生活质量和激发人们的认识和行动来支持社会发展进程，从而为社会经济发展作出贡献。

阿拉木图会议之后，随着初级卫生保健在各国的实施进程，世界卫生组织不断丰富和完善卫生与社会经济发展相互关联的理论；在 1981 年进一步提出"来源于良好健康状况的能力必须用于持久的经济和社会发展，而社会和经济发展又必须为提高人民的健康水平服务"。

4．社会公正（social justice）的体现 初级卫生保健是面向全社会和全体人民的，强调任何人都有权力、有机会、有可能平等地享有卫生保健和卫生资源，从而改变了过去的卫生保健发展方向。

三、联合国千年发展目标

2000 年 9 月，在联合国千年首脑会议上，世界各国领导人就消除贫穷、饥饿、疾病、文盲、环境恶化和对妇女的歧视，商定了一套有时限的目标和指标。即消灭极端贫穷和饥饿，实现普及初等教育，促进两性平等并赋予妇女权力，降低儿童死亡率，改善产妇保健，与艾滋病、疟疾和其他疾病作斗争，确保环境的可持续能力，制订促进发展的全球伙伴关系。这些目标和指标被置于全球议程的核心，统称为千年发展目标（millennium development goals，MDGs）。千年发展目标——从极端贫穷人口比例减半，遏止人免疫缺陷病毒／艾滋病的蔓延到普及小学教育，所有目标完成时间是 2015 年——这是一幅由全世界所有国家和主要发展机构共同展现的蓝图。

1．消灭极端贫穷和饥饿 靠每日不到 1 美元维生的人口比例减半，使所有人包括妇女和青年人都享有充分的生产就业和体面工作，挨饿的人口比例减半。

2．实现普及初等教育 确保不论男童或女童都能完成全部初等教育课程。

3．促进两性平等并赋予妇女权力 最好到 2005 年在小学教育和中学教育中消除两性差距，至迟于 2015 年在各级教育中消除此种差距。

4．降低儿童死亡率 五岁以下儿童的死亡率降低 2/3。

5．改善产妇保健 产妇死亡率降低 3/4，到 2015 年实现普遍享有生殖保健。

6．与艾滋病、疟疾和其他疾病作斗争 到 2015 年遏止并开始扭转人免疫缺陷病毒／艾滋病的蔓延；到 2010 年向所有需要者普遍提供人免疫缺陷病毒／艾滋病治疗；到 2015 年遏止并开始扭转疟疾和其他主要疾病的发病率。

7．确保环境的可持续能力 将可持续发展原则纳入国家政策和方案，并扭转环境资源的损失，减少生物多样性的丧失；到 2010 年显著降低丧失率；到 2015 年将无法持续获得安全饮用水和基本卫生设施的人口比例减半；到 2020 年使至少 1 亿贫民窟居民的生活明显改善。

8. 制订促进发展的全球伙伴关系　进一步发展开放的、遵循规则的、可预测的、非歧视性的贸易和金融体制；满足最不发达国家的特殊需要；通过《小岛屿发展中国家可持续发展行动纲领》和大会第二十二届特别会议成果满足内陆发展中国家和小岛屿发展中国家的特殊需要；通过国家和国际措施全面处理发展中国家的债务问题，以便能长期持续承受债务；与制药公司合作，在发展中国家提供负担得起的基本药物；与私营部门合作，普及新技术、特别是信息和通信的利益。

第二节　中国的卫生策略

一、我国的卫生方针

（一）新中国成立初期卫生工作"四大方针"

新中国成立初期，党和政府确立了适合我国国情的卫生工作方针："面向工农兵，预防为主，团结中西医，卫生工作与群众运动相结合"，被称为新中国成立初期的卫生工作"四大方针"。通过建立城市省、市、县三级公立医院网络和农村县、乡、村三级医疗卫生服务网络，初步形成了覆盖城乡的医疗卫生三级网。

这一方针的提出与确立，充分体现了党和政府对卫生工作的关怀。之后的 40 多年里，我国卫生事业在"四大方针"的指引下，逐步走向兴旺昌盛，并取得了一系列举世瞩目的成就，全国各族人民的健康水平得到显著提高。

（二）新时期的卫生工作方针

1997 年 1 月 15 日，中共中央、国务院下达《中共中央国务院关于卫生改革与发展的决定》明确指出，"新时期卫生工作的方针是：以农村为重点，预防为主，中西医并重，依靠科技与教育，动员全社会参与，为人民健康服务，为社会主义现代化建设服务"，很大程度上满足了人民群众快速增长的医疗卫生服务需求。

2016 年，习近平总书记出席全国卫生与健康大会并发表重要讲话，从实现中华民族伟大复兴中国梦的战略高度，深刻回答了事关卫生与健康事业改革发展的一系列根本性问题，发出了建设健康中国的号召，明确新形势下我国卫生与健康工作方针是"以基层为重点，以改革创新为动力，预防为主，中西医并重，把健康融入所有政策，人民共建共享"，同时对深化医改作出系统部署，要求着力推进基本医疗卫生制度建设。

二、我国卫生状况

（一）取得的主要成就

新中国成立以来，在以"预防为主"的卫生工作方针指导下，我国的公共卫生工作取得了一系列重大成就。建立起遍布城乡的县、乡、村的三级医疗、预防卫生保健网，培养壮大了一支专业齐全的医药卫生技术队伍，继承和发扬了祖国医学遗产，消灭和基本消灭了严重危害人民健康的传染病（1963 年消灭了天花、1994 年基本消除了丝虫病、1995 年以来未再发现国内的脊髓灰质炎野病毒株、消灭麻风病的斗争已进入最后攻关阶段），人均预期寿命从 1949 年前的 35 岁提高到 2018 年的 77 岁，婴儿死亡率由 2010 年的 13.1‰下降到 2018 年的 6.1‰，孕产妇死亡率由 2010 年的 30/10 万下降到 2018 年的 18.3/10 万，人民健康水平明显提高，主要健康指标总体上优于中高收入国家平均水平。

（二）面临的挑战

1．我国卫生工作面临一系列挑战　传染病仍然是当前严重威胁人民群众生命健康的主要疾病。非传染性慢性病对人民健康的危害加剧，慢性病发病出现了新的趋势，高血压、心脑血管疾病、肿瘤、糖尿病、慢性阻塞性肺疾病（COPD）等慢性病引起的死亡比例不断增加，已成为我国居民最重要的死因。随着工农业的迅速发展，职业病也逐渐增加；同时随着新技术、新材料的推广应用，还可能会出现一些新的职业病。随着我国社会经济体制改革日益深入，国民经济逐步发展，社会竞争也不断加剧；再加上劳动力重新组合、人口和家庭结构发生变化，使得原有社会支持网络被削弱，导致了各种心理应激因素急剧增加，精神卫生问题日益突出。人口老龄化带来的问题日趋严重，如何提高我国老年人群的无残疾预期寿命，将是预防医学面临的新课题。此外，我国食品安全仍面临严峻的考验：食品安全卫生标准体系建设不够完善；缺乏主动、连续、系统的食品污染物和食源性疾病监测和评价数据；我国广泛使用的农药、兽药、食品添加剂等暴露评估数据少、覆盖面窄，对机体暴露后的生物学标志物检测技术研究薄弱；对未知和新发食品污染物的检测技术以及对新技术、新产品安全性的评价技术缺乏。

2．全球卫生工作面临四大挑战

（1）第一大挑战是流行病学的转变。专家们预测，在今后的 20 年中，过去几十年来死亡率显著下降的趋势将会持续下去。非传染性疾病，如循环系统疾病、癌症和一些精神疾病会很快替代原有的主要疾病，特别是传染性疾病和儿童营养不良。导致这一现象的主要原因是老年人口的快速增长，而这一人群中非传染性疾病问题更加突出。

（2）第二大挑战是艾滋病的流行。虽然目前对于艾滋病的控制取得了一定成效，但是成功仅限于中、高收入国家，在贫困国家，艾滋病的流行并未得到根本性改变。

（3）第三大挑战是新发疾病的大流行。专家们指出，不断变化的病毒使全球处于新发疾病大流行的危险中。如果禽流感 H5N1 病毒株不断演化（像人流感病毒一样），能有效地导致人际传播，大流行将很有可能发生。为这种有可能发生的事作好准备，是全球所面临的第三个核心挑战。

（4）第四大挑战是存在于各个国家间和国家内部的卫生状况高度不均衡。虽然全球卫生状况的不平等现象正在得到改善，但是目前许多国家的卫生状况仍然很差，严重制约了经济的发展和贫困的消除。

三、《"健康中国 2030"规划纲要》

《"健康中国 2030"规划纲要》是为推进健康中国建设、提高人民健康水平，根据党的十八届五中全会战略部署制定的。由中共中央、国务院于 2016 年 10 月 25 日印发并实施。

健康是促进人的全面发展的必然要求，是经济社会发展的基础条件，是民族昌盛和国家富强的重要标志，也是广大人民群众的共同追求。党的十八届五中全会明确提出推进健康中国建设，从"五位一体"总体布局和"四个全面"战略布局出发，对当前和今后一个时期更好保障人民健康作出了制度性安排。编制和实施《"健康中国 2030"规划纲要》是贯彻落实党的十八届五中全会精神、保障人民健康的重大举措，对全面建成小康社会、加快推进社会主义现代化具有重大意义。同时，这也是我国积极参与全球健康治理、履行我国对联合国"2030 可持续发展议程"承诺的重要举措。

新中国成立特别是改革开放以来，我国健康领域改革发展成就显著，人民健康水平不断提高。同时，我国也面临着工业化、城镇化、人口老龄化以及疾病谱、生态环境、生活方式不断变化等带来的新挑战，需要统筹解决关系人民健康的重大和长远问题。

《"健康中国 2030"规划纲要》是今后 15 年推进健康中国建设的行动纲领。要坚持以人民为中心的发展思想，牢固树立和贯彻落实创新、协调、绿色、开放、共享的发展理念，坚持正确的卫生与健康工作方针，坚持健康优先、改革创新、科学发展、公平公正的原则，以提高人民健康水平为核心，以体制机制改革创新为动力，从广泛的健康影响因素入手，以普及健康生活、优化健康服务、完善健康保障、建设健康环境、发展健康产业为重点，把健康融入所有政策，全方位、全周期保障人民健康，大幅提高健康水平，显著改善健康公平。

推进健康中国建设，要坚持预防为主，推行健康文明的生活方式，营造绿色安全的健康环境，减少疾病发生。要调整优化健康服务体系，强化早诊断、早治疗、早康复，坚持保基本、强基层、建机制，更好满足人民群众健康需求。要坚持共建共享、全民健康，坚持政府主导，动员全社会参与，突出解决好妇女儿童、老年人、残疾人、流动人口、低收入人群等重点人群的健康问题。要强化组织实施，加大政府投入，深化体制机制改革，加快健康人力资源建设，推动健康科技创新，建设健康信息化服务体系，加强健康法治建设，扩大健康国际交流合作。

把人民健康放在优先发展的战略地位，抓紧研究制定配套政策，坚持问题导向，抓紧补齐短板，不断为实现"两个一百年"奋斗目标、实现中华民族伟大复兴的中国梦打下坚实健康基础。

四、我国的医疗卫生体制改革及医疗保障体系

（一）我国医疗卫生体制改革

2009 年，中共中央、国务院启动了新一轮深化医药卫生体制改革。一是继续坚持把基本医疗卫生制度作为公共产品向全民提供的基本理念，坚持"保基本、强基层、建机制"的基本原则，加强顶层设计，强化问题导向，不断把改革推向纵深，在关键领域和重点环节取得突破性进展；二是在医疗服务体系和服务能力建设方面进一步健全完善，医疗卫生资源总量继续增加。经过长期努力，不仅显著提高了人民健康水平，而且逐步形成一条符合我国国情的医改道路。

1. 分级诊疗制度建设有序推进　医联体建设稳步实施，按照"规划发展、分区包段、防治结合、行业监管"原则，推进医联体网格化布局，组建各类医联体超过 1.3 万个，家庭医生签约服务质量进一步提高，远程医疗服务规范推进。基层医疗卫生服务能力不断强化，深化基层医疗卫生机构综合改革，激发基层机构活力。

2. 现代医院管理制度逐步建立　全面推开公立医院综合改革，2017 年全国所有公立医院取消了实行 60 多年的药品加成政策。医疗服务进一步改善，推行优质护理服务和同级检查检验结果互认，实施改善医疗服务行动计划，启动优质服务基层行活动，公布《医疗纠纷预防和处理条例》。

3. 全民医保制度逐步完善　我国在较短的时间内建立起世界上规模最大的基本医疗保障网，居民参保率稳固在 95% 以上。全面建立城乡居民大病保险制度，覆盖 10 亿多居民。医保管理体制更加完善，组建国家医疗保障局，整合管理职能。

4. 药品供应保障制度日益完善　实施药品生产、流通、使用全流程改革。推进药品价格改革，深化药品医疗器械审评审批制度改革，鼓励新药和仿制药研发创新。

5. 综合监管制度加快建立　深化卫生健康领域"放管服"改革，逐步健全医疗卫生行业综合监管制度，建立部际联系机制，完善协调机制和督察机制。

6. 优质高效医疗卫生服务体系正在建立　医疗卫生资源布局逐步改善，实施全民健康保障工程建设规划，重点支持县级医院、妇幼保健机构和专业公共卫生机构建设。

（二）我国医疗保障体系

2009 年《中共中央国务院关于深化医药卫生体制改革的意见》中提出，加快建立和完善以基本医疗保障为主体、其他多种形式补充医疗保险和商业健康保险为补充、覆盖城乡居民的多层次医疗保障体系。

1．建立覆盖城乡居民的基本医疗保障体系　城镇职工基本医疗保险、城镇居民基本医疗保险、新型农村合作医疗和城乡医疗救助共同组成基本医疗保障体系，分别覆盖城镇就业人口、城镇非就业人口、农村人口和城乡困难人群。

2．鼓励工会等社会团体开展多种形式的医疗互助活动　鼓励和引导各类组织和个人发展社会慈善医疗救助。

3．鼓励和引导各类组织和个人发展社会慈善医疗救助　做好城镇职工基本医疗保险制度、城镇居民基本医疗保险制度、新型农村合作医疗制度和城乡医疗救助制度之间的衔接。

4．积极发展商业健康保险　鼓励商业保险机构开发适应不同需要的健康保险产品，简化理赔手续，方便群众，满足多样化的健康需求。

2019 年 11 月，中央全面深化改革委员会第 11 次会议审议通过的《关于深化我国医疗保障制度改革的意见》中指出，医疗保障制度是民生保障制度的重要组成部分，要坚持保障基本、促进公平、稳健持续的原则，完善公平适度的待遇保障机制，健全稳健可持续的筹资运行机制，建立管用高效的医保支付机制，健全严密有力的基金监管机制，协同推进医药服务供给侧改革，优化医疗保障公共管理服务，加快建立覆盖全民、城乡统筹、权责清晰、保障适度、可持续的多层次医疗保障体系。新时代医疗保障的发展目标是：建立覆盖全民、城乡统筹、权责清晰、保障适度、可持续的多层次医疗保障体系。

● 自测题 ●

一、名词解释

1．初级卫生保健　2．联合国千年发展目标

二、填空题

1．"2000 年人人享有卫生保健"是指到 2000 年世界各国人民在_____和_____两方面都富有成效的那种健康水平。

2．初级卫生保健的主要内容分_____、_____、_____和_____四方面。

三、A 型选择题

1．WHO 提出"2000 年人人享有卫生保健"全球卫生战略目标是在
A．1976 年第二十九届世界卫生大会
B．1977 年第三十届世界卫生大会
C．1978 年第三十一届世界卫生大会
D．1979 年第三十二届世界卫生大会
E．1980 年第三十三届世界卫生大会

2．初级卫生保健的内容不包括
A．健康教育
B．合理治疗
C．预防保健
D．专科医疗
E．社区康复

3．《"健康中国 2030"规划纲要》中指

出：要突出解决好重点人群的健康问题。"重点人群"不包括
A．妇女儿童
B．老年人
C．肥胖人群
D．低收入人群
E．流动人口

4．关于我国新时期的卫生方针的叙述，下列错误的是
A．以农村为重点，预防为主
B．中西医并重，依靠科技与教育
C．以城市为重点，临床为主
D．动员全社会参与，为人民健康服务
E．为社会主义现代化建设服务

四、问答题

1．试述初级卫生保健的意义。

2．联合国千年发展目标的主要内容。

3．简述我国医疗卫生体制改革取得的成效。

（刘翅琼）

第十八章

突发公共卫生事件的应对

第十八章数字资源

学习目标

1. 掌握突发公共卫生事件的主要危害和分级。
2. 熟悉突发公共卫生事件的概念、特点和分类，突发公共卫生事件的应对措施。
3. 了解突发公共卫生事件的应对程序、医护人员在突发公共卫生事件中的作用。
4. 学会有效识别突发公共卫生事件和进行规范化报告。
5. 具有参与突发公共卫生事件处理的基本理论和技能。

案例 18-1

2011 年 3 月 11 日，日本东北部海域发生里氏 9.0 级地震并引发特大海啸。受地震、海啸双重影响，福岛第一核电站大量放射性物质泄漏，导致了切尔诺贝利之后最严重的核事故。地震和海啸共造成约 1.6 万人遇难，2553 人失踪。至 2017 年，福岛核电站周边"无人区"内空气辐射仍远超正常水平，且有 8 万名被强制疏散的原福岛县居民在县外过着避难生活，返乡遥遥无期。核电站内积存的大量放射性污水无处排放，如何处理是负责运营的东京电力公司面临的一个难题；对于如何取出核电站机组安全壳内的核残渣，东电还没有找到有效的办法。

思考题：

1. 根据该案例特点，请问这是一类什么事件？
2. 该类事件的基本特征和主要危害是什么？
3. 如何应对该类事件？

公共卫生问题是一项重大的社会问题，突发性公共卫生事件直接关系到公众的健康、经济的发展和社会的安定，并日益成为社会普遍关注的热点问题。多年来，在全人类的共同努力下，疾病预防控制和突发性公共卫生事件的防范处理取得了较大的成绩。但是，重大突发公共卫生事件形势依然严峻。如 2011 年 3 月 11 日发生的日本福岛核电站核泄漏事故，被认为是自1986 年乌克兰切尔诺贝利核泄漏以来最严重的核灾难；又如 2015 年 8 月 12 日发生在天津滨海新区的爆炸事故。这些突发性的公共卫生事件，均对社会造成了极大的恐慌和危害。

第一节　突发公共卫生事件的主要特点和危害

一、突发公共卫生事件的概念与特点

（一）概念

突发公共卫生事件（public health emergency）是指突然发生，造成或者可能造成社会公众健康严重损害的重大传染病疫情、群体性不明原因疾病、重大食物和职业中毒以及其他严重影响公众健康的事件。该概念是由国务院于 2011 年 1 月 8 日修订施行的《突发公共卫生事件应急条例》中所明确的。

➤ 考点：突发公共卫生事件的概念。

（二）特点

1. 突发和高频次性　事件没有固定的发生时间、发生方式和发生人数，往往突然发生，较难预测，来势凶猛，有很大的偶然性和瞬时性。我国是世界上少数几个多灾的国家之一，尤其是近年来许多地区只注重经济发展，忽视了对生态环境的保护，导致各种自然灾害频发。同时，临床抗生素的滥用以及一些病原体的变异也导致一些新发传染病、再发传染病及不明原因疾病的频繁暴发。

2. 群体性和国际化　突发公共卫生事件往往同时累及多人，甚至波及整个工作或生活的群体。特别是在全球化高度发展的今天，随着国际交往的不断加强，可导致其跨地区、跨国界传播。

3. 成因复杂性　事件是突如其来的，其性质和原因有时难以立刻判别，而且常与违法行为、违章操作、责任心不强等有直接关系。

4. 后果严重性　由于事发突然，导致人员突然发病，病情发展迅速，一时难以采取最有效的措施，而且由于累及人数众多，损失巨大，因此其造成的社会危害相当严重，对人们的心理以及社会容易产生负面冲击。

5. 决策的时效性　突发公共卫生事件具有发生的突然性和事件演变过程的难以预测性，救治机会稍纵即逝，要求应对者必须果断决策，迅速干预。

6. 应急处理的综合性　事件发生后的应急处理，需要在各级政府的统一领导和指挥下，公安、交通、环保等多个部门与卫生部门密切配合，采取有效措施共同应对。

二、突发公共卫生事件的主要危害

突发公共卫生事件不仅给人民的健康和生命造成重大损失，对经济和社会发展也具有重要影响。其主要表现在以下四个方面。

1. 人群健康和生命严重受损　每次严重的突发公共卫生事件都造成众多的人群患病、伤残或死亡。

2. 造成心理伤害　突发公共卫生事件对于全社会所有人的心理都是一种强烈的刺激，必然会有许多人产生焦虑、神经症和忧虑等精神神经症状。如 2011 年日本福岛核泄漏造成当地以及周边国家和地区人群的心理恐慌。如今进入网络时代，尤其是通过社交软件传播信息，更易造成公众对突发公共卫生事件的恐慌。

3. 造成严重的经济损失　一是治疗及相关成本，如 SARS，仅治疗一位患者就需要数万、甚至数十万；二是政府、社会和个人防疫与救援投入的直接成本；三是事件导致的经济活动量

下降而造成的经济损失；四是事件发生出现的不稳定造成交易成本上升而引发的损失。据专家估计，2003 年我国 SARS 流行至少造成数千亿元的损失。

4. 国家或地区形象受损及政治影响　突发公共卫生事件的频繁发生或处理不当，可能对国家和地区的形象产生很大的不良影响，也会使医疗卫生等有关单位和部门产生严重的公众信任危机。严重突发公共卫生事件处理不当可能影响地区或国家的稳定，因此部分发达国家将公共卫生安全、军事安全和信息安全一并列为新时期国家安全体系。

第二节　突发公共卫生事件的分类与分级

一、突发公共卫生事件发生的分类

根据《突发公共卫生事件应急条例》，突发公共卫生事件分为四类。

1. 重大传染病疫情　是指传染病的暴发（在一个局部地区短期内突然发现多例同一种传染病患者）和流行（一个地区某种传染病发病率显著超过该病历年的一般发病率水平），包括鼠疫、肺炭疽和霍乱的暴发，动物间鼠疫、布鲁菌病和炭疽等的流行，乙丙类传染病暴发或多例死亡、罕见或已消灭的传染病、新发传染病的疑似病例等。比如：1988 年，在上海发生的甲型肝炎暴发流行，涉及近 30 万人患病；2004 年的青海鼠疫疫情等。

2. 群体性不明原因疾病　是指一定时间内（通常指 2 周内），在某个相对集中的区域（如同一医院、自然村、社区、建筑工地、学校等集体单位）内同时或者相继出现 3 例及以上相同临床表现，经县级及以上医院组织专家会诊，不能诊断或解释病因，有重症病例或死亡病例发生的疾病。如 2003 年袭击全球的 SARS，在暴发初期就属于该类。在 SRAS 疫情发生之初，由于病原方面认识不清，虽然知道这是一组同一症状的疾病，但对其发病机制、诊断标准、流行途径等认识不清，这便是群体性不明原因疾病的典型案例，随着科学的深入，才逐步认识到其病原体是由冠状病毒的一种变种所引起的。

3. 重大食物中毒和职业中毒　重大食物和职业中毒包括中毒人数超过 30 人或出现死亡 1 例以上的饮用水或食物中毒，短期内发生 3 人以上或出现死亡 1 例以上的职业中毒。如 2002 年 9 月南京市汤山镇发生一起特大投毒案，造成 395 人中毒，死亡 42 人；2002 年初保定市白沟镇苯中毒事件，数名工人陆续出现中毒症状，有 6 名工人死亡。

4. 其他严重影响公众健康的事件　包括医源性感染暴发，药品或免疫接种引起的群体性反应或死亡事件，严重威胁或危害公众健康的水、环境、食品污染和放射性、有毒有害化学性物质丢失、泄漏等事件，生物、化学、核辐射等恐怖袭击事件，有毒有害化学品生物毒素等引起的集体性急性中毒事件，有潜在威胁的传染病动物宿主、媒介生物发生异常，和学生因意外事故自杀或他杀出现 1 例以上的死亡以及上级卫生行政部门临时规定的其他重大公共卫生事件。如 2003 年 11 月重庆开县井喷硫化氢事件对公众的健康造成严重威胁。

> ➤ 考点：突发公共卫生事件的分类。

二、突发公共卫生事件的分级

根据突发公共卫生事件性质、危害程度、涉及范围，突发公共卫生事件划分为特别重大（Ⅰ级）、重大（Ⅱ级）、较大（Ⅲ级）和一般（Ⅳ级）四级。

1. 有下列情形之一的为特别重大突发公共卫生事件（Ⅰ级）

（1）肺鼠疫、肺炭疽在大、中城市发生并有扩散趋势，或肺鼠疫、肺炭疽疫情波及 2 个以上省份，并有进一步扩散趋势。

（2）发生传染性非典型肺炎、人感染高致病性禽流感病例，并有扩散趋势。

（3）涉及多个省份的群体性不明原因疾病，并有扩散趋势。

（4）发生新传染病或我国尚未发现的传染病发生或传入，并有扩散趋势，或发现我国已消灭的传染病重新流行。

（5）发生烈性病菌株、毒株、致病因子等丢失事件。

（6）周边以及与我国通航的国家和地区发生特大传染病疫情，并出现输入性病例，严重危及我国公共卫生安全的事件。

（7）国务院卫生行政部门认定的其他特别重大突发公共卫生事件。

2．有下列情形之一的为重大突发公共卫生事件（Ⅱ级）

（1）在一个县（市）行政区域内，一个平均潜伏期内（6天）发生5例以上肺鼠疫、肺炭疽病例，或者相关联的疫情波及2个以上的县（市）。

（2）发生传染性非典型肺炎、人感染高致病性禽流感疑似病例。

（3）腺鼠疫发生流行，在一个市（地）行政区域内，一个平均潜伏期内多点连续发病20例以上，或流行范围波及2个以上市（地）。

（4）霍乱在一个市（地）行政区域内流行，1周内发病30例以上，或波及2个以上市（地），有扩散趋势。

（5）乙类、丙类传染病波及2个以上县（市），1周内发病水平超过前5年同期平均发病水平2倍以上。

（6）我国尚未发现的传染病发生或传入，尚未造成扩散。

（7）发生群体性不明原因疾病，扩散到县（市）以外的地区。

（8）发生重大医源性感染事件。

（9）预防接种或群体性预防性服药出现人员死亡。

（10）一次食物中毒人数超过100人并出现死亡病例，或出现10例以上死亡病例。

（11）一次发生急性职业中毒50人以上，或死亡5人以上。

（12）境内外隐匿运输、邮寄烈性生物病原体、生物毒素造成我境内人员感染或死亡的。

（13）省级以上人民政府卫生行政部门认定的其他重大突发公共卫生事件。

3．有下列情形之一的为较大突发公共卫生事件（Ⅲ级）

（1）发生肺鼠疫、肺炭疽病例，一个平均潜伏期内病例数未超过5例，流行范围在一个县（市）行政区域以内。

（2）腺鼠疫发生流行，在一个县（市）行政区域内，一个平均潜伏期内连续发病10例以上，或波及2个以上县（市）。

（3）霍乱在一个县（市）行政区域内发生，1周内发病10～29例或波及2个以上县（市），或市（地）级以上城市的市区首次发生。

（4）一周内在一个县（市）行政区域内，乙、丙类传染病发病水平超过前5年同期平均发病水平1倍以上。

（5）在一个县（市）行政区域内发现群体性不明原因疾病。

（6）一次食物中毒人数超过100人，或出现死亡病例。

（7）预防接种或群体性预防性服药出现群体心因性反应或不良反应。

（8）一次发生急性职业中毒10～49人，或死亡4人以下。

（9）市（地）级以上人民政府卫生行政部门认定的其他较大突发公共卫生事件。

4．有下列情形之一的为一般突发公共卫生事件（Ⅳ级）

（1）腺鼠疫在一个县（市）行政区域内发生，一个平均潜伏期内病例数未超过10例。

（2）霍乱在一个县（市）行政区域内发生，1 周内发病 9 例以下。

（3）一次食物中毒人数 30～99 人，未出现死亡病例。

（4）一次发生急性职业中毒 9 人以下，未出现死亡病例。

（5）县级以上人民政府卫生行政部门认定的其他一般突发公共卫生事件。

第三节　突发公共卫生事件的应急处理

一、突发公共卫生事件应对措施

2003 年 5 月，国务院公布施行《突发公共卫生事件应急条例》，2006 年 1 月，国务院发布《国家突发公共卫生事件总体应急预案》，2011 年 1 月，国务院修订发布《突发公共卫生事件应急条例》（下称《条例》），2011 年 10 月，国务院修订发布《国家食品安全事故应急预案》。这些法律法规和卫生政策的制定，提高了政府保障公共安全和处理突发公共事件的能力，最大程度地预防和减少了突发公共卫生事件及其造成的损害，保障了公众的生命财产安全，维护了国家安全和社会稳定，促进了经济社会全面、协调、可持续发展。

突发公共卫生事件应急工作应当遵循预防为主、常备不懈的方针，贯彻统一领导、分级负责、反应及时、措施果断、依靠科学、加强合作的原则，这是减少各类突发公共卫生事件的保证，也是有效应对突发事件的前提。

按照《条例》，对于突发公共卫生事件的应对主要体现在以下五大措施：

（1）国务院卫生行政主管部门对新发现的突发传染病，根据危害程度、流行强度，依照《中华人民共和国传染病防治法》的规定及时宣布为法定传染病；宣布为甲类传染病的，由国务院决定。

（2）省级以上人民政府卫生行政主管部门或者其他有关部门指定的突发公共卫生事件应急处理专业技术机构，负责突发公共卫生事件的技术调查、确证、处置、控制和评价工作。

（3）突发公共卫生事件发生后，国务院有关部门和县级以上地方人民政府及其有关部门，应当保证突发公共卫生事件应急处理所需的医疗救护设备、救治药品、医疗器械等物资的生产、供应；铁路、交通、民用航空行政主管部门应当保证及时运送。

（4）根据突发公共卫生事件应急处理的需要，突发公共卫生事件应急处理指挥部有权紧急调集人员、储备的物资、交通工具以及相关设施、设备；必要时，对人员进行疏散或者隔离，并可以依法对传染病疫区实行封锁。

（5）突发公共卫生事件应急处理指挥部根据突发公共卫生事件应急处理的需要，可以对食物和水源采取控制措施。县级以上地方人民政府卫生行政主管部门应当对突发公共卫生事件现场等采取控制措施，宣传突发公共卫生事件防治知识，及时对易受感染的人群和其他易受损害的人群采取应急接种、预防性投药、群体防护等措施。

二、突发公共卫生事件应急报告制度

《条例》中规定了突发公共卫生事件应急报告制度，且明确规定任何单位和个人对突发公共卫生事件，不得隐瞒、缓报、谎报或者授意他人隐瞒、缓报和谎报。国务院卫生行政主管部门制定突发事件应急报告规范，建立重大、紧急疫情信息报告系统。

（一）突发公共卫生事件的信息报告

突发公共卫生事件监测机构、医疗卫生机构和有关单位发现有下列情形之一的，应当在 2 小时内向所在地县级人民政府卫生行政主管理部门报告。

（1）发生或者可能发生传染病暴发、流行的。

（2）发生或者发现不明原因的群体性疾病的。

（3）发生传染病菌种、毒种丢失的。

（4）发生或者可能发生重大食物和职业中毒事件的。

（二）报告方法和时限

1. 报告原则　突发公共卫生事件相关信息报告管理应遵循依法报告、统一规范、属地管理、准确及时、分级分类的原则。

2. 报告方法和时限　接到报告的卫生行政主管部门应当在2小时内向本级人民政府报告，并同时向上级人民政府卫生行政主管部门和国务院卫生行政主管部门报告。县级人民政府应当在接到报告后2小时内向设区的市级人民政府或者上一级人民政府报告；设区的市级人民政府应当在接到报告后2小时内向省、自治区、直辖市人民政府报告。省、自治区、直辖市人民政府应当在接到报告后1小时内，向国务院卫生行政主管部门报告。国务院卫生行政主管部门对可能造成重大社会影响的突发事件，应当立即向国务院报告。

3. 报告方式　以事件发生地的县（市、区）为基本报告单位，卫生行政部门为责任报告人。同级疾病预防控制机构使用"国家救灾防病信息报告管理信息系统"进行报告。责任报告人还应通过其他方式确认上一级卫生行政部门收到报告信息。救灾防病与突发公共卫生事件的信息报告，原则上以"国家救灾防病信息报告管理信息系统"为主，但在紧急情况下或报告系统出现障碍时，可以使用其他方式报告。

三、医疗机构在突发公共卫生事件应对中的责任

《条例》中规定了医疗卫生机构具有以下责任：

（1）医疗卫生机构应当对因突发公共卫生事件致病的人员提供医疗救护和现场救援，对就诊患者必须接诊治疗，并书写详细、完整的病历记录；对需要转送的患者，应当按照规定将患者及其病历记录的复印件转送至接诊的或者指定的医疗机构。

（2）医疗机构收治传染病患者、疑似传染病患者，应当依法报告所在地的疾病预防控制机构。接到报告的疾病预防控制机构应当立即对可能受到危害的人员进行调查，根据需要采取必要的控制措施。同时，医疗卫生机构内应当采取卫生防护措施，防止交叉感染和污染。

（3）医疗卫生机构应当对传染病患者密切接触者采取医学观察措施，传染病患者密切接触者应当予以配合。

（4）医疗卫生机构有下列行为之一的，由卫生行政主管部门责令改正、通报批评、给予警告；情节严重的，吊销《医疗机构执业许可证》；对主要负责人、负有责任的主管人员和其他直接责任人员依法给予降级或者撤职的纪律处分；造成传染病传播、流行或者对社会公众健康造成其他严重危害后果，构成犯罪的，依法追究刑事责任：①未依照本条例的规定履行报告职责，隐瞒、缓报或者谎报的；②未依照本条例的规定及时采取控制措施的；③未依照本条例的规定履行突发事件监测职责的；④拒绝接诊患者的；⑤拒不服从突发事件应急处理指挥部调度的。

四、医护人员在突发公共卫生事件应对中的职责

临床医护人员是公众健康的"守门人"，是疾病监测的前哨和法定传染病的责任报告人，突发公共卫生事件发生时多是由于多数患者到医疗机构求医而发现的，因此在应对突发公共卫生事件中有着不可替代的作用。

1. 参与传染病疫情和突发公共卫生事件风险管理　在疾病预防控制机构和其他专业机构指导下，协助开展突发公共卫生事件风险排查、收集和提供风险信息，参与风险评估和应急预案制（修）订。

2．有效履行突发公共卫生事件的发现和登记职责　医疗机构是监测突发公共卫生事件的哨点。如果在短时间内发现3例以上症状相似的不明原因疾病的病例，经过初步了解发现病例间存在内在关联，需要考虑存在不明原因疾病的突发，建议开展报病。如怀疑为突发公共卫生事件时，按要求填写《突发公共卫生事件相关信息报告卡》。如果临床医生未报病时，作为护理人员需要及时提醒医生报病。

3．按照突发公共卫生事件报告程序进行报告和订正、补报　具备网络直报条件的机构，在规定时间内进行突发公共卫生事件相关信息的网络直报；不具备网络直报条件的，按相关要求通过电话、传真等方式进行报告，同时向辖区县级疾病预防控制机构报《突发公共卫生事件相关信息报告卡》。发现报告错误，或报告病例转归或诊断情况发生变化时，应及时对《突发公共卫生事件相关信息报告卡》等进行订正；对漏报突发公共卫生事件，应及时进行补报。

4．参与事件的处理　①按照有关规范要求，对突发公共卫生事件伤者与患者进行急救，及时转诊，书写医学记录及其他有关资料并妥善保管。②协助对本辖区突发公共卫生事件开展流行病学调查，收集和提供患者、密切接触者、其他健康危害暴露人员的相关信息。协助对传染病接触者或其他健康危害暴露人员的追踪、查找，对集中或居家医学观察者提供必要的基本医疗和预防服务。③做好医疗机构内现场的消毒隔离、个人防护、医疗垃圾和污水的处理工作。协助对被污染的场所进行卫生处理，开展杀虫、灭鼠等工作。④协助开展应急接种、预防性服药、应急药品和防护用品分发等工作，并提供指导。⑤根据辖区传染病和突发公共卫生事件的性质和特点，开展相关知识技能和法律法规的宣传教育。

➤ 考点：突发公共卫生事件的报告和处理原则。

自测题

一、选择题

1．以下说法错误的是
  A．突发公共卫生事件多为突然发生，且具有不确定性
  B．一般情况下，突发公共卫生事件的确切发生时间和地点具有不可预见性
  C．突发公共卫生事件不能预见
  D．人为引起的突发公共卫生事件的时间分布多无规律
  E．突发公共卫生事件的主要特征为：突发性、时间分布各异、地点分布各异、群体性、社会危害严重、应急处理的综合性

2．突发公共卫生事件分为几级
  A．1
  B．2
  C．3
  D．4
  E．5

3．不属于突发公共卫生事件特征的是
  A．个体性
  B．突发性
  C．社会危害严重性
  D．公共属性
  E．意外性

4．下列属于通常所指的突发公共卫生事件范畴的是
  A．自然灾害
  B．有害因素污染造成的群体急性中毒
  C．人为因素造成的伤亡
  D．恐怖活动
  E．环境污染引起的慢性损害

5．突发公共卫生事件应急处理方式是
  A．边调查、边处理、边上报、边抢救
  B．边抢救、边处理、边上报、边核实
  C．边调查、边处理、边抢救、边核实

D．边调查、边核实、边上报、边抢救

E．边处理、边上报、边调查、边核实

6．目前我国突发公共卫生事件监测与报告信息管理的方式是

A．监测报告

B．信息管理

C．网络直报

D．信息报告

E．电话报告

7．进行突发公共卫生事件现场调查时首先要做的工作是

A．核实诊断

B．开展实地调查

C．结论报告

D．现场预防

E．现场讨论

8．发生群体不明原因疾病的责任报告单位和报告人应在多长时间内报告

A．2 小时

B．6 小时

C．12 小时

D．24 小时

E．48 小时

9．尚未明确是否具有传染性的群体不明原因疾病处置方式中，应先按哪种情况进行救治

A．传染病

B．感染病

C．食物中毒

D．急性化学中毒

E．一般事故

10．下列不属于突发公共卫生事件的是

A．重大传染病疫情

B．群体性不明原因疾病

C．重大食物中毒事件

D．重大职业中毒事件

E．重大交通事故

二、问答题

1．突发公共卫生事件的概念和特征是什么?

2．简述突发公共卫生事件的应急处理方式与处理措施。

3．临床医护人员在突发公共卫生事件应急处理中的作用是什么?

（郭树榜）

统计用表

附表 1　标准正态分布曲线下的面积，（φ-Z）值

Z	0.00	0.01	0.02	0.03	0.04	0.05	0.06	0.07	0.08	0.09
−3.0	0.0013	0.0013	0.0013	0.0012	0.0012	0.0011	0.0011	0.0011	0.0010	0.0010
−2.9	0.0019	0.0018	0.0018	0.0017	0.0016	0.0016	0.0015	0.0015	0.0014	0.0014
−2.8	0.0026	0.0025	0.0024	0.0023	0.0023	0.0022	0.0021	0.0021	0.0020	0.0019
−2.7	0.0035	0.0034	0.0033	0.0032	0.0031	0.0030	0.0029	0.0028	0.0027	0.0026
−2.6	0.0047	0.0045	0.0044	0.0043	0.0041	0.0040	0.0039	0.0038	0.0037	0.0036
−2.5	0.0062	0.0060	0.0059	0.0057	0.0055	0.0054	0.0052	0.0051	0.0049	0.0048
−2.4	0.0082	0.0080	0.0078	0.0075	0.0073	0.0071	0.0069	0.0068	0.0066	0.0064
−2.3	0.0107	0.0107	0.0102	0.0099	0.0096	0.0094	0.0091	0.0089	0.0087	0.0084
−2.2	0.0139	0.0136	0.0132	0.0129	0.0125	0.0122	0.0119	0.0116	0.0113	0.0110
−2.1	0.0179	0.0174	0.0170	0.0166	0.0162	0.0158	0.0154	0.0150	0.0146	0.0143
−2.0	0.0228	0.0222	0.0217	0.0212	0.0207	0.0202	0.0197	0.0192	0.0188	0.0183
−1.9	0.0287	0.0281	0.0274	0.0268	0.0262	0.0256	0.0250	0.0244	0.0239	0.0233
−1.8	0.0359	0.0351	0.0344	0.0336	0.0329	0.0322	0.0314	0.0307	0.0310	0.0294
−1.7	0.0446	0.0436	0.0427	0.0418	0.0409	0.0401	0.0392	0.0384	0.0375	0.0367
−1.6	0.0548	0.0537	0.0526	0.0516	0.0505	0.0495	0.0485	0.0475	0.0465	0.0455
−1.5	0.0668	0.0655	0.0643	0.0630	0.0618	0.0606	0.0549	0.0582	0.0571	0.0559
−1.4	0.0808	0.0793	0.0778	0.0764	0.0749	0.0735	0.0721	0.0708	0.0694	0.0681
−1.3	0.0968	0.0951	0.0934	0.0918	0.0901	0.0885	0.0869	0.0853	0.0838	0.0823
−1.2	0.1151	0.1131	0.1112	0.1093	0.1075	0.1056	0.1038	0.1020	0.1003	0.0985
−1.1	0.1357	0.1335	0.1314	0.1292	0.1271	0.1251	0.1230	0.1210	0.1190	0.1170
−1.0	0.1587	0.1562	0.1539	0.1515	0.1492	0.1469	0.1446	0.1423	0.1401	0.1379
−0.9	0.1841	0.1814	0.1788	0.1762	0.1736	0.1711	0.1685	0.1660	0.1635	0.1611
−0.8	0.2119	0.2090	0.2061	0.2033	0.2005	0.1977	0.1949	0.1922	0.1894	0.1867
−0.7	0.2420	0.2389	0.2358	0.2327	0.2296	0.2266	0.2236	0.2206	0.2177	0.2148
−0.6	0.2743	0.2709	0.2676	0.2643	0.2611	0.2578	0.2546	0.2514	0.2483	0.2451
−0.5	0.3085	0.3050	03.015	0.2981	0.2946	0.2912	0.2877	0.2843	0.2810	0.2776
−0.4	0.3466	0.3409	0.3372	0.3336	0.3300	0.3264	0.3228	0.3192	0.3156	0.3121
−0.3	0.3821	0.3783	0.3745	0.3707	0.3669	0.3632	0.3594	0.3557	0.3520	0.3483
−0.2	0.4207	0.4168	0.4129	0.4090	0.4052	0.4013	0.3974	0.3936	0.3897	0.3859
−0.1	0.4602	0.4562	0.4522	0.4483	0.4443	0.4404	0.4364	0.4325	0.4286	0.4247
0.0	0.5000	0.4960	0.4920	0.4880	0.4840	0.4801	0.4761	0.4721	0.4681	0.4641

注：$\varphi(Z) = 1 - \varphi(-Z)$

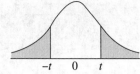

附表 2 t 界值表

自由度 v	概率 P									
单侧	0.25	0.20	0.10	0.05	0.025	0.01	0.005	0.0025	0.001	0.0005
双侧	0.50	0.40	0.20	0.10	0.05	0.02	0.01	0.005	0.002	0.001
1	1.000	1.376	3.078	6.314	12.706	31.821	63.657	127.321	318.309	636.619
2	0.816	0.061	1.886	2.920	4.303	6.965	9.925	14.089	22.327	31.599
3	0.765	0.978	1.638	2.353	3.182	4.541	5.841	7.453	10.215	12.924
4	0.741	0.941	1.533	2.132	2.776	3.747	4.604	5.598	7.173	8.610
5	0.727	0.920	1.476	2.015	2.571	3.365	4.032	4.773	5.893	6.869
6	0.718	0.906	1.440	1.943	2.447	3.143	3.707	4.317	5.208	5.959
7	0.711	0.896	1.415	1.895	2.365	2.998	3.499	4.029	4.785	5.408
8	0.706	0.889	1.397	1.860	2.306	2.896	3.355	3.833	4.501	5.041
9	0.703	0.883	1.383	1.833	2.262	2.821	3.250	3.690	4.297	4.781
10	0.700	0.879	1.372	1.812	2.228	2.764	3.169	3.581	4.144	4.587
11	0.697	0.876	1.363	1.796	2.201	2.718	3.106	3.497	4.025	4.437
12	0.695	0.873	1.356	1.782	2.179	2.681	3.055	3.428	3.930	4.318
13	0.694	0.870	1.350	1.771	2.160	2.650	3.012	3.372	3.852	4.221
14	0.692	0.868	1.345	1.761	2.145	2.624	2.977	3.326	3.787	4.140
15	0.691	0.866	1.341	1.753	2.131	2.602	2.947	3.286	3.733	4.073
16	0.690	0.865	1.337	1.746	2.120	2.583	2.921	3.252	3.686	4.015
17	0.689	0.863	1.333	1.740	2.110	2.567	2.898	3.222	3.646	3.965
18	0.688	0.862	1.330	1.734	2.101	2.552	2.878	3.197	3.610	3.922
19	0.688	0.861	1.328	1.729	2.093	2.539	2.861	3.174	3.579	3.883
20	0.687	0.860	1.325	1.725	2.086	2.528	2.845	3.153	3.552	3.850
21	0.686	0.859	1.323	1.721	2.080	2.518	2.831	3.135	3.527	3.819
22	0.686	0.858	1.321	1.717	2.074	2.508	2.819	3.119	3.505	3.792
23	0.685	0.858	1.319	1.714	2.069	2.500	2.807	3.104	3.485	3.768
24	0.685	0.857	1.318	1.711	2.064	2.492	2.797	3.091	3.467	3.745
25	0.684	0.856	1.316	1.708	2.060	2.485	2.787	3.078	3.450	3.725
26	0.684	0.856	1.315	1.706	2.056	2.479	2.779	3.067	3.435	3.707
27	0.684	0.855	1.314	1.703	2.052	2.473	2.771	3.057	3.421	3.690
28	0.683	0.855	1.313	1.701	2.048	2.467	2.763	3.047	3.408	3.674
29	0.683	0.854	1.311	1.699	2.045	2.462	2.756	3.038	3.396	3.659
30	0.683	0.854	1.310	1.697	2.042	2.457	2.750	3.030	3.385	3.646
31	0.682	0.853	1.309	1.696	2.040	2.453	2.744	3.022	3.375	3.633
32	0.682	0.853	1.309	1.694	2.037	2.449	2.738	3.015	3.365	3.622
33	0.682	0.853	1.308	1.692	2.035	2.445	2.733	3.008	3.356	3.611
34	0.682	0.852	1.307	1.691	2.032	2.441	2.728	3.002	3.348	3.601
35	0.682	0.852	1.306	1.690	2.030	2.438	2.724	2.996	3.340	3.591

续表

自由度 ν	概率 P									
单侧	0.25	0.20	0.10	0.05	0.025	0.01	0.005	0.0025	0.001	0.0005
双侧	0.50	0.40	0.20	0.10	0.05	0.02	0.01	0.005	0.002	0.001
36	0.681	0.852	1.306	1.688	2.028	2.434	2.719	2.990	3.333	3.582
37	0.681	0.851	1.305	1.687	2.026	2.431	2.715	2.985	3.326	3.574
38	0.681	0.851	1.304	1.686	2.024	2.429	2.712	2.980	3.319	3.566
39	0.681	0.851	1.304	1.685	2.023	2.426	2.708	2.976	3.313	3.558
40	0.681	0.851	1.303	1.684	2.021	2.423	2.704	2.971	3.307	3.551
50	0.679	0.849	1.299	1.676	2.009	2.403	2.678	2.937	3.261	3.496
60	0.679	0.848	1.296	1.671	2.000	2.390	2.660	2.915	3.232	3.460
70	0.678	0.847	1.294	1.667	1.994	2.381	2.648	2.899	3.211	3.435
80	0.678	0.846	1.292	1.664	1.990	2.374	2.639	2.887	3.195	3.416
90	0.677	0.846	1.291	1.662	1.987	2.368	2.632	2.878	3.183	3.402
100	0.677	0.845	1.290	1.660	1.984	2.364	2.626	2.871	3.174	3.390
200	0.676	0.843	1.286	1.653	1.972	2.345	2.601	2.839	3.131	3.340
500	0.675	0.842	1.283	1.648	1.965	2.334	2.586	2.820	3.107	3.310
1000	0.675	0.842	1.282	1.646	1.962	2.330	2.581	2.813	3.098	3.300
∞	0.6745	0.8416	1.2816	1.6449	1.9600	2.3263	2.5758	2.8070	3.0902	3.2905

附表 3　百分率的置信区间
上行：95% 置信区间　　下行：99% 置信区间

n	0	1	2	3	4	5	6	7	8	9	10	11	12
1	0~98												
	0~100												
2	0~84	1~99											
	0~93	0~100											
3	0~71	1~91	9~99										
	0~83	0~96	4~100										
4	0~60	1~81	7~93										
	0~73	0~89	3~97										
5	0~52	1~72	5~85	15~95									
	0~65	0~81	2~92	8~98									
6	0~46	0~64	4~78	12~88									
	0~59	0~75	2~86	7~93									
7	0~41	0~58	4~71	10~82	18~90								
	0~53	0~68	2~80	6~88	12~94								
8	0~37	0~53	3~65	9~76	16~84								
	0~48	0~63	1~74	5~83	10~90								
9	0~34	0~48	3~60	7~70	14~79	21~86							
	0~45	0~59	1~69	4~78	9~85	15~91							
10	0~31	0~45	3~56	7~65	12~74	19~81							
	0~41	0~54	1~65	4~74	8~81	13~87							
11	0~28	0~41	2~52	6~61	11~69	17~77	23~83						
	0~38	0~51	1~61	3~69	7~77	11~83	17~89						
12	0~26	0~38	2~48	5~57	10~65	15~72	21~79						
	0~36	0~48	1~57	3~66	6~73	10~79	15~85						
13	0~25	0~36	2~45	5~54	9~61	14~68	19~75	25~81					
	0~34	0~45	1~54	3~62	6~69	9~76	14~81	19~86					
14	0~23	0~34	2~43	5~51	8~58	13~65	18~71	23~77					
	0~32	0~42	1~51	3~59	5~66	9~72	13~78	17~83					
15	0~22	0~32	2~41	4~48	8~55	12~62	16~68	21~73	27~79				
	0~30	0~40	1~49	2~56	5~63	8~69	12~74	16~79	21~84				
16	0~21	0~30	2~38	4~46	7~52	11~59	15~65	20~70	25~75				
	0~28	0~38	1~46	2~53	5~60	8~66	11~71	15~76	19~81				
17	0~20	0~29	2~36	4~43	7~50	10~56	14~62	18~67	23~72	28~77			
	0~27	0~36	1~44	2~51	4~57	7~63	10~69	14~74	18~78	22~82			
18	0~19	0~27	1~35	4~41	6~48	10~54	13~59	17~64	22~69	26~74			
	0~26	0~35	1~42	2~49	4~55	7~61	10~66	13~71	17~75	21~79			
19	0~18	0~26	1~33	3~40	6~46	9~51	13~57	16~62	20~67	24~71	29~76		
	0~24	0~33	1~40	2~47	4~53	6~58	9~63	12~68	16~73	19~77	23~81		
20	0~17	0~25	1~32	3~38	6~44	9~49	12~54	15~59	19~64	23~69	27~73		
	0~23	0~32	1~39	2~45	4~51	6~56	9~61	11~66	15~70	18~74	22~78		
21	0~16	0~24	1~30	3~36	5~42	8~47	11~52	15~57	18~62	22~66	26~70	30~74	
	0~22	0~30	1~37	2~43	3~49	6~54	8~59	11~63	14~68	17~71	21~76	24~80	
22	0~15	0~23	1~29	3~35	5~40	8~45	11~50	14~55	17~59	21~64	24~68	28~72	
	0~21	0~29	1~36	2~42	3~47	5~52	8~57	10~61	13~66	16~70	20~73	23~77	
23	0~15	0~22	1~28	3~34	5~39	8~44	10~48	13~53	16~57	20~62	23~66	27~69	31~73
	0~21	0~28	1~35	2~40	3~45	5~50	7~55	10~59	13~63	15~67	19~71	22~75	25~78
24	0~14	0~21	1~27	3~32	5~37	7~42	10~47	13~51	16~55	19~59	22~63	26~67	29~71
	0~20	0~27	0~33	2~39	3~44	5~49	7~53	9~57	12~61	15~65	18~69	21~73	24~76
25	0~14	0~20	1~26	3~31	5~36	7~41	9~45	12~49	15~54	18~58	21~61	24~65	28~69
	0~19	0~26	0~32	1~37	3~42	5~47	7~51	9~56	11~60	14~63	17~67	20~71	23~74

续表

n	X 0	1	2	3	4	5	6	7	8	9	10	11	12
26	0～13	0～20	1～25	2～30	4～35	7～39	9～44	12～48	14～52	17～56	20～60	23～63	27～67
	0～18	0～25	0～31	1～36	3～41	4～46	6～50	9～54	11～58	13～62	16～65	19～69	22～72
27	0～13	0～19	1～24	2～29	4～34	6～38	9～42	11～46	14～50	17～54	19～58	22～61	26～65
	0～18	0～25	0～30	1～35	3～40	4～44	6～48	8～52	10～56	13～60	15～63	18～67	21～70
28	0～12	0～18	1～24	2～28	4～33	6～37	8～41	11～45	13～49	16～52	19～56	22～59	25～63
	0～17	0～24	0～29	1～34	3～39	4～43	6～47	8～51	10～55	12～58	15～62	17～65	20～68
29	0～12	0～18	1～23	2～27	4～32	6～36	8～40	10～44	13～47	15～51	18～54	21～58	24～61
	0～17	0～23	0～28	1～33	2～37	4～42	6～46	8～49	10～53	12～57	14～60	17～63	19～66
30	0～12	0～17	1～22	2～27	4～31	6～35	8～39	10～42	12～46	15～49	17～53	20～56	23～59
	0～16	0～22	0～27	1～32	2～36	4～40	5～44	7～48	9～52	11～55	14～58	16～62	19～65
31	0～11	0～17	1～22	2～26	4～30	6～34	8～38	10～41	12～45	14～48	17～51	19～55	22～58
	0～16	0～22	0～27	1～31	2～35	4～39	5～43	7～47	9～50	11～54	13～57	16～60	18～63
32	0～11	0～16	1～21	2～25	4～29	5～33	7～36	9～40	12～43	14～47	16～50	19～53	21～56
	0～15	0～21	0～26	1～30	2～34	4～38	5～42	7～46	9～49	11～52	13～56	15～59	17～62
33	0～11	0～15	1～20	2～24	3～28	5～32	7～36	9～39	11～42	13～46	16～49	18～52	20～55
	0～15	0～20	0～25	1～30	2～34	3～37	5～41	7～44	8～48	10～51	12～54	14～57	17～60
34	0～10	0～15	1～19	2～23	3～28	5～31	7～35	9～38	11～41	13～44	15～48	17～51	20～54
	0～14	0～20	0～25	1～29	2～33	3～36	5～40	6～43	8～47	10～50	12～53	14～56	16～59
35	0～10	0～15	1～19	2～23	3～27	5～30	7～34	8～37	10～40	13～43	15～46	17～49	19～52
	0～14	0～20	0～24	1～28	2～32	3～35	5～39	6～42	8～45	10～49	12～52	14～55	16～57
36	0～10	0～15	1～18	2～22	3～26	5～29	6～33	8～36	10～39	12～42	14～45	16～48	19～51
	0～14	0～19	0～23	1～27	2～31	3～35	5～38	6～41	8～44	9～47	11～50	13～53	15～56
37	0～10	0～14	1～18	2～22	3～25	5～28	6～32	8～35	10～38	12～41	14～44	16～47	18～50
	0～13	0～18	0～23	1～27	2～30	3～34	4～37	6～40	7～43	9～46	11～49	13～52	15～55
38	0～10	0～14	1～18	2～21	3～25	5～28	6～32	8～34	10～37	11～40	13～43	15～46	18～49
	0～13	0～18	0～22	1～26	2～30	3～33	4～36	6～39	7～42	9～45	11～48	12～51	14～54
39	0～9	0～14	1～17	2～21	3～24	4～27	6～31	8～33	9～36	11～39	13～42	15～45	17～48
	0～13	0～18	0～21	1～25	2～29	3～32	4～35	6～38	7～41	9～44	10～47	12～50	14～53
40	0～9	0～13	1～17	2～21	3～24	4～27	6～30	8～33	9～35	11～38	13～41	15～44	17～47
	0～12	0～17	0～21	1～25	2～28	3～32	4～35	5～38	7～40	9～43	10～46	12～49	13～52
41	0～9	0～13	1～17	2～20	3～23	4～26	6～29	7～32	9～35	11～37	12～40	14～43	16～46
	0～12	0～17	0～21	1～24	2～28	3～31	4～34	5～37	7～40	8～42	10～45	11～48	13～50
42	0～9	0～13	1～16	2～20	3～23	4～26	6～28	7～31	9～34	10～37	12～39	14～42	16～45
	0～12	0～17	0～20	1～24	2～27	3～30	4～33	5～36	7～39	8～42	9～44	11～47	13～49
43	0～9	0～12	1～16	2～19	3～23	4～25	5～28	7～31	8～33	10～36	12～39	14～41	15～44
	0～12	0～16	0～20	1～23	2～26	3～30	4～33	5～35	6～38	8～41	9～43	11～46	13～49
44	0～9	0～12	1～15	2～19	3～22	4～25	5～28	7～30	8～33	10～35	11～38	13～40	15～43
	0～11	0～16	0～19	1～23	2～26	3～29	4～32	5～35	6～37	8～40	9～42	11～45	12～47
45	0～8	0～12	1～15	2～18	3～21	4～24	5～27	7～30	8～32	9～34	11～37	13～39	15～42
	0～11	0～15	0～19	1～22	2～25	3～28	4～31	5～34	6～37	8～39	9～42	10～44	12～47
46	0～8	0～12	1～15	2～18	3～21	4～24	5～26	7～29	8～31	9～34	11～36	13～39	14～41
	0～11	0～15	0～19	1～22	2～25	3～28	4～31	5～33	6～36	7～39	9～41	10～43	12～46
47	0～8	0～12	1～15	2～17	3～20	4～23	5～26	6～28	8～31	9～34	11～36	12～38	14～40
	0～11	0～15	0～18	1～21	2～24	2～27	3～30	5～33	6～35	7～38	9～40	10～42	11～45
48	0～8	0～11	1～14	2～17	3～20	4～22	5～25	6～28	8～30	9～33	11～35	12～37	14～39
	0～10	0～14	0～18	1～21	2～24	2～27	3～29	5～32	6～35	7～37	8～40	10～42	11～44
49	0～8	0～11	1～14	2～17	2～20	4～22	5～25	6～27	7～30	9～32	10～35	12～37	13～39
	0～10	0～14	0～17	1～20	1～24	2～26	3～29	4～32	6～34	7～36	8～39	9～41	11～44
50	0～7	0～11	1～14	2～17	2～19	3～22	5～24	6～26	7～29	9～31	10～34	11～36	13～38
	0～10	0～14	0～17	1～20	1～23	2～26	3～28	4～31	5～33	7～36	8～38	9～40	11～43

n	13	14	15	16	17	18	19	20	21	22	23	24	25
25	31~72												
	26~77												
26	30~70												
	25~75												
27	29~68	32~71											
	24~73	27~76											
28	28~66	31~69											
	23~71	26~74											
29	26~64	30~68	33~71										
	22~70	25~72	28~75										
30	26~63	28~66	31~69										
	21~68	24~71	27~74										
31	25~61	27~64	30~67	33~70									
	20~66	23~69	26~72	28~75									
32	24~59	26~62	29~65	32~68									
	20~65	22~67	25~70	27~73									
33	23~58	26~61	28~64	31~67	34~69								
	19~63	21~66	24~69	26~71	29~74								
34	22~56	25~59	27~62	30~65	32~68								
	18~62	21~64	23~67	25~70	28~72								
35	22~55	24~58	26~61	29~63	31~66	34~69							
	18~60	20~63	22~66	24~68	27~71	29~73							
36	21~54	23~57	26~59	28~62	30~65	33~67							
	17~59	19~62	22~64	23~67	26~69	28~72							
37	20~53	23~55	25~58	27~61	30~63	32~66	34~68						
	17~58	19~60	21~63	23~65	25~68	28~70	30~73						
38	20~51	22~54	24~57	26~59	29~62	31~64	33~67						
	16~56	18~59	20~61	22~64	25~66	27~69	29~71						
39	19~50	21~53	23~55	26~58	28~60	30~63	32~65	35~68					
	16~55	18~58	20~60	22~63	24~65	26~68	28~70	30~72					
40	19~49	21~52	23~54	25~57	27~59	29~62	32~64	34~66					
	15~54	17~57	19~59	21~61	23~64	25~66	27~68	30~71					
41	18~48	20~51	22~53	24~56	26~58	29~60	31~63	33~65	35~67				
	15~53	17~55	19~58	21~60	23~63	25~65	27~67	29~69	31~71				
42	18~47	20~50	22~52	24~54	26~57	28~59	30~61	32~64	34~66				
	15~52	16~54	18~57	20~59	22~61	24~64	26~66	28~67	30~70				
43	17~46	19~49	21~51	23~53	25~56	27~58	29~60	31~62	33~65	36~67			
	14~51	16~53	18~56	19~58	21~60	23~62	25~65	27~66	29~69	31~71			
44	17~45	19~48	21~50	22~52	24~55	26~57	28~59	30~61	33~63	35~65			
	14~50	15~52	17~55	19~57	21~59	23~61	25~63	26~65	28~68	30~70			
45	16~44	18~47	20~49	22~51	24~54	26~56	28~58	30~60	32~62	34~64	36~66		
	14~49	15~51	17~54	19~56	20~58	22~60	24~62	26~64	28~66	30~68	32~70		
46	16~43	18~46	20~48	21~50	23~53	25~55	27~57	29~59	31~61	33~63	35~65		
	13~48	15~50	16~53	18~55	20~57	22~59	23~61	25~63	27~65	29~67	31~69		
47	16~43	18~45	19~47	21~49	23~52	25~54	26~56	28~58	30~60	32~62	34~64	36~66	
	13~47	14~49	16~52	18~54	19~56	21~58	23~60	25~62	26~64	28~66	30~68	32~70	
48	15~42	17~44	19~46	21~48	22~51	24~53	26~55	28~57	30~59	31~61	33~63	35~65	
	13~47	14~49	16~51	17~53	19~55	21~57	22~59	24~61	26~63	28~65	29~67	31~69	
49	15~41	17~43	18~45	20~47	22~50	24~52	25~54	27~56	29~58	31~60	33~62	34~64	36~66
	12~46	14~48	15~50	17~52	19~54	20~56	22~58	23~60	25~62	27~64	29~66	31~68	32~70
50	15~41	16~43	18~45	20~47	21~49	23~51	25~53	26~55	28~57	30~59	32~61	34~63	36~65
	12~45	14~47	15~49	17~51	18~53	20~55	21~57	23~59	25~61	26~63	28~65	30~67	32~68

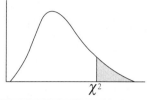

附表4　χ^2 界值表

自由度	概率，P（右侧尾部面积）												
v	0.995	0.990	0.975	0.950	0.900	0.750	0.500	0.250	0.100	0.050	0.025	0.010	0.005
1					0.02	0.10	0.45	1.32	2.71	3.84	5.02	6.63	7.88
2	0.01	0.02	0.05	0.10	0.21	0.58	1.39	2.77	4.11	5.99	7.38	9.21	10.60
3	0.07	0.11	0.22	0.35	0.58	1.21	2.37	4.11	6.25	7.81	9.35	11.34	12.84
4	0.21	0.30	0.48	0.71	1.06	1.92	3.36	5.39	7.78	9.49	11.14	13.28	14.86
5	0.41	0.55	0.83	1.15	1.61	2.67	4.35	6.63	9.24	11.07	12.83	15.09	16.75
6	0.68	0.87	1.24	1.64	2.20	3.45	5.35	7.84	10.64	12.59	14.45	16.81	18.55
7	0.99	1.24	1.69	2.17	2.83	4.25	6.35	9.04	12.02	14.07	16.01	18.48	20.28
8	1.34	1.65	2.18	2.73	3.49	5.07	7.34	10.22	13.36	15.51	17.53	20.09	21.95
9	1.73	2.09	2.70	3.33	4.17	5.90	8.34	11.39	14.68	16.92	19.02	21.67	23.59
10	2.16	2.56	3.25	3.94	4.87	6.74	9.34	12.55	15.99	18.31	20.48	23.21	25.19
11	2.60	3.05	3.82	4.57	5.58	7.58	10.34	13.70	17.28	19.68	21.92	24.72	26.76
12	3.07	3.57	4.40	5.23	6.30	8.44	11.34	14.58	18.55	21.03	23.34	26.22	28.30
13	3.57	4.11	5.01	5.89	7.04	9.30	12.34	15.98	19.81	22.36	24.74	27.69	29.82
14	4.07	4.66	5.63	6.57	7.79	10.17	13.34	17.12	21.06	23.68	26.12	29.14	31.32
15	4.60	5.23	6.26	7.26	8.55	11.04	14.34	18.25	22.31	25.00	27.49	30.58	32.80
16	5.14	5.81	6.91	7.96	9.31	11.91	15.34	19.37	23.54	26.30	28.85	32.00	34.27
17	5.70	6.41	7.56	8.67	10.09	12.79	16.34	20.49	24.77	27.59	30.19	33.41	35.72
18	6.26	7.01	8.23	9.39	10.86	13.68	17.34	21.60	25.99	28.87	31.53	38.81	37.16
19	6.84	7.63	8.91	10.12	11.65	14.56	18.34	22.72	27.20	30.14	32.85	36.19	38.58
20	7.43	8.26	9.59	10.85	12.44	15.45	19.34	23.83	28.41	31.41	34.17	37.57	40.00
21	8.03	8.90	10.28	11.59	13.24	16.34	20.34	24.93	29.62	32.67	35.48	38.93	41.40
22	8.64	9.54	10.98	12.34	14.04	17.24	21.34	26.04	90.81	33.92	36.78	40.29	42.80
23	9.26	10.20	11.69	11.09	14.85	18.14	22.34	27.14	32.01	35.17	38.08	41.64	44.18
24	9.89	10.86	12.40	13.85	15.66	19.04	23.34	28.24	33.20	36.42	39.36	42.98	45.56
25	10.52	11.52	13.12	14.61	16.47	19.94	24.34	29.34	34.38	37.65	40.65	44.31	46.93
26	11.16	12.20	13.84	15.38	17.29	20.84	25.34	30.43	35.56	38.89	41.92	45.64	48.29
27	11.81	12.88	14.57	16.51	18.11	21.75	26.34	31.53	36.74	40.11	43.19	46.96	49.64
28	12.46	13.56	15.31	16.93	18.94	22.66	27.34	32.62	37.92	41.34	44.46	48.28	50.99
29	13.12	14.26	16.05	17.71	19.77	23.57	28.34	33.71	39.09	42.56	45.72	49.59	52.34
30	13.79	14.95	16.79	18.49	20.60	24.48	29.34	34.80	40.26	43.77	46.98	50.89	53.67
40	20.71	22.16	24.43	26.51	29.05	33.66	39.34	45.62	51.81	55.70	59.34	63.69	66.77
50	27.99	29.71	32.36	34.76	37.69	42.94	49.33	56.33	63.17	67.50	70.42	76.15	79.49
60	35.53	37.48	40.48	43.19	46.46	52.29	59.33	66.98	74.40	79.08	83.30	88.38	91.95
70	43.28	45.44	48.76	51.74	55.33	61.70	69.33	77.58	85.53	90.53	95.02	100.42	104.22
80	51.17	53.54	57.15	60.39	64.28	71.14	79.33	88.13	96.58	101.88	106.63	112.33	116.32
90	59.20	61.75	65.65	69.13	73.29	80.62	89.33	98.64	107.56	113.14	118.14	124.12	128.30
100	67.33	70.06	74.22	77.93	82.36	90.13	99.33	109.14	118.50	124.34	129.56	135.81	140.17

附表 5 相关系数（r）界值表

自由度	双侧 P	0.50	0.20	0.10	0.05	0.02	0.01	0.0050	0.002	0.001
v	单侧 P	0.25	0.10	0.05	0.025	0.01	0.005	0.0025	0.001	0.0005
1		0.707	0.951	0.988	0.997	1.000	1.000	1.000	1.000	1.000
2		0.500	0.800	0.900	0.950	0.980	0.990	0.995	0.998	0.999
3		0.404	0.687	0.805	0.878	0.934	0.959	0.974	0.986	0.991
4		0.347	0.603	0.729	0.811	0.882	0.917	0.942	0.963	0.974
5		0.309	0.551	0.669	0.755	0.833	0.875	0.906	0.935	0.951
6		0.281	0.507	0.621	0.707	0.789	0.834	0.870	0.905	0.925
7		0.260	0.472	0.582	0.666	0.750	0.798	0.836	0.875	0.898
8		0.242	0.443	0.549	0.632	0.715	0.765	0.805	0.847	0.872
9		0.228	0.419	0.521	0.602	0.685	0.735	0.776	0.820	0.847
10		0.216	0.398	0.497	0.576	0.658	0.708	0.750	0.795	0.823
11		0.206	0.380	0.476	0.553	0.634	0.684	0.726	0.772	0.801
12		0.197	0.365	0.457	0.532	0.612	0.661	0.703	0.750	0.780
13		0.189	0.351	0.441	0.514	0.592	0.641	0.683	0.730	0.760
14		0.182	0.338	0.426	0.497	0.574	0.623	0.664	0.711	0.742
15		0.176	0.327	0.412	0.482	0.558	0.606	0.647	0.694	0.725
16		0.170	0.317	0.400	0.468	0.542	0.590	0.631	0.678	0.708
17		0.165	0.308	0.389	0.456	0.529	0.575	0.616	0.622	0.693
18		0.160	0.299	0.378	0.444	0.515	0.561	0.602	0.648	0.679
19		0.156	0.291	0.369	0.433	0.503	0.549	0.589	0.635	0.665
20		0.152	0.284	0.360	0.423	0.492	0.537	0.576	0.622	0.652
21		0.148	0.277	0.352	0.413	0.482	0.526	0.565	0.610	0.640
22		0.145	0.271	0.344	0.404	0.472	0.515	0.554	0.599	0.629
23		0.141	0.265	0.337	0.396	0.462	0.505	0.543	0.588	0.618
24		0.138	0.260	0.330	0.388	0.453	0.496	0.534	0.578	0.607
25		0.136	0.255	0.323	0.381	0.445	0.487	0.524	0.568	0.597
26		0.133	0.250	0.317	0.374	0.437	0.479	0.515	0.559	0.588
27		0.131	0.245	0.311	0.367	0.430	0.471	0.507	0.550	0.579
28		0.128	0.241	0.306	0.361	0.423	0.463	0.499	0.541	0.570
29		0.126	0.237	0.301	0.355	0.416	0.456	0.491	0.533	0.562
30		0.124	0.233	0.296	0.349	0.409	0.449	0.484	0.526	0.554
31		0.122	0.229	0.291	0.344	0.403	0.442	0.477	0.518	0.546
32		0.120	0.226	0.287	0.339	0.397	0.436	0.470	0.511	0.539
33		0.118	0.222	0.283	0.334	0.392	0.430	0.464	0.504	0.532
34		0.116	0.219	0.279	0.329	0.386	0.424	0.458	0.498	0.525
35		0.115	0.216	0.275	0.325	0.381	0.418	0.452	0.492	0.519
36		0.113	0.213	0.271	0.320	0.376	0.413	0.446	0.486	0.513
37		0.111	0.210	0.267	0.316	0.371	0.408	0.441	0.480	0.507
38		0.110	0.207	0.264	0.312	0.367	0.403	0.435	0.474	0.501
39		0.108	0.204	0.261	0.308	0.362	0.398	0.430	0.469	0.495
40		0.107	0.202	0.257	0.304	0.358	0.393	0.425	0.463	0.490
41		0.106	0.199	0.254	0.301	0.354	0.389	0.420	0.458	0.484
42		0.104	0.197	0.251	0.297	0.350	0.384	0.416	0.453	0.479
43		0.103	0.195	0.248	0.294	0.346	0.380	0.411	0.449	0.474
44		0.102	0.192	0.246	0.291	0.342	0.376	0.407	0.444	0.469
45		0.101	0.190	0.243	0.288	0.338	0.372	0.403	0.439	0.465
46		0.100	0.188	0.240	0.285	0.335	0.368	0.399	0.435	0.460
47		0.099	0.186	0.238	0.282	0.331	0.365	0.395	0.431	0.456
48		0.098	0.184	0.235	0.270	0.328	0.361	0.391	0.427	0.451
49		0.097	0.182	0.233	0.276	0.325	0.358	0.387	0.423	0.447
50		0.096	0.181	0.231	0.273	0.322	0.354	0.384	0.419	0.443

中英文专业词汇索引

主要参考文献

1. 袁聚祥，毕力夫. 预防医学. 4 版. 北京：北京大学医学出版社，2018.

2. 王培玉，袁聚祥，马骏. 预防医学. 4 版. 北京：北京大学医学出版社，2018.

3. 刘明清. 预防医学. 6 版. 北京：人民卫生出版社，2019.

4. 李康，贺佳. 医学统计学. 7 版. 北京：人民卫生出版社，2018.

5. 李晓松. 卫生统计学. 8 版. 北京：人民卫生出版社，2017.

6. 方积乾. 卫生统计学. 7 版. 北京：人民卫生出版社，2012.

7. 郝晓鸣，李芳，曹玉青. 预防医学. 2 版. 北京：北京大学医学出版社，2016.

8. 乌建平，刘更新. 预防医学. 北京：科学出版社，2017.

9. 汪鑫. 预防医学. 北京：科学出版社，2014.

10. 凌文华，许能锋. 预防医学. 4 版. 北京：人民卫生出版社，2017.

11. 乌建平. 预防医学概论. 北京：人民卫生出版社，2018.

12. 刘明清. 预防医学. 5 版. 北京：人民卫生出版社，2016.

13. 李康，贺佳. 医学统计学. 7 版. 北京：人民卫生出版社，2018.

14. 郝元涛，邱洪斌. 医学统计学. 北京：北京大学医学出版社，2013.

15. 李继根. 统计学. 上海：华东师范大学出版社，2015.

16. 王福彦，赵宏林. 医学统计学. 北京：科学出版社，2016.

17. 王万荣，张谦. 预防医学. 西安：第四军医大学出版社，2012.

18. 姚应水，刘更新. 预防医学. 2 版. 西安：第四军医大学出版社，2011.

19. 贾俊平，何晓群，金勇进. 统计学. 5 版. 北京：中国人民大学出版社，2012.

20. 郭雅卿，王宁，顾恒. 临床助理医师历年真题考点解析. 沈阳：辽宁科学技术出版社，2017.

21. 傅华. 预防医学. 5 版. 北京：人民卫生出版社，2012.

22. 黄吉武. 预防医学. 3 版. 北京：人民卫生出版社，2007.

23. 刘明清，王万荣. 预防医学. 5 版. 北京：人民卫生出版社，2014.

24. 杨克敌. 环境卫生学. 7 版. 北京：人民卫生出版社，2016

25. 杨柳清. 预防医学. 2 版. 北京：中国中医药出版社，2018.

26. 孙长颢. 营养与食品卫生学. 8 版. 北京：人民卫生出版社，2017.

27. 学习强国. https://www.xuexi.cn/

28. 中共中央国务院关于深化医药卫生体制改革的意见. 中发〔2009〕6 号（2009 年 3 月 17 日）